Archiv
für
pathologische Anatomie und Physiologie
und für
klinische Medicin.

Herausgegeben

von

Rudolf Virchow.

Achtzigster Band.

Siebente Folge: Zehnter Band.

Mit 14 Tafeln.

Hierzu das vollständige Inhalts-Verzeichniss zu Bd. XLI — LXXX.

Berlin,
Druck und Verlag von G. Reimer.
1880.

Inhalt des achtzigsten Bandes.

Erstes Heft (9. April).

Zweites Heft (10. Mai).

Drittes Heft (25. Juni).

Archiv

für

pathologische Anatomie und Physiologie

und für

klinische Medicin.

Bd. LXXX. (Siebente Folge Bd. X.) Hft. 1.

I.

Zur Histologie des Blutes bei Febris recurrens.

Von Dr. Paul Guttmann,

dirigirendem Arzt des städtischen Baracken-Lazareths und Docenten an der Universität zu Berlin.

Die Epidemie von Febris recurrens, welche nunmehr seit fast einem Jahre in Berlin besteht und auch dem städtischen Baracken-Lazareth eine grosse Zahl von Kranken zugeführt hat, bot mir Gelegenheit zu vielen Untersuchungen des Blutes. Hierbei fielen mir Gebilde auf, die, wenn man die Literatur der Febris recurrens durchmustert, kaum hier und da erwähnt, nirgends in ihrer Bedeutung hervorgehoben werden: es sind dies kleinste, bewegliche Körperchen im Blute.

Bevor ich dieselben in ihrer Erscheinung und Bedeutung bespreche, will ich dasjenige vorausschicken, was ich in der Literatur über dieselben angegeben fand. Der erste und eigentlich der einzige Autor, welcher diese Körperchen in charakteristischer Weise beschreibt, ist Bliesener, ohne aber der Neuheit dieses Befundes Erwähnung zu thun. Bliesener theilt in seiner Inauguraldissertation (Berlin), die im Juli 1873 (also wenige Monate nach der Veröffentlichung von Obermeyer über die Spirillen im Blute im Recurrensanfall) erschien, 3 Fälle von Febris recurrens mit, von denen 2 bei wiederholter Untersuchung des Blutes diese Körperchen zeigten, nehmlich „feine, stark lichtbrechende Körnchen, einzeln oder gepaart; letztere durch einen feinen, kurzen Faden verbunden, so dass sie in hantelähnlicher Form erscheinen; die Körnchen zeigen eine zitternde Bewegung mit langsam fortschreitender Locomotion“. Sie fanden sich im Anfall und in der Remission. Ob zwischen ihnen und der „Spirothrix“ ein engeres Verhältniss bestehe, lässt Bliesener unentschieden. — Dieselben Gebilde hat wohl auch Engel gesehen, der nur in einer Anmerkung seiner Arbeit „über die Obermeyer'schen Recurrensspirillen“ (Berliner klinische Wochenschrift 1873 No. 35) erwähnt, dass ihm „anfänglich ungemein feine Punkte einzeln und mehrere scheinbar durch zarte Fäden verbunden mit lebhafter Bewegung aufgefallen sind, an denen er jedoch nie etwas Näheres wahrzunehmen im Stande war“.

Heydenreich spricht in seiner Monographie „über den Parasiten des Rückfallstyphus und die morphologischen Veränderungen des Blutes bei dieser Krankheit“ (Berlin 1877) über feinste Körnchen und Pünktchen im Blute von Febris recurrens und anderer Krankheiten und bemerkt unter Anderem über sie Folgendes: „Die Molecularbewegung, in der sie sich meistens befinden, wird von ihnen so rasch ausgeführt, dass es scheint, als ob das Pünktchen sich willkürlich hin- und herbewegt, oder von irgend einem unsichtbaren feinsten Faden fortgerissen wird.“ Heydenreich hält es für möglich, dass manche jener Körnchen und Pünktchen — unter denen übrigens verschiedene andere Gebilde noch mit einbegriffen sind — die Dauersporen darstellen, aus denen die Spirochäten sich entwickeln (l. c. Seite 141—147).

Diese hier erwähnten Angaben sind meines Wissens die einzigen, welche sich auf die beweglichen Körperchen im Blute bei Febris recurrens beziehen.

Ich gehe nunmehr zu meinen eigenen Beobachtungen über.

Wenn man das Blut eines Recurrenskranken sowohl im Anfall als in den anfallsfreien Stadien aus einer Stichwunde, am bequemsten in das Ohrläppchen, nach zuvor sorgfältiger Reinigung der betreffenden Einstichsstelle bei 600facher Vergrösserung (Hartnack, Immersionsobjectiv 9, Ocular 3) untersucht, so findet man fast in jedem Object bald nur einzelne, bald mehrere kleinste, sehr dunkle, das Licht stark brechende, in lebhafter Bewegung befindliche Körperchen. Man muss sie an denjenigen Stellen des Objects aufsuchen, wo Blutkörperchen in geringerer Zahl liegen und zwischen ihnen freie Felder sich befinden. Während des Anfalls der Febris recurrens schien mir die Zahl dieser Körperchen grösser zu sein, als ausserhalb des Anfalls; gross aber ist ihre Zahl nie. Sie fallen jedoch trotz ihrer Spärlichkeit und Kleinheit sofort auf durch die Locomotion und durch ihr starkes Lichtbrechungsvermögen und sind viel längere Zeit für das Auge zu fixiren, als die das Licht viel schwächer brechenden und unter den Blutkörperchenhaufen so leicht entschwindenden Spirillen.

Die Grösse dieser Körperchen schwankt zwischen $\frac{1}{30}$ bis $\frac{1}{20}$ eines rothen Blutkörperchens. Sie sind bald ganz rund, bald ein wenig oval, je nach der Einstellung des Focus erscheinen sie ferner bald ganz dunkel, bald glänzend, in etwas röthlichem Schimmer.

Meistens sieht man diese Körperchen einzeln, doch kommen auch ziemlich häufig Gebilde vor, welche den Eindruck machen, als ob zwei Körperchen mit einander verbunden seien, so dass sie hantelförmig erscheinen. Bei manchen dieser Doppelgebilde scheint die Verbindung in einem ganz kurzen Fädchen zu bestehen, bei anderen handelt es sich wohl nur um eine Aneinanderfügung. Auch 900fache Vergrösserung giebt über die Art des Bindemittels zwischen den 2 Körperchen keinen Aufschluss. Die Doppelkörperchen haben zuweilen gleiche Grösse, zuweilen ist das Eine etwas kleiner. Einmal sah ich drei Körperchen an einander gefügt.

Die Bewegung der Körperchen ist eine oscillatorische, hin und her zitternde, tanzende, bei der aber, nicht wie in der Molecularbewegung, ein Verharren der Körperchen in einem bestimmten engen Raume besteht, sondern bei der eine wirkliche fortschreitende Locomotion stattfindet. Während alle Blutkörperchen in dem Object vollständig ruhen und während auch an denjenigen Stellen, wo Blutkörperchen nicht liegen, das Vorhandensein einer Flüssigkeitsströmung dadurch vollständig ausgeschlossen werden kann, dass andere sehr kleine Körnchen, welche im Recurrensblute regelmässig sich finden, absolut bewegungslos liegen bleiben, zeigen diese „beweglichen“ Körperchen, wie ich nochmals betone, eine wirkliche Ortsveränderung. Dieselbe ist in verschiedenem Grade lebhaft; manchmal nehmlich wird nur ein kleiner Theil des Gesichtsfeldes in langsam fortschreitender und dabei immer zitternder Bewegung von einem Körperchen durchschritten, während die Bewegung anderer Körperchen so lebhaft ist, dass sie innerhalb mehrerer Minuten einen grossen Theil des Gesichtsfeldes durchwandern, wenn nicht durch dazwischen liegende Blutkörperchen die Fortbewegung verhindert wird. Gelangen diese beweglichen Körperchen an Blutkörperchenhaufen, so wird ihre Bewegung verlangsamt und, wie es scheint, durch Adhäsion an dieselben schliesslich sistirt. Dasselbe Schicksal ereilt sie an denjenigen Stellen des Gesichtsfeldes, wo sich dichte Fibrinnetze gebildet haben. Es sind eben diese kleinen Körperchen nicht im Stande, diese Hindernisse zu durchbrechen. An anderen Stellen hingegen, wo solche Hindernisse nicht bestehen, dauert die Bewegung längere Zeit fort; ich beobachtete sie noch $\frac{1}{2}$ Stunde nach Entnahme des Blutes. Immerhin ist die Lebensdauer dieser Körperchen, wenn man mit der Sistirung der Bewegung das Leben als erloschen ansieht, kürzer als die der in demselben Blutobjecte sich befindenden Spirillen, deren Beweglichkeit man bei Verhütung der Eintrocknung des Blutpräparates Stunden lang erhalten kann.

Ist die Eigenbewegung dieser Körperchen allmählich aufgehoben, so ist es schwer, sie zu unterscheiden von anderen sehr kleinen Körperchen, die im Recurrensblute (und auch in anderem Blute) in ziemlich grosser Zahl vorkommen und die man als Körnchen, als körniges Protoplasma, als Zerfallsproducte von Blutkörperchen bezeichnet. Denn auch diese Körnchen haben ziemlich starkes Lichtbrechungsvermögen und erscheinen daher dunkel, freilich etwas weniger als die beweglichen Körperchen. Sehr auffällig hingegen markiren sich auch nach sistirter Bewegung noch die hantelförmigen Doppelkörperchen, weil solche Gebilde unter den anderen Körnchenbildungen im Blute, so weit ich gesehen habe, niemals vorkommen.

Die nächste Frage, welche sich an den Nachweis dieser beweglichen Körperchen knüpft, ist die: Sind dieselben nur dem Recurrensblute eigen?

Dies ist nicht der Fall. Ich habe diese beweglichen Körperchen auch in verschiedenen anderen fieberhaften Krankheiten, bei Pneumonia crouposa, Scarlatina, Morbilli, Typhus abdominalis[1]), Diphtheritis, Erysipelas, gefunden, und es war mir in Bezug auf alle ihre optischen Eigenschaften nicht zweifelhaft, dass sie mit den be-

[1]) Auch im Typhus exanthematicus finden sich diese beweglichen Körperchen im Blute, wie mir Herr Assistenzarzt W. Salomon mitgetheilt hat.

weglichen Körperchen des Recurrensblutes identisch seien. Aber der Zahl nach fand ich sie bei allen darauf hin untersuchten Krankheiten geringer als bei Recurrens; mitunter fehlten sie in einem Blutobject bei den eben erwähnten Krankheiten ganz, oder es waren höchstens einige zu entdecken.

Aber nicht blos bei fieberhaften resp. bei Infectionskrankheiten, sondern auch bei ganz gesunden Individuen kommen im Blute diese beweglichen Körperchen, wenn auch ganz vereinzelt, vor. Aber, wo ich sie sah, waren sie nur solitär, niemals in den hantelförmigen Doppelbildungen nachweisbar. Nachdem ich diese Beobachtungen am Blute Gesunder gemacht hatte, fand ich bei Durchsicht der Literatur, dass schon früher kleinste bewegliche Körperchen im gesunden Blute beschrieben worden waren. Nedsvetzky[1]) hat nehmlich darauf aufmerksam gemacht, dass man im normalen Blute bei Anwendung von 900—1000facher Vergrösserung constant stärker lichtbrechende, dunkle Pünktchen, von der Grösse etwa der Körnchen der weissen Blutkörperchen, finde, die gleichsam selbständige Bewegungen machen, sogar aus dem Gesichtsfelde weggehen.

Man kann also hiernach das Vorkommen beweglicher Körperchen im Blute fast als etwas Reguläres bezeichnen, mit der Einschränkung, dass das gesunde Blut sie nur ganz vereinzelt, das fieberhafte Blut schon etwas mehr, und das Recurrensblut insbesondere in grösserer Zahl enthält. Im Blute der von Febris recurrens Genesenen sind diese Körperchen, wie ich hinzufügen will, ebenfalls aber äusserst spärlich enthalten.

Was nun die Natur dieser beweglichen Körperchen betrifft, so glaube ich, kann in Rücksicht auf ihre Eigenbewegung kein Zweifel darüber bestehen, dass es sich um mikroparasitäre Organismen handelt. Nichtparasitäre Organismen im Blute entbehren der Eigenbewegung[2]). Wenn behauptet wird, dass auch Eiweisskörnchen, Fettkörnchen, und alle jene kleinsten Körnchen im Blute, die man als Zerfallsproducte von Blutkörperchen auffasst, „tanzende“ Bewegungen ausführen, die selbst den Eindruck der Locomotion machen

[1]) Nedsvetzky, Centralblatt für die med. Wissenschaften 1873, No. 10.

[2]) Die Eigenbewegungen, welche man an Blutkörperchen, die am geheizten Objecttisch bis auf 50° C. erwärmt werden, resp. an ausgetriebenen Fortsätzen solcher Blutkörperchen sieht, berühren nicht die oben ausgesprochene Behauptung.

können, so sind diese, wo sie vorkommen, nur moleculare Bewegungen, die immer in derselben Richtung erfolgen. Bei den parasitären Körperchen hingegen kann man die Richtung in der Bewegung wechseln sehen. Und selbst wenn bei den solitären beweglichen Körperchen die Entscheidung, ob man es mit parasitären Gebilden zu thun habe, aus der Form der Bewegung hin und wieder erschwert wäre resp. zweifelhaft gelassen werden müsste, so wird bei den hantelförmigen Doppelkörperchen aus dem schon vorhin angeführten Grunde, dass sie selbst im abgestorbenen, d. h. bewegungslosen Zustande sich in ihren optischen Eigenschaften von allen übrigen kleinsten, nicht parasitären Bildungen im Blute unterscheiden, jeder Zweifel an ihrer parasitären Natur ausgeschlossen.

Ich bin aber auch noch im Stande einen anderen Beweis für die parasitäre Natur dieser beweglichen Körperchen, nehmlich aus Züchtungsversuchen zu bringen. Als Züchtungsflüssigkeiten wurden benutzt 1) Eiereiweissflüssigkeit (nur in einem Versuche); 2) Pasteur'sche Lösung[1]); 3) Ferdinand Cohn'sche[2]) Lösung.

Die Versuche wurden mit den vorschriftsmässigen Cautelen, um die Entwickelung etwaiger den Culturgefässen anhaftender Keime zu verhüten, in folgender Weise angestellt: die mit absolutem Alkohol gereinigten Reagensgläser wurden in einem Brütapparat einer Temperatur von über 150° C. eine Stunde lang ausgesetzt, ebenso die zur Verstopfung der Culturgefässe dienenden Wattepfröpfe. Die Pasteur'sche und F. Cohn'sche Lösung wurden stark gekocht und filtrirt und die Culturgefässe hierauf mit denselben gefüllt. Nachdem die Temperatur der Culturflüssigkeiten auf Blutwärme gesunken war, wurden zu jedem Culturgefässe mehrere Tropfen Blut, welches im Anfalle befindlichen Recurrenskranken entnommen war und, wie die vorher stattgehabte mikroskopische Untersuchung gezeigt hatte, ausser Spirillen auch viele bewegliche Körperchen enthielt, hinzugesetzt und das Culturgefäss mit Watte verstopft. Nunmehr wurden diese Culturgefässe einer Temperatur von 37—38° C. ausgesetzt und 4 Wochen lang, Tag und Nacht, bei dieser Temperatur erhalten, und zwar in folgender Weise: Die Culturgefässe und das contro-

[1]) Pasteur'sche Lösung: 10,0 gereinigter Candiszucker, 0,5 weinsaures Ammoniak, 0,1 phosphorsaures Kali, 100,0 destill. Wasser.

[2]) F. Cohn'sche Lösung: 1,0 Ammonium tartaricum, 1,0 Amm. acet., 0,04 Kali phosphor., 0,03 Magnesia sulph., 0,03 Calcium chloratum, 100,0 Aq. dest.

lirende Thermometer befanden sich in einem tiefen, mit Sand gefüllten Gefässe, welches auf den Brütapparat hingestellt wurde; bei einer bestimmten Einstellung der zu dem Brütapparat führenden Flamme einer Petroleumlampe blieb die Temperatur in dem Sandbade stets zwischen 37—38° C. Uebrigens überzeugte ich mich, dass, als nach Ablauf der 4 Wochen die Züchtungsversuche bei nicht mehr constant erhaltener Temperatur sondern bei brüsken Störungen der Constanz, indem die Temperatur bald bis auf 42° C. und selbst darüber erhöht, bald bis selbst unter das Niveau von 30°C. erniedrigt wurde, noch 3 Wochen lang fortgesetzt worden waren, die Züchtungsgebilde ihre Lebensfähigkeit unvermindert erhalten hatten.

Zur Controle ferner wurde ein mit F. Cohn'scher Lösung unter den genannten Cautelen gefülltes Culturgefäss ohne Zusatz von Blut ebenfalls 4 Wochen lang einer constanten Temperatur von 37—38° C. ausgesetzt.

Diese Versuche haben nun Folgendes gelehrt: Schon nach einigen Tagen sieht man in der das Recurrensblut enthaltenden Züchtungsflüssigkeit sehr zahlreich dieselben beweglichen Körperchen, wie sie oben beschrieben wurden, als solitäre und als Doppelbildungen, ferner Conglomerate von solchen Körperchen, aus 3 und aus mehr einzelnen Individuen bestehend, alle in sehr lebhafter Bewegung. In der späteren Züchtungszeit traten diese beweglichen Körperchen in noch grösseren Mengen auf, bildeten grössere Conglomerate und auch Ketten, daneben waren aber auch immer die einzelnen und die hantelförmigen Doppelkörperchen bei jeder Untersuchung in grösserer Zahl vorhanden. Ausser diesen Körperchen waren aber auch sehr viele Stäbchen nachweisbar, in sehr lebhafter, rasch über das ganze Gesichtsfeld dahin eilender Bewegung. — Die Entwickelung dieser Stäbchenparasiten zeigte zunächst, dass trotz der Cautelen bei Anstellung der Versuche fremde (nicht im Blute befindliche) Keime aus der Luft in die Culturgefässe gelangt waren. Die kurze Zeit, während welcher das Culturgefäss behufs Hinzufügung des Blutes geöffnet wird, sowie die erneuten Oeffnungen behufs Entnahme eines Flüssigkeitstropfens für die mikroskopische Untersuchung genügen, um Keime aus der Luft hineinzuführen, die in der Nährflüssigkeit sich weiter entwickeln.

Was nun die beweglichen Körperchen betrifft die, wie erwähnt, während der ganzen (nach Abschluss dieser Mittheilung

7 Wochen dauernden) Züchtungszeit in grosser Zahl nachweisbar waren, so muss ich es unentschieden lassen, was aus ihnen wird, ob man also die solitären Körperchen und etwa noch die Hantelformen für die jüngsten Bildungen, die Kettenformen für weitere Entwicklungsstufen derselben halten soll. Das aber geht aus den Züchtungsversuchen mit Sicherheit hervor, dass diese beweglichen Körperchen Mikroparasiten sind. Da sie nun in ihren optischen Eigenschaften identisch sind mit den beweglichen Körperchen im Blute, so müssen auch diese letzteren Mikroparasiten sein. Dass übrigens, ebenso wie die Stäbchen, auch diese beweglichen Körperchen in der Züchtungsflüssigkeit nicht allein aus den ursprünglichen beweglichen Körperchen des Blutes stammen, sondern auch aus Keimen der Luft, die in die Culturgefässe hineingelangt sind, das geht aus der Untersuchung der im Brutapparat aufgestellten F. Cohn'schen Culturflüssigkeit, die — um einen Controlversuch zu haben — ganz rein, ohne Zusatz von Recurrensblut, mit denselben Cautelen wie die übrigen Culturflüssigkeiten behandelt worden war, hervor. Denn ich fand in derselben durchaus dieselben beweglichen Körperchen, sowohl solitäre als hantelförmige, wie in dem Recurrensblute, ausserdem auch noch Conglomerate von drei und mehr sich bewegenden Körperchen und auch Stäbchen — aber alle diese Bildungen nur ganz spärlich und auch in der späteren Züchtungszeit nicht vermehrt. Die Flüssigkeit erschien dabei klar. Es beweist also, wie gelegentlich erwähnt sein möge, das Klarbleiben von Züchtungsflüssigkeiten nicht mit absoluter Sicherheit den vollständigen Mangel von morphotischen Bildungen, eine ganz geringe Anzahl derselben kann vorhanden sein, bei irgendwie grösseren Mengen trübt sich natürlich die Flüssigkeit. Es ist selbstverständlich, dass diese in der reinen Züchtungsflüssigkeit zur Entwickelung gekommenen beweglichen Körperchen von aussen in die Flüssigkeit hineingelangt sind. Da diese beweglichen Körperchen parasitärer Natur sind, so müssen es auch die mit ihnen in Erscheinung und Bewegung identischen des Blutes sein.

Schliesslich möchte ich noch einige Worte über die Spirillen bemerken.

Sie wurden bei allen Kranken (bis zum Abschlusse dieser Mittheilung, am 22. Februar 1880, betrug die Zahl der an Febris recurrens in's städtische Barackenlazareth Aufgenommenen 280, von denen gegenwärtig 133 im Lazareth sich noch befinden) ausnahmslos in den Anfällen gefunden. Ihre Zahl stand in keinem merkbar proportionalen Verhältniss zu der Intensität des Anfalls, resp. zu der Höhe der Fiebertemperatur, sie fanden sich mitunter massenhaft bei wenig hoher, spärlich bei höherer Temperatur. Sie fanden sich auch bei sehr kurzdauernden späteren und nur gering fieberhaften Anfällen (z. B. bei Temperaturen von nur 38° C.). In den apyretischen Stadien wurden sie, mit Ausnahme eines einzigen Falles, wo unter mehreren Blutproben einmal eine Spirille sich fand, nicht gesehen. Ebenso fehlten sie, wenn während des apyretischen Stadiums in Folge einer Complication, z. B. einer Pneumonie, hohes Fieber eintrat. Es ist dieses Fehlen der Spirillen in solchen Fällen selbstverständlich, ich erwähne es nur, weil kürzlich die Vermuthung ausgesprochen worden ist, dass die Spirillen vielleicht nichts Anderes seien, als Fortsätze, welche aus den rothen Blutkörperchen durch Contractilität derselben bei erhöhter Temperatur ausgetrieben werden [1]). Die parasitäre Natur der Spirillen ist durch tausendfältige Beobachtungen bei Febris recurrens so sicher gestellt, dass ich die Widerlegung der eben erwähnten Vermuthung unterlassen möchte.

Ganz räthselhaft bleibt es, was aus den in den apyretischen Stadien verschwindenden Spirillen wird. Ich habe nichts im Blute finden können, was man etwa als Zerfallsproducte derselben deuten könnte. Es ist dieses rasche Verschwinden der Spirillen um so auffälliger, als sie bekanntlich in Blutpräparaten sich sehr lange conserviren lassen (ich besitze wohlerhaltene, mit Methylviolett gefärbte Spirillenpräparate, welche $\frac{3}{4}$ Jahre alt sind). Auch im Leichenblut verschwinden sie nicht sogleich, ich habe sie noch 36 Stunden nach dem Tode im Blute trotz der Bewegungslosigkeit deutlich erkannt. Ebenso räthselhaft bleibt es, aus welchen Keimen sie sich in jedem Anfall der Febris recurrens auf's Neue bilden. Die Vermuthung, dass die beweglichen Körperchen vielleicht die Keime darstellen, hat sich durch den Nachweis, dass dieselben für das Recurrensblut nicht specifisch sind, als irrig erwiesen. Auch ist es mir nicht gelungen, aus dem Blute von Recurrenskranken Spirillen zu züchten.

[1]) Vgl. dieses Archiv Bd. 78. S. 23.

II.

Zur Kenntniss der Bedeutung des Fettes und seiner Componenten für den Stoffwechsel.

Von Dr. Immanuel Munk,
Assistenten am physiologischen Laboratorium der k. Thierarzneischule zu Berlin.

---

1. Die Resorption der Fettsäuren und ihre Verwerthung im Organismus.

Die hohe Bedeutung, die für die Vorgänge der Ernährung den Fetten unzweifelhaft zukommt, ermangelt noch des ausreichenden Verständnisses der ursächlichen Verhältnisse. Im Wesentlichen sind es zwei Thatsachen, die in dieser Hinsicht als festgestellt gelten dürfen. Einmal dient das Nahrungsfett, soweit es in die Körpersäfte übertritt, zum directen Ersatz von bei den Stoffwechselprozessen verbrauchtem Fettgewebe, ferner ist das Fett als ein vorzügliches Sparmittel anzusehen, insofern Fettzufuhr den Eiweissverbrauch des Körpers herabsetzt, und zwar, wie dies C. Voit scharf dargethan hat, in weit höherem Grade, als dies bei Zufuhr der gleichen Menge von Kohlehydraten oder Leim der Fall ist. Kann auch kein Zweifel darüber walten, dass es wesentlich zwei Formen sind, in welchen die Resorption des Nahrungsfettes im Darmrohr erfolgen kann, nehmlich als Neutralfett in emulgirter Form oder nach vorgängiger Spaltung in fette Säuren und Glycerin, welch' letzterer Wirkung sowohl der Bauchspeichel wie das Fäulnissferment im Darme fähig ist, so sind wir doch noch im Unklaren darüber, in welchem Umfang die Emulgirung und in welchem die Spaltung der Fette im Darmrohre erfolgt. Bald hat man angenommen, dass der grösste Theil des Fettes der Spaltung anheimfällt und dass die hierbei frei werdenden Fettsäuren, von dem Alkali der Galle und des Bauchspeichels gebunden, als Seifen der Resorption zugänglich werden, bald hat man wiederum diesem Factor nur einen ganz untergeordneten Werth beigemessen. Ziemlich allgemein neigt man neuerdings mehr und mehr der Ansicht zu, dass das Nahrungsfett im

Darme in überwiegender Menge unangegriffen bleibe und als Fettemulsion in den Chylus übertrete. Der Hauptvertreter der ersteren Anschauung, Radziejewski[1]), versuchte den Beweis dafür in der Weise zu führen, dass er statt des Fettes Seifen an Hunde verfütterte; aus dem danach constatirten Ansatz von Körperfett bei den zuvor mageren Hunden glaubte er den directen Uebergang der verfütterten Seifen in Körperfett erschliessen zu können. Indess ist dieser Schluss nicht einwandfrei; die Seifen könnten nehmlich in der Weise gewirkt haben, dass sie anstatt des, in der Norm aus dem Eiweiss im Körper hervorgehenden und durch die Stoffwechselprozesse sonst wieder verbrauchten Fettes zersetzt worden sind, dass also die Seifen, wie man sich auszudrücken pflegt, den Fettverbrauch im Körper beschränkt haben. Röhrig[2]) hinwiederum hat sich bemüht nachzuweisen, dass ein Uebertritt von Seifen aus dem Darm — sei es direct durch die Pfortaderwurzeln oder auf dem Umwege durch den Chylus — in's Blut in irgend beträchtlichen Mengen nicht füglich angenommen werden darf, weil bei dem Gehalt des Blutserum an Kalksalzen aus den löslichen Alkaliseifen unlösliche Kalkseifen entstehen müssten. Alle diese Versuche sowie die sich daran knüpfenden Betrachtungen und Folgerungen fussen auf der Anschauung, dass die im Darmrohr abgespaltenen Fettsäuren, um in die Säfte übertreten zu können, vollständig in die löslichen und diffusiblen Alkaliverbindungen, Seifen verwandelt werden müssten. Eine reichliche Fettfütterung und eine umfangreiche Spaltung der Fette im Darme vorausgesetzt, würde es zur Bildung von Seifen sehr erheblicher Mengen von Alkalien bedürfen, unter Umständen mehr, als dem Darm und vielleicht dem Organismus überhaupt davon zur Verfügung steht. Ueber diese und ähnliche Bedenken schienen Fütterungsversuche mit reinen Fettsäuren entscheiden zu können; auch durfte man von ihnen einen Beitrag zur Lösung der Frage erwarten, in welcher Form thatsächlich der Uebertritt der Fette aus dem Darm in die Säfte erfolgt.

Alle thierischen Fette sind bekanntlich ein Gemenge von Oleïn, Palmitin und Stearin[3]), von denen nur ersteres bei gewöhnlicher

[1]) Dieses Archiv 1868. Bd. 43 S. 268—286.

[2]) Arbeiten aus der physiol. Anstalt zu Leipzig. IX. 1874. S. 1—23.

[3]) Daneben finden sich in der Butter Butyrin, Capronin u. a., nach Wein auch Myristin und Arachin. Myristin ist vorwiegend im Bienenwachs enthalten.

Temperatur flüssig ist. Das Palmitin schmilzt erst bei 46° C., das Stearin bei 53°. Das Oleïn löst Palmitin und Stearin reichlich auf und diese Mischung hat je nach ihrem Gehalt an Oleïn einen entsprechend niedrigeren Schmelzpunkt, so liegt der des Schweinefettes, das übrigens überwiegend aus Palmitin und Oleïn besteht und nur wenig Stearin enthält, etwa bei 34°[1]). Ihrer chemischen Constitution nach sind die Fette als zusammengesetzte Aether anzusehen und zwar als die Fettsäureäther des Glycerin, sie heissen deshalb auch Triglyceride. Aus dem Glycerin $C_3H_5(HO)_3$ lassen sie sich durch Substitution des H vom Hydroxyl durch das Fettsäureradical ableiten, z. B. Palmitin $C_3H_5(C_{16}H_{31}O.O)_3$. Die Palmitinsäure $C_{16}H_{32}O_2$, die Stearinsäure $C_{18}H_{36}O_2$ und die Oelsäure $C_{18}H_{34}O_2$ theilen mit ihren Glyceriden, dem Palmitin, Stearin und Oleïn eine Reihe von physikalischen Eigenschaften. Nur die Oelsäure ist, wie das Oleïn, bei gewöhnlicher Temperatur flüssig, der Schmelzpunkt der festen fetten Säuren ist höher als der ihrer Glyceride, so liegt der der Palmitinsäure bei 62°, der Stearinsäure bei 69°; die beiden letzteren sind krystallinisch und werden ebenso wie das bei den Glyceriden der Fall ist, von der Oelsäure reichlich aufgelöst. Der Schmelzpunkt eines solchen Gemisches fetter Säuren liegt um so niedriger, je mehr Oelsäure, und um so höher, je mehr Stearinsäure darin enthalten ist. Das Gemisch der Fettsäuren, das aus Schweinefett darstellbar ist, fängt, wie ich mich überzeugt habe, zwischen 35° und 37° zu schmelzen an, ist also bei der Temperatur des Thierkörpers noch flüssig. Die Fettsäuren sind, ebenso wie ihre Glyceride unlöslich in Wasser, dagegen sämmtlich löslich in Aether. Was die Mengen anlangt, in welchen sich die in Wasser unlöslichen fetten Säuren in den thierischen Fetten vorfinden, so haben neuere Untersuchungen von Hehner[2]) und Kretzschmar[3]) die bemerkenswerthe Thatsache ergeben, dass der Gehalt an unlöslichen Fettsäuren bei den verschiedensten Fetten — die Butter ausgenommen — nur zwischen 95,2 und 95,9 pCt.

[1]) Das Schweinefett hat, je nach seinem Standorte: Unterhautgewebe, Bauchhöhle etc. einen wechselnden Gehalt an Oleïn und Palmitin und einem dementsprechend zwischen 30° und 41° schwankenden Schmelzpunkt; das sog. Nierenfett ist noch bei 30° flüssig.

[2]) Zeitschr. f. analyt. Chem. XVI. S. 145.

[3]) Berichte d. deutsch. chem. Gesellsch. X. S. 2091.

schwankt[1]). Der Rest von 4,1—4,8 pCt. besteht fast nur aus Glycerin und Spuren flüchtiger Fettsäuren[2]).

Wässrige Lösungen von Pflanzenschleim oder Eiweiss halten bekanntlich flüssige Fette fein vertheilt suspendirt, bilden mit ihnen sog. Emulsionen, die in der Regel ein milchiges Aussehen darbieten, ebenso geben verdünnte Lösungen von Aetz- oder kohlensauren Alkalien mit Fetten geschüttelt, Emulsionen. Die physikalischen Bedingungen für die Emulgirung von Fett bei blosser Berührung mit sehr verdünnten Lösungen kohlensaurer Alkalien, sowie den Einfluss des Pancreassaftes resp. der Galle auf die Emulsionsbildung haben neuerdings J. Gad[3]) und G. Quincke[4]) eingehend ermittelt; es sei dieserhalb auf ihre Originalarbeiten verwiesen. Von Herrn Prof. E. Salkowski auf die Emulgirbarkeit der Oelsäure durch verdünnte Sodalösung aufmerksam gemacht, habe ich durch eine Reihe von Versuchen festgestellt, dass wie die in Wasser unlöslichen Fettsäuren mit den resp. Fetten in einer Reihe physikalischer Eigenschaften übereinstimmen, so auch die Bedingungen für die Emulgirung derselben durch Eiweiss- und Alkalilösungen sehr ähnliche sind. Bringt man ½ Grm. Fettsäuren[5]) mit 20 Ccm. einer Lösung von Serumalbumin, etwa einer 7procentigen, bei einer Temperatur zusammen, bei der die Fettsäuren sich verflüssigen, und schüttelt die Mischung, so erhält man eine gute Emulsion von milchweissem Aussehen. Da nun die Serumalbuminlösung nur wenig freien Alkalis enthält — von der hierzu benutzten Lösung enthielten 20 Ccm. eine, 0,45 Ccm. einer Zehntelnormalsäure entsprechende Menge freien Alkalis d. i. etwa 2 Mgrm. NaHO —, so kann selbstverständlich nicht davon die Rede sein, dass die freien

[1]) Die Butter enthält erheblich weniger unlösliche fette Säuren, nach Hehner nur etwa 86 pCt., nach Kretzschmar bis zu 89,5 pCt.

[2]) Flüchtige fette Säuren (Butter-, Capron-, Caprylsäure u. a.) finden sich reichlich nur in der Butter, nach Hehner, auf Buttersäure berechnet, zu 4,8—7,4 pCt.

[3]) du Bois-Reymond's Arch. f. Physiol. 1878. S. 181.

[4]) Arch. f. d. ges. Physiol. XIX. S. 129—44.

[5]) Zu allen nachfolgend beschriebenen Versuchen diente das Gemisch von Fettsäuren, das aus dem Schweinefett gewonnen wird. Selbstverständlich wird das Nehmliche auch für die Fettsäuren der übrigen thierischen Fette gelten, nur dass je nach dem Schmelzpunkt des resp. Fettsäuregemischs die Temperatur, bei der die Versuche anzustellen sind, zu variiren sein wird.

Fettsäuren verseift sind. Ein kleiner Theil von ihnen, auf Palmitinsäure berechnet etwa 0,015 Grm. entsprechend 2 Mgrm. NaHO, kann höchstens in die Alkaliverbindung übergegangen sein, die bei weitem grössere Menge ca. 0,48 Grm. ist in Form freier Fettsäure von der Eiweiss- und Seifenlösung emulgirt. Dass eine solche Emulgirung freier Fettsäuren stattfindet, davon kann man sich noch auf einem anderen Wege überzeugen. Setzt man zu 20 Ccm. einer $\frac{1}{4}$procentigen Sodalösung etwa 1 Grm. Fettsäuren, so erhält man bei Temperaturen über 35°, die zur Verflüssigung der Fettsäuren erforderlich sind, eine schöne milchweisse Emulsion. Nehmen wir zum Zweck der Berechnung die Fettsäuren als Palmitinsäure an, so würde 1 Grm. Palmitinsäure zur Bildung von palmitinsaurem Natron nach stöchiometrischen Verhältnissen 0,187 Grm. Na_2CO_3 erfordern. Unsere Sodalösung enthält aber in 20 Ccm. nur 0,05 Grm. Na_2CO_3; es ist also klar, dass in der unter diesen Umständen gebildeten Emulsion höchstens 27 pCt. von den Fettsäuren verseift sein können, 73 pCt. von ihnen sind als freie Fettsäuren von der Seifenlösung emulgirt. Diese Werthe bezeichnen noch lange nicht die Grenze des in der Emulgirung Erreichbaren; es lassen sich unter den angegebenen Verhältnissen noch grössere Mengen, fast 2 Grm. Fettsäuren emulgiren, sodass wohl die Quantität der verseiften Säuren bis auf etwa 15 pCt. sich herabdrücken lässt. Da nun abgesehen vom Duodenum, in dem der aus dem Magen übergetretene Chymus mehr oder weniger noch sauer reagirt, bis weiterhin die Säure durch das Alkali der Galle und des Bauchspeichels neutralisirt und überboten wird, im übrigen Dünndarm sich ein alkalischer, eiweisshaltiger Inhalt findet, so können hier die sei es präformirt eingeführten oder aus dem Nahrungsfett durch den Bauchspeichel abgespaltenen Fettsäuren in bei weitem überwiegender Menge emulgirt und so der Resorption durch die Darmzotten zugänglich gemacht werden, ohne dass, wie man sich bisher vorgestellt hat, die gesammten Fettsäuren vom Alkali zu Seifen gebunden werden müssten, vielmehr trifft die Verseifung thatsächlich nur für einen geringen Antheil der Fettsäuren zu.

Die vorstehenden Erfahrungen haben auch noch nach anderer Richtung hin Interesse. Da die in Wasser unlöslichen Fettsäuren sich physikalisch vollständig den Fetten gleich verhalten, da sie ebenso wie diese von alkalischen, von Eiweiss-, Schleim- und Seifenlösungen emulgirt werden, da ferner die Emulsionen des Fettes sich von denen fetter Säuren weder durch das Aussehen, noch mikroskopisch unterscheiden — in beiden sieht man kleine und kleinste Fett- resp. Oeltröpfchen —, so wird man aus dem milchweissen Aussehen einer Flüssigkeit nicht unbedingt auf einen Gehalt an emulgirtem Fett zu schliessen berechtigt sein, vielmehr wird man unter Umständen auch daran denken müssen, dass Fettsäuren darin emulgirt sein möchten. Im Einklang hiermit zeigt der Versuch, dass der nach ausschliesslicher Fütterung mit Albuminaten gewonnene, gelblichweisse, opalescirende Chylus eines Hundes, mit Fettsäuren bei Körpertemperatur versetzt und geschüttelt, milchweiss wird. Ja beides, Emulgirung von Fett und von Fettsäuren wird in einer Flüssigkeit vorkommen können, ohne dass sich dieser Umstand anders als durch die chemische Analyse, die Neutralfett und Fettsäuren von einander zu trennen gestattet, wird erkennen lassen. In der That kommen im Thierkörper unter Bedingungen, von denen später die Rede sein wird, freie Fettsäuren und Neutralfett neben einander in alkalischer Flüssigkeit emulgirt vor.

Nachdem wir nun gesehen, dass die Fettsäuren auf demselben Wege der Aufnahme in die Säfte zugänglich werden können, wie die Fette, fragt es sich, wie gross ist die Resorbirbarkeit der fetten Säuren, wie ihre Ausnutzung im Darme und ihre Verwerthung im Thierkörper. Die Wege, die sich zur Beantwortung dieser Fragen darbieten, sind im Wesentlichen drei: 1) die vergleichende Bestimmung des Gehalts der Fäces an Fettsäuren und Seifen; 2) die Bestimmung der bei Verdauung von Fettsäuren in den Chylus übertretenden Fettkörper (Fette, Fettsäuren, Seifen); 3) die Feststellung der Eiweisszersetzung im Thierkörper einmal nach Fütterung mit Fett und dann nach Fütterung mit den aus der gleichen Fettmenge erhältlichen Fettsäuren.

Es empfiehlt sich für die Darstellung, die Stoffwechselversuche zuerst zu besprechen. Die physiologische Bedeutung des Fettes beruht, wie dies Voit zuerst auf exactem Wege dargethan hat, zum Theil darauf, dass es leichter unter die Bedingungen des Zerfalls geräth und durch seine Zersetzung einen gewissen Antheil vom Eiweiss vor dem Verbrauch schützt[1]. Ein grosser Hund von 25 bis

[1]) Vergl. hierüber die Ausführungen in meiner Arbeit dieses Archiv Bd. 76 S. 122.

30 Kilo Körpergewicht, der etwa 1200 Grm. Fleisch täglich bedarf, um von dem Eiweissbestande seines Körpers nichts zuzusetzen, kommt ebenfalls in N-Gleichgewicht, wenn er 100 Grm. Fett neben nur 800 Grm. Fleisch erhält. Es bewirkt also die Beigabe von Fett eine Ersparniss im Eiweissverbrauch von einer gewissen Grösse. Befindet sich nun ein Hund bei einem aus bestimmten Mengen von Fleisch und Fett bestehenden Futter im N-Gleichgewicht und reicht man ihm dann statt des Fettes die in der gleichen Fettmenge enthaltenen fetten Säuren, so wird die Grösse der Eiweisszersetzung, die jetzt statthat, im Vergleich mit der bei Fettfütterung gefundenen den Maassstab für die physiologische Bedeutung der Fettsäuren im Verhältniss zu der des Fettes abgeben können. Hieraus lässt sich einfach folgende Versuchsanordnung ableiten: Eine für derartige Versuche eingeübte Hündin von etwa 25 Kilo wurde mit einem aus 800 Grm. Fleisch und 70 Grm. Fett bestehenden Futter in N-Gleichgewicht gebracht, dann erhielt sie durch einige Tage hindurch statt des Fettes die darin enthaltenen Fettsäuren, hierauf folgte eine Periode der Fettfütterung, dann wieder eine Periode, wo Fettsäuren gereicht wurden; die Versuchsreihe wurde mit Verfütterung von Fett geschlossen. Der Harn wurde, wie in den früheren, von mir angestellten Stoffwechselversuchen, durch den Katheter gewonnen, die Abgrenzung der auf die einzelnen Perioden entfallenden Kothmengen durch eingeführte Korkstücke bewirkt[1]). Sowohl im Harn als im Koth wurde der N-Gehalt bestimmt, in beiden durch Glühen mit Natronkalk und zwar im Harn direct nach Seegen, im Koth nach vorgängigem Trocknen und Pulverisiren desselben. Ausserdem wurde täglich das Körpergewicht des Thieres festgestellt. Die Fettsäuren wurden so gewonnen: Diejenige Fettmenge — es wurde durchgehends Schweinefett angewendet —, welche sich neben dem Fleisch zur Erhaltung von N-Gleichgewicht als ausreichend erwiesen hatte (70 Grm., in einem später anzuführenden Versuche 100 Grm.), wurde mit starker Natronlauge 3 bis 4 Stunden lang gekocht, alsdann die Seifenlösung mit verdünnter Schwefelsäure bis zur sauren Reaction versetzt; in der Kälte erstarrten die sich ausscheidenden Fettsäuren. In der Regel erst am darauf folgenden

[1]) Vergl. hierüber dieses Archiv Bd. 76 S. 125 und Zeitschr. f. physiol. Chem. II. S. 31. Ich komme übrigens am Schluss der Mittheilung noch auf diesen Punkt zurück.

Tage wurden die festen Fettsäuren auf ein Faltenfilter gebracht und mit kaltem Wasser so lange ausgewaschen, bis das Waschwasser keine Reaction auf Schwefelsäure gab. Von dem dann an der Luft getrockneten Filter lassen sich die Fettsäuren ohne Verlust entfernen. Wie in der Vorperiode, wurde auch hier das Fleisch mit 300—400 Ccm. Wasser kurze Zeit aufgekocht, die festen Fettsäuren darin geschmolzen und das Futtergemisch lauwarm dem Hunde gereicht. Auch hier hat sich die bereits früher von mir empfohlene Methode, schlecht schmeckende oder riechende Stoffe Hunden in der von ihnen sehr gern genommenen Fleischbrühe zu verabreichen, durchaus bewährt. In dieser Form gereicht haben von 9 Hunden 8 die Fettsäuren ohne Widerwillen genommen und nur ein Thier, das übrigens schon 2 Tage vorher zu einem anderen Versuche gedient hatte und vielleicht noch nicht ganz bei gutem Befinden und Appetit war, verschmähte das Futter.

I. Versuchsreihe. Dänische Dogge.
800 Grm. Fleisch, 400 Ccm. Wasser.

Datum.	Periode.	Verfüttert.	Harnmenge in Ccm.	N im Harn.	N im Koth.	Körpergew. in Kilo.
1878.						
6. Decbr.	I.	je 70 Grm. Fett	589	26,208	1,424 [1])	25,23
7. -			552	28,448		25,16
8. -			628	28,7		25,09
9. -			598	27,58		24,94
10. -	II.	Fettsäuren von je 70 Grm. Fett	586	28,672	1,454 [2])	24,84
11. -			431	27,104		24,75
12. -			452	27,084		24,69
13. -	III.	je 70 Grm. Fett	483 (?)	26,488	1,32 [3])	24,59
14. -			506	26,9		24,48
15. -			571	28,128		24,53
16. -	IV.	Fettsäuren aus je 70 Grm. Fett	569	26,992	1,29 [4])	24,38
17. -			633	28,616		24,36
18. -			628	28,367		24,32
19. -	V.	je 70 Grm. Fett	609	29,288	0,86 [5])	24,32
20. -			576	27,412		24,20

[1]) Trockengewicht des Koths = 32,4 Grm. mit 4,4 pCt. N.
[2]) - - - 31,15 - - 4,66 - -
[3]) - - - 28,5 - - 4,63 - -
[4]) - - - 29,6 - - 4,365 - -
[5]) - - - 17,3 - - 4,96 - -

Betrachten wir zunächst die N-Ausscheidung in den Perioden der Fettfütterung (Per. I, III, V). Es wurde entleert

in Per. I	in 4 Tagen	110,94	N durch	den	Harn,	1,424	N mit	dem	Koth
- - III	- 3 -	81,516	-	-	-	1,32	-	-	-
- - V	- 2 -	56,7	-	-	-	0,86	-	-	-
also bei Fettfütterung	in 9 Tagen	249,156	N mit	dem	Harn,	3,604	N mit	dem	Koth
oder im Mittel	täglich	27,684	-	-	-	0,4	-	-	-

zusammen also 28,084 N. 800 Grm. Pferdefleisch enthalten (den N-Gehalt des Fleisches nach Voit zu 3,4 pCt. angesetzt) 27,2 N, somit bestand annähernd N-Gleichgewicht.

Bei Fütterung mit Fettsäuren wurden ausgeschieden

in Per. II	in 3 Tagen	82,86	N mit	dem	Harn,	1,454	N mit	dem	Koth
- - IV	- 3 -	83,975	-	-	-	1,29	-	-	-
also an	6 Tagen	166,835	N mit	dem	Harn,	2,744	N mit	dem	Koth
oder im Durchschnitt	täglich	27,806	-	-	-	0,457	-	-	-

macht zusammen 28,263 N. Die Differenz in der N-Ausscheidung zwischen den Perioden der Fett- und denen der Fettsäurefütterung liegt unterhalb 1 pCt., also innerhalb der unvermeidlichen Fehlergrenzen. Somit führt diese Fütterungsreihe zum Ergebniss, dass an den Verhältnissen der bestehenden Eiweisszersetzung nichts geändert wird, wenn statt des Fettes nur die in ihm enthaltenen (in Wasser unlöslichen) Fettsäuren verfüttert werden oder mit anderen Worten: Die Fettsäuren bewirken die gleiche Ersparniss im Eiweissverbrauch, wie die ihnen chemisch äquivalente Fettmenge.

Es galt nun dieses Resultat gegen jeden irgend begründeten Einwand zu sichern. Gegen die vorstehende Versuchsreihe konnte noch eventuell der Einwand erhoben werden, dass die Perioden, an welchen Fettsäuren gegeben wurden, zu kurze Zeit gedauert hätten, als dass sich erhebliche Modificationen in der Eiweisszersetzung hätten geltend machen können und dies um so mehr, als unmittelbar darauf wieder eine Periode mit Verabreichung von Fett folgte, durch welche die in Folge der voraufgegangenen Fütterung mit Fettsäuren etwa bedingten Stoffwechselalterationen wieder ausgeglichen wurden. Diese und ähnliche Einwände durften erst dann als widerlegt und gegenstandslos erachtet werden, wenn der Nachweis gelang, dass ein Hund, der bei einer Fütterung mit Fleisch und Fett sich in N-Gleichgewicht befand, also nur das verfütterte Eiweiss zersetzte, ohne von dem Eiweissbestande seines Körpers zuzusetzen, auch in N-Gleichgewicht beharrt, wenn Wochen hindurch statt des Nahrungsfettes nur die darin enthaltenen Fettsäuren gegeben wurden. Das Versuchsergebniss musste ferner um so beweisender ausfallen, je grösser der betreffende Organismus war, der zur Durchführung dieser Versuchsreihe gewählt wurde, je geringer die Fleisch- und je grösser die Fettmengen waren, mit denen N-Gleichgewicht erreicht wurde. Von solchen Gesichtspunkten aus wurde mit einer dressirten, grossen Hündin, deren Körpergewicht über 30 Kilo betrug, eine längere Versuchsreihe angestellt. Nach einer längeren Vorfütterung gelang es diesen Hund mit nur 600 Grm. Fleisch und 100 Grm. Fett in N-Gleichgewicht und auch annähernd in Körpergleichgewicht zu bringen. Nachdem dieser Zustand von N-Gleichgewicht auf Grund der Bestimmung der N-Ausscheidungen durch 5 Tage hindurch genügend constatirt war, wurden durch 21 Tage statt des Fettes je die aus 100 Grm. darstellbaren Fettsäuren verfüttert. Die N-Ausscheidung durch den Harn, sowie das Körpergewicht wurde an allen 21 Tagen festgestellt, die Bestimmung des N-Gehalts der Fäces geschah nur für die ersten und letzten 5 Tage. Schliesslich wurde 5 Tage lang wieder, wie in der Vorperiode, Fett gereicht. Die einzelnen, für die Beurtheilung der Stoffwechselverhältnisse in Betracht zu ziehenden Werthe sind in umstehender Tabelle verzeichnet.

In den 5 Tagen der Vorperiode wurde bei Fettfütterung ausgeschieden im Ganzen 100,296 N mit dem Harn und 2,11 N mit dem Koth, oder im Durchschnitt täglich 20,06 + 0,42 N, macht 20,48 N. An N wurde mit 600 Grm. Pferdefleisch eingeführt 20,4 N, somit bestand genau N-Gleichgewicht; daneben bestand auch annähernd Körpergleichgewicht, da das Gewicht des Thieres in den letzten 3 Tagen nur zwischen 30,8 und 30,9 Kilo schwankte. An den 21 Tagen, an denen statt des Fettes nur die Fettsäuren gegeben wurden, entleerte der Hund in toto mit dem Harn 407,904 N oder täglich im Mittel 19,424 N. Mit dem Koth wurden ausgestossen an den ersten 5 Tagen dieser Periode 2,8 N, in den letzten 5 Tagen 2,19 N, also zusammen in 10 Tagen 4,99 N oder im täglichen Mittel 0,499 N. Somit ergiebt sich als Durchschnittswerth für die tägliche Gesammtausscheidung während der Fettsäureperiode: 19,424 + 0,499 = 19,923 N. Danach würde durch die Verabreichung der Fettsäuren sogar noch eine gering-

Grosser Hofhund. 600 Grm. Fleisch, 350—400 Ccm. Wasser.

Datum.	Verfuttert.	Harnmenge in Ccm.	N im Harn.	N im Koth.	Körpergewicht in Kilo.
2. Jan. 1879.	je 100 Grm. Fett	573	19,992	2,11 [1])	31,08
3. - -		578	20,216		30,95
4. - -		554	20,328		30,8
5. - -		456	18,872		30,75
6. - -		487	20,888		30,89
7. - -	Fettsäuren aus je 100 Grm. Fett	484	19,88	2,8 [2])	30,84
8. - -		503	20,02		30,81
9. - -		499	19,768		30,82
10. - -		566	20,272		30,76
11. - -		607	20,468		30,7
12. - -		552	21,448		30,65
13. - -		507	20,888		30,64
14. - -		484	19,264		30,65
15. - -		481	18,676		30,42
16. - -		469	19,096		30,4
17. - -		455	19,432		30,27
18. - -		439	18,704		30,4
19. - -		451	18,592		30,42
20. - -		460	19,068		30,59
21. - -		538	18,508		30,44
22. - -		437	18,956		30,57
23. - -		446	19,516	2,19 [3])	30,65
24. - -		470	18,872		30,69
25. - -		481	18,396		30,79
26. - -		497 (?)	19,404		30,74
27. - -		495	18,676		30,85
28. - -	je 100 Grm. Fett	514 (?)	19,32	2,003 [4])	30,88
29. - -		559	21,028		30,84
30. - -		633	22,148		30,79
31. - -		567	21,728		30,69
1. Febr. -		594	21,952		30,51

fügige Ersparniss im Eiweissverbrauch bewirkt worden sein, auf die indess — sie beträgt nur 2 pCt. — kein Werth zu legen ist. Auf Grund dieser mehrwöchentlichen Fütterungsreihe darf jedenfalls so viel behauptet werden, dass die Eiweisszersetzung im Körper des Fleischfressers ungeändert bleibt, gleichviel ob Fett oder nur die äquivalente Fettsäuremenge verfüttert wird. Erwägen wir ferner, dass auch das Körpergewicht des Thieres nach dreiwöchentlicher

[1]) Trockengewicht des Koths 41,8 Grm. mit 5,05 pCt. N.
[2]) - - - 56,3 - - 4,97 - -
[3]) - - - 43,4 - - 5,05 - -
[4]) - - - 46,9 - - 4,27 - -

Fettsäurefütterung gegenüber dem in der Vorperiode bestandenen keine wesentliche Differenz zeigt, so führt die Versuchsreihe zu dem höchst bemerkenswerthen Schluss, dass ein Hund, der mit einem Futter aus Fleisch und Fett in N- und Körpergleichgewicht sich befindet, im Gleichgewicht verharrt, auch wenn 21 Tage hindurch statt des Fettes nur die in letzterem enthaltenen Fettsäuren gegeben werden; es kommt also den Fettsäuren die gleiche Bedeutung als Sparmittel zu, wie dem Fett.

Was die Ausnützung der gefütterten Fettsäuren im Darm betrifft, so ist zunächst daran zu erinnern, dass schon bei mässiger Fettaufnahme der Koth Kalk- und Magnesiaseifen neben Resten von Neutralfett enthält. Nach Einführung von Fettsäuren durften wir nach den oben erwähnten Erfahrungen für den Fall, dass ein Theil der verfütterten Fettsäuren im Darme nicht zur Ausnutzung gelangte, neben einer vielleicht vermehrten Menge von Seifen noch freie Fettsäuren antreffen, ist ja auch der Gehalt des Koths an Alkalien und Erden nicht so hoch, dass von ihnen erhebliche Mengen freier Säuren gebunden werden könnten. Zur quantitativen Bestimmung des Gehalts der Fäces an Fett resp. freien Fettsäuren wurde in der Weise verfahren, dass wir den auf dem Wasserbade sorgfältig getrockneten Koth fein pulverisirten und gewogene Mengen davon wiederholt mit warmem Aether extrahirten, so lange dieser noch etwas aufnahm. Die filtrirten und vereinigten gelbgefärbten Aetherauszüge konnten Fett, freie Fettsäuren, Lecithin, Cholestearin und etwas Gallenfarbstoff enthalten. Zur Bestimmung der freien Fettsäuren wurde nun nach dem Vorgange von Franz Hofmann[1]) der Aetherextract mit einigen Tropfen einer alkoholischen Lösung von Rosolsäure versetzt und nun alkoholische Zehntelnormalnatronlösung[2]) aus einer Bürette vorsichtig zugelassen, bis dass die Reaction eben alkalisch wurde, ein Punkt, der sich durch Eintritt der rothen Färbung deutlich markirt. Von anderen, in den Fäces vorhandenen fetten flüchtigen Säuren, wie Essigsäure, Butter- und

[1]) Ueber die Reaction der Fette und die quantitative Bestimmung der Fettsäuren in Fetten. Beiträge z. Anat. u. Physiol. als Festgabe Carl Ludwig gewidmet. I. 1874. S. 134.

[2]) Zur Bereitung derselben wurde 1 Th. Normalnatronlösung mit 2 Th. Wasser und 7 Th. absol. Alkohol versetzt.

Isobuttersäure, Baldrian- und Capronsäure, die ebenfalls in den Aether übergehen würden, ist bisher nur von der Buttersäure dargethan, dass sie in freiem Zustand im Koth vorkommt, die übrigen werden in der Regel erst bei Destillation der (mit Wasser angerührten) Fäces mit verdünnter Schwefelsäure erhalten[1]). Ueberdies mussten die vorerwähnten, in den Fäces etwa in freiem Zustande vorhandenen, niederen Fettsäuren bei dem der Aetherextraction vorangehenden Trocknen der Fäces zum grossen Theil sich verflüchtigen. Um jedoch über die Grösse des noch restirenden Antheils freier niederer Fettsäuren in den der Aetherbehandlung unterworfenen Fäces der Fettsäurefütterungstage eine Vorstellung zu gewinnen, wurden von dem trockenen und pulverisirten Koth, der auf die Fettsäurefütterung beim letztangeführten Versuche entfiel und der für 5 Tage (7.—11. Januar 1879) im trocknen Zustande 56,3 Grm. wog, 15 Grm. mit viel Wasser angerührt und ohne weiteren Zusatz destillirt. Das neben fetten Säuren reichlich Ammoniak enthaltende Destillat mit verdünnter Schwefelsäure im Ueberschuss versetzt und abermals destillirt. Das so rectificirte Destillat, mit Rosolsäure versetzt und mit einer alkoholischen Zehntellauge titrirt, ergab einen Gehalt an niederen Fettsäuren, gleich 9,7 Ccm. Zehntelsäure oder auf Buttersäure berechnet (1 Ccm. Normallauge entspricht 0,088 Grm. Buttersäure) = 0,085 Grm. Für den Gesammtkoth der 5 Fettsäuretage (56,3 Grm.) ergeben sich so 0,306 Grm. als die nach dem Trocknen noch im Koth vorhandenen Buttersäuremengen oder per Tag 0,061 Grm. Buttersäure. Eine andere Bestimmung in dem Koth der Fettsäureperiode vom 23. bis 27. Januar 1879 (Gesammtmenge 43,4 Grm.) ergab in 9 Grm. Trockenkoth flüchtige Säuren, entsprechend 8,4 Ccm. Zehntelsäure = 0,074 Grm. Buttersäure, also auf die Gesammtmenge von 43,4 Grm. berechnet, 0,357 Grm. oder auf den Tag 0,071 Grm. Buttersäure. — Dem gegenüber fanden sich in 10 Grm. trockner Fäces von der Fettperiode desselben Versuches (2.—6. Januar; Gesammtmenge 41,8 Grm.) flüchtige Säuren entsprechend 5,2 Ccm. Zehntelsäure = 0,046 Grm. Buttersäure, also für den Gesammtkoth 0,193 Grm. oder für den Tag 0,039 Grm. Buttersäure. Ferner

[1]) L. Brieger, Die flüchtigen Bestandtheile der Excremente. Journ. f. pract. Chemie. N. F. XVII. S. 124 ff.

in 12,3 Grm. Trockenkoth der Fettperiode vom 28. Januar bis 2. Februar (Gesammtmenge 46,9 Grm.) flüchtige Säuren entsprechend 8,6 Ccm. Zehntelsäure = 0,076 Grm. Buttersäure, also für den Gesammtkoth 0,356 Grm. oder täglich 0,071 Grm. Buttersäure. Mithin sind, was die flüchtigen Fettsäuren anlangt, im Koth nach Fett- resp. Fettsäurefütterung keine so erheblichen Differenzen vorhanden, dass der Gehalt an flüchtigen Fettsäuren für die Titrirung des Aetherextracts einen sonderlichen Fehler bedingen könnte.

8,226 Grm. des Trockenkoths von der Fettperiode I der ersten Versuchsreihe (S. 17) ergaben im Aetherextract fette Säuren entsprechend 17,8 Ccm. Zehntelsäure, also für den Gesammtkoth von 32,4 Grm. einen Gehalt an Fettsäuren entsprechend 70,1 Ccm. Zehntelsäure. Auf Palmitinsäure (1 Ccm. Zehntelsäure = 0,0256 Grm. Palmitinsäure) berechnet, stellt sich danach der Gesammtgehalt an Palmitinsäure auf 1,794 Grm.

6,796 Grm. Trockenkoth von der Fettsäureperiode II derselben Versuchsreihe enthielten an Fettsäuren ein Quantum, das 15,9 Ccm. Zehntelsäure, also für die ganze Menge von 31,15 Grm. Koth: 7,29 Ccm. Zehntelsäure entsprach = 1,866 Grm. Palmitinsäure.

Für eine fernere Fettsäureperiode (Per. IV) der nehmlichen Versuchsreihe fand sich in 8,82 Grm. Trockenkoth ein Gehalt an Fettsäuren entsprechend 22,1 Ccm. Zehntelsäure, also berechnen sich für den Gesammtkoth (29,6 Grm.) 74,3 Ccm. Zehntelsäure = 1,902 Grm. Palmitinsäure.

Es ist somit bei Fütterung mit Fettsäuren (bis 100 Grm. für den Tag) der Gehalt der Fäces an freien Fettsäuren nur wenig höher, als bei Darreichung von Fett, nehmlich nur um 4—6 pCt. Daraus folgt, dass von einem erheblichen Abgange der verfütterten Fettsäuren mit dem Koth nicht entfernt die Rede sein kann.

Endlich ist noch die Frage zu ventiliren, ob nicht bei Fettsäurefütterung die normal im Koth gefundenen Kalk- und Magnesiaseifen eine beträchtliche Vermehrung zeigen. Zur Untersuchung auf Seifen wurde der von der Fett- und Fettsäureextraction hinterbliebene Rückstand des Trockenkoths mit Salzsäure angesäuert und nunmehr mit Aether ausgeschüttelt. Bei der Extraction mit saurem Aether gehen beträchtliche Mengen vom braunen Farbstoff der Fäces, den Abkömmlingen des Gallenfarbstoffs, mit in den Auszug über und sind daraus auf einfachem Wege nicht abzuscheiden. Es ist somit die Bestimmung der Seifen im Koth stets mit dem Fehler behaftet, dass gleichzeitig ein nicht unerheblicher Theil des Farbstoffs mitgewogen wird, wodurch die Resultate zu hoch ausfallen müssen. Ein quantitativer Vergleich des Seifengehalts der Fäces nach Verfütterung von Schweinefett mit dem nach Darreichung der Säuren des Schweinefetts ergab keine sehr auffälligen Unterschiede. Der nach der Extraction mit Aether hinterbliebene Rückstand von den 8,226 Grm. Trockenkoth (der Fettperiode I der ersten Versuchsreihe) gab an sauren Aether ab: 0,405 Grm., Seifen (als Fettsäuren gewogen) + Farbstoff, also für die Gesammtmenge von 32,4 Grm. berechnet: 1,595 Grm. — Von der Fettsäureperiode I derselben Versuchsreihe gaben die 6,796 Grm. bereits mit Aether erschöpften Trockenkoths noch an sauren Aether ab: 0,393 Grm. Seifen + Farbstoff und für die Gesammtmenge von 31,15 Grm. Koth berechnet: 1,801 Grm. Es werden also nach Einverleibung von Fettsäuren nur unerheblich mehr Seifen mit dem Koth ausgeschieden, als nach Einführung der gleichen Fettmenge.

Bei der nunmehr festgestellten Gleichwerthigkeit des Fettes und der Fettsäuren für die dadurch gesetzte Ersparniss im Eiweissverbrauch dürfte es von besonderem Interesse sein, die Schicksale der Fettsäuren nach ihrem Uebertritt aus der Darmhöhle in die Säfte genauer zu verfolgen. Tödtet man einen Hund einige Stunden nachdem man ihm Fettsäuren verabreicht hat, so findet man die Chylusgefässe des Mesenterium mit einem milchweissen Inhalt prall erfüllt, nicht anders als dies bei einem fettverdauenden Hund der Fall ist. Diese Erscheinung war für mich so überraschend, dass es mir doppelt geboten erschien, nachzusehen, ob bei der von mir befolgten, oben beschriebenen Methode der Darstellung von Fettsäuren aus Fett durch Verseifung des letzteren und Zersetzung der gebildeten Seifen durch Säureüberschuss, nicht erhebliche Antheile von Fett sich dem Verseifungsprozess entziehen. Zur Prüfung auf etwa noch unverseiftes Fett wurden 50 Grm. Fett mit 30 Ccm. concentrirter Natronlauge (spec. Gew. 1,34) 2 Stunden lang gekocht, der Seifenleim noch warm mit Wasser versetzt, bis das Volumen der Seifenlösung 800 Ccm. betrug. Von dieser Lösung wurden 50 Ccm. zur Bestimmung des etwa noch vorhandenen unverseiften Fettes mit Aether wiederholt ausgeschüttelt, von der vereinigten ätherischen Lösung der Aether abdestillirt und der geringe, aus kleinen gelblichen Oeltröpfchen bestehende Inhalt unter der Luftpumpe bis zu constantem Gewicht getrocknet. Der Rückstand erstarrte zu einer weisslichen, fettig aussehenden und sich anfühlenden Masse, er wog 0,041 Grm., somit waren in der gesammten Seifenlösung: $16 \times 0{,}041 = 0{,}656$ Grm. Fett, die bei der Verseifung von 50 Grm. Fett unangegriffen blieben. Es entzogen sich also bei nur 2stündigem Kochen mit Natronlauge der Verseifung 1,312 pCt. Fett. Ein ebenso angestellter Versuch, bei dem indessen, wie bei meinen Darstellungen der Fettsäuren üblich, 3 Stunden lang mit der Lauge gekocht wurde, ergab nur 1,07 pCt. Fett noch unverseift. Wahrscheinlich ist jedoch die Menge des der Verseifung entgangenen Fettes geringer, als die bei der Aetherextraction erhaltenen Werthe anzeigen. Kühne[1]) hat meines Wissens zuerst die Aufmerksamkeit darauf gelenkt, dass es nicht gelingt, aus einer Seife enthaltenden Lösung mit Aether resp. Petroleumäther, selbst bei Wiederholung des Verfahrens, von Seife ganz freie Extracte zu erhalten. Es müssen demnach bei der Gewichtsbestimmung des Aetherextracts die Werthe durch mitaufgenommene Antheile von Seife stets etwas zu hoch ausfallen.

Nach dem, was oben über den Modus der Emulgirung fetter Säuren beigebracht worden ist, konnte das milchige Aussehen des Chylus einfach durch freie Fettsäuren bedingt sein, die neben den normal vorkommenden, geringen Mengen von Neutralfett darin emulgirt sind. Dass hierüber nur die chemische Analyse des Chylus entscheiden kann, ist bereits oben dargethan worden.

Ueber die Fettverdauung und die hierbei stattfindenden Verhältnisse des Fettgehalts vom Chylus haben die in C. Ludwig's Laboratorium angestellten Untersuchungen von Zawilski[2]) unsere diesbezüglichen Kenntnisse wesentlich erweitert. Zawilski hat gefunden, dass nach einer reichlichen Fettfütterung die Zufuhr des resorbirten Fettes durch den Chylus in's Blut ziemlich 30 Stunden lang dauert; in der 30. Stunde nach der Fettfütterung ergiessen sich durch den Milchbrustgang pro Stunde nur noch 0,06 Grm.

[1]) Kühne und Ayres, Ueber lichtbeständige Farben der Netzhaut. Untersuch. a. d. physiol. Instit. zu Heidelberg. I. Heft 4.

[2]) Arbeiten aus d. physiol. Anstalt zu Leipzig. XI. S. 147—167.

Fett, also ungefähr so viel Fett, als den Brustgang im Hungerzustande durchströmt. Schon in der 2. Stunde nach der Fettfütterung ist die Fettströmung durch den Brustgang im Gange, gelangt gegen die 5. Stunde zu ihrer grössten Stärke; auf dieser erhält sie sich, wenn auch unter Schwankungen, bis gegen die 20. Stunde und sinkt von da ab allmählich herunter, um in der 30. Stunde zu erlöschen.

Bei den vielfachen Analogien zwischen dem Fett und den Fettsäuren war zu erwarten, dass auch ähnliche Verhältnisse für die Resorption der Fettsäuren gelten werden. Die Aufgabe, die ich mir nunmehr stellte, war zu untersuchen, wie sich der Chylus eines Thieres bei Verdauung von Fettsäuren in Bezug auf die darin enthaltenen Fettkörper und zwar Neutralfett, etwaige fette Säuren und Seifen quantitativ verhält. Der Fettstrom durch den Brustgang ist nach Zawilski von der 6. Stunde ab am lebhaftesten. Von diesem Zeitpunkte anfangend, sollte auch der Chylus von Thieren bei Fettsäureverdauung aufgefangen und sein Gehalt an Fettkörpern bestimmt werden. Zu diesen Versuchen wurden grosse Hunde von 20 bis 38 Kilo gewählt, ihnen zu einer bestimmten Zeit nach der Fütterung der Fettsäuren in tiefer Morphiumnarcose der Ductus thoracicus am Halse freigelegt und unmittelbar vor seiner Einmündung in den Vereinigungswinkel der V. subclavia und jugularis com. sin. eine Glascanüle eingebunden. Die Operation ist, wofern man zunächst dem inneren Rande der Jugularis folgt und sich weiter unten an der hinteren Wand der Vene hält, nicht gerade schwer auszuführen. Man sieht dann über der oberen Brustapertur an der äusseren Seite der Carotis den Brustgang schief und zuweilen in einem Bogen nach vorn gegen den Bildungswinkel der V. jugul. und subclavia ziehen, kann ihn hier in einer Länge von mehreren Centimetern freilegen und nach vorgängiger Unterbindung eine Canüle in ihn einbinden. Zuweilen ergiesst sich kurz vor seiner Einmündung in ihn der linke grosse Halslymphstamm; diesen klemmt man, da es ja hier sich nur darum handelt, den Chylus aufzufangen, zweckmässiger Weise ab; man kann so, wenn nicht Gerinnungen eintreten, in reichlicher Menge Chylus gewinnen. Kleinere Gerinnsel in der Canüle entfernt man durch vorsichtige Sondirung mit einer feinen Federfahne oder einem Draht; doch gelingt es ab und zu nicht, die Gerinnsel flott zu machen; es ist dann der Versuch als missglückt aufzugeben. Da es für die weitere, chemische

Untersuchung gerade darauf ankommt, an der normalen Zusammensetzung des strömenden Chylus nichts zu ändern, so ist es selbstverständlich nicht gestattet, etwa durch Einführung fibrinlösender Substanzen, z. B. kohlensaurer Alkalien, die Gerinnung zu verhindern.

Zunächst suchte ich festzustellen, wie viel Fett normal mit der Darmlymphe, dem Chylus hungernder oder nur Eiweiss verdauender Thiere in einer bestimmten Zeit, z. B. einer Stunde durch den Ductus thoracicus strömt. Wie schon angeführt, hatte Zawilski gefunden, dass bei seinem Hunde von etwa 13 Kilo 30 Stunden nach der Fütterung 0,06 Grm. Fett durch den Brustgang hindurchgeht; da um diese Zeit nach seinen Erfahrungen die Fettverdauung als vollständig beendet anzusehen ist, so dürfte es wahrscheinlich sein, dass jener Werth (0,06 Grm. Fett pro Stunde) ungefähr auch die Fettmenge repräsentirt, welche durch den Brustgang hungernder oder nur eiweissverdauender Thiere hindurchgeht. Zur Feststellung dieses Verhältnisses wurde ein Hund von 34 Kilo, der nach 36stündigem Hungern 300 Grm. mageres Pferdefleisch bekommen hatte, in der 6. Verdauungsstunde aufgebunden, der Ductus thoracicus freigelegt und mit einer Canüle armirt. Die 7. Verdauungsstunde hindurch wird der Chylus aufgefangen; dieser, von bläulich weisser Opalescenz, gerann im Sammelgefäss leicht und schnell, der Kuchen nahm eine röthliche Farbe an, wie dies bei Chylus in der Regel der Fall ist. Es liessen sich während einer Stunde — wegen der grossen Neigung zum Gerinnen wurde der Ausfluss von Zeit zu Zeit durch Pumpbewegungen mit einem Hinterbein unterstützt — 48 Ccm. Chylus (spec. Gew. 1026) gewinnen.

Zur Bestimmung des Fettes wurde der Chylus wiederholt mit Aether ausgeschüttelt, die ätherische Lösung abgegossen und abfiltrirt, der Aether abdestillirt und der Aetherextractrückstand in einem kleinen Becherglase unter der Luftpumpe neben Schwefelsäure getrocknet. Der bis zu constantem Gewicht getrocknete Rückstand wog 0,126 Grm., es waren also durch den Chylus des eiweissverdauenden Hundes in einer Stunde (7. Stunde nach der Mahlzeit) 0,126 Grm. Fett geströmt. Da aber der Aether zugleich mit dem Fett auch Lecithin und Cholestearin aufnimmt, die hier, ebenso wie in den Bestimmungen von Zawilski, mit als Fett in Rechnung gezogen sind, so dürfte bei Zugrundelegung einer Analyse von

Hoppe-Seyler[1]), der bei Trennung der im Aetherauszuge des Chylus enthaltenen Körper etwa $\frac{1}{7}$ davon aus Cholestearin und etwa $\frac{1}{12}$ aus Lecithin bcstehend fand[2]), die Fettmenge, die durch den Chylus eines grossen Hundes bei reiner Eiweissverdauung innerhalb 1 Stunde dem Blute zugeführt wird, ungefähr nur 0,1 Grm. betragen, ein Werth, der mit dem von Zawilski bei seinem, nur 13 Kilo schweren Hunde gefundenen (0,06 Grm. Fett) gut harmonirt. Nach dem Erschöpfen mit Aether wurde der Chylus mit Schwefelsäure angesäuert, wobei eine reichliche Fällung von Albuminaten entstand, so aus den Seifen die Fettsäuren frei gemacht und diese letzteren durch wiederholtes Ausschütteln mit Aether extrahirt. Es wurde so an Fettsäuren, die als Seifen präformirt vorhanden waren, 0,1475 Grm. gefunden (Versuch 1).

Die Versuche mit Einführung von Fettsäuren geschahen in der Regel in der Weise, dass Hunden, die mindestens 36 Stunden gehungert hatten, 300 Grm. mageres Pferdefleisch und in der durch Abkochen desselben mit 200 Ccm. Wasser hergestellten Fleischbrühe die Fettsäuren, die bei 30° darin butterweiche Consistenz annehmen, gegeben wurden. In dieser Form wurden die Fettsäuren, wie erwähnt, bis auf einen Fall von den Thieren ohne Widerwillen genommen. Einem Hund von etwa 18 Kilo, der dieses Futtergemisch verschmähte, wurde in der Narcose durch eine kleine Bauchwunde eine Dünndarmschlinge hervorgeholt — dieselbe war, dem Hungerzustande entsprechend, blass, zusammengezogen, auf dem zugehörigen Mesenterium war von Injection der Chylusgefässe absolut nichts zu entdecken — und in diese direct ca. 50 Grm. Fettsäuren eingespritzt, der Darm reponirt und die Bauchwunde geschlossen. $1\frac{1}{2}$ Stunden später wurde in den Ductus thorac. eine Canüle eingeführt und der ausströmende Chylus die ganze 3. Verdauungsstunde hindurch aufgefangen. Der Chylus sah wie verdünnte Milch aus. Es wurden im Ganzen 37 Ccm. aufgefangen. Als dann der Hund mit Blausäure getödtet wurde, fand man die Chylusgefässe des Mesenterium schön milchweiss gefüllt, im Dünndarm eine nicht sehr beträchtliche Menge eines gelben, schleimig-fetten Inhalts.

[1]) Physiologische Chemle. III. Berlin 1879. S. 597.

[2]) Ich selbst habe bei Trennung des Aetherauszuges vom fettreichen Chylus verdauender Hunde in zwei später zu erwähnenden Versuchen etwa $\frac{1}{12}$ bis $\frac{1}{10}$ davon aus Cholestearin bestehend gefunden.

Die Untersuchung des Chylus nach Fettsäurefütterung wurde zur Trennung des Fettes und der Seifen von etwa vorhandenen freien Fettsäuren so ausgeführt: Zunächst wurde die ganze einstündige Menge oder ein aliquoter Theil davon mit Aether erschöpft; in diesen gehen Fett, freie Fettsäuren, Cholestearin und Lecithin über. Der nach Abdestilliren des Aether hinterbleibende Rückstand wurde behufs Trennung des Fettes von freien Fettsäuren nach Hoppe-Seyler's Empfehlung mit starker Sodalösung gekocht, dadurch die Fettsäuren verseift, während das Fett und Cholestearin unangegriffen bleiben; gleichzeitig wird dadurch das Lecithin zersetzt. Aus dieser Seifenlösung wurde nun das Fett nebst Cholestearin mittelst Aether ausgezogen und der Aetherextractrückstand nach dem Trocknen gewogen[1]). Weiter wurden aus der Seifenlösung durch Ansäuern mit Schwefelsäure die Fettsäuren wieder regenerirt und nun ihrerseits in ätherische Lösung übergeführt und ihr Gewicht bestimmt.

Endlich wurde noch der durch den Aether vom Fett und den Fettsäuren befreite, aber noch die Seifen enthaltende Chylus angesäuert und die so aus den präformirten Seifen freigewordenen Fettsäuren gleichfalls mit Aether extrahirt, im Vacuum getrocknet und als Fettsäuren gewogen.

Nach dieser Methode fand ich in dem, während der 3. Stunde nach directer Einspritzung der Fettsäuren in den Dünndarm aufgesammelten Chylus:

II.	Neutralfett	0,869	Grm.
	Freie Fettsäuren	0,141	„
	Seifen (als Fettsäuren gewogen)	0,154	„

Schon dieses Resultat ist in mehreren Beziehungen interessant.

[1]) Will man das Cholestearin vom Fett trennen, so verseift man den Rückstand und extrahirt aus der Seifenlösung das Cholestearin mittelst Aether. In zwei so ausgeführten Bestimmungen ergab sich: (Vers. III) Neutralfett + Cholestearin 2,332 Grm., davon Cholestearin 0,238 Grm. Ferner, (Vers. VII) Neutralfett + Cholestearin 1,319 Grm., davon 0,1105 Grm. Cholestearin; also besteht ein Zwölftel bis ein Zehntel des als Neutralfett gewogenen Rückstandes aus Cholestearin. Wie bereits erwähnt (S. 25), muss auch die Menge des durch den Aether aufgenommenen Cholestearin durch gleichzeitig in den Aether übergehende Antheile von Seife stets etwas zu hoch ausfallen. Uebrigens wurde aus dem Aetherextractrückstand durch Umkrystallisiren aus Chloroform und durch die Jod-Schwefelsäure-Reaction das Cholestearin als solches festgestellt.

Zunächst ist das Vorkommen freier Fettsäuren neben Fett im Chylus nach Fettsäurefütterung höchst beachtenswerth; die Fettsäuren krystallisirten aus der ätherischen Lösung in schönen langen Nadeln. Ihr Vorkommen im Chylus ist nur von dem Gesichtspunkte aus zu verstehen, den wir oben bezüglich der Emulgirung freier Fettsäuren durch alkalische, Eiweiss resp. Seifen gelöst enthaltende Flüssigkeiten beleuchtet haben. An Neutralfett fand ich etwa 14 Mal so viel, als durch den Chylus eines hungernden (Zawilski) und über 7 Mal so viel, als durch den Brustgang eines nur mit Eiweiss gefütterten Hundes in einer Stunde hindurchströmt. Nach den Erfahrungen von Zawilski, denen zufolge die Fettströmung durch den Brustgang erst etwa in der 6. Stunde zu ihrer grössten Stärke gelangt, stand zu erwarten, dass die Resultate noch beweisender ausfallen würden, falls das Aufsammeln des Chylus nach Fettsäurefütterung erst von der 6. Stunde ab erfolgte. Zudem konnte in dem eben erwähnten Versuche die dabei vorgenommenen Manipulationen, das Oeffnen der Bauchhöhle, Herausholen einer Darmschlinge, Injection der Fettsäuren in diese, endlich die stundenlange Fesselung, nur ungünstig auf den Verdauungsprozess einwirken und auch die Resorption wesentlich beeinträchtigen. In der That hat es sich vortheilhafter erwiesen, den Thieren die Fettsäuren mit dem Futter beizubringen, sie erst in einer späteren Zeit der Verdauung, wenn die Resorption im lebhaftesten Gange ist, also nicht vor Ende der 5. Stunde aufzubinden und erst dann den Chylus aufzufangen. Von dergleichen gelungenen Versuchen seien angeführt:

III. Hund von fast 38 Kilo, mit 300 Grm. Fleisch und den Fettsäuren von 100 Grm. Fett gefüttert. Chylus aufgefangen während der 6. und 7. Verdauungsstunde. Es fanden sich, auf die einstündige Chylusmenge berechnet:

Neutralfett . . .	2,332 Grm. [1]
Freie Fettsäuren .	0,415 -
Fettsäuren als Seifen	0,175 -

IV. Hund von 21 Kilo, erhält gleichfalls 300 Grm. Fleisch und die Fettsäuren von 100 Grm. Fett. 5 Stunden danach Morphium subcutan, er erbricht einen erheblichen Theil des Verfütterten. Von der Mitte der 6. bis Mitte der 7. Stunde nach der Fütterung werden 51 Ccm. eines milchigen Chylus (spec. Gew. = 1017) aufgefangen. Es ergab sich:

[1]) Die Verseifung ergab einen Gehalt an Cholestearin von 0,238 Grm. (s. die Anmerkung auf S. 29), sodass sich danach der Werth für Neutralfett auf 2,094 Grm. erniedrigt.

Neutralfett . . .	1,01	Grm.
Freie Fettsäuren . .	0,071	-
Fettsäuren als Seifen	0,1655	-

V. Grosser Hund. Fettsäuren von 120 Grm. Fett. Chylus anfgesammelt während der 11. Verdauungsstunde.

Neutralfett . . .	1,7505	Grm.
Freie Fettsäuren . .	0,101	-
Fettsäuren als Seifen	0,199	-

Zur weiteren Sicherstellung des bisher gewonnenen Resultates wurden die nach dem Gange der Analyse als Neutralfett anzusehenden und als solches in Rechnung gestellten Rückstände des ersten Aetherextractes mit Bleioxydhydrat unter Zusatz von Wasser längere Zeit gekocht, von dem gebildeten Bleipflaster die wässerige Lösung abfiltrirt, zur Entfernung des darin gelösten Bleies Schwefelwasserstoff durch sie hindurchgeleitet und das Filtrat vom abgeschiedenen Schwefelblei eingedampft. Der geringe syrupöse Rückstand, der deutlich süss schmeckte, wurde in 2 Theile getheilt; der eine, mit Kupferlösung versetzt, hielt auch auf Zusatz von Aetzalkali Kupferoxyd mit schön blauer Farbe in Lösung; der andere mit saurem schwefelsaurem Kali im Ueberschuss vermischt und erhitzt gab den charakteristischen Acroleingeruch. Demnach enthielt der syrupöse Rückstand Glycerin. Nach dem Gange des eingeschlagenen Verfahrens musste somit das untersuchte Material aus Fett bestehen, aus dem durch Kochen mit Metalloxyd das nachgewiesene Glycerin abgespalten worden ist.

Endlich ist noch über zwei mit Oelsäure angestellte Versuche zu berichten. Käufliche Oelsäure, die sich nach Kochen mit Bleioxydhydrat in der ebenerwähnten Weise durchaus frei von Glycerin, also auch von jeder Fettbeimischung erwiesen hatte, wurde von den der Oelsäure häufig anhängenden niederen flüchtigen Fettsäuren durch wiederholtes Ausschütteln mit heissem Wasser möglichst gereinigt. Dieselbe wurde alsdann zu je 70—80 Grm. zu einer Abkochung von 300 Grm. mageren Fleisches hinzugefügt und da ein Vorversuch gezeigt, dass Hunde, selbst wenn sie mehrere Tage gehungert hatten, dieses Futter wegen des kratzenden und scharfen Geschmackes der Oelsäure verschmähten, mit 50—80 Grm. Rohrzucker versetzt. Das also versüsste Futtergemenge nahmen die Thiere, wenn auch offenbar mit einigem Widerwillen, doch vollständig auf.

VI. Grosser Hund wird 8 Stunden nach Aufnahme der Oelsäure mit Morphium narcotisirt, worauf er einen beträchtlichen Theil des Futters wieder erbricht. Von der $10\frac{1}{2}$.—$11\frac{1}{2}$. Stunde nach der Fütterung wird der Chylus gesammelt; derselbe sieht wie verdünnte Milch aus und gerinnt im Sammelgefäss schnell zu einer etwas röthlichen Gallerte. Die Analyse des Chylus ergiebt:

Neutralfett . . .	0,917	Grm.
Freie Fettsäuren . .	0,026	-
Fettsäuren als Seifen	0,227	-

VII. Hund von 17,6 Kilo erhält nach 4tägigem Hungern 80 Grm. Oelsäure. In der 11. Stunde danach der Brustgang freigelegt und der Chylus die ganze 12. Verdauungsstunde hindurch aufgefangen. Der Chylus von milchweisser Farbe, etwa 40 Ccm., gerinnt nur langsam.

Neutralfett . . .	1,319	Grm.
Freie Fettsäuren . .	0,159	-
Fettsäuren als Seifen	0,1565	-

Die Verseifung der „1,319 Grm. Fett" ergab darin 0,1105 Grm. Cholestearin, also etwa den 12. Theil der als Neutralfett gewogenen Substanz. Wie schon erwähnt, fällt wegen der nicht absoluten Unlöslichkeit der Seifen in Aether die Bestimmung des Cholestearingehaltes etwas zu hoch aus.

Nach Erstickung des Thieres durch Chloroform wurde der Magen am Pylorus abgebunden, ebenso der Dünndarm etwa 9 Zoll unter dem Pylorus und ferner an der Ileocöcalklappe. Im Magen fand sich noch ein erheblicher Antheil vom gefütterten Fleische in einer blutigen, braunröthlichen Flüssigkeit, in der grosse Oeltropfen umherschwammen. Eine Probe davon zeigte unter dem Mikroskope ausserordentlich grosse Fett- (Oelsäure-) Tropfen. In der abgeschnürten, oberen und kürzeren Partie des Dünndarmes fand sich kein wesentlicher Inhalt, nur ein stark gallig gefärbter, dicker, zäher Schleimbelag, dessen Reaction wegen seiner Zähigkeit schwer zu prüfen, aber an seinem unteren Ende jedenfalls nicht mehr sauer war. 9 Zoll unterhalb des Pylorus ist die Reaction deutlich alkalisch und ebenso weiter hinab durch das Jejunum und Ileum. Der Wandbelag, an mehreren Stellen mikroskopisch untersucht, zeigt hier ausserordentlich viel kleinere und feinere Fetttröpfchen, als in dem Magen, bis zu den kleinsten herab in dichter Vertheilung. Die Chylusgefässe des Mesenterium präsentiren sich als milchweisse pralle Stränge; der Chylus selbst zeigt unter dem Mikroskope, wie bei Fettverdauung, neben feinen Tröpfchen das für fetthaltigen Chylus so charakteristische staubförmig fein vertheilte Fett.

Fassen wir die in diesen Versuchen gewonnenen Erfahrungen

zusammen, so ergiebt sich daraus zunächst, dass die Curve der Resorption der Fettsäuren sehr ähnlich verläuft der von Zawilski für das Fett gefundenen: auch hier erfolgt der Uebertritt der Fettsäuren in den Chylus schon in der 2. Stunde nach ihrer Einführung in den Magen, erreicht gegen die 7. Stunde seinen Höhepunkt, auf dem er noch in der 11. Stunde verharrt; von der 12. Stunde ab scheint die Resorptionsgrösse bereits herunterzugehen. Ferner führen die vorstehenden Versuche zu dem bemerkenswerthen Resultat, dass nach Einführung reiner Fettsäuren eine erhebliche Steigerung im Fettgehalt des Chylus zu constatiren ist und zwar selbst unter den ungünstigsten Bedingungen der Versuche IV und VI, wo ein Theil der gefütterten Fettsäuren wieder erbrochen wurde, um das 9- bis 10fache gegenüber der Norm, in Vers. VII um das 12fache, in Vers. V um das 17fache und in Vers. III sogar um mehr als das 20fache. Daneben finden sich nach Fettsäurefütterung regelmässig im Chylus freie Fettsäuren und zwar für die einstündige Chylusmenge von 0,026 bis hinauf zu 0,41 Grm. schwankend. Endlich ist noch die Thatsache bemerkenswerth, dass, gleichviel welches die Grösse der Resorption der Fettsäuren ist, der Gehalt des Chylus an Seifen keine erheblichen Differenzen zeigt (0,154 bis 0,227 Grm.), ja die Menge der nach Fettsäurefütterung in der gleichen Zeit durch den Brustgang strömenden Seifen ist nicht viel höher, als dies bei reiner Eiweissverdauung der Fall ist (nach Versuch II 0,147 Grm. Seifen). Daraus muss wohl gefolgert werden, dass die Fettsäuren überwiegend als solche in emulgirter Form und nicht als Seifen zur Resorption gelangen. Der nach Fütterung reiner Fettsäuren verhältnissmässig hohe Gehalt des Chylus an Fett und sein viel geringerer Gehalt an Fettsäuren kann wohl nicht anders gedeutet werden, als dass die Fettsäuren nicht nur resorbirt, sondern auf dem Wege von der Darmhöhle bis zum Brustgange einer Umwandlung zu Fett, einer Synthese unterlegen sind.

Ueber den Ort, wo diese Synthese erfolgt, lässt sich nur vermuthungsweise aussprechen, dass es vielleicht die Darmzotten sind, in deren Epithelien sich dieser chemische Prozess abspielt. Nach Hoppe-Seyler's[1]) Auffassung ist die Darmzotte als ein lebender

[1]) Physiol. Chemie. II. Berlin 1877. S. 352.

Organismus anzusehen, der von der Darmhöhle die verschiedensten Stoffe erhält, die je nach ihren Affinitäten auf ihn einwirken und ihn zur chemischen Reaction veranlassen können. Im Einklang hiermit steht die von Hoppe-Seyler angeführte Thatsache, die ich bestätigen kann, „dass bei Fütterung mit Fett der Chylusstrom stark fliesst, bei Fütterung mit fettfreiem Fleisch und Kohlehydraten sich nur langsam bewegt, eine Erscheinung, die auch nur so aufgefasst werden kann, dass die Fetttheilchen die Epithelzellen zu ihrer Aufnahme und Fortschaffung in die Chylusgefässe selbst anregen". Vielleicht sind aber auch die Mesenterialdrüsen, welche der Chylus auf seinem Wege von den Darmzotten zum Brustgang passiren muss, bei dieser Synthese nicht unbetheiligt. Die Thatsache, dass bei Fettsäureverdauung schon die feinsten Chylusgefässe des Mesenterium einen milchweissen Inhalt führen, vermag diese Frage nicht zu entscheiden, denn wie schon Eingangs erwähnt, kommt das milchweisse Aussehen auch alkalischen, Fettsäuren emulgirt haltenden Eiweiss- und Seifenlösungen zu. Nur die chemische Analyse resp. der dadurch gelieferte Nachweis, dass schon in den Mesenteriallymphgefässen oder aber erst im Milchbrustgang bei Verdauung reiner Fettsäuren überwiegend Neutralfett sich findet, würde die Frage nach dem Orte der Synthese — ob im Zottenepithel oder den Mesenterialdrüsen — definitiv entscheiden können. Leider reichen die aus den feinen Gefässen des Mesenterium erhältlichen Tröpfchen von Chylus für die chemische Analyse nicht hin. Die Lösung dieser Frage wird erst dann gelingen, wenn ein glücklicher Zufall ein Reagens kennen lehrt, das selbst an spärlichem Material Fette und Fettsäuren scharf von einander zu unterscheiden gestattet.

Zur Synthese von Fettsäuren zu Fett bedarf es einer gewissen Menge Glycerin und zwar etwa 1 Theil Glycerin auf 19 Theile Fettsäuren[1]). Da in unseren Versuchen nur Fettsäuren zugeführt wurden, so hat der Organismus selbst das zur Synthese erforderliche Glycerin hergeben müssen. Woher indess dieses zur Bildung von Fett benöthigte Glycerin stammt, bleibt dabei durchaus dunkel.

Von der Anschauung ausgehend, dass die aus den Fetten abgespaltenen Fettsäuren an Alkalien zu Seifen gebunden werden müss-

[1]) Wie oben (S. 12) angeführt, enthalten die thierischen Fette 95 pCt. Fettsäuren und etwa 5 pCt. Glycerin.

ten, um der Resorption zugänglich zu werden, hat Percwoznikoff[1]) die Frage nach dem Ort, wo die Regeneration der Seifen und des Glycerin zu Fett stattfände, zu entscheiden gesucht. In der bisher allein vorliegenden, kurzen vorläufigen Mittheilung giebt er an, nur nach gleichzeitiger Injection von Seife und Glycerin in den Darm Füllung der Zotten mit molecularem Fett und Bildung eines gewöhnlichen weissen Chylus erhalten zu haben, während nach Injection von Seifen allein dies nicht der Fall gewesen sein soll. Meine nicht nur auf das Aussehen des Chylus, sondern auf genauere Analyse seines Gehaltes an Fettkörpern sich stützenden Untersuchungen stellen es über allen Zweifel, dass nach alleiniger Zuführung von Fettsäuren ohne Fett und ohne Glycerin der Chylusstrom reichlich Fett führt, dass also schon aus Fettsäuren allein Fett gebildet wird. Ich habe, als von meinen Untersuchungen abliegend, methodische Versuche mit Einführung von Seifen nicht angestellt. Nur so viel habe ich mit Bestimmtheit gesehen, dass auch nach Einführung reiner Seife[2]) bei einem Hunde, der vorher 48 Stunden lang gehungert hatte, in der 4. Verdauungsstunde, wo das Thier getödtet wurde, die Chylusgefässe des Mesenterium milchweiss injicirt waren, nicht anders als dies nach Fütterung mit Fettsäuren der Fall ist. Eine ähnliche Erfahrung hat neuerdings, wie es scheint, auch Hoppe-Seyler[3]) gemacht.

Was das weitere Schicksal der durch den Chylus dem Blute zugeführten freien Fettsäuren betrifft, so ist zunächst auf Grund der bereits Eingangs citirten Untersuchungen und Angaben von Röhrig[4]) die Frage zu discutiren, ob dieselben überhaupt als solche resp. als fettsaure Alkalien (Seifen) im Blute bestehen können. Röhrig

[1]) Centralbl. f. d. med. Wiss. 1876. No. 48.

[2]) Officineller Sapo medicatus war zur Entfernung etwa darin eingeschlossenen Fettes noch wiederholt mit warmem Aether extrahirt worden.

[3]) Physiol. Chem. III. Berlin 1879. S. 594 heisst es: „Oeffnet man am lebenden Hunde den Ductus thoracicus in der Nähe seiner Einmündung in die Vene während der Verdauung, so ist der Strom nur dann ein kräftiger, wenn entweder Fett oder Seife in der Nahrung enthalten ist und nun durch das enthaltene, auf das Feinste zertheilte Fett milchweisser Chylus gebildet wird." An der schon (S. 34) citirten Stelle aus dem 1877 erschienenen II. Theil findet sich nur „.... dass bei Fütterung mit Fett der Chylusstrom stark fliesst ...".

[4]) Arbeit. aus d. physiolog. Anstalt z. Leipzig. IX. Jahrgang 1874. S. 1—23.

hatte beobachtet, dass beim Zusatz von Seifenlösung zu Blutserum eine wolkige Trübung entsteht, die sich allmählich als krystallinischer Niederschlag von Kalkseife absetzt und darauf hin die geläufige Angabe, das Blut enthalte fettsaure Alkalien gelöst, bestritten. Auch konnte er sich bei directer Verarbeitung von Blut, selbst von fetthaltigem nicht von dem Vorkommen fettsaurer Alkalien überzeugen. Dem gegenüber möchte ich zunächst hervorheben, dass kein Untersucher, Röhrig ausgenommen, geringe Mengen an Alkalien gebundener Fettsäuren im Blute vermisst hat; es genüge dieserhalb auf die Darstellungen in den Lehrbüchern von Gorup-Besauez und von Hoppe-Seyler zu verweisen; der letztere z. B. sagt[1]), „im Blutserum sind Palmitin- und Stearinsäure mit Alkali verbunden nachzuweisen, ebenso Oelsäure". Gegenüber jener Angabe von Röhrig darf das constante Vorkommen kleiner Mengen von Seifen im Blute um so mehr als gesichert gelten, als durch den Chylus, in welchem alle Beobachter ohne Ausnahme Seifen und zwar bis zu 2 pro mille gefunden haben[2]), dem Blute dauernd Seifen zugeführt werden und zwar nach unseren Bestimmungen beim Hunde in nicht sehr erheblich schwankenden Mengen, gleichviel ob nur Eiweiss verdaut wird oder die Fettresorption sich auf ihrem Höhepunkt befindet (0,15—0,23 Grm. Seifen pro Stunde). Es werden also dem Blute durch den Chylus in der Minute etwa 2,5—4 Mgrm. Seife zugeführt, die bei der Geschwindigkeit, mit welcher der Kreislauf sich vollzieht[3]), schnell durch die gesammte Blutmenge vertheilt werden, ohne dass sie in diesen Spuren durch die Kalksalze des Blutserum ausgefällt zu werden brauchen, ist es doch auch andererseits hinreichend bekannt, dass bei Gegenwart gewisser organischer Stoffe an sich unlösliche Verbindungen, in kleinen Mengen wenigstens, in Lösung gehen können. Es ist eben etwas anderes, wenn Röhrig zu Blutserum im Cylinderglase eine relativ grosse Menge von Seifenlösung hinzufügt, als wenn dem in steter Circulation befindlichen

[1]) Physiolog. Chem. III. S. 433.

[2]) Vergl. die bei Hoppe-Seyler (Physiol. Chem. III. S. 597) citirten, sowie die vorstehenden Analysen.

[3]) Nach den Bestimmungen von E. Hering und Vierordt beträgt die Umlaufszeit des Blutes, d. i. die Zeit, welche jedes Bluttheilchen braucht, um einmal den Weg durch den ganzen Kreislauf zurückzulegen, für den Hund nur etwa 17 Secunden.

Blute in jeder Minute nur wenige Milligramm von fettsauren Alkalien sich beimischen. Dass übrigens die dem Blute durch den Chylus zugeführten fettsauren Alkalien etwa annähernd in dem Maasse, als sie zuströmen, in den Geweben zersetzt werden, geht wohl daraus hervor, dass ungeachtet der fast stetigen Zufuhr von fettsauren Alkalien durch den Chylus das Blut immer nur Spuren davon enthält. In ähnlicher Weise wird es sich vermuthlich mit den freien Fettsäuren verhalten, die bei Fettsäurefütterung neben den Seifen dem Blute in geringer Menge emulgirt zugeführt werden und zwar pro Stunde zwischen 0,03 und 0,41 Grm. oder zu $\frac{1}{2}$ bis fast 7 Mgrm. in der Minute.

Es erübrigt noch die Frage zu discutiren, ob und in wie weit aus unseren Versuchen ein Schluss auf den normalen Vorgang der Fettresorption gestattet ist. Da der Versuch festgestellt hat, dass die Fettsäuren, in Gaben bis zu 100 Grm., ebenso gut im Darme ausgenutzt werden, also in gleichem Umfange resorbirt werden, wie die entsprechenden Mengen Neutralfett, da ferner gezeigt worden ist, dass ihnen auch als Sparmittel derselbe Werth wie den Fetten zukommt, da endlich ein, jedenfalls nicht geringer Antheil von ihnen noch vor ihrem Uebertritt in die Blutbahn auf synthetischem Wege zu Fett wird, so würde kaum etwas dagegen anzuführen sein, wenn man annähme, dass auch in der Norm die Fette im Darmrohr durch das Pancreas- und Fäulnissferment in Fettsäuren und Glycerin zersetzt und diese Spaltungsproducte nach ihrem Uebertritt in die Resorptionswege wieder zu Fett regenerirt würden. Wenn wie in diesem Fall neben den Fettsäuren sich gleichzeitig Glycerin in den Resorptionsbahnen befindet, dürfte, das lässt sich annehmen, die Synthese zu Fett in noch grösserem Umfange erfolgen. Doch möchte ich betonen, dass, wenn auch dieser Hypothese nach den von mir gewonnenen Erfahrungen nichts im Wege stehen würde, sich doch aus dem Nachweis der Möglichkeit eines derartigen Vorganges für die Fettresorption noch kein bindender Schluss dahin ergiebt, dass in der Norm auch jedes Fetttheilchen dieser Spaltung im Darm thatsächlich unterliegt. Einen Entscheid nach dieser Richtung erhoffe ich von Fütterungsversuchen mit Gemischen von Fettsäuren, deren Schmelzpunkt oberhalb der Temperatur des Thierkörpers liegt, Versuchsreihen, die bereits in Angriff genommen sind und die ich seiner Zeit mittheilen werde.

Seitdem ich über die Hauptergebnisse der vorstehenden Versuche in Kürze berichtet habe [1]), ist, mehrere Monate später, eine vorläufige Mittheilung von A. Will [2]) über Fettresorption erschienen. Dieser Autor hat hungernde Frösche theils mit Palmitinsäure und Glycerin, theils mit palmitinsaurem Natron und Glycerin gefüttert und im Darmepithel nach Behandlung mit Ueberosmiumsäure bei der mikroskopischen Untersuchung die tiefbraunschwarze Färbung wahrgenommen, welche dieses Reagens bei Fetten hervorruft. Unter Zurückweisung des nach meiner, übrigens von ihm citirten Mittheilung möglichen Einwandes, als handle es sich um Aufnahme von Körnchen der Fettsäure in Substanz und nach Wiederholung der Versuche (Injection von Fettsäure und Glycerin) am ausgeschnittenen Froschdarm mit dem nehmlichen Erfolge, wie bei der Fettsäure- resp. Seifenfütterung kommt Will zu dem Schluss, „dass die Fette, nicht wie bis jetzt von den meisten angenommen worden ist, in Form von Emulsion als Fettkügelchen aufgenommen werden, sondern dass sie innerhalb des Darmrohrs zuerst zersetzt und dabei in Fettseifen und Glycerin verwandelt werden, welche, in Wasser löslich, auf dem Wege der Diffusion in das Epithelprotoplasma eindringen, um daselbst auf's Neue als Fettregeneratoren zu dienen". Selbst gesetzt, dass die von Will gemachten Erfahrungen sich bestätigten — und einer solchen Bestätigung durch schärfere analytische Methoden bedürfen sie um so mehr, als sie einzig und allein auf mikrochemischen Reactionen fussen, deren Sicherheit nicht über jeden Zweifel erhaben ist — selbst dann, meine ich, würde der von ihm aus Erfahrungen am Frosche allein auf die Vorgänge beim Warmblüter gezogene Schluss etwas voreilig sein. Ich habe vorhin die Gründe auseinandergesetzt, weshalb ich der Ansicht bin, dass nicht einmal aus den von mir mitgetheilten, am Säugethier angestellten und umfassenderen Versuchen sich ein bindender Schluss auf den normalen Vorgang der Fettresorption ergiebt und kann nunmehr den mikrochemischen Versuchen von Will am Froschdarm um so weniger die Berechtigung zu einem derartigen Schluss zuerkennen. Will man sich übrigens dieser Vorstellung anschliessen,

[1]) Verhandlungen der physiolog. Ges. zu Berlin vom 18. April 1879 No. 13, ausgegeben am 1. Mai 1879; auch abgedruckt in du Bois-Reymond's Arch. f. Physiol. 1879. S. 371.

[2]) Arch. f. d. ges. Physiol. XX. Septemberheft. S. 255—262.

so wird man dieselbe auf Grund meiner Beobachtungen dahin corrigiren müssen, dass die aus den Fetten im Darme abgespaltenen Fettsäuren nur zum kleineren Theile in Seifen übergehen, zu einem vermuthlich grösseren Theile dagegen, durch die Seifenlösung emulgirt, als solche aufgenommen werden. Aus den von Will angeführten Versuchen möchte ich noch, als für die uns beschäftigende Frage von Interesse, einen besonders hervorheben. Will findet[1]) selbst am ausgeschnittenen Froschdarm 6 Stunden nach Einführung von Palmitinsäure und Glycerin eine reichliche Fettinfiltration des Darmepithels. Führte er nur Palmitinsäure ohne Glycerin ein, so „fand man zwar auch Fetttröpfchen in den Epithelien, doch waren dieselben lange nicht so zahlreich, wie in den Fällen, in welchen die eingeführte Palmitinsäure Glycerin beigemengt enthielt". Wenn also nach Einführung von Fettsäuren allein schon Fetttröpfchen im Darmepithel, nur weniger reichlich als nach Beigabe von Glycerin sich finden, so heisst das eben nichts anderes, als dass schon aus Fettsäuren allein Fette werden können. Ich möchte diesen Punkt um so mehr hervorheben, als Will diese interessante Erfahrung ohne jeden Commentar mittheilt.

Die vorstehend mitgetheilten Fütterungs- und Ausnutzungsversuche sind in dem chemischen Laboratorium des pathologischen Instituts, dessen Leiter, Herrn Professor E. Salkowski, ich für manchen freundlichst ertheilten Rath mich zu aufrichtigem Dank verpflichtet fühle, die vivisectorischen Versuche im physiologischen Laboratorium der k. Thierarzneischule ausgeführt worden.

2. Die physiologische Bedeutung des Glycerin.

Nach den im ersten Theil dieser Abhandlung dargelegten Untersuchungen darf nunmehr als festgestellt gelten, dass den festen Fettsäuren der nehmliche Einfluss auf den Eiweissumsatz im Körper zukommt, als den chemisch äquivalenten Mengen von Neutralfett. Schon diese Thatsache dürfte zu der Folgerung berechtigen, dass der neben den Fettsäuren vorhandene andere Component des Neutralfettes, das Glycerin keinen nennenswerthen Einfluss auf die Grösse der Eiweisszersetzung im Thierkörper ausübt. In der That haben meine schon vor mehr als zwei Jahren angestellten Fütte-

[1]) a. a. O. S. 260.

rungsversuche mit Glycerin, über die ich früher berichtet habe[1]), zu dem sicheren Ergebniss geführt, dass das Glycerin nicht im Stande ist, nach Art anderer Nährstoffe, wie der Kohlehydrate oder Fette, einen wenn auch nur geringen Antheil von Nahrungs- oder Körpereiweiss vor dem Zerfall zu bewahren. Die unabhängig von mir in Voit's Laboratorium angestellte, aber später publicirte Versuchsreihe von L. Lewin[2]) und die Wiederholung derselben seitens N. Tschirwinsky[3]) haben diese zuerst von mir festgestellte Thatsache im Wesentlichen bestätigt. Lewin kommt zu dem Schluss[4]): „Mit den voranstehenden Versuchen ist entschieden, dass das Glycerin keinen Einfluss auf die Grösse der Eiweisszersetzung ausübt, wie das Fett oder die Kohlehydrate unter gewöhnlichen Umständen" und Tschirwinsky, der die Angabe macht, dass bei grossen Gaben (100—200 Grm.) Glycerin ein erheblicher Theil (37—60 pCt.) von diesem im Harn nachzuweisen ist, sagt: „Wenn nun nach Darreichung grösserer Mengen von Glycerin entweder ein stark reducirender Stoff oder sogar Glycerin als solches im Harn auftritt, so wird es wahrscheinlich, dass das Glycerin auch in Beziehung der Ersparniss von Fett im Organismus kein Nahrungsstoff ist oder nur ein geringwerthiger". Demnach können die Erfahrungen der genannten Autoren als werthvolle Bestätigungen meiner früheren Beobachtungen gelten. Stimmen nun auch unsere Resultate in den wesentlichen Punkten überein, so finden sich indess in den Mittheilungen jener Autoren theils Angaben, theils Auffassungen von so zu sagen principieller Natur, dass ich es mir nicht versagen kann, hierauf näher einzugehen und meinen von dem ihrigen abweichenden Standpunkt scharf zu präcisiren. Die Darstellung meines verehrten Collegen Lewin[5]): „J. Munk hat neuerdings bei einem Hunde von 20 Kilo Gewicht, den er mit Fleisch und Speck in's N-Gleichgewicht brachte, mehrere Tage hindurch je 25—30 Grm. Glycerin gegeben . . ."

[1]) Verhandlungen d. physiolog. Ges. zu Berlin vom 13. December 1878; ausführlich mitgetheilt in diesem Archiv Bd. 76. S. 119—135.

[2]) Ueber den Einfluss des Glycerins auf den Eiweissumsatz. Zeitschr. f. Biologie. XV. S. 243—251.

[3]) Ueber den Einfluss des Glycerins auf die Zersetzung des Eiweisses im Thierkörper. Ebendaselbst S. 252—260.

[4]) a. a. O. S. 249.

[5]) a. a. O. S. 246.

könnte den Glauben erwecken, ich hätte in der That nur eine Versuchsreihe an einem Hunde durchgeführt, ein Umstand, der die Berechtigung meiner daraus gezogenen Schlüsse in Frage stellen könnte, gilt es doch sonst und mit Recht für gewagt, mit nur einem Versuche eine Frage als gelöst zu betrachten. In meiner von Lewin citirten Arbeit[1]) findet man aber vier Versuchsreihen vollständig durchgeführt und eine jede von ihnen führt zu dem gleichen Ergebniss, nehmlich dass durch Einverleibung von Glycerin der Eiweisszerfall nicht nachweisbar modificirt wird, während eine Ersparniss im Eiweissumsatz sofort in die Erscheinung tritt, sobald statt des Glycerin die gleichen Mengen von einem notorischen Nährstoff z. B. Rohrzucker[2]) verfüttert werden. Ich hatte ferner angeführt, dass bei einer täglichen Gabe von 40—50 Grm. Glycerin die Thiere schon am zweiten Tage diarrhoische Entleerungen bekamen und dass ich von höheren Dosen, als 30 Grm. für den Tag oder 1½ Grm. pro Kilo Thier Abstand genommen habe, weil beim Bestehen von Diarrhöen nicht mehr von einem normalen Ablauf der Verdauungs- und Resorptionsvorgänge im Darm die Rede sein kann. Ferner hatte ich des Genaueren ausgeführt[3]), weshalb zum Entscheid der Frage nach dem Einfluss eines Stoffes auf den Eiweissumsatz es nicht genügt, einzig und allein den durch den Harn ausgeschiedenen Stickstoff zu berücksichtigen, dass vielmehr auch die Grösse der N-Ausscheidung durch den Koth in Betracht gezogen werden muss. Die von Lewin ausgeführte Versuchsreihe und ebenso die von Tschirwinsky unterscheiden sich von den meinigen abgesehen davon, dass jene Forscher grössere Mengen von Glycerin verfüttert haben, im Wesentlichen auch dadurch, dass von ihnen nur die Harnstoffausscheidung für die Grösse des Eiweissumsatzes berücksichtigt ist. Nun habe ich gezeigt, dass schon bei mittleren Gaben von Glycerin, schon bei 25—30 Grm., die doch noch keine diarrhoischen Entleerungen verursachen, mehr Stickstoff mit dem Koth ausgestossen wird, zuweilen bis zu 75 pCt. mehr und dass

[1]) Dieses Archiv Bd. 76. S. 126.

[2]) Rohrzucker steht hinsichtlich seiner elementaren Zusammensetzung (insbesondere des C-Gehalts) dem Glycerin sehr nahe und chemisch ihm wohl auch nicht fern; Glycerin ist als ein dreiatomiger Alkohol der Propylreihe, die Kohlehydrate wahrscheinlich als sechsatomige Alkohole aufzufassen.

[3]) a. a. O. S. 122.

demnach das Glycerin schon bei Einführung mittlerer Gaben in den Magen eine weniger gute Ausnutzung des verfütterten Eiweiss zur Folge hat. Um wie viel mehr wird dies der Fall sein, wenn, wie im Versuche von Lewin unter dem Einfluss steigender Glycerindosen Diarrhöen auftreten, wie solche an zwei Tagen verzeichnet sind. Tschirwinsky schätzt, den von Voit gemachten Erfahrungen entsprechend, die N-Entleerung mit dem Koth während der Periode des N-Gleichgewichts einfach ab; wie sich die Fäcalentleerung während der Glycerin-Periode verhalten hat, davon geschieht nirgends Erwähnung. Ist somit die Menge des mit dem Koth entleerten N nicht bekannt, so fehlt jeder Maassstab für die Menge des aus dem Futter aufgenommenen Eiweisses, somit auch jeder Anhalt für die im Verhältniss zur resorbirten Eiweissmenge grössere oder geringere N-Ausscheidung durch den Harn. Dass aber infolge von Diarrhöen sich ein erheblicher Theil vom Eiweiss im Futter der Resorption entzieht und mit dem Kothe ausgestossen wird, ist eine allbekannte Erfahrung. Wenn also ungeachtet der geringeren Resorption von Eiweiss die N-Ausscheidung durch den Harn gleich bleibt oder um ein Weniges — bei Lewin um kaum 2 pCt. — noch ansteigt, so ist daraus nur zu schliessen, wie dies auch Lewin andeutet, dass das Glycerin eher eine geringe Erhöhung der Eiweisszersetzung, jedenfalls aber keine Ersparniss im Eiweissumsatz bewirkt.

Wesentlich weiter geht Tschirwinsky. Schon Lewin bemerkt und Tschirwinsky führt es weiter aus, dass unter dem Einfluss grosser Gaben von Glycerin die Harnmenge, wie bekannt, auf das $1\frac{1}{2}$ — $1\frac{3}{4}$fache ansteigen kann und dass entsprechend der vermehrten Harnmenge auch die Harnstoffmenge wächst, indem durch den stärkeren Wasserkreislauf der Eiweisszerfall gesteigert wird, dass daher infolge der vermehrten Diurese die Zahlen für die Harnstoffausscheidung während der Glycerinperiode so hoch ausfallen. Daraus schliesst Tschirwinsky, dass das Glycerin „offenbar in grösseren Dosen an und für sich eine Verminderung der Harnstoffbildung hervorbringt, wie das Fett oder die Kohlehydrate, dass es aber durch die Entziehung von Wasser und die Erzeugung einer reichlichen Harnmenge eine Steigerung des Eiweissumsatzes bedingt“. Hiermit kann ich mich nicht einverstanden erklären. In Lewin's Versuch stieg die Harnmenge von 598 Ccm. (Mittel der Normalperiode) bei 50 Grm. Glycerin auf 750 Ccm., bei 100 Grm. auf 910 Ccm., bei 200 Grm. auf 1080 Ccm.; sie beträgt also im Mittel der Glycerinperiode 838 Ccm., mithin eine Zunahme gegen die Normalperiode um etwa 40 pCt. Nun wird aber der Einfluss der vermehrten Diurese an sich auf die Harnstoffausscheidung zumeist überschätzt. A. Fränkel[1]) hat beim hungernden Hunde, ungeachtet der Zunahme der Harnvolumina (infolge Wassereinspritzungen in den Magen) bis fast auf das Fünffache, die Harnstoffausscheidung günstigsten Falls nur um 11 pCt. zunehmen sehen. Versuche von E. Salkowski und mir[2]) an Hunden im N-Gleichgewicht haben ergeben, dass bei einer Zunahme der Harnmenge um mehr als die Hälfte sich die Steigerung der N-Ausscheidung durch den Harn auf kaum 3 pCt. beläuft. Die von Lewin gefundene Zunahme der Harnstoffausscheidung um weniger als 2 pCt. genügt demnach vollkommen, um auf Rechnung der vermehrten Diurese gesetzt zu werden; abzüglich der durch letztere bedingten Steigerung würde bei Darreichung von Glycerin dieselbe Grösse der Harnstoffausscheidung bestanden haben, als vorher ohne Glycerin. In Tschirwinsky's Versuch beträgt die Harnmenge in der Vorperiode (im Mittel) 1051 Ccm., bei 100 Grm. Glycerin sogar nur 984 Ccm. (Durchschnitt von 4 Tagen) und steigt erst bei 200 Grm. auf 1575 Ccm. (Mittel von 2 Tagen) an. Bei Darreichung von je 100 Grm., einer Dose, bei der, wie erwähnt, eher eine Verminderung der Diurese sich geltend machte, fand Tschirwinsky an den 4 Versuchstagen: 54,1—47,5—50,3—57,5 Grm. Harnstoff. Aber selbst wenn diese so ausserordentlich variirenden Werthe für die Harnstoffausscheidung, Werthe, deren Maxima und Minima um 21 pCt. differiren, überhaupt einen Schluss gestatten, selbst wenn es danach den Anschein gewönne, als ob die Harnstoffausscheidung unter dem Einflusse von Glycerin um mehr als 4 pCt. abgenommen hätte, so würde sich doch daraus kein bindender Schluss auf eine dem entsprechende Herabsetzung des Eiweisszerfalls ergeben, da wie gesagt dazu zum mindesten erforderlich wäre, die Grösse der N-Ausscheidung durch den Koth zu kennen, diese aber in Tschirwinsky's Versuch einen völlig unbekannten Factor darstellt. Gerade in Rücksicht darauf, dass bei grösseren Gaben von Glycerin leicht diarrhoische Ent-

[1]) Dieses Archiv Bd. 70. S. 56.
[2]) Dieses Archiv Bd. 71. S. 408.

leerungen eintreten, habe ich, wie auch in meiner Arbeit angeführt, mich darauf beschränkt, nicht mehr als 1,5 Grm. pro Kilo Thier zu verfüttern, weil nur bei diesen Gaben, soweit dies aus den Allgemeinerscheinungen und der Beschaffenheit des Kothes hervorgeht, weder die Verdauung noch die Resorption noch sonst das Befinden des Thieres eine erhebliche Alteration zeigt. Uebrigens, meine ich, dürfte doch an einen Stoff, dem die Bedeutung eines Nährstoffes zuerkannt werden soll, in erster Linie die Forderung zu stellen sein, dass er weder die Vorgänge der Verdauung und Resorption noch das Allgemeinbefinden des Thieres beeinträchtigt. Nun hat sich durch meine Versuche herausgestellt, dass innerhalb der Grenzen, in welchen man dem Organismus Glycerin ohne sichtlichen Nachtheil einverleiben kann, dasselbe nicht im Stande ist, den Eiweisszerfall herabzusetzen, während dies durch die gleiche Menge eingeführter Kohlehydrate schon in unverkennbarer Weise geschieht, folglich muss man wohl schliessen, kommt dem Glycerin die Eigenschaft eines Sparmittels, wie dem Fette oder den Kohlehydraten auch nicht einmal in geringem Grade, sondern überhaupt nicht zu.

Bezüglich der Schicksale des Glycerin hatte ich angeführt, dass, da nach Einverleibung von 25—30 Grm. beim Hunde und von 20 Grm. beim Menschen sich weder unzersetztes Glycerin, noch sonst eine reducirende Substanz im Harn nachweisen lässt, man daraus — wenigstens für die in Rede stehenden Dosen — auf eine rasche und vollständige Zersetzung des Glycerin im Organismus schliessen müsse. Wird aber der Körper mit grossen Mengen von Glycerin so zu sagen überschwemmt, so tritt — und dies ist nicht wunderbar, sehen wir doch das Nehmliche auch bei anderen Substanzen, die sonst der Zersetzung unterliegen — ein Theil des Glycerin unverändert aus dem Körper heraus. Es lässt sich nicht absehen, in wie weit die von M. Rubner und Tschirwinsky[1]) in Anwendung gezogene, indirecte Methode der quantitativen Glycerinbestimmung, bei welcher aus dem Lösungsvermögen des Harns für Kupferoxyd auf den procentarischen Gehalt an Glycerin geschlossen wird, auf Schärfe Anspruch machen kann. Nehmen wir sie zunächst als hinreichend genau an, so würde aus diesen Bestimmungen hervorgehen, dass von 100 Grm. Glycerin beim Hunde nur 45—63 Grm., von 200 Grm. Glycerin nur etwa 70 Grm. im Organismus zersetzt

[1]) a. a. O. S. 257.

werden. Dass im Körper des Hundes also 25—30 Grm. Glycerin, wie aus den von mir ausgeführten Harnuntersuchungen hervorgeht, durch Oxydation vollständig verschwinden, auch dafür liefern die von Tschirwinsky gemachten Erfahrungen eine erfreuliche Bestätigung, ist doch nach diesem Autor der Organismus des Hundes eine selbst doppelt so grosse Menge zu zersetzen im Stande.

In meinen Fütterungsversuchen mit Salmiak [1]), mit Glycerin [2]) und mit Fettsäuren habe ich die auf die einzelnen Perioden entfallenden Kothantheile durch Korkstücke abgegrenzt, welche einige, mindestens 8 Stunden vor Ablauf der resp. Perioden dem Hunde gereicht wurden. Die Korkstücke finden sich alsdann im Koth neben einander vor und bilden auf diese Weise eine Abgrenzung, die, eine sorgfältige Ueberwachung der Kothentleerung und die Consistenz normalen Koths vorausgesetzt, durchaus scharf hervortritt. Ich hätte mir nicht denken können, dass diese Darstellung zu einem höchst seltsamen Missverständnisse würde Anlass geben können. In der Arbeit von M. Rubner „über die Ausnutzung einiger Nahrungsmittel etc.“ findet sich in einer Anmerkung erwähnt [3]), dass N. Tschirwinsky im Münchener physiologischen Institute zwei Versuche mit jener von mir vorgeschlagenen Methode angestellt hat, aber zu keinem zufriedenstellenden Ergebniss gelangt ist. Aber wie ist Tschirwinsky bei der Nachprüfung meines Vorschlags verfahren? Er giebt einem hungernden Hunde, der vor 24 Stunden zum Zweck der Kothabgrenzung Knochen erhalten hatte, früh um 7 Uhr 144, sage ein Hundert vier und vierzig Korkstückchen, dann schon nach 6 Stunden 800 Grm. Fleisch und ist sehr verwundert, dass die 144 Korkstücke statt zwischen Knochen- und Fleischkoth im Fleischkoth stecken. In einem anderen Versuche werden sogar 150 Korkstücke zwischen Fleisch- und Brodnahrung gereicht; es fand sich ein Drittel davon schon im Fleischkoth wieder, die anderen zwei Drittel im Brodkoth. Mich hat es nun nicht im mindesten gewundert, dass Tschirwinsky zu solch' einem Resultate gelangt ist; denn ich wüsste nicht, wie 144—150 Korkstücke in der Continuität eines Kothballens zwischen Knochen- und Fleischkoth resp. Fleisch- und Brodkoth Platz haben sollen. Tschirwinsky giebt

[1]) Zeitschr. f. physiol. Chem. II. S. 31.

[2]) Dieses Archiv Bd. 71. S. 125.

[3]) Zeitschr. f. Biologie. XV. S. 115.

doch sicherlich Knochen zur Kothabgrenzung auch nicht gleich zu Hundert Grammen! Um nun für die Zukunft einem ähnlichen Missverständnisse, an dessen Möglichkeit ich allerdings nie gedacht habe, vorzubeugen, will ich durch minutiöse Beschreibung eines Versuchsbeipiels genauer angeben, wie ich verfahre. Ein für Stoffwechselversuche eingeübter Hund von etwa 23 Kilo erhielt nach zweitägigem Hungern am 17. Juli 1879 10 Uhr Vormittags 600 Grm. Fleisch nebst 70 Grm. Speck; Abends 7 Uhr wurden ihm zum Zwecke der Kothabgrenzung 4 Korkstücke beigebracht, welche aus einem Kork von 27 Mm. Höhe und 13 Mm. Durchmesser geschnitten waren, sodass ein jeder etwa 7 Mm. Höhe bei 13 Mm. Durchmesser hatte. Alsdann erhielt er am 18. Juli Morgens und ebenso an den folgenden Tagen ausschliesslich Schwarzbrod. Erst am 21. Juli Mittags entleerte er zwei Kothballen, von denen der erstere, kleinere aus reinem Fleischkoth, der andere an dem zuerst ausgestossenen Ende aus pechschwarzem Fleischkoth bestand und weiterhin in den gelbbraunen, weicheren Brodkoth überging. Auf Querschnitten dieses zweiten Kothballens, welche von fast Centimeter zu Centimeter angelegt wurden, zeigte es sich nun — und Herr Prof. Salkowski hat die Freundlichkeit gehabt, diesen Befund zu controliren —, dass die ersten beiden Korkstücke dicht neben, aber zum Theil schon hinter einander im Fleischkoth lagen, doch so, dass das zweite mit seinem schmäleren Segmente schon in den gelbbraunen Brodkoth hineinragte. Die beiden anderen Korke fanden sich, von den ersteren noch nicht durch eine Centimeter-lange Kothschicht getrennt, im Anfangsstücke des Brodkoths wieder. Wenn man dem gegenüber in Betracht zieht, dass bei der Abgrenzung z. B. des Fleischkoths durch Knochen oft eine mehrere Centimeter lange graue Schicht gefunden wird, innerhalb deren Reste des Fleischkoths mit dem weissen Knochenkoth innig gemischt sind und erst dann die fast weisse Zone des reinen Knochenkoths folgt, dass also hier die so zu sagen indifferente Zone nicht selten breiter ist, als in dem angeführten Fall, wo die Entfernung zwischen den Korkstücken noch nicht 1 Cm. betrug, so wird man mir darin jedenfalls beipflichten, dass meine Methode sicherlich nicht schlechtere Resultate giebt, als die bisher nach Voit's Vorschlag geübte, welche, um nur einen Nachtheil hervorzuheben, sich infolge der Knochensalze störend geltend macht, wenn es sich z. B. um die Bestimmung der festen Bestandtheile und des Aschengehalts der Fäces handelt. Ich meinestheils zweifle nicht, dass Tschirwinsky bei Verwendung eines dreissig mal kleineren Abgrenzungsmaterials zu besseren, ihn selbst befriedigenden Resultaten gelangen wird.

Alles zusammengehalten, kann ich mich nicht veranlasst sehen, meine früher mitgetheilten Anschauungen über die physiologische Bedeutung des Glycerin in irgend welcher Beziehung zu modificiren, muss vielmehr auch jetzt noch daran festhalten, dass das Glycerin weit davon entfernt ist, ein Nährstoff nach Art der Kohlehydrate oder Fette zu sein.

III.

Anleitung zum Studium der Medicin aus den Jahren 1533 und 1340.

(Meist nach handschriftlichen Quellen.)

Von H. Tollin, Lic. theol. in Magdeburg.

Wenn wir für das sechszehnte Jahrhundert eine vollständige und zuverlässige Mortalitätsstatistik hätten, wie wir sie heute in Deutschland, Frankreich, Italien und England sich anbahnen sehen; oder vielmehr, wenn wir für jene Zeit eine Statistik einer anatomisch geprüften und bewährten Aetiologie besässen und eine ebenso gute für die Jetztzeit, so könnten wir mit einer gewissen Wahrscheinlichkeit — denn darüber hinaus kommt (nach Aristoteles) die Wissenschaft nie — ein festes Urtheil uns erlauben, ob heute durch die Aerzte mehr Krankheiten abgewandt, geheilt oder erleichtert worden sind, mehr kranken Menschen das Leben gerettet, mehreren ihre Tage verlängert und schmerzloser gestaltet wurden, als ehemals?

So lange wir aber jene Statistik nicht besitzen, wird man auf Vermuthungen angewiesen bleiben. Und da geht zu allen Zeiten die grosse Volksströmung nach der Richtung hin, zu glauben, dass früher die Menschen (durch die Aerzte, ohne die Aerzte oder trotz der Aerzte) kräftiger gewesen sind, Anstrengungen besser ertragen, mehr Charakterstärke gezeigt und ein längeres, glücklicheres Leben geführt haben. Dem gegenüber haben Gelehrte aller Zeiten behauptet, auch sanitärisch zeige sich ein Fortschritt in der Entwickelung des Menschengeschlechtes: man leiste, um beispielsweise irgend ein Jahr zu nennen, 1833 mehr als 1533, lebe behaglicher, sicherer, glücklicher als damals, sehe öfter gefährlichen Krankheiten der Einzelnen und der Völker mit Erfolg vorgebeugt, heile mit Sicherheit viele früher für unheilbar angesehene Leiden und lebe durchschnittlich, selbst bei schwächlichem Körper, schmerzloser und länger, als vor dreihundert Jahren.

Entscheiden wird sich die Frage nicht lassen, da uns die Vorbedingung fehlt, eine vollständige und zuverlässige vergleichende Statistik der Mortalität und Aetiologie. Die urkundlichen Quellen über den greifbaren Gesammtnutzen der Medicin für die leidende Menschheit fliessen auch im sechszehnten Jahrhundert langsam, spärlich und unrein. Nur das steht fest, dass heut zu Tage im Publicum viel lauter, allgemeiner, langathmiger über das Unzureichende unserer medicinischen Maassnahmen geklagt wird, als etwa zu Molière's Zeit; zu Molière's Zeit hinwiederum weit lauter über die Aerzte geklagt wird, als zur Zeit Harvey's; zu Harvey's Zeit weit lauter über die Aerzte geklagt wird, als zur Zeit Vesal's, Paré's und des Paracelsus. Das kann niemand leugnen.

Ich bin weit davon entfernt, zu glauben, dass 1533 man mehr, schneller und besser geheilt habe, als etwa 1833. Allein ich glaube der Wahrheit am nächsten zu kommen, wenn ich annehme, in der Praxis bliebe sich der Erfolg damals wie heute so ziemlich gleich. Und zwar deshalb, weil damals wie heute die bei weitem grösste Mehrzahl der Aerzte keine stockgelehrten Aerzte waren, sondern Practiker[1]). Es waren Männer da, die nicht eher von grossen Erfolgen in ihren Kuren reden mochten, als bis sie ein gut Theil von den Dogmen vergessen hatten, die sie auf der Universität gelernt. Zwischen Universitätsstudium und der Praxis des Lebens war

[1]) Um 1533 schreibt Paracelsus: Die Natur allein sei unsere Lehrmeisterin (I. S. 26). Das Licht der Natur und kein Apothekerlämpchen leuchtet mir auf meinem Wege. — So „liegt die Erkenntniss nit im Arzt, sondern in der Natur. Darum, so allein die Natur dieselbige weiss, so muss sie auch dieselbige sein, die das Recept componirt. Denn aus der Natur kommt die Krankheit, aus der Natur die Arzney“ (I. 234). — S. Lessing: Leben des Paracelsus. 62 fgd. 94.

damals wie heute eine breite Kluft. Und mag man nun sagen, heute würden unsere practischen Mediciner im Leben zehn Mal so viel nützen, wenn sie alle modernsten physiologischen und pathologischen Theorien sofort voll und ganz zur Anwendung brächten; und damals würden die practischen Aerzte noch zehn Mal weniger genützt haben, wenn sie die auf der Universität erhaltene Anleitung zum medicinischen Studium noch treuer befolgt hätten: so steht doch wohl fest, damals wie heute: recht nützen kann man nie mit fremder Erfahrung, sondern nur mit der eigenen, und jeder Mediciner fängt in der Praxis gewissermaassen wieder von vorne an, damals wie heut. Da sind zwei verschiedene Principien, aber sie gehören zusammen: locale und temporale Continuität der Wissenschaft muss immer Hand in Hand gehen mit der Prüfung an der eigenen Erfahrung. Ohne diese practische Unabhängigkeit des Einzelnen von den in seiner Zeit vagirenden und regierenden Systemen lassen sich die Realerfolge und Misserfolge des Einzelnen zu keiner Zeit verstehen, ohnehin aber auch die factische Tragweite der Dogmen und Zeitsysteme, oder der auf der Universität erhaltenen Anleitung zum medicinischen Studium nicht recht ermessen.

Halten wir an den Aussagen in den 1533 überaus zahlreichen Epistolae medicinales beeidigter und hochangesehener Aerzte und damit auch an der damals allgemein gültigen Erfahrung fest, dass damals die Natur weit tiefer und gründlicher erkannt, die medicinische Kunst und Wissenschaft weit höher gestiegen war, die medicinische Praxis weit sicherer und auch glücklicher operirte, als je zuvor: so werden wir den richtigen Zeitmaassstab haben für die Anleitung zum medicinischen Studium, wie sie den Studenten in der ersten Hälfte des sechszehnten Jahrhunderts gegeben zu werden pflegte.

Es ist äusserst interessant, zu Luther's Zeit die deutschen, englischen, holländischen, italienischen, spanischen Universitäten zu besuchen und zu betrachten, wie man damals die jungen Aerzte zu schulen pflegte?

Da hat man zu Wittenberg seine eigene Methode in Melanchthon's Umgebung[1]) und weit eine andere zu Padua[2]) und zu Ferrara.

[1]) Ueber Ph. Melanchthon als Mathematiker und Physiker siehe die treffliche Schrift von Bernhard. Wittenberg 1865. — 1537 gab er Galeni opera omnia heraus und widmete sie König Franz I. (l. c. 48).

[2]) Colombo's Vivisectionen siehe Pflüger's Archiv XXI, 349—360.

In Saragossa[1]) trieben's die jungen Mediciner anders als zu Löwen und wieder anders zu Oxford. Wer aber näher in die charakteristischen Détails eingeht, der findet doch mehr Aehnlichkeit, als Unterschied. Es giebt eben noch einen allgemeinen Typus, der die medicinische Zunft, dass ich so sage, kennzeichnet allüberall. Will man die Vorbereitung des damaligen Studenten auf die ärztliche Praxis belauschen, bleibt es insofern sich gleich, nach welchem Lande man sich wenden mag.

So will ich mich denn heute auf Frankreich[2]) beschränken und daselbst wieder auf einige der vornehmsten Universitäten.

In Paris, wo die Chirurgen, die Filii primogeniti nostrae facultatis, schwören mussten, nur das zu verordnen, was zur manualen Operation der Chirurgie gehört[3]), in Paris galt, wie überall, nach den Statuten der medicinischen Facultät, der Grundsatz: Ubi desivit physicus, ibi incipit medicus[4]), d. h. man musste erst in der weiten philosophischen oder artistischen Facultät die Physik studirt haben, ehe man zum Studium der Medicin übergehen durfte. Deshalb war in Paris festgesetzt worden, dass der Studiosus medicinae immer schon (antequam aliquis recipiatur in dicta facultate ad studendum) vorher Meister der freien Künste sein musste (Magister, maistre ès arts). Als Magister aber mussten sie zwei oder drei Vorlesungen (cursus) halten (régenter) und dadurch sich als vollkommene Philosophen erweisen (evadunt maximi philosophi). Waren sie nun nach Ausweis ihrer philosophischen Magisterwürde als Studenten (bursarii) Mitglieder (suppositi) der medicinischen Facultät geworden und derselben incorporirt, so mussten sie noch vier volle Jahre Medicin studiren und dabei alle vorgeschriebenen Kurse hören (legant et audiant medicinam). Haben sie so die Zeugnisse der lesenden Doctoren erlangt, so flehen sie (supplicant), nach Ab-

[1]) Ueber die spanische Medicin siehe das ausgezeichnete Werk von Morejon: Historia bibliografica de la medicina española. 1843 sq. III Tom., eine wahre Fundgrube solider Geschichtskenntniss.

[2]) Kurt Sprengel III. 549: „Im Ganzen findet man die Morgenröthe der medicinichen Aufklärung vorzüglich auf das südliche Europa eingeschränkt, und die Hippokratischen Aerzte waren grösstentheils Italiener oder Franzosen. Die Aerzte an den deutschen Höfen waren durchgehends Harnpropheten."

[3]) Commentarii facult. medic. Paris. M. S. der Ecole de médecine, das sehr viel Interessantes und noch immer Unbekanntes enthält.

[4]) du Boulay, Hist. de l'université de Paris. VI. 33 sq. ad a. 1506.

lauf der vier Studienjahre, um die Aufnahme in das Baccalaureat. Die Prüfung dauert drei Tage. Sind sie fähig (idonei) befunden, so werden sie zur neuen Würde zugelassen und nun halten sie vier Vorlesungen, zwei in practica und zwei in theorica. Dazu sind sie gehalten, alle Donnerstag im Winter den öffentlichen Disputationen beizuwohnen, um von sieben Uhr morgens bis zum Mittag[1]) Rede und Antwort zu stehen, resp. ihre Thesen zu vertheidigen (respondere). Auch sind sie gehalten, eine Cardinalfrage zu beantworten, welche an Schwierigkeit in der Theologie einer Frage der Sorbonne gleichkommt (aequipollet). Für die Licencia soll öffentlich und privatim geprüft werden. Es dauert 12 Tage, während welcher sie jeden Doctor einzeln in seinem Hause aufsuchen müssen (quibus durantibus discurrunt domos singulorum medicorum), um sich von ihnen prüfen zu lassen. Findet man sie nicht geeignet, sollen sie nicht zugelassen werden (non admittuntur).

Trotz dieser Ordnung will um die Wende des 15. Jahrhunderts[2]) die Universität Paris nicht recht aufblühen. Im Jahre 1500 und den folgenden ist zu Paris der grösste Mangel an Chirurgen (est maxima penuria Chirurgorum), so dass nur drei oder vier willig waren, Baccalaureen und Licentiaten zu creïren. Uebrigens durften die Chirurgen ohne die Mediciner nichts thun, weil sie ihre Scholaren bleiben und von ihnen die Kunst der Chirurgie lernen. Deshalb kommen auch die Barbiere, welche die Kunst durch Privilegium seit unvordenklichen Zeiten in Paris ausgeübt haben, zur medicinischen Facultät, um sie anzuflehen, ihnen doch bestimmte Doctoren zu delegiren, um ihnen die Kunst der Chirurgie darzulegen. Die Facultät willfährt ihrer Bitte, zum Besten des öffentlichen Wesens (au proufit de la chose publique). Dafür versprechen die Barbiere 2 Sous jährlich (doch wohl jeder?) zu geben und keinen „Aderlass auf ärztlichen Befehl“ vorzunehmen, es sei denn, die Aerzte gehörten der Pariser Facultät an[3]).

[1]) Lever à cinq, disner à neuf, souper à cinq, coucher à neuf, das war l'heure canonique des médecins zur Zeit des Franç. Rabelais (Oeuvres. Paris 1857. p. 447).

[2]) Anders in älterer Zeit. So z. B. anno 1315 erklärt der Stifter des Collegium Bajocense zu Paris, quia tamen medicina et canones sunt scientiae plus caeteris lucrativae, so bestimmen wir, dass zu diesem Collegium nur zwei Mediciner und zwei Juristen Zutritt haben sollen (Ancienne Univers. de Paris. Reg. 96).

[3]) du Boulay. VI. 34—37.

Jede Universität war für sich und jede Facultät für sich eine Festung, die sich möglichst auf Uneinnehmbarkeit einrichtete und die keinen grösseren Feind kannte, als wissenschaftliche Freizügigkeit. Doch nützte die hermetische Abgeschlossenheit gegen aussen oft wenig genug. Die Pariser Facultät z. B. klagte, 1505, sie habe im ganzen Jahre nur 14 Baccalaureen creïrt, und davon seien nur 3 zu Licentiaten promovirt, weil die übrigen meinten, auf einer anderen Universität den Grad billiger erlangen zu können. Und in der That waren die Promotionen in Paris kostspielig. Der Baccalaureus kostete 10 Thlr., der Licentiat 20 Thlr., der Doctor medic. 500—600 Thlr[1]). Auch 1506 wird geklagt, l'étude de la médecine était petit, à Paris. Alles liefe nach Montpellier. Und doch seien auf fremden Universitäten viele Missbräuche (singuliers abus), die in Paris nicht vorhanden wären. Und nun gar in Italien, da gelten nichts als die Rechte[2]), besonders in Ferrara. Wenn da einer zum medicinischen Doctor promovirte, so würde er auf die nächsten zwei Jahre aus Ferrara verbannt (et ne s'y oseroit trouver)[3]). Solch ein Doctor der Medicin, selbst ein Doctor regens, hatte damit keineswegs abgeschlossen, sondern er studirte als Doctor nicht selten ruhig weiter, und führt in den Universitätsregistern, in den Gerichtsacten und sonst nebeneinander beide Titel (docteur en médecine, estudiant en l'université de Paris). Dies geschah theils aus Wissenstrieb, wie wir Dr. med. und Priester, Dr. med. et jur., Dr. med. et phil. zusammenfinden; theils aus Ehrgeiz, weil in Paris manche Ehrenposten, z. B. das Rectorat, nur mit Studenten bekleidet werden durften[4]); theils aus Habsucht, um daneben eine Pfründe zu erlangen oder die Stelle eines Bursarius[5]) in den oft überreichen Convicten (Collegium) zu geniessen. Am 28. Januar 1512 bestätigte der König von Frankreich in einer Cabinetsordre

1) S. dieses Archiv 1879. S. 311. Anm.

2) In Italia leges dumtaxat leguntur.

3) du Boulay. VI. 37. Ich weiss nicht auf welche Thatsachen die Pariser Facultät hier anspielen mag?

4) Näheres anderswo.

5) z. B. 7. Juni 1537 L'appellant mect en faict que le dict Intimé, soy disant escolier estudiant en l'université de Paris, Maistre Loys de Fontenay, est docteur es droits en l'université de Thoulouse, passé dix ans. Sic ne serait plus capable de joyr du privillege des escolliers. Vray est, quil en peust joyr, sil estudiait aux autres haultes facultés: Matinées X. 4903. Paris.

an den prévost des marchands[1]) — der immer als conservateur des priviléges royaulx de l'université de Paris erscheint — und an sämmtliche Schöppen (échevins) alle Rechte, Vorrechte und Freiheiten (et même des octroits et emprunts, also Steuerfreiheit eingeschlossen), deren die Doctoren der medicinischen Facultät von Paris zu geniessen pflegten[2]). Und diese Facultätsvorrechte suchte ein jeder neue Decan neu zu vermehren. Dennoch blieb auch 1537 die medicinische Facultät die schwächste von den Pariser Facultäten. Denn während die Zahl der jährlich zu Promovirenden (numerus nominandorum) bei den Artisten wegen der unabsehbaren Menge gar nicht festgesetzt werden konnte (non definitus numerus nominatorum), beanspruchten die Juristen 25, die Theologen 15, die saluberrima medicorum facultas nur 12jährliche Promotionen[3]). Schon seit einigen Jahren hatte man sich entschlossen, die Preise zu verändern. In den Commentarien der medicinischen Facultät zu Paris[4]) finden sich noch die Rechnungen bei den Promotionen. Im Jahre 1530 z. B., wo der berühmte Joh. Fernel in Paris promovirte — Pfingsten 4. Juni 1530 steht er als zweiter im ordo licenciae — finden wir folgende Examenauslagen verzeichnet: Für die Prüfung der vollendeten Zeit[5]) und die Anatomie 12 sous, für Preis und Besorgung der Zettel 4 livres 17 sous, von den Baccalaureen für ihre Bursen und Stolen 12 sous, für das Processionsfrühstück nach der Vorlesung 7 livres, für die Schoppen (pro scuphis) nach vollbrachter Vorlesung 70 sous; von den Licentiaten für Ankauf der Kappen 8 livres 4 sous, von den Licentiaten für die Bursen, Stolen und Doctorrechte (et juribus doctorum) 38 livres 10 sous; von den Doctoranden für die Bursen, Stolen, Magisterrechte (juribus magistrorum) und den Doctorstuhl (sacello) 71 livres 10 sous. Während nun aber jeder Baccalaureus und Licentiat öffentlich lesen musste und insofern als Regens, ein Colleg leitend, erscheint — z. B. Jo. Fernel 1530 in

[1]) Der Stadtschultheiss war die untere Instanz für die Universität, das Parlament von Paris die Oberinstanz.

[2]) du Boulay. VI. 51 sq.

[3]) Reg. fac. theol. Paris: MM. 248 im französischen Staatsarchiv.

[4]) Comm. fac. medic. Paris. V. 239 b. 248. 254 sq.

[5]) Pro probatione temporis studii requisiti ad examen baccalaureorum. — Im Zeugniss stand probavit sex annos finitos sex schedulis non registratis.

der Facultätsliste Regentium — brauchte nicht jeder Dr. med. Vorlesungen zu halten. Wollte er das, so musste er sich erst wieder bei der Facultät melden. Und so finden wir denn auch erst 1533 den Jo. Fernel unter denen, welche supplicaverunt in lectorum munus[1]). Hingegen wird er erst am 7. November 1534, zugleich mit Winter von Andernach, durch die Facultät zum Lector ordinarius fac. med. Paris. gewählt. Endlich beginnen nun die Einnahmen. Im Jahre 1535 stehen neben einander Joh. Fernel, Joh. Guinther von Andernach und Jac. Froment (Frumentaceus). Der erste und der letzte erhalten für die Vorlesung des ersten Semesters (pro lectura dimidii anni finiti) von der Facultät 12 livres 10 sous, Joh. Guinther von Andernach aber 15 livres für Absolvirung der Vorlesung eines Jahres (pro persolutione unius anni suae lecturae)[2]). Als Joh. Fernel den Magister Jehan Thibault 1536 examinirt[3]), erhält er dafür durch den Decan der medicinischen Facultät, Dr. Jehan Tagault[4]), 4 livres 10 sous.

Ursprünglich durften die Vorlesungen nur im Schulgebäude der Facultät selbst gehalten werden. Am 13. Januar 1536 aber[5]) gab die Facultät nach und beschloss, dass die, welche ausserhalb der Schulen Medicin vortrugen, fortan in den Schulen lesen und dort selbst von den Scholaren den Lohn für ihre Mühe empfangen dürfen. So beschlossen wegen Joh. Fernel, der bis 13. Januar 1535 im Collegio Cornvalle las[6]), und Jacob Sylvius, Baccalaureus Paris. und Dr. von Montpellier, der die Medicin im Collegio Triquet vorgetragen[7]) hatte. Durch diese neuen Professoren, wie Jac. du Bois, Jac. Fernel, Guinther von Andernach und

[1]) Nov. 1533 wird er durch Mag. Jo. Vassei in lectorem angenommen.

[2]) Warum Winther nicht 24 livres 20 sous erhält, wird nicht gesagt.

[3]) Dieses Archiv 1879. S. 314.

[4]) Näheres über ihn siehe anderswo.

[5]) i. e. 1535 ante Pascha. Die Universität Paris begann das neue Jahr mit Ostern, die Universität Valence mit dem 8. December, Mariae Empfängniss. Siehe Nadal, Hist. de l'univ. de Valence 1861. p. 31.

[6]) Seine philosophischen Vorlesungen hatte er im College St. Barbe gehalten.

[7]) Comm. fac. medic. Paris. — Seine Montpellier'sche Doctorwürde ist mir zweifelhaft. In den Archiv. de la fac. de méd. de M. habe ich solch einen Dr. med. nicht gefunden, wohl aber wird er dort zum Baccalaureus medic. 1529 am 29. November 1529 praeside Joh. Schironio creïrt.

ihre genialen Assistenten Andreas Vesal und Michael Servet hob sich das Pariser medicinische Studium ganz allmählich.

Anders stand es bei den Medicinern zu Poitiers. In dem Theil der Statuta facultatis medicinae Pictaviensis[1]) vom Jahre 1533, der die ganze Facultät betrifft, sind allerlei merkwürdige Bestimmungen:

„Kein fremder Medicus, der die Schulen betritt, soll in die Ordnung und Ehren der Facultätsmitglieder (suppositorum facultatis) aufgenommen werden, sondern die Pedelle (bidelli) sollen ihn in allen Ehren (honeste) niedersetzen; es sei denn, er wäre aus der Zahl derer, welche die Universität oder Facultät herunterziehen und tadeln. Diese sollen stehenden Fusses als Schadenbringer und Verleumder herausgeworfen werden (ut nocui et maledici ejiciantur)[2]).

„Auch soll kein Fremder, der in der medicinischen Facultät dieser Universität nicht seinen Grad genommen hat und von ihr adoptirt worden ist, zu lesen, zu disputiren, zu practiciren, zu seciren (anathomias [sic] facere), Thesen aufzustellen noch andere Acte, die zur Facultät gehören, auszuüben wagen, es sei denn nach erzielter Einwilligung (der Facultät)."

In dem Theil der Statuten, welche den Weg zum Baccalaureat beschreiben, heisst es:

„Will jemand zum Grad eines Baccalaureus zugelassen werden, so muss er versichern und genügend beweisen, dass er sechsunddreissig Monate in den Büchern (in libris) der medicinischen Autoren unter den Doctoren oder den erfahrenen (peritis) Graduirten derselben Facultät studirt hat." Doch wird von dem dreijährigen Studium etwas nachgelassen zu Gunsten der allgemeinen

[1]) Archives départem. de Poitiers. Reg. D. 2. M. S. Die vielen, in diesem Art. citirten, meines Wissens nie gedruckten Handschriften, sind mir zur wissenschaftlichen Benutzung 1858 auf einer Studienreise mit der liebenswürdigsten Bereitwilligkeit geliehen worden. — Die Statuten wurden in der allgemeinen Universitätsversammlung vom 2. Dec. 1533 in coenobio fratrum praedicatorum bestätigt.

[2]) In Toulouse war man nicht so streng. Da heisst es a. 1525: Statutum exstitit, quod si aliquis Doctor, baccalaureus vel scollaris aliquam lecturam voluerit incipere in quacunque facultate, veniens de alio studio ad studium Tholosanum, antequam lecturam incipiat, teneatur in manu rectoris juramentum praestare secundum quod alii jurare tenentur. (Statuta univ. Tholosanae 1309—1559. M. S.)

Bildung, für welche die philosophische Facultät zu sorgen hatte (bonae artes).

„Den Magistern in den schönen Künsten, welche auf dieser oder einer anderen Universität ihren Grad erlangt hatten, soll ein halb Jahr erlassen werden; und den Magistern in den schönen Künsten, welche öffentlich seit ihrer Graduirung die Physik, besonders parva naturalia[1]), gelesen und gelehrt haben, erlässt die Facultät, auf Grund eines darüber beigebrachten Zeugnisses, weitere sechs Monate."

„Der Baccalaureus muss erst privatim eine theoretische Frage beantworten. Dann (terminato examine particulari) hat er ein öffentliches Examen zu machen. Die Frage, welche ihm der Decan vorlegt, ist er gehalten, bei den Doctoren einzureichen und dann dem Pedell, der sie den Licentiaten und Baccalaureen zu präsentiren hat.

„Er hat den Baccalaureen Rede zu stehen über Ein Heilmittel, den Licentiaten über die Autoritäten und Gründe, und den Doctoren über zwei Heilmittel[2])."

„Auch muss der Baccalaureus schwören, nicht zu practiciren (quod non exercebit praxin in arte medica)."

„Nach Schluss des Actes hat er den Doctoren und den Assistirenden Wein und Confect und darauf in würdiger und ehrenhafter Weise ein Frühstück zu geben für die Doctoren, Licentiaten, Baccalaureen und Pedelle, die dabei waren."

Am merkwürdigsten scheinen mir in den Statuta facultatis medicinae Pictaviensis vom Jahre 1533 diejenigen Vorschriften, die der baccalaureus medicinae beobachten musste, ehe er daran denken konnte, den Grad eines Licentiaten sich zu erwerben (Statuta observanda a baccalariis [sic!] cupientibus adipisci gradum licenciarum).

Es sind da dreizehn Punkte zu beobachten:

„1) Die Baccalaureen sind gehalten, sobald sie den Eid ge-

[1]) Die Titel der griechischen Schriften wurden im Mittelalter ganz anders übersetzt als heute. Ich halte es nicht für undenkbar, das περὶ ζώων μορίων (de partibus animalium), eine Hauptschrift des Aristoteles, gemeint sei.

[2]) Respondebit bacchalariis (sic!) de uno medio, authoritate et ratione licentiatis, et doctoribus super duobus mediis. Der Sinn ist nicht recht klar, cf. § 8 der Statuten für die Licentiaten-Prüfung. Ich nehme medium = remedium.

leistet haben, innerhalb vierzehn Tagen den Anfang zu machen mit ihren Vorlesungen[1]) in der folgenden Weise:"

„2) Im ersten Jahre sollen sie zwei Kurse halten. Zuerst sollen sie den Johannitius lesen mit dem (gelehrten) Apparat, und soll die Vorlesung vor Mariae Reinigung beendet sein" (2. Februar).

Der christliche Arzt Johannitius zu Bagdad, ein Schüler des Arabers Mesue des Aelteren, starb 873 n. Chr. nachdem er eine Einleitung in die Medicin geschrieben hatte, die über ein halb Jahrtausend für die Beste galt. Man möchte unseren heutigen Einleitungsdocenten eine solche Lebensdauer ihrer Werke wünschen[2]).

„Die zweite Vorlesung[3]) sollen sie beginnen innerhalb der Fastenzeit und vor den statutenmässigen Osterferien zu Ende bringen. Und zwar soll ihr zweiter Cursus gehen über des Hippokrates Aphorismen mit dem Commentar des Galen."

Bekanntlich behandeln die 7 (6) Bücher Aphorismen des Hippokrates, das berühmteste aller medicinischen Werke, die je geschrieben sind, jetzt über zwei Tausend Jahre alt, die Lehre von der Diät, vom Einfluss der Jahreszeiten und Lebensalter, von den Ausleerungen, den Fiebern, von den örtlichen Krankheiten, von den Wirkungen der Wärme und Kälte besonders in den chirurgischen Krankheiten u. s. w.[4]).

„3) Desgleichen sollen sie zu derselben Zeit im zweiten Jahre als ersten Cursus lesen Galen's de differentiis febrium mit dem Apparat; als zweiten die Bücher von der Nützlichkeit der kleinen Körpertheile oder von den Eingeweiden (de interioribus)."

Mir scheint das Werk de utilitate particularium nichts anderes zu sein als Galen's Hauptwerk *περὶ χρείας τῶν ἐν ἀνθρώπου σώματι μορίων*, das man gewöhnlich nennt De usu partium corporis humani L. XVII, ein Werk, das Jac. Sylvius, Vesal, Servet, Colombo, Cesalpin und Harvey fleissig citiren.

„Doch soll es der Facultät frei stehen, je nach dem Nutzen der Zuhörer und der Baccalaureen auch andere Bücher und zu anderen Zeiten lesen zu lassen (instituere)." Gemeint sind natür-

[1]) Es gab liber ordinarie legentium für die Doctoren und liber extraordinarie legentium für Licentiaten und Baccalaureen.

[2]) Joannitii Isagoge ad artem parvam Galeni, Lips. 1497 sq. — Argent. 1534 sq.

[3]) Der doctor proprius blieb verantwortlich.

[4]) Haeser, Gesch. d. Medicin. II. Aufl. S. 45. cf. III. Aufl.

lich andere altbewährte Lehrbücher[1]). Denn jede Disciplin hatte ihr festes Lehrbuch, mit dem sie stand und fiel. Ein neues Lehrbuch einführen in einer medicinischen Disciplin machte soviel Rumor, wie in der Kirche etwa die Einführung eines neuen Gesangbuches.

„4) Desgleichen sollen sie allen Acten der Facultät und allen gemeinsamen Versammlungen der ganzen Universität beiwohnen, bei Strafe von zwei sous (solidorum) gegen die Börse der Delinquenten."

„5) Desgleichen sollen sie gehalten sein, ihrem eigenen Doctor (proprio)[2]) jeden Monat einmal, falls es ihnen der Decan und die Facultät aufgiebt: wenigstens aber zwei Mal im Jahre, dass eine Mal zur Zeit der ersten, das andere Mal zur Zeit der zweiten Vorlesung Rede zu stehen. Und zwar sollen sie im ersten Jahre (jedes Mal) eine theoretische Frage zu beantworten haben. Und der erste Act soll quodlibetaria[3]) heissen, der zweite parva cardinalis."

Der Titel rührt daher, dass in der quodlibetaria der baccalaureus eine beliebige kleine Thesis seines Doctors zu vertheidigen hatte; in der cardinalis dagegen eine Hauptthesis.

„6) Desgleichen im zweiten Jahre soll die magna quodlibetaria vor Weihnachten, und die letzte Prüfung, die magna cardinalis gegen Pfingsten abgehalten werden."

„7) Sollte aber schon bei irgend einem allgemeinen Act der Baccalaureus auf eine Frage geantwortet (d. h. eine These vertheidigt) haben, so soll er nicht gehalten sein, die parva quodlibetaria zu machen."

„8) Desgleichen sollen die erste quodlibetaria und die erste cardinalis es mit einer theoretischen Frage zu thun haben, die zweite quodlibetaria aber und die zweite cardinalis soll aus zwei Fragen mit ihren Schlussfolgerungen und Correlarien bestehen, einer theoretischen und einer practischen. Und sollen die Argumente geliefert werden durch die Baccalaureen, die nach Einem

[1]) Welches diese sind, wird sich unten zeigen.

[2]) Dieser Doctor wurde ihnen von der Facultät bestimmt. Die Formel war die supplicationes aliquorum baccalaureorum, qui petebant habere magistros pro tentativa: quibus fuerunt assignati magistri nostri — folgen die Namen.

[3]) Bei der prima quodlibetaria wurden alljährlich (zu Paris und wohl überall) durch den Pedell die nomina et cognomina doctorum regentium mitgetheilt.

bestimmten Heilmittel; darauf durch die Licentiaten, die nach Autorität und Vernunft; und zuletzt durch die Doctoren, die nach zwei Heilmitteln fragen sollen [1])."

„9) Desgleichen soll am Ende jeder Quodlibet's- und Cardinalsprüfung der Examinand (respondens) den Doctoren und allen Assistirenden Wein und Confect (species) geben.

„10) Desgleichen soll kein baccalaureus zum Grade eines Licentiaten zugelassen werden, der nicht vorher vier Vorlesungen in dieser Universität oder einer anderen berühmten (famosa) zu Ende geführt (perfecerit) oder doch andere dem entsprechende Thaten ausgeübt oder verrichtet hätte. Und soll das Urtheil darüber der Facultät zustehen nach ihrer freien Ueberzeugung."

„11) Desgleichen sollen sie in ihren Acten antworten bescheiden mit einer Kappe [2]) bedeckt, wie es Sitte ist."

„12) Und sollte ein Student (scholasticus) oder baccalaureus in einem öffentlichen Act Rede gestanden haben unter einem Doctor und ihm in Folge dessen eine Prüfung oder eine quodlibetaria geschenkt worden sein, so soll er zum Frühstück der Doctoren vier Pinten von dem besten Weine (optimi) geben."

„13) Desgleichen soll jeder Licentiat seinem Doctor, unter dessen Leitung er seine Vorlesungen gehalten hat (proprio doctori, sub quo fecit cursus), ein Goldstück geben, dem Decan aber eins von Amtswegen und fünf pro bursis factis [3]), dazu jedem Doctor ein Pfund Zucker (sacchari) und jedem Mitglied (suppositis) der Facultät ein Paar Handschuhe (unum par chirothecarum). Er soll ein Frühstück geben den Doctoren der Facultät und dem Herrn Rector falls er beim Acte zugegen war, den Licentiaten und dienstthuenden Pedellen der Facultät. Den Baccalaureen aber soll er jedem zwei sous (solidos turonenses) geben [4])."

[1]) Et fient argumenta per baccalarios uno medio, authoritate et ratione deinde per licentiatos et tandem per doctores duobus mediis. Ich nehme auch hier medium = remedium, wie oben beim Baccalaureats-Examen.

[2]) Uebrigens waren selbst die Licentiatenkappen und Doctorhüte der Mode unterworfen. Thibault (dieses Archiv 1879. S. 302 fgd.) spottet im Trésor de la peste: En une année se portent des grans bonnetz et en l'autre des petis.

[3]) Hier wohl für die eingenommenen Collegiengelder.

[4]) Oefter kommen Rügen vor: multum fuerant reprehensi de negligentia, quare non solvebant bidello suas bursas.

Während nun aber der baccalaureus schwören musste, keine Praxis zu üben, so darf und soll der Licentiat praktisiren. Allein er muss schwören: 1) mit allen Kräften die Fremdlinge und unerlaubten Praktikanten zu verfolgen; 2) allen Kranken Rath zu geben (consulere) nach bestem Wissen und Gewissen und es (der Facultät) anzuzeigen, wo eine gefährliche Krankheit ist oder wo ein Auflösungsmittel[1]) (solutivum) angewandt werden muss, endlich bei seiner Praxis und Kur der Kranken keine Astrologie (divinationibus) anzuwenden[2]).

Den Statuten von Poitiers entsprechen in allen Hauptsachen die Statuten der anderen medicinischen Facultäten Frankreichs. Und als Hauptsache gilt da fast jedes Ding. Gewissermaassen ist Alles von Bedeutung; denn es ist so hergebracht. Und wer gegen das Hergebrachte verstösst, erscheint gottlos. In Paris z. B. wird 1538 ein baccalaureus geziemend (modeste) durch den Pedell verwarnt, dass er in Zukunft nicht wieder in den öffentlichen Versammlungen mit einer Kappe erscheine oder sich in die Disputationen mische. Hingegen wird am 4. Januar desselben Jahres[3]) Klage geführt über unsere Magister, dass sie in den Versammlungen der Universität und Facultät nicht mit der Kappe erschienen sind, wie sich doch gebührt (ut tenentur). Am 1. Februar ist sogar zur Kenntniss der Facultät gekommen, dass einige der Licentiaten, ihres Eides uneingedenk (sui juramenti immemores), ihre Vorlesungen ohne Kappe, in ihrer eigenen Wohnung gehalten haben; woraus der Verdacht (suspitio) entstanden ist, dass sie in ihren Vorlesungen unerlaubte Gegenstände behandeln." Dass die Kappen aller Facultäten verschieden waren und innerhalb jeder Facultät verschieden die Kappen der verschiedenen Grade, das hatte ebenfalls der Brauch geweiht (sicut antiquitatis solitum fuit). Doch wurde ein Verstoss gegen Brauch und Sitte nicht weniger von unten gerügt. Als z. B. zu Poitiers ein junger Docent von 19 Jahren mit irgend einer Formverletzung seine erste Vorlesung eröffnete, zogen seine Zuhörer,

[1]) Adustio et incisio sind dem Licentiaten verboten in Montpellier, siehe unten.

[2]) Dennoch wird Astrologie getrieben und vertheidigt. So z. B. die neu entdeckte Michaelis Villanovani (Serveti) Apologetica disceptatio pro astrologia, neu herausgegeben, Berlin bei H. R. Mecklenburg. 1880.

[3]) Französisches Staatsarchiv: MM. 248 (Reg. fac. theol.), a. 1537 a. P., d. h. vor Ostern, womit erst das neue Jahr begann.

meist älter wie er, ihre Degen — es war im Jahre 1510 — und stürzten auf ihren neuen Lehrer los, um ihn zu zwingen einem Gascogner[1]) Docenten das Katheder zu räumen. Der junge Mann aber blieb kaltblütig in seiner magistralen Festung und schleuderte die Nächst-Anstürmenden mit drei Riesenfolianten zu Boden, so dass die anderen Angreifer sich ergaben[2]).

Ueber ihre Zuhörer mussten auch die Baccalaureen und Licentiaten Listen führen und diese mit ihrer Namensunterschrift (sub signo manuali) bei der Falcultät einreichen. Denn auch die bei Baccalaureen und Licentiaten gehörten Vorlesungen wurden beim medicinischen Studium für voll gezählt. Jene standen ungefähr wie heute die Privatdocenten. Die Zahl der in jeder Facultät jährlich zu Promovirenden (numerus nominandorum) erregte daher oft bitteren, langjährigen Streit unter den Facultäten selbst. Die Einnahmen aus solchen Nominationen waren zum Theil elastisch, wie auch das Honorar für die Vorlesungen selbst. Nach den 1490 abgefassten, 1512 bestätigten Statuten der Universität Valence durften die ordentlichen Professoren (docteurs régents) von jedem ihrer Schüler sich als Gratification 1 Florin bezahlen lassen; falls aber ihre Schüler reich sind, sollen sie zwei Florin fordern (exiger)[3]).

Am einträglichsten war ja das Doctorexamen, auch die Mahlzeit die reichste. Es galt nicht immer als das schwerste. Bei der medicinischen Doctorprüfung in Paris treffe ich z. B. Fragen, wie diese: Estne Aurora Musis amica? Der praktische Arzt des Königs Franz I. erhielt 1536, als er sich nachträglich zum Doctorexamen anschickte, ausser der eben genannten noch folgende zwei Fragen: als pastillaria (Pillenfrage) die, ob dem Magen der Weinsäufer (Vinosorum) Kohl (brassica) zuträglich ist? Und als ein Beispiel aus der Therapie (exemplum de resumpta): ob ein häufiger Gebrauch von Klystiren den Nierenkranken (nephriticis) zuträglich

[1]) In Poitiers werden vier nationes aufgezählt, deren Pedelle und procuratores bei der medicinischen Doctor-Promotion Geld bekommen, Aquitaniae, Franciae, Biturigae, Turonensis n. (Archiv. de Poitiers. Reg. D. 2 ad a. 1533).

[2]) Ep. Longolii ad Jo. Balen bei Boulmier, Vie de Dolet. 91. Hier ist es gerade ein Jurist; doch kommen solche Degenscenen in allen Facultäten vor, ja sogar bei der Rectorwahl.

[3]) Nadal, Hist. de l'université de Valence. 1861. p. 34.

und ob den an Dysenterie Leidenden Rhabarber nützlich sei[1])? Die Stimmung der Facultät that da sehr viel. Hätte man dem anderen Königlichen Leibarzt Maitre Jehan Thibault die Prüfung so leicht gemacht, wie dem Jean le Moiette, brauchte jener nicht, um der Doctorprüfung zu entgehen, so viel Jahre in Angst und Verfolgung zu leben und sich von Prozess zu Prozess zu stürzen. Aber le Moiette war der Facultät ungefährlich, Thibault heilte die Pest, die kein Doctor regens heilen konnte. Ueberdies war le Moiette orthodox, während Thibault im Ruf der Ketzerei stand.

Doch auch darin wechselte die Stimmung. Zwischen 1568—1581 z. B. schreibt der Rector zu Poitiers hinten in das Facultätsregister:

Les médecins hayent les hommes saints,
Car rien par eulx ne leur est présanté,
Et croy aussi quilz veulent mal aux sainctz,
Car au lieux deulz ilz rendent la santé[2]).

Allerdings ist der religiöse ziemlich der einzige Wechsel in der Gesinnung einer medicinischen Facultät jener Zeiten[3]).

Wie conservativ man unter den Jüngern des Aesculap im Allgemeinen war, davon ist das eclatanste Beispiel Montpellier, die berühmteste und vielleicht älteste[4]) aller medicinischen Facultäten Frankreichs.

Dort gelten noch zu Rabelais, Vesal's und Paré's Zeit die päbstlich bestätigten Statuten vom Jahre 1340[5]).

Es ist interessant, sie mit denen von Poitiers aus dem Jahre 1533 zu vergleichen, um einen tieferen Einblick zu gewinnen in den medicinischen Studiengang jener Zeiten.

Zunächst wird (fol. 19 sq.) ein Verzeichniss derjenigen Bücher gegeben, welche die Magister lesen dürfen oder vielmehr lesen sollen. Dem ersten Magister wird eine dreifache Wahl gestellt:

[1]) Commentar. facult. medic. Paris in der Bibliothèque de l'école de médecine de Paris (M. S.).

[2]) Registres des Actes de la faculté de médecine de Poitiers (M. S.).

[3]) Auch in Paris kamen solche Strömungen vor, z. B. unter dem Rector Nic. Cop 1533; zu Montpellier war um 1559 Rondelet das Haupt der Protestanten.

[4]) In der sog. Bulle des Conrardus Portueñ und St. Rufin des Bischofs, apostolicae sedis legatus, vom Jahre 1220, 16 Cal. Sept. wird schon von der berühmten medicinischen Schule von Montpellier und ihren Celebritäten (diversis mundi partibus) gesprochen.

[5]) Privilèges et statuts de la faculté de médecine de Montpellier (M. S.).

Avicenna, Johannicius und cursorisch des Hippocrates prognostica (προγνώσεις κώακαι) — eine vorhippokratische Zusammenstellung alles Wichtigsten aus der Heilkunde durch die Koïsche Schule. Ein anderer Magister soll lesen des Hippokrates Aphorismen, ein anderer die τέχνη (ars medica oder ars parva) des Galen, eine kurze Zusammenfassung seines ganzen Systems; ein anderer (des Hippokrates) de regimine acutorum [1]), ein anderer (des Galen) de morbo et accidenti [2]), ein anderer de differentiis febrium, ein anderer de interioribus [3]) ein anderer de ingenio sanitatis [4]), ein anderer de alimentis et elementis, ein anderer de virtutibus [5]) naturalibus, ein anderer de spermate et mala diversa — eine eigenthümliche Zusammenstellung —, ein anderer de regimine sanitatis [6]), ein anderer de junamentis (= juncturis) membrorum sive [7]) de utilitate particularum (= de usu partium).

Bekanntlich wurden im Mittelalter des Avicenna Schriften wegen besseren Styl's, grösserer Klarheit, tieferer Philosophie und systematischerer Abrundung — ähnlich noch Julius Cäsar Scaliger — den Schriften seines Meisters Galen vorgezogen. Auch ging man da, wo die Araber von dem wohl verstandenen Galen abwichen, meist und gern auf die Sonderpraxis der Araber ein. Deshalb kann es uns nicht überraschen, dass der Schluss der empfohlenen Kurse in Montpellier a. 1340 sich mit Avicenna, Rhases, Almansor und Mesue beschäftigt. Hätte man im Mittelalter die Araber nicht gehabt, von Hippokrates, Galen, Celsus hätte man kaum etwas erfahren.

„Von Avicenna, sagen die Statuten soll jeder fen des ersten Canon für einen Cursus gelten" — sein Canon medicinae theilte sich in 5 Bücher, jedes Buch in Funûn, Fen, Tractatus, Summa, Caput [8]) — „die allgemeinen Regeln des zweiten Canon für ein Cursus, jeder fen des vierten Canon für ein Cursus, de viribus cordis für

[1]) Περὶ διαίτης ὀξέων, de ratione victus in acutis.
[2]) Ist wohl Galen's περὶ συμπτωμάτων διαφορᾶς, de symptomatum differentiis.
[3]) ? = de usu partium.
[4]) ὑγιεινῶν λόγοι, de sanitate tuenda.
[5]) Das Manuscript hat viel Druckfehler, wie hier virtitutibus, so oben Articella, quemlibet statt quaelibet, tegni statt tekne.
[6]) Περὶ εὐεξίας? (de bono habitu).
[7]) Oder, was dasselbe sagen will.
[8]) Haeser, Gesch. d. Medicin. II. Aufl. 237.

ein Cursus, das antidotarium des Mesue (jun.)[1]) für ein Cursus, die Practica des Mesue für ein Cursus, jeder Fen des dritten Canon (des Avicenna) für ein Cursus, das neunte Buch des Rhazes ad Almansorem (die Pathologie enthaltend), die canones universales des Mesue[2]) für ein Cursus."

Wenn ein Nichtkenner der Medicin sämmtliche obengedachte Bücher unter Vergleich des menschlichen Lebens und seiner Krankheitserscheinungen aufmerksam und mit gutem Willen durchstudirt, so wird er zweifelsohne für die Heilung seiner Mitmenschen mehr Nutzen bringen, als wenn heute ein Mediciner im Vollbewusstsein, auf der Höhe der Bildung zu stehen, das Studium aller Bücher aufgeben und sich sonnen wollte im Lichte seiner eigenen Weisheit, wie sie ihm wiederstrahlt aus dem vor ihm aufgeschlagenen Buche der Natur. Selbstgenügsamkeit ist immer ein Zeichen der erstarrten Liebe, ein Anfang der Impotenz, wenn nicht schon ein Symptom davon. Ob eines der angestaunten Werke der jetzigen Koryphäen die Langlebigkeit der Werke des Mesue, Rhazes, Avicenna, haben wird, muss erst die Zukunft lehren.

Für die Curse der Baccalaureen wurde in Montpellier a. 1340 ganz ähnlich gesorgt wie für die Curse der Magister, nur dass hier alles nach je drei Cursen gruppirt wird[3]).

Wie sehr diese Bücher aus der Praxis corrigirt wurden und die Praxis mit ihren immer neuen Entdeckungen und Experimenten eine Macht blieb auch der heiligsten Tradition gegenüber, erhellt u. a. aus den in die Statuten der medicinischen Facultät von Montpellier aufgenommenen Bullen der Päbste Clemens IV. (1265—1268) und Clemens V. (1305—1314) contra illicite practicantes[4]).

Jedes Buch, was nicht vom Pabst empfohlen war, galt als ketze-

[1]) Ben Ahmed, im M. S. abgekürzt: Am^e.

[2]) Welche Schrift soll das sein? Sie scheint heute verloren.

[3]) Isagoge Johannicii, aphorismi pronosticorum, de regimine (regimenti verschrieben) acutorum sollen als drei gelten; Johannicius mit der τέχνη als drei; libri de morbo, de differentiis febrium und (de geschrieben) mala diversa als drei; die Aphorismen, de pulsibus des Philaret (= Theophilus um 620 n. Chr.) und des Aegidius (Giles von Corbeil um 1180) de urinis (in Hexametern!) als drei. So Fol. 20a Statuta fac. med. Montispessulan.

[4]) Die Menschen dürfen nur sterben par ordre du médecin, nur gesund werden par orde du médecin. Curirt jemand nach seiner eigenen Erfahrung, unbekümmert um die Mode der Facultäten, so ist er illicite practicans.

risch. Wir haben es deshalb auch als ein Symbol der Freiheit zu begrüssen, dass Pabst Clemens IV. im vierten Jahre seines Pontificats, also 1268, die Liste der als Anleitung zum medicinischen Studium lesbaren Bücher erweiterte, indem er, auf Anrathen des berühmten Magister Arnaldi de Villanova[1]), den Baccalaureen empfiehlt, mit den üblichen Commentarien zu lesen Galen's Bücher von den Complexionen und von der Gefährlichkeit gewisser Complexionen, von der einfachen Medicin, von der Krankheit und ihren Zufällen, von der Krisis und den kritischen Tagen, vom Geist der Gesundheit; auch des Avicenna, des Rufus — nicht der Rufus von Ephesus, 100 n. Chr. ist hier gemeint, sondern Jordanus Rufus Kaiser Friedrich II. Leibarzt —, des Constantin (Aegyptius genannt, im 13. saec.) und des Isaac (Judaeus c. 900) einschlägige Schriften ausserdem aber zwei commentirte Schriften und eine nicht commentirte Schrift, nehmlich die τέχη — tegni heisst es immer im Manuscript — und des Hippokrates Prognostik oder Aphorismen bis zum fünften Buch und sein Buch von der Diät bei acuten Krankheiten[2]), dazu Johannicius oder Isaac (Judaeus) von den Fiebern; oder aber (Galen's) Antidoton, von der Krankheit und ihren Zufällen, von dem Geist der Krankheit bis zum achten Theile des Buches."

Pabst Clemens V. hat wieder andere Lieblinge, die er in den Vordergrund stellt. Er schliesst ja die Alten nicht aus. Auch er gestattet den Baccalaureen die üblichen Bücher des Hippokrates und Galen zu lesen. Besonders aber empfiehlt er unter den Schriften des Hippokrates die Aphorismen, die Prognose, von der Diät bei den acuten Krankheiten, und was sonst den Leser in uno (doch wohl cursu) integro ordinario erhalten kann. Unter Galen's Büchern aber empfiehlt er, als besonders geeignet, diejenigen von den Temperamenten, von den natürlichen Eigenschaften, von der Verschiedenheit der Fieber, die „Kunst", von der Verschiedenheit der Krankheiten, von ihren Ursachen, von den Symptomen und — heisst es — die anderen Bücher Galen's[3]).

[1]) Seine Tendenz war, magis vera experimenta habere, quam semper universalibus incumbere. Er drückte der Schule von Montpellier ihren Charakter auf. Siehe Haeser, Gesch. d. Medicin. II. Aufl. 318 sqq.

[2]) Man übersetzte damals περὶ διαίτης ὀξέων de regimine acutorum. Die Handschrift hat auch hier wieder regimenti.

[3]) Privileges et statuts fol. 44a in den Archives de la faculté de méd. de Montpellier.

Man würde ja nun sehr unrecht thun, wollte man sich die medicinischen Studenten des Mittelalters oder auch des 16. Jahrhunderts vergraben denken hinter einem Wall von trockenen alten Folianten. Das französische Studentenleben[1]) auch in der medicinischen Facultät war so lustig, wie später je, am lustigsten bei den Promotionen. So viel Unfug, Bestechung und Betrügereien (errores perjuria, immensesque fraudes) wurden dabei getrieben, so viel Siegel gefälscht und Namen nachgemacht, so viel Testirbogen umgeschrieben und verborgt, dass am 5. April 1526 die medicinische Facultät von Montpellier beschloss[2]) alle Universitäten Frankreichs[3]) bei der Anrechnung der Studienjahre zum Baccalaureatsexamen auszuschliessen (exclusimus), weil sie der rechten Ordnung und Einübung im medicinischen Studium entbehren (cum hoc exercitio careant), mit alleiniger Ausnahme der Pariser Universität, in qua exercitium sufficiens invenitur[4]). Doch auch die von Paris herüberkommen, sollen geprüft werden zunächst in der Logik und Physik; darauf seitens der procuratores in den Sätzen, welche die von den Pariser Doctoren öffentlich gelesenen und ausgelegten Bücher enthalten[5]). Und erst wenn die Scholaren in dem allen genügten, sollen sie die Testirbogen (literas testimoniales sui studii) den Procuratoren der Facultät übergeben. Dann erst können ihnen die Pariser Studienjahre zum Baccalaureatsexamen angerechnet werden. Dabei darf sich Montpellier selber nicht weiss brennen wollen[6]).

[1]) In Paris beschreibt es Rabelais aus eigener Erfahrung: laisser peres et meres, renoncer a la police commune, soy emenciper des edictz de leur roy, vivre en liberté soubterraine, mespriser ung chascun, de tous se mocquer, et, prenant le beau et joyeulx petit beguin d'innocence poeticque, soy tous rendre farfadetz (Kobolde) gentilz (Oeuvr. 415). — Die Stadt und Umgegend war in Gefahr vor dem wüsten Treiben der Studenten (Archiv. de Paris, Conseil X., 1541 : ad 13. Juni 1538). — In Toulouse steckten sie die Hörsäle missliebiger Docenten in Brand u. dgl. m.

[2]) l. c. Fol. 99 sq.

[3]) Also Poitiers, Orléans, Toulouse, Angers, Bourges, Lyon, Avignon, Valence etc.

[4]) Auf anderen Universitäten hatte die medicinische Facultät zum Theil auch eine kümmerliche Stellung. In Poitiers z. B. war die medicinische Facultät ein Theil der theologischen und hatte kein Stimmrecht (droit de suffrage) noch Mitberathungsrecht (voix délibérative). Erst 1611, 20. Juni, geschieht die séparation des médecins davec les théologiens: Com. fac. med. Pictav.

[5]) Man tauschte also zwischen Montpellier und Paris Vorlesungs-Cataloge aus.

[6]) Auch in den anderen Facultäten stand es nicht besser. Auf der weltberühmten

So arg wurden die Missbräuche, dass von Zeit zu Zeit immer wieder die königlichen Behörden einschreiten mussten.

Am 30. September 1517 z. B. befiehlt König Franz I. allen Unfug bei den Promotionen, sei es durch Bestechung und Begünstigung sei es anderswie, ohne dass Wissenschaft, Genüge oder überhaupt ein Examen vorhanden ist, auch die unmässigen Geldforderungen — z. B. seitens des abbas, beim fröhlichen Einzug oder Benjamin u. dgl. m. abzustellen [1]).

Solche Abstellungen geschahen immer „auf ewige Zeiten", hielten aber nicht lange aus.

Am 25. Mai 1527 wurde durch ein neues Statut der Universität Montpellier auf ewige Zeiten der Abt und seine Räthe abgeschafft. Was studirt werden soll, das erfährt man sogleich, wenn es auch nicht studirt wird. Was von Missbräuchen abgeschafft werden soll, erfährt man, nachdem es schon Jahrhunderte geherrscht hat, erst in der Stunde, wo man es abzuschaffen beschliesst. Es war nehmlich Sitte (coustume), heisst es nun in den Facultätsacten von Montpellier, alljährlich einen Abt (abbé) zu wählen, durch den mehrfacher Raub, Uneinigkeiten, Schlägereien und Beschimpfungen den Mitgliedern (suppostz) der Universität auferlegt wurden. Dieser Abt erpresste nehmlich unrechtmässiger und ungerechter Weise von den neuen Ankömmlingen Gelder, mochten sie wollen oder nicht. Dazu verleitete er sie zu Ausschweifungen. Denn er führte die Schüler in Streitigkeiten und nöthigte sie unerlaubte und ehrrührige Dinge zu thun. Dazu musste jedweder, der in der Medicin nicht Gelbschnabel bleiben wollte, einen Sprung thun, bei dem sich manche Schaden thaten, die unnöthigen Ausgaben nicht gerechnet. Und bei dem Abte waren gewisse Rathsherren, die sich unter einander verstanden und das Geld der Universität vergeudeten mit Festgelagen und unrechten Ausgaben. Und diese Unverschämtheiten gingen so weit, dass weder die Doctoren lesen noch die Scholaren aus den Vorlesungen Nutzen ziehen konnten auf der schiefen Ebene und bei der liderlichen Wirthschaft eines derartigen Lebens. Darum wird der Abt und seine Räthe abgeschafft, und verboten, dass irgendwer

Rechtsschule in Toulouse z. B., hat 1515 das Parlament klagen gehört, aucuns desdits régens ont exposé leurs chayres et régences vénales (Statuta univ. Tholosan. M. S.).

[1]) Archiv. de la faculté de méd. de Montpellier. L. II.

auf irgend eine Weise von den neu angekommenen Studenten Geld nehmen soll mit Ausnahme des Einen Thalers, der Brauch ist nach den alten Statuten. Ja, selbst wenn ein Baccalaureus seine erste Vorlesung beginnt, soll er nicht gezwungen sein, ein Festgelage zu geben, es sei denn ganz nach seinem Vermögen."

Diese Sitten-Reformation gefiel dem König Franz so wohl, dass er ein Edict gab, in seinem Reiche dürfe niemand die Medicin ausüben, der nicht mit dem Titel eines Doctor von Paris oder Montpellier geschmückt oder doch von einer dieser beiden Universitäten geprüft sei[1]). Wer da weiss, was unter Franz I. die freien Parlamente sich haben gefallen lassen müssen, nur der kann solche schmachvolle Monopolisirung der Wissenschaft begreifen.

Doch man könnte nun vermuthen, mit dem Sturz der alten Sitten sei auch die alte Studienordnung zusammengebrochen. Dass dem nicht so war, ersehen wir aus dem Catalog der ordentlichen Professoren[2]).

Am 24. September 1541 um 1 Uhr Nachmittags versammeln sich wieder, wie in der Urzeit, die Herren Doctoren der medicinischen Facultät von Montpellier im Tempel des heiligen Firminus in der Kapelle der Dreieinigkeit[3]) behufs Wahl der durch die Ordinarien in diesem Jahre vorzulesenden Bücher, Wahl der Procuratoren und der Vertheilung der Schlüssel. Und es wählte Herr Corandus, als ältester Magister[4]) zu seiner Hauptvorlesung (pro suo ordinario), den ersten Theil des vierten Buchs des Avicenna,

[1]) Edictum apud nos in archivio depositum est, heisst es 1538, 2. Dec. in den Com. fac. med. Paris, als supplicavit quidam doctor ut decebat Pictaviensis (Poitiers), Trecis habitans, pro approbatione suae doctrinae in medicinae facultate.

[2]) Liber ordinarie legentium in fac. med. Montispessul. Es beginnt 1479 und geht bis 1547.

[3]) Das Registre des Actes de l'Ecole de méd. de Montpellier, in welches alle Promotionen zu den Würden eines Baccalaureus, Licentiaten und Doctor Oct. 1523 bis 20. April 1559 eingetragen sind, beginnt auch mit den Worten: In hoc libro continente etc. ... Et in his actibus dirigat nos pater, filius et spiritus sanctus. Amen. Jeder Promovirte hat hier mit eigener Hand eingeschrieben. — Parallel damit für die Jahre 1526—1535 geht das Rechnungsbuch: liber procuratoris studiosorum. Auch die anatomischen Ausgaben spielen darin eine Rolle.

[4]) Zugleich Decan. Denn decanatus debetur antiquiori regenti (Archiv. de Poitiers. Reg. D. 2 ad a. 1533).

der von den Fiebern handelt; und es wählte Herr Jacobus Staphesius, als jüngster Magister, zu seinem Cursus die Bücher von den Krisen; und es nahm Herr Petrus Laurentius als nächstältester Magister zu seiner Hauptvorlesung das Buch von der menschlichen Natur und Galen's Buch von den Temperamenten; und es empfing Johannes Boccacio als nächstjüngster Magister die Darlegung der Aphorismen des Hippokrates als seine Hauptvorlesung; und Joh. Schüron, der Kanzler (chanselarius)[1]) empfing die Bücher des Galen über das Vermögen der einfachen Medicamente als Hauptvorlesung; und Herr Rondelet[2]) empfing das Buch Galen's von der besten Secte an Trasybul; und der ehrwürdige Herr (reverendus dominus) Anthonius Saporta empfing des Galen Bücher von der Verschiedenheit der Fieber; und Herr Anthonius Griffius empfing des Galen Bücher von den afficirten Stellen als Hauptvorlesung. Dann wurden die Herrn Procuratoren des gegenwärtigen Jahres gewählt, nehmlich Herr Petrus Laurentius als Senior und Herr Anthonius Griffus. Die Schlüsselwächter aber (custodes clavium) sollen sein der Herr Kanzler, der einen Schlüssel haben soll, und der Herr Decan, ferner der älteste Procurator und der jüngste Doctor[3]).

Wie sich's unter diesen Herren studirte, erfahren wir aus dem Leben des unsterblichen François Rabelais, des geistigen Vaters von Molière und Lafontaine.

Rabelais war 42 Jahre alt, als er in Montpellier anfing, Medicin zu studiren. Bejahrte Studenten waren damals in allen Facultäten ausserordentlich häufig, zum Theil gewiss deshalb, weil die bursa, das für Studenten ausgesetzte Stipendium, sehr leicht zu erlangen und zum Theil einträglicher, als die bursa eines Magisters, war. Sonst würde nicht in den damaligen Parlamentsacten der Fall so häufig vorkommen, dass ein promovirter Doctor und Magister den Rechtsanspruch erhebt, in diesem oder jenem reichen Stifte als Student eingeschrieben zu bleiben.

[1]) Der Decan allein darf praesentare licentiandos domino Cancellario et conferre doctoratus insignia (l. c.).

[2]) Er hatte einen solchen wissenschaftlichen Eifer, dass er selber öffentlich die Anatomie demonstrirte bei der Section seines ältesten Sohnes. Rondelet war der Gründer des ersten anatomischen Amphitheaters in Europa.

[3]) Privileg. et statuts fol. 108 sq. Statutum univ. Montpl.

Jeder Student musste bei seiner Immatriculation sich unter den Professoren seiner Facultät einen „Vater“ erwählt haben. Eingezeichnet auf das Pergament der Immatriculationsacten von Montpellier, von Rabelais' eigener Hand, treffen wir die Worte: „Ich François Rabelais von Chinon, Diöcese von Tour — das Kirchspiel und Bisthum musste jeder Student angeben — habe hier gelandet (adpuli), um Medicin zu studiren und mir zum Vater erwählt (delegi mihi in patrem) den ausgezeichneten Herrn Joh. Schyron (Scuronem), Doctor regens in dieser fruchtbaren Pflanzschule alles Wissens. Ich verspreche aber, Alles zu beobachten, was in der gedachten medicinischen Facultät festgesetzt wird und von denen beobachtet zu werden pflegt, welche in gutem Glauben ihren Namen gegeben haben, nachdem ich, wie es Sitte ist, den Eid geleistet habe, und habe ich mit eigener Hand meinen Namen unterschrieben am 16. September im Jahre des Herrn 1530. Rabelaesus.“ Schon nach anderthalb Monat findet man in den Universitätsacten von Montpellier ihn eingeschrieben (1. November 1530) als promotus ad gradum baccalaureatus unter demselben Mag. Jean Schyron, der hier Reverendus artium et medicinae professor heisst. Solche beschleunigte Promotionen waren ja wohl vorgesehen in den Statuten. Der Sage nach hat Rabelais gleich am Tage seiner Ankunft in Montpellier[1]) in eine Disputation über die Kraft der Pflanzen mit solchem Erfolg ex corona eingegriffen, dass man ihm die Studienzeit und einen Theil des Examens erliess. Vor einem zahlreichen Auditorium las Rabelais die Aphorismen des Hippokrates und die Ars parva Galeni. Ja so sehr stand dieser modernste aller Franzosen in der uralten Tradition von Montpellier, dass sein bestes medicinisches Werk eine neue Ausgabe einiger Bücher des Hippokrates und Galen war[2]). Nach absolvirtem Baccalaureat fand in Montpellier eine Ceremonie statt, die man bis Ende des vorigen Jahrhunderts noch mit dem Namen des Rabelais bezeichnet hat, bei der aber Rabelais sicher nicht der Erfinder[3]), sondern nur der geduldige Träger war. Die Ceremonie war folgende: Nach

[1]) Jedenfalls erst nach der Immatriculation und nicht wie es im Bericht des bibliophile Jacob heisst (Oeuvr. de Rabelais p. XII) den Tag vorher.

[2]) Ex fide vetustissimi codicis (graeci). Hier (Lugdun. bei Gryph. 1532 in 16°) heisst Rabelais schon medicus omnibus numeris absolutissimus.

[3]) Gegen bibliophile Jacob l. c. p. XIII sq.

dem Act der Prüfung selbst traten die Professoren in das Conclave, um zu berathen. Dann stand der Kanzler — hier also Rabelais' pater — oder, falls er verhindert war, der Decan auf, befahl dem Candidaten heranzutreten und sagte ihm mit lauter Stimme: „Zieh den Purpur an, besteige das Katheder und sage Dank, denen Du ihn schuldig bist" (Indue purpuram, conscende cathedram et grates age quibus debes). Bald stieg der Baccalaureus wieder vom Katheder herab. Am Fuss desselben empfing er die Glückwünsche seiner Examinatoren. Darauf durchschritt er den Saal des Actus, um im Conclave mit den Professoren die Mahlzeit zu halten. Auf dem Wege aber lauerten ihm seine früheren Mitschüler auf, um mit Faustschlägen sein Baccalaureat zu bestätigen[1]). Zur Nachfeier hatte Rabelais eine Comödie gedichtet (Morale comédie de celui qui avait épousé une femme mute)[2]). Sie wurde von seinen Commilitonen aufgeführt[3]). Und Rabelais berichtet, nie im Leben habe er so herzlich gelacht. Als Nachcur für die Mahlzeit wusste er einen kleinen Seefisch vom Strande von Langued'oc, den Picarel, so vortrefflich medicinisch zu behandeln, dass dieser Fisch als Heilmittel (garum) von Etienne Dolet und Clément Marot, seinen Freunden, besungen und unter den besten Purgirmitteln[4]) weiter geführt wurde. Noch als Baccalaureus wurde Rabelais seitens der Facultät an den Kanzler Duprat nach Paris abgesandt, welcher das Collège de la Gironne confisciren wollte und noch andere Privilegien der medicinischen Facultät gefährdete. Die Comödie, durch die er des Kanzlers Audienz erlangte, soll eben dieselbe sein, die er so unübertrefflich in seinem Panurge darstellt[5]). Jedenfalls gelang es seinem geistreich listigen Wesen beim verstimmten Kanzler alle Wünsche der Facultät durchzusetzen. Der rothe Chorrock mit weiten Aermeln und sammtnen Kragen, in dem der junge Baccalaureus die glückliche Gesandtschaft durchführte, diente allen seinen Nachfolgern im Baccalaureat an ihrem Ehrentage. Da nun aber jeder ein Stück von diesem Rock abriss, um es als glückbringende

[1]) Astruc, Mém. pour servir à l'hist. de la fac. de méd. de Mtplr. p. 329. 331. cf. Oeuvr. de Rabelais. XIV.

[2]) Molière hat diese Stumme benutzt in seinem Médecin malgré lui.

[3]) Darunter Antoine Laporta, Jean Quentin, Guill. Rondelet.

[4]) Nulla alvum poterunt solvere commodius.

[5]) Pantagruel II. c. IX.

Reliquie zu tragen — vielleicht auch unfreiwillig um der Begrüssung durch Faustschläge schneller zu entrinnen — so wurde das Ornat so kurz, dass es Anfang des 17. Jahrhunderts nur noch bis zum Gürtel der Recipienden reichte, und 1610 die Facultät sich genöthigt sah, den Rock, wie noch einmal 1720, völlig zu erneuern. Wann und wo Rabelais Licentiat der Medicin wurde ist nicht bekannt. Jedenfalls practicirte er 1532 in Lyon und anderswo, wie es bei leichten Krankheiten dem Licentiaten zustand. Möglicherweise wurde ihm wegen der Trefflichkeit der medicinischen Werke, die er herausgab[1]), die förmliche Licentiatenprüfung erlassen. Mit dem Jahre 1534 wurde er, obwohl noch immer nicht Doctor, Leibarzt des Bischofs von Paris, Jean du Bellay, dann aber bei seiner Rückkehr aus Italien in Lyon (ubi sedes est studiorum meorum) zum Arzt am grossen Hospital ernannt (Sommer 1534). Als Jean du Bellay nach Lyon kam, trat auch Rabelais in seinen Dienst zurück. In seiner Supplicatio pro apostasia, zu der ihm sein hoher Gönner bei der neu eingetroffenen Wendung der kirchlichen Dinge rieth, versichert er dem Papst, für die Vergangenheit alle seine kirchlichen Sünden und Fehler zu bereuen, bat, wieder in sein Kloster (d. h. in fette auswärts verzehrte geistliche Pfründen) zurücktreten zu dürfen und versprach, in Zukunft überall die Arzneikunst auszuüben, aus Liebe zu seinen Mitmenschen und ohne alle Hoffnung auf Gewinn, auch ohne Feuer und Eisen brauchen zu wollen (citra adustionem et incisionem, ut praefertur de licentia sui superioris)[2]). Man sieht, officiell nimmt Rabelais durchaus die Stellung eines Licentiaten ein. Auffallend ist nur, dass in seinem Almanach auf das Jahr 1535[3]) er auf dem Titel als Docteur en médecine et médecin du grand hospital dudict Lyon erscheint. Mir scheint er diesen Doctortitel, falls er ihn nicht in Lyon gekauft, der Freigebigkeit seines Verlegers (Gryphius) zu verdanken. Denn, um dem Werke ihres Verlages besseren Absatz zu verschaffen, hängten die

[1]) T. IIdus der Epp. medic. des Jo. Manard von Ferrara, 3. Juni 1532; Hippocratis et Galeni libri aliquos. Id. Jul. 1532. — Vielleicht hat auch seine 1532 erschienene Chronique gargantuine mitgewirkt, von der, laut Vorrede des Pantagruel, in zwei Monaten mehr Exemplare verkauft wurden, als Bibeln in neun Jahren.

[2]) Dieses Bittgesuch ist abgedruckt Oeuvr. de Rabelais. XXXIII.

[3]) Oeuvr. XXIV ist verdruckt 1533, cf. XXIX und p. 574.

Buchhändler des 16. Jahrhunderts dem Namen ihrer Autoren gern den Titel illustrissimus, celeberrimus, praestantissimus, praeclarus an, und so auch wohl bald Magister, bald Doctor. Man hatte damals mit Fälschungen ein ganz eigenthümliches Gewissen[1]). — Am 17. Januar 1537 (1536 a. P.) erscheint endlich die ersehnte päpstliche Absolution und Wiederherstellung des armen „Apostaten"[2]) und bringt von päpstlichen Gnaden als Geschenk mit, am römischen Hofe und überall auf der Welt (in Romana curia et ubicunque locorum) für Rabelais die Licenz, unter Verantwortung seines Superior, ohne Feuer und Eisen, die Arzneikunst auszuüben, aus Frömmigkeit (pietatis intuitu) und ohne Hoffnung auf Gewinn oder Vortheil (sine spe lucri vel quaestus)[3]). Und warum sollte auch nicht Papst Paul III. einem baccalaureus medicinae die Licenz zur medicinischen Praxis „überall auf der Welt" verleihen, wenn doch der Papst ganze medicinische Facultäten in's Leben rufen, bestätigen, ihre Studien regeln, brandmarken, aufheben, kurz über das gesammte Universitätsleben frei verfügen konnte?

Ein gut Theil der freien Verfügung des Papstes über niedere und hohe Schulen war ja nun freilich Theorie. In Frankreich wenigstens regierte der König. Und wer nicht in Paris oder Montpellier doctorirt hatte, den schützte Franz I. nicht bei seinen Rechten.

Auch François Rabelais, der Schützling so vieler Bischöfe, glaubte Grund zu haben, sich der königlichen Verordnung zu fügen. Anfang März 1537 kehrte er nach Montpellier zurück und schon am 22. Mai 1537 bestand er in aller Form die medicinische Doctorprüfung unter Antonius Griphius, wie seine noch vorhandene Unterschrift beweist. Jetzt las er über die griechiche Prognostik des Hippokrates[4]). Und wie er in Lyon als Arzt am grossen Hospital die Leiche eines Verbrechers, der den Tag vorher gehängt

[1]) Auch Rabelais selber gab zwei moderne Fabrikate als uralte Urkunden heraus (ex reliquiis venerandae antiquitatis Sept. 1532). Nachdem sie gut verkauft waren, wüthet er gegen diejenigen, die ihn so arg betrogen hätten (Oeuvr. p. XVIII).

[2]) D. h. sein ungeschmälertes Anrecht auf Pfründen, die ihm sonst übertragen werden könnten und auch bald wieder übertragen wurden.

[3]) Oeuvr. p. XXXVI.

[4]) Quem graece interpretatus est.

worden war, secirt und daran den inneren Bau des menschlichen Körpers in feierlicher Sitzung dargelegt hatte, so hielt er auch in Montpellier einen anatomischen Cursus. Sein Superior, und das ist hier wieder D. Schyron, erhält aus Rabelais' Einnahmen bei diesem Cursus eine bestimmte Summe, wovon er — doch gewiss vorschriftsmässig — ein Goldstück (aureum unum) an den Procurator in die Facultätskasse ausgezahlt hat[1]). Es war das im Jahre 1538. Nachher wird François Rabelais in den gleichzeitigen Facultätsacten nicht wieder erwähnt.

Da bei der Anleitung zum medicinischen Studium die Anatomie nirgend in den Vordergrund tritt, so könnte man vermuthen, in Montpellier, Paris, Poitiers u. s. w. habe man im Mittelalter von Anatomie nichts gehalten. Mit dieser Vermuthung würde man aber sehr irre gehen. Die Anatomie tritt nur darum nicht in den Vordergrund, weil sie als practischer Belag galt für die Richtigkeit der anatomischen Aussagen des Hippokrates, Galen, Avicenna, Mundinus. Kam bei einem Leichnam eine Abweichung von dem Dogma vor, so wurde diese Abweichung offen vorgezeigt, aber daraus die Consequenz gezogen, hier liege eine Seltsamkeit der Natur vor. Realdo Colombo berichtet uns, dass, was von den Schriften des Mundinus und Avicenna abwich, den Zuschauern als Monstrum naturae in illius individui fabrica vorgezeigt wurde, so dass sich, wie Colombo sagt, bei jeder einzelnen Leiche verschiedene Ungeheuerlichkeiten vorfanden[2]). Zum Theil aber lag dieser Missgriff an der Unrichtigkeit der Lesart des betreffenden Classikers. Wenigstens ist Laurentius Fuchs, Servet's Gegner in Tübingen, fest überzeugt, es gebe keinen anderen Grund, warum in der Anatomie so viel Missgriffe geschehen, als weil die früheren Jahrhunderte den griechischen Urtext der Classiker nicht besassen. Heute sei das anders, wo überall der guten Autoren Urtext wiederhergestellt worden sei[3]). Der Anatom führte durch das ganze Mittelalter den schönen Namen Historiae humanae interpres. Zu Montpellier datirt die Erlaubniss zu den öffentlichen Sectionen und der Cursus anatomicus, der gewöhnlich mit Galen's De usu par-

[1]) Astruc, Mém. de la Fac. de méd. de M. 322 sq. — cf. Oeuvr. XXXIX.
[2]) De re anatomica L. XV. p. 483 (ed. Frankf. 1593).
[3]) Paradox. III. 4. p. 158.

tium verbunden wurde, seit 1376[1]). Der Gehängte, den Rabelais in Lyon öffentlich secirte, wurde von seinem Freund Dolet, folgendermaassen in lateinischen Versen besungen:

Spectaculo lato expositus
Secor; medicus doctissimus planum facit
Quam pulchre et affabre ordineque
Fabricata corpus est hominis rerum Parens.
Sectum frequens circumspicit
Corona, miraturque molem corporis
Tanto artificio conditi[2]).

Für die Anatomie wurden nur die Verbrecherleichen bewilligt. Daher der anatomische Cursus kein regelmässiger sein konnte. War aber Mangel, so baten die Anatomen, wie Faloppia[3]) meldet, ihren Fürsten wohl um Verbrecher. Und die Anatomen brachten dann die Verbrecher „auf ihre Weise" d. h. durch Opium um und nahmen sogleich die Section vor. Doch ging das Alles nicht ohne eine gewisse Weihe vor sich.

Im Jahre 1530 z. B. wird in Montpellier ein Verbrecher gehängt. Der Procurator studentium, begleitet von einigen Baccalaureen und Scholaren, begiebt sich zum Praepositus marechalorum und bittet ihn um den Leichnam. Die Bitte wird gewährt. Nun wird die Glocke geläutet und die Studenten zusammengerufen. Beim introïtus theatri anatomici sind die Matriculati frei, extranei müssen zahlen. Darauf wird der interpres sectionis gewählt unter der Zahl der Professoren. Nach Vollendung der Section, welche der Chirurge (sector) vollzieht, — sector und interpres stehen immer bei einander — wird das Theatrum mit Weihrauch gereinigt[4]). In Montpellier war eine förmliche Jagd nach Leichnamen. Ich ersehe aus den alten Urkunden, dass man jene aus den Brunnen holte, wo gefallene Mädchen ihre Frucht verborgen hatten, und war

[1]) Haller, Bibl. anatom. I. 165. — In Wittenberg zergliederte 19. Juli 1526 Augustin Schurf einen menschlichen Kopf. Jedoch erst 1668 wurde durch kurfürstliche Verordnung festgestellt, dass alljährlich zwei Mal anatomische Präparate im Auditorium ausgeführt werden durften. Siehe Bernhard, Melanchthon. 62.

[2]) Carmina lat. IV. 18.

[3]) † 1562, Schüler des Vesal. Siehe K. Sprengel, III. 60.

[4]) Liber procuratoris studentium Montispessul. ad a. 1530.

der Raub gelungen, so kündigte campana ter pulsata den Sieg an. Das Hauptwerk bei der Section wie bei der ganzen Wundarznei fiel dem Barbier zu. An den medicinischen Professor Rondelet zu Montpellier schreibt Jean Canappe: Sie wollen wirklich mit diesen schönen behandschuhten Händen, mit diesen Fingern voller Ringe Wunden verbinden u. s. w. Lassen wir solche Practiken den Chirurgen und den Barbieren. Die Barbiere fürchteten nicht, ihre Hände zu besudeln, daher waren sie die gewiesenen Prosectoren, während der Professor vom Katheder aus die dem Publicum vorgezeigten Theile (demonstrare) erklärte[1]. Andreas Vesal war der erste, der sich selber mit Section und Demonstration befasste und seine Chirurgen bald an Geschicklichkeit übertraf, Ambr. Paré der erste, welcher die Chirurgie zur paritätischen Wissenschaft erhob. Indess einen Feind der Anatomie habe ich in all' den französischen Urkunden von 1340—1540 nicht gefunden. Auch steht, glaube ich, bis dahin, unter den bedeutenden Medicinern Paracelsus ganz allein, wenn er sagt: „Die Arzt, so die cadaverum anatomiam für sich nennen, sind nichts als unverständig Leut': denn sie giebt allein die Bein und des Bein's Nachbarn[2]".

Montpellier, mit seiner hippokratisch-anatomischen Richtung, die ihm durch Arnold von Villanueva aufgeprägt wurde, blieb noch bis in die Reformationszeit, wie durch's ganze Mittelalter, die medicinisch maassgebende unter den Hochschulen Frankreichs. Ueberall wurde das anerkannt. Und als 1544 in Paris der Cardinal von Lothringen das reiche Collegium Narbonnense stiftete, da verweist er diejenigen seiner Landsleute, die Medicin studiren wollen, ohne weiteres auf Montpellier: dort, mitten in der Provinz Narbonne, hätten sie jenen berühmten Umsatzplatz (famatum emporium) medicinischen Wissens, auf welchem man wegen der Freigebigkeit des Erdbodens (propter libertatem soli) mit den allergeringsten Kosten studiren kann[3].

So sehr war in der Anleitung zum medicinischen Studium das Festhalten am Althergebrachten allseitiges Bedürfniss und Empfehlung zugleich, dass, mochte auch König Franz I. die Pariser Universität vor allen andern zu heben suchen, in Paris, wo selbst der conservativste Decan Dr. Joh. Tagault, Guy de Chauliac's Nach-

[1]) Oeuvr. d'Ambr. Paré. CCXLI. CCXXXVIII.

[2]) I. 573. cf. Lessing, Paracelsus. 90.

[3]) Archiv. de l'ancienne univ. de Paris. Reg. 96.

beter, nicht umhin konnte, an den alten Autoritäten Kritik zu üben[1]), das medicinische Studium, trotz Dubois, Fernel, Winther von Andernach, Paré, Vesal und Servet, nicht zu der gewünschten Blüthe gelangen konnte. Nach Montpellier strömte Alles, weil man hier noch im Todesjahre Luther's auf's zäheste an der alten guten Tradition von 1340 hielt.

In der Continuität der Entwickelung und in der Pietät vor den hippokratischen Traditionen liegt ein ebenso grosser Segen, wie in dem unaufhaltsamen Fortschritt der Wissenschaft an der Hand des Experiments. Von 1340—1540 sündigte man, indem man öffentlich zuviel auf Autoritäten gab, obwohl man es privatim ausglich durch Studium der Natur, Experiment und offenes Auge für die Bedürfnisse des wechselnden Lebens. Heute sündigt man vielleicht, indem man den Einzelforscher von den Büchern und der Tradition der Jahrhunderte losreisst und ihn auf den Isolirschemel seiner eigenen kleinen und wenig zahlreichen Experimente stellt. Damals war man von der unübersteiglichen Höhe der medicinischen Wissenschaft so fest überzeugt, wie je ein Ehrenmann von einer Sache, die er selbst erlebt hat, überzeugt sein kann. Und man stand auf der gelehrten, altbewährten Höhe, die Eintragspraxis der Harnpropheten zu verachten, gegen die illicite practicantes päpstliche, königliche und Facultätsblitze zu schleudern und im Hippokrates, Galen[2]), Avicenna das Universum des Lebendigen auf Grund der erschöpfendsten Experimente der Jahrhunderte begriffen zu haben[3]). Heut zu Tage braucht der junge Mediciner von der Geschichte der Medicin nur allenfalls die Zeit nach Harvey zu wissen. Was früher ist, das scheint vom Uebel.

[1]) De purgantib. medicament. 1537 z. B. sagt er, an die canones des Mesue habe er sich angelehnt, non quod Mesuem optimum autorem existimarem, sed quod ille suam fidem in Pharmacopolarum natione ita confirmasset, ut non facile elevari posset p. 307. — Erravit magnopere Mesue p. 106. — Mesue videtur ignorasse p. 115.

[2]) Närrisch genug behauptet Paracelsus, Galen habe auch nicht Ein Experiment gemacht.

[3]) Auch Melanchthon: Contra empiricos medicos 1531 drückt sich so aus: „Durch die alten griechischen Aerzte ist nun einmal die Erfahrung gefunden und uns überliefert worden, damit wir nicht, auf die Gefahr Anderer hin, unbedacht Versuche anstellen, sondern, fussend auf den bereits gemachten, eine sichere Methode beibehalten (Bernhard, Melanchthon. 63).

Die Zeit von 1340 ist vergangen, und die Zeit von 1533 ist dahin. Und neue Jahrhunderte kommen. Einst liegt die Jetztzeit soweit zurück, wie heute jene Epochen. Wenn man einst 2227 und dann wieder 2420 n. Chr. zählen wird, werden dann die Werke unserer Zeitgenossen leben, wie die des Paracelsus und Rabelais, des Ambroise Paré und Vesal, des Michael Servet und Realdo Colombo? Oder wird man dann auch die Achseln zucken über unsere Vorurtheile, Schrullen, Zöpfe, Dogmen und Systeme, und darüber zur neuen Tagesordnung übergehen? Historia docet.

IV.

Anatomische Notizen.

(Fortsetzung.)

No. I—XI (CXL—CL).

Von Dr. Wenzel Gruber,
Professor der Anatomie in St. Petersburg.

(Hierzu Taf. I. Fig. 1—3.)

I. (CXL.) Congenitales Foramen in der hinteren Wand des Meatus auditorius externus.

(Vorher nicht gesehen.)

(Hierzu Taf. I. Fig. 1.)

Unter den von mir im September 1879 durchgemusterten Schädeln aus der Maceration vom Jahre 1878—1879 fand ich am linken Temporale des Schädels eines Jünglings ein ungewöhnliches, in das Cavum tympani und in die Cellulae mastoideae führendes Foramen (*).

Das Foramen hat im Meatus auditorius externus in dessen hinterer Wand seinen Sitz. Es ist gleich neben der 2 Mm. hohen Leiste (α), welche den Porus acusticus externus rückwärts begrenzt, gelagert und auf Kosten der oberen Partie des äusseren Drittels der hinteren Wand des Meatus (a) entstanden, welche Stelle des rechten Temporale die Pars squamosa und mastoidea verschliesst.

Das Foramen hat eine ovale Form. Es ist etwas schräg gestellt und mit dem weiteren Pole auf-, ein- und vorwärts gekehrt, mit seinem Lumen aus-, vor- und abwärts gerichtet. Sein äusserer Rand liegt neben der genannten, den Porus acusticus begrenzenden Leiste, sein innerer Rand vom Margo tympanicus der Pars squamosa zum Ansatze der Membrana tympani, also vom inneren Ende der hinteren Wand des Meatus auditorius externus 9—10 Mm. entfernt; sein oberer Pol liegt 10 Mm. medianwärts vom Rande der hinteren Wurzel des Processus zygomaticus und sein unterer Pol steht 1,5 — 4 Mm. über dem Rande der hinteren Platte der Pars tympanica und der Fissura tympanico-mastoidea. Seine Ränder sind völlig eben und glatt.

Das Foramen ist in verticaler Richtung 7,5 Mm. und in transversaler Richtung bis 6 Mm. weit.

Das Foramen führt in das Cavum tympani und in die Cellulae mastoideae.

Im Uebrigen ist das linke Temporale, wie das rechte und der Schädel überhaupt (abgesehen von einer vollständigen Synostose der Sutura sagittalis und des grössten oberen Abschnittes seiner Suturae mastoideae), völlig normal, was schliessen lässt, „dass das Foramen nicht in Folge von Krankheit, etwa durch Atrophie, entstanden sei, sondern vom Ursprunge an in Folge von Bildungshemmung bestanden habe, also ein congenitales sei, und an die längst gekannten, durch Ossificationsmangel bedingten, also congenitalen Defecte in der vorderen Wand des Meatus auditorius externus erinnere“.

J. Hyrtl [1]) erwähnt zweierlei anomale Foramina und zwar: eines an einem übrigens durchaus normalen Schläfenbeine, welches hinter und über dem Meatus auditorius externus sitzt, kreisrund und 3 Linien weit ist und in die Trommelhöhle führt; und ein anderes, welches an einem Schädel der Wiener Sammlung in der Wurzel des Jochfortsatzes vorkommt, fast 3 Linien Durchmesser hat, in die Diploe des Schläfenknochens führt, durch einen schräg aufsteigenden Kanal mit dem Sulcus meningeus der Schuppe communicirt und wahrscheinlich eine Vena diploetica zur Vena facialis posterior hat austreten lassen. Des letzteren Foramen gedenkt Hyrtl [2]) auch noch später, nicht aber mehr des ersteren. Von diesen Foramina, mag nun das von Hyrtl zuerst oder zuletzt er-

[1]) Lehrb. d. Anatomie d. M. z. B. Wien 1862 (7. Aufl.) S. 235 u. 873 und frühere Auflagen.

[2]) Citirtes Lehrb. 1868 S. 941, 1873 S. 940, 1878 S. 1027.

wähnte das richtige sein, ist unser Foramen in der hinteren Wand des Meatus auditorius externus verschieden.

Den damit behafteten Schädel habe ich in meiner Sammlung aufgestellt.

Erklärung der Abbildung.

Taf. I. Fig. 1.

a Porus und Meatus auditorius externus. α Leiste, welche, wie in der Norm, den Porus acusticus externus rückwärts begrenzt. β Ungewöhnlicher Ausschnitt in der vorderen Platte der Pars tympanica des Temporale oder in der vorderen Wand des Meatus auditorius externus unter deren oberem Rande. * Anomales, die hintere Wand des Meatus auditorius externus durchbrechendes und in das Cavum tympani und in die Cellulae mastoideae mündendes Foramen.

II. (CXLI.) Nicht congenitales Foramen im Temporale rückwärts vom Porus acusticus externus.

(Hierzu Taf. I. Fig. 2.)

Vorhanden am rechten Temporale des Schädels eines älteren Mannes aus der Maceration vom Jahre 1879—1880.

Der in meiner Sammlung aufbewahrte Schädel hat, abgesehen von dem anomalen Foramen und der grossen Cavität, in welches jenes führt, im rechten, übrigens nicht veränderten Temporale, nichts Abnormes an sich. Die Sutura mastoidea ist rechts grösstentheils, links nur am oberen Ende verwachsen.

Das anomale Foramen (b) hat seinen Sitz im obersten Theile der Pars mastoidea und etwas auch in der Basis der Squama des Temporale 8 Mm. hinter dem Porus acusticus externus (a), 4 Mm. unter der Sutura parieto-mastoidea, davon durch einen Streif (α) der Pars mastoidea geschieden, und knapp unter und in der Kante (β) an der äusseren Fläche der Squama, mit welcher die hintere Wurzel des Processus zygomaticus in die Linea semicircularis temporum inferior sich fortsetzt.

Dasselbe hat eine rhombische Gestalt, glatte gerade Ränder. Seine Weite misst in sagittaler Richtung 14 Mm., in verticaler 12 Mm.

Das Foramen führt in eine grosse Cavität (*), die so weit als ersteres und 12 Mm. tief ist. Die obere innere Wand dieser Cavität bildet die innere compacte Tafel der Basis der Squama, ist ganz dünn und durchscheinend geworden und als flache Erhöhung in die mittlere Schädelgrube hervorgewölbt. Diese Wand reicht bis zu der Linie einwärts, in welcher die hintere Partie der Sutura petroso-squamosa hätte verlaufen müssen, wenn sie noch offen wäre, wie aus der Spur derselben am linken Temporale geschlossen werden kann. Die Wände der Cavität, abgerechnet die von der Squama gebildete, sind mit dünnen, schmalen, gezackten Blättern (γ), die wie Riffe angeordnet sind, besetzt. Die Cavität communicirt mit dem Cavum tympani.

Die Cavität hat die Bedeutung eines ganz ausgeweiteten Antrum mastoideum. Wenn auch die Ursache ihres Auftretens in solcher Grösse am Knochen nicht ermittelt werden kann, so ist doch anzunehmen, dass sie und ihre Oeffnung nicht congenitale, sondern durch Atrophie entstanden seien; und ist zu vermuthen, dass bei längerer Lebensdauer des Individuums es auch zum Durchbruche der Cavität in die Schädelhöhle durch fortschreitende Atrophie an der oberen inneren Wand derselben hätte kommen können.

J. Hyrtl [1]) erwähnt aus der Zeit von 1868—1878 einen Fall, „in welchem in der Wurzel des Jochfortsatzes eines Kopfes der Wiener Sammlung ein Foramen anomalum vorkommt, das 3 Linien im Durchmesser hat. Es führt in die Diploë des Schläfenbeins und communicirt durch einen schräg aufsteigenden Kanal mit dem Sulcus meningeus der Schuppe. Dasselbe lässt eine Vena diploëtica zur Vena facialis posterior austreten. Bei vielen Säugethieren existirt es als Norm und wird von den Zootomen als Meatus temporalis bezeichnet.“

Wenn das Foramen im Falle von Hyrtl auch als ein congenitales und als eine Thierbildung gedeutet wird, so erinnert an dasselbe doch das Foramen in unserem Falle, wenn letzteres auch noch einmal so gross und anders gestaltet ist, als das Foramen in Hyrtl's Falle und von mir als F. anomalum acquisitum genommen werden musste.

Erklärung der Abbildung.

Taf. I. Fig. 2.

Pars mastoidea und angrenzende Partes des rechten Temporale. † Meatus auditorius externus. * Enorm erweitertes Antrum mastoideum. a Porus acusticus externus. b Foramen anomalum des Antrum mastoideum. α Streif der Pars mastoidea zwischen dem Foramen anomalum und der Sutura parieto-mastoidea. β Kante an der Squama, mit welcher die hintere Wurzel des Processus zygomaticus in die Linea semicircularis temporum inferior sich fortsetzt. γ Gezackte, wie Riffe angeordnete, schmale Blätter an den Wänden des Antrum mastoideum.

[1]) Lehrb. d. Anatomie d. Menschen. Wien 1868. S. 940. — 1878. S. 1027.

III. (CXLII.) Congenitale Verwachsung der ersten mit der zweiten Brustrippe der rechten Seite; — und congenitale Verkümmerung der ersten Brustrippe der linken Seite an einem und demselben Skelet.

(Beide Varietäten zusammen vorher nicht gesehen.)

Vorhanden am Brustkorbe eines Mannes aus der Maceration vom Jahre 1878 bis 1879. Präparate in meiner Sammlung aufbewahrt.

Die erste und zweite Rippe der rechten Seite sind an ihren Körpern durch eine schmale, knöcherne Platte mit einander verwachsen. Die Platte verbreitert sich nach vorn, ist am vorderen Ende weit, am hinteren eng ausgeschnitten. Dieselbe beginnt 3 Cm. vor den Tubercula beider Rippen, endet 1,4 Cm. hinter dem Ende der ersten und 4,0 Cm. hinter dem der zweiten Rippe, ist 8,5 Cm. lang. Sie bedingt eine Annäherung der Rippen bis 5—8 Mm. rückwärts und bis 1,6 Cm. im Bereiche des vorderen Endes der ersten Rippe. Die erste Rippe ist etwas deform und beide Rippen sind weniger gekrümmt, als dieselben Rippen in der Norm. Die zweite Rippe überragt die erste Rippe nach vorn um 2,6 Cm. Die Rippen articuliren am ersten und zweiten Brustwirbel, wie in der Norm.

Die erste Rippe der linken Seite ist durch Kürze, namentlich aber durch Schmalheit, durch Abnahme an Breite gegen das vordere Ende, durch geringe Dicke und durch das abgerundete, quer abgestutzte Ende auffallend. Auch ist sie weniger gekrümmt als dieselbe Rippe in der Norm, ja sogar als die verwachsene erste Rippe an der rechten Seite. Ihre Länge (an der Concavität gemessen) beträgt nehmlich nur 8,5 Cm. und um 1 Cm. weniger als die an der rechten Rippe; ihre Breite misst am Tuberculum 14 Mm. und am Ende 6 Mm., während die der rechten Rippe am Tuberculum 18 Mm. und am Ende 16 Mm. beträgt; ihre Dicke ist an allen Abschnitten geringer und beträgt am vorderen Ende sogar nur 3 Mm., während die der rechten Rippe am Ende 8 Mm. misst. Das Tuberculum scaleni und der Sulcus subclaviae sind nur schwach angedeutet. — Diese Rippe ist somit deform und ganz abnorm schwach, also in einem geringeren Grade rudimentär. — Die zweite Rippe der linken Seite ist normal gekrümmt und gebaut, 15,5 Cm. (an der Concavität gemessen) lang, aber um 1 Cm. kürzer als die der rechten Seite, am hinteren Abschnitte schwächer und am vorderen Abschnitte stärker, als die freien Abschnitte derselben Rippe an der rechten Seite. Beide Rippen articuliren an dem ersten und zweiten Brustwirbel wie in der Norm.

Die Incisura costalis I am linken Rande des Manubrium sterni ist kleiner als die am rechten Rande. Jene ist länglich rund, 13 Mm. hoch und 5 Mm. weit; diese ist dreieckig, 16 Mm. hoch und 12 Mm. weit. Aus dem Vorhandensein dieser linken Incisura und aus dem darin noch erhaltenen, vertrockneten Reste kann geschlossen werden, dass ein erster Rippenknorpel auch auf der linken Seite existirt habe, dessen Ende mit dem Manubrium sterni durch Synchondrose verbunden und von geringerer Grösse war, als der erste Rippenknorpel der rechten Seite. Dass dieser, jedenfalls etwas verkümmerte Rippenknorpel aber die verkümmerte erste

Rippe erreicht haben sollte, ist nach der Beschaffenheit des Endes dieser Rippe kaum anzunehmen, wohl aber eher zu vermuthen, dass zwischen dem verkümmerten ersten Rippenknorpel und der verkümmerten ersten knöchernen Rippe eine ligamentöse Verbindung existirt hatte.

Es sind 12 Rippenpaare und die normale Zahl der Wirbel vorhanden. Die Processus transversi des 7. Halswirbels sind, wie andere Halswirbel, von einem Foramen transversarium durchbohrt.

Die congenital mit der zweiten verwachsene erste Rippe der rechten Seite dieses Skelets ist dem von mir an der linken Seite des Skelets von einem jungen Individuum beobachteten und 1879 mitgetheilten Falle [1]) und anderen von mir citirten Fällen fremder Beobachtung „von verwachsener erster und zweiter Rippe" anzureihen; — der 2. Fall eigener Beobachtung.

Die congenital verkümmerte erste Rippe der linken Seite desselben Skelets ist zu dem von mir 1876 beobachteten und veröffentlichten Falle und anderen von mir citirten Fällen fremder Beobachtung „von unvollkommen gebildeter erster Brustrippe" zu zählen [2]), — der 2. Fall eigener Beobachtung.

Verwachsene erste und zweite Rippe an der einen Seite und verkümmerte erste Rippe an der anderen ist vorher nicht gesehen worden.

IV. (CXLIII.) Ein in der Haut oder Fascie des Gesichtes und mit seiner Endzacke am Mundwinkel als Musculus risorius endender Musculus occipitalis minor — Santorini —.

Zur Beobachtung gekommen am 3. Januar 1855, also vor 25 Jahren, an beiden Seiten des Schädels eines Mannes.

Aus den Aufzeichnungen darüber im Bande XVII meiner Jahresbücher folgende Mittheilungen:

Muskel der rechten Seite:

Der Muskel entsprang von der Linea semicircularis superior ossis occipitis, medianwärts vom Ansatze des Sternocleidomastoideus. Er stieg über die Sehne des Sternocleidomastoideus schräg aus- und abwärts bis unter die Auricula, nicht weit von dieser entfernt. Von da an setzte er seinen Verlauf quer durch die Regio parotidea, masseterica et buccinatoria bis zum Mundwinkel fort. In der Regio

[1]) Anatomische Notizen No. CXXXIV. Dieses Archiv Bd. 78. 1879. S. 97.

[2]) Anatomische Notizen No. LXII. Dieses Archiv Bd. 67. 1876. S. 344. Taf. X. Fig. 1.

masseterica lag er dem oberen Rande derselben näher als dem unteren und bedeckte auch den Ductus stenonianus. In dieser Region kreuzte er sich mit den hierher aufsteigenden Fasern des Subcutaneus colli, lag unter denselben und schloss sich mit manchen seiner Bündel auch an manche der Fasern des Subcutaneus colli an.

In der Regio masseterica fuhren seine Bündel strahlenförmig auseinander. Die oberen und unteren endeten in der Haut des Gesichtes oder in der Fascia parotideo-masseterica, die mittleren aber traten über die R. masseterica in die Regio buccinatoria hinaus, convergirten gegen den Mundwinkel, bildeten durch ihre Convergenz eine dreiseitige Zacke in der R. buccinatoria von dem Aussehen des Risorius — Santorini — und endeten am Mundwinkel zwischen dem Zygomaticus major und der Zacke des Subcutaneus colli zum Mundwinkel, grösstentheils in der Lippenmusculatur, theilweise auch in der Haut des Mundwinkels.

Der Muskel war 7 Zoll lang; am Ursprungsstück bis zur Auricula 3 Linien breit und sehr dick; am Masseter, wegen fächerförmiger Ausstrahlung seiner Bündel, bis 9 Linien breit und dünn, und an der Endzacke zum Mundwinkel am vorderen Rande des Masseter 4—5 Linien, am Mundwinkel 2 Linien breit und auffallend dick.

Muskel der linken Seite:

Der Muskel entsprang von der Protuberantia occipitalis externa und daneben von der Linea semicircularis superior, stieg, bogenförmig gekrümmt, auf den Cucullaris, Splanius capitis und Sternocleidomastoideus schräg abwärts, ging 9 Linien unter der Auricula vorwärts und verhielt sich dann ähnlich, wie der Muskel der rechten Seite.

Der Muskel war 8¾ Zoll lang, am Anfangsstücke nur 2 Linien breit, also länger und schwächer, als derselbe Muskel der rechten Seite.

Das Anfangsstück dieser Muskeln, namentlich des Muskels der linken Seite, ist analog dem Musculus occipitalis minor — Jo. Dom. Santorini [1]) —, wie besonders aus den Angaben und Abbildungen von Fr. E. Schulze [2]) geschlossen werden kann, welcher diesen Muskel etwa in $^1/_3$ der Fälle vorfand, während er nach Santorini in der Norm vorkommen sollte. Die Endzacke der Muskeln zum Mundwinkel ist analog dem Musculus risorius — Santorini [3]) —, in manchen Fällen des Auftretens des letzteren. Als ein Bündel des Subcutaneus colli können die Muskeln nicht genommen werden, wie aus deren Beschreibung hervorgeht.

Der Muskel jeder Seite ist als ein in einen Musculus risorius endender Musculus occipitalis minor anzusehen.

[1]) Observationes anatomicae. Lugd. Batav. 1739. 4°. § IV. p. 5.
[2]) Musculus transversus nuchae. Rostok. 1865. 4°. p. 13. Fig. 2—6 u. 9.
[3]) Op. cit. § XXXIV. p. 32.

J. Henle[1]) rechnet den anomalen Occipitalis minor, wie J. Cruveilhier[2]) u. A. den anomalen Risorius, zum Subcutaneus colli und hat zweimal einen platten Muskelstreif von der Linea semicircularis superior ossis occipitis unter dem Ohre vorüber zur Wange verlaufen und über dem Tuber zygomaticum in die Haut oder in die Fascie des Gesichts ausstrahlen gesehen. C. H. Hallett[3]) hat den Risorius aus der Haut, gegenüber dem äusseren Rande des Sternocleidomastoideus an dessen oberem Drittel, entstehen, unter der Concha auris und auf der Parotis und dem Masseter, durch einen beträchtlichen Raum vom Subcutaneus colli geschieden, zum Mundwinkel verlaufen gesehen. Der Muskel bestand aus einer platten Fleischmasse, die, zuerst 2 Zoll breit, am Ende beträchtlich contrahirt war. J. Wood[4]) hat unter dem Ohre einen Sprössling des Subcutaneus colli gesehen, welcher vom Trapezius und Occipitofrontalis bis zur Fascia parotidea und bis zum oder bis in den (to the) Risorius reichte. A. Macalister[5]) erwähnt des Ursprunges des Risorius von der Fascia über dem Processus mastoideus und der, bei dieser Form sehr seltenen Fortsetzung eines Bündels des anomalen Transversus nuchae — Schulze — in den Risorius.

Darnach sind die von mir beschriebenen Beispiele von Varietäten des Occipitalis minor — Santorini — verschieden von den eben angegebenen Beispielen Anderer und auch von dem von Wood mitgetheilten Beispiele, von dem man nicht weiss, welche Bedeutung sein Ursprungstheil hat und ob der Risorius seine Fortsetzung ist, wie in unseren Beispielen. Wäre der Risorius wirklich nur ein accessorischer Muskel des Subcutaneus colli, wie namentlich J. Cruveilhier meinte, dann wäre durch meine Beispiele dargethan, dass der Occipitalis minor in der That zum Subcutaneus colli gehöre; aber Henle[6]) selbst rechnet ja den Ri-

[1]) Handb. d. Muskellehre d. Menschen. Braunschweig 1858. S. 108; 1871. S. 113.

[2]) Traité d'anatomie descriptive. 3. Edit. Tom. II. Paris 1851. p. 167.

[3]) An account of the varieties of the muscular system. The Edinburgh med. and surg. Journal. Vol. 72. Edinburgh 1849. Vol. II. p. 2.

[4]) On some varieties in human myology. Proceed. of the roy. soc. of London. Vol. XIII. London 1864. p. 300.

[5]) A descriptive catalogue of muscular anomalies in human anatomy. Dublin 1872. 4°. p. 14.

[6]) Op. cit. 1858. S. 146; 1871. S. 1853.

sorius zum Depressor anguli oris und deutet ersteren als queren Kopf des letzteren. Ich halte demnach den Occipitalis minor für ein selbständiges Muskelchen, welches mit dem Subcutaneus colli nichts zu thun hat.

V. (CXLIV.) Ein vom Musculus biceps brachii abgegebener Tensor der Dorsalfascie des Unterarmes.
(Vorher nicht gesehen.)

Zur Beobachtung gekommen im Februar 1879 an beiden Armen eines Mannes.

Der Musculus biceps brachii entspringt mit zwei Köpfen und seine am inneren Umfange der Tuberositas radii inserirte Sehne giebt den gewöhnlichen, den Sulcus cubiti anterior internus überbrückenden und die Volarfascie des Unterarmes verstärkenden Fasciculus aponeuroticus ab — d. i. der Muskel verhält sich, wie gewöhnlich.

Aber vorn vom äusseren Rande des Muskels, also auch von dessen Caput longum, an einer Stelle 3,8 — 4,0 Cm. über dem Anfange seiner Sehne löst sich ein 4 Mm. breites und 1 Mm. dickes Fleischbündel ab, dessen äusserste Fasern sogleich, dessen mittlere mehr oder weniger bald und dessen innerste nach einer Strecke von bis ein paar Centimetern in eine bandförmige Sehne von 9 Cm. Länge und bis 7 Mm. Breite übergehen. Die Sehne dieses Bündels überbrückt den Sulcus cubiti anterior externus ebenso, wie der vom inneren Rande der Sehne des Muskels abgehende Fasciculus aponeuroticus den Sulcus cubiti anterior internus. Sie erhebt daselbst, wo sie den Nervus cutaneus brachii externus unter sich und die Vena cephalica brachii über sich hat, die Haut zu einer Falte und ist als scharfer Strang durchfühlbar. Sie verstärkt, vom Rande des M. brachio-radialis angefangen, die Dorsalfascie des Unterarmes und zieht, mit deren schrägen Fasern verwachsen, 7 Cm. lang auf den Mm. brachio-radialis und radiales externi schräg ab- und ulnarwärts herab, um 3 — 4 Cm. unter der Articulatio radio-humeralis über dem M. extensor digitorum in der, mit diesem Muskel verwachsenen Fascie sich zu verlieren.

Der M. biceps brachii, welcher durch den von seiner Sehne abgegebenen Fasciculus aponeuroticus sonst nur der Tensor der Volarfascie ist, musste in diesem Falle an beiden Armen zugleich Tensor der Dorsalfascie des Unterarmes gewesen sein.

Ich weiss von keinem ähnlichen, in der Literatur verzeichneten Falle und finde unter der grossen Summe von mir beobachteter und noch nicht veröffentlichter Abweichungen des M. biceps brachii in meinen Jahrbüchern davon keine Aufzeichnung.

Die seltenen Präparate habe ich in meiner Sammlung aufgestellt.

VI. (CXLV.) Tensor laminae posterioris vaginae musculi recti abdominis. — Gruber.
(4. Cadaver, 6.—7. Fall.)

Ich hatte diesen vorher nicht gekannten Muskel zuerst 1860 gesehen. Ohne darüber geflissentlich Massenuntersuchungen vorzunehmen, war mir der Muskel gelegentlich bis 1879 denn doch schon an 3 Leichen, und zwar an beiden Seiten der Leiche eines Mädchens (1860), an der rechten Seite einer männlichen Leiche (1876) und an beiden Seiten der Leiche eines jungen Mannes (1879 Februar) vorgekommen, abgesehen von anderen, von mir und Tarenetzky beobachteten Fällen, in welchen ein Tensor laminae posterioris vaginae musculi recti et fasciae transversae abdominis aufgetreten war.

Ich habe alle diese Fälle veröffentlicht[1]).

Denselben kann ich die an beiden Seiten einer 4. Leiche am 11. September 1879 gesehenen beigesellen. Die Leiche gehörte einem starken Manne an, und war zur Demonstration für die Examina zum Arztgrad präparirt worden.

Ich theile auch diese Fälle mit, um darzuthun, dass der anomale Muskel öfters vorkommt, aber nicht gleich angeordnet aufzutreten pflegt.

An der rechten Seite:

Gestalt. Ein bandförmiger, an beiden Enden verjüngter und in platte dünne Sehnen oder Aponeurosen auslaufender Muskel.

Grösse. Seine Länge beträgt 10 Cm., wovon auf die Ursprungssehne 1,5 Cm. und auf die Endsehne, abgesehen von der Länge ihrer fächerförmig auseinander fahrenden Fasern 1 Cm. kommt; seine Breite misst am Fleischtheile 8 Mm., an der Ursprungssehne 3—4 Mm., an der Endsehne vor der Ausstrahlung ihrer Fasern 6 Mm.; seine Dicke am Fleischtheile erreicht 2 Mm.

Lage. Ausserhalb der Scheide des M. rectus abdominis in einer eigenen Zellscheide, unten im Trigonum canalis inguinalis hinter dem Funiculus spermaticus, oben hinter dem M. transversus abdominis, an beiden Orten auf der Fascia transversa, die Richtung des Verlaufes der Arteria epigastrica inferior kreuzend.

[1]) a) Bull. de l'Acad. Imp. des sc. de St. Petersbourg. Tom. XVIII. 1872. Col. 143. (1. Cadaver u. 1. u. 2. Fall.) — b) Anatomische Notizen No. LXXXII. Dieses Archiv Bd. 69. Berlin 1877. S. 400. (2. Cadaver u. 3. Fall.) — c) Anatomische Notizen No. CXXVIII. Daselbst Bd. 77. 1879. S. 130. (3. Cadaver u. 4. u. 5. Fall.)

Ursprung. Mit der bandförmigen Ursprungssehne von der hinteren Kante des Arcus cruralis, an dessen Vereinigung mit der Fascia transversa, an einer vom Annulus externus et internus gleich weit entfernten Stelle.

Verlauf. Schräg und parallel dem M. rectus abdominis auf- und auswärts, von diesem 1 Cm. entfernt; mit seiner Endsehne aber einwärts gekrümmt und hinter diesem Muskel.

Endigung. Mit der unteren, 4 Mm. breiten Partie der Ausstrahlung der Endsehne direct im entsprechenden Horne der Plica semilunaris Douglasii, übrigens darüber mit der Mehrzahl der Fasern an der Lamina posterior vaginae m. recti.

An der linken Seite:

Gestalt. Ein bandförmiger, mit zwei kurzen Ursprungsschenkeln und einem gemeinschaftlichen, langen Endschenkel versehener, also dreischenkliger Muskel.

Grösse. Schwächer und kürzer als der Muskel der rechten Seite.

Lage. Eine ähnliche, wie die des rechten Muskels.

Ursprung. Mit zwei schmalen, am Anfange sehnigen Fleischbündeln, wovon das äussere von der hinteren Kante des Arcus cruralis in der Nähe des Annulus internus canalis inguinalis, das innere davon, gegenüber dem Annulus externus, ausgeht.

Verlauf. Nach Vereinigung der convergirenden Ursprungsschenkel zum langen Endschenkel in der Richtung des äusseren Ursprungsschenkels, und in beträchtlicherer Entfernung vom M. rectus abdominis als der Muskel der rechten Seite, etwas schräg ein- und daher der Medianlinie fast parallel aufwärts.

Endigung. Wie am Muskel der rechten Seite.

Die Muskeln sind daher von einander und von den anderen Fällen mehr oder weniger verschieden angeordnet, stellen aber doch einen und denselben Muskel dar.

VII. (CXLVI.) Ein mit seiner Inguinalportion durch die ganze Regio inguinalis sich herab erstreckender Musculus transversus abdominis.

(Vorher nicht gesehen.)

Der Musculus transversus abdominis erstreckt sich normal in der Regio inguinalis oder dem Trigonum inguinale, wie bekannt, bei weitem nicht so weit herab, als der M. obliquus internus abdominis.

Die Inguinalportion des M. transversus entspringt von der äusseren Hälfte des Arcus cruralis oder nur in einer verschiedenen Strecke derselben. Sie reicht in der Regel mit ihrem unteren Rande nur bis zum oder über den Annulus internus canalis inguinalis herab, von dem aus die Fascia transversa als ein Blindschlauch, d. i. als Fascia infundibuliformis s. Tunica vaginalis communis testis et funiculi spermatici zur Aufnahme des Samenstrangs und Testikels sich fortsetzt.

Der untere Rand des M. transversus abdominis, die innere Portion des Arcus cruralis und der untere Theil des äusseren Randes der Scheide des M. rectus abdominis begrenzen ein, im unteren Theile des Trigonum inguinale gelagertes Dreieck, das ich von jeher als Trigonum canalis inguinalis bezeichnet habe.

Im Bereiche dieses Dreiecks liegt die Fascia transversa zu Tage, welche somit die Lücke in jenem von hinten schliesst, und welche, da im Dreiecke auf und vor ihr, nach unten hin, der Funiculus spermaticus Platz nimmt, auch die hintere Wand des Canalis inguinalis darstellt.

Die hintere Wand dieses Kanals ist aber nicht immer von der Fascia transversa allein gebildet, also nicht immer nur fibrös, sie kann auch fibrös-musculös vorkommen und zwar:

1) in den Fällen, in welchen schwache und lose, einwärts vom Annulus internus canalis inguinalis abgegangene Fleischfasern auf der genannten Partie der Fascia transversa, hinter dem Funiculus spermaticus gegen das Os pubis herabsteigen oder auf ihr sich verlieren;

2) in den Fällen, in welchen der auf der Fascia transversa aufsteigende und mit seinem Ursprungsstücke hinter dem Funiculus spermaticus gelagerte Musculus tensor laminae posterioris vaginae musculi recti abdominis zugegen ist, welcher von mir 1860 entdeckt und bis jetzt in 7 Fällen an 4 Cadavern gesehen [1]) und von Alex. Tarenetzky [2]) unter 100 Cadavern an 3 Seiten von 2 Cadavern wieder gefunden, also bestätigt worden ist;

3) falls der von H. Luschka [3]) entdeckte Musculus pubo-

[1]) a) Bull. de l'Acad. Imp. des sc. de St. Petersbourg. Tom. XVIII. 1872. Col. 143. — b) Dieses Archiv Bd. 69. Berlin 1877. S. 400. Anat. Notizen No. LXXXII. — c) Daselbst Bd. 77. 1879. S. 130. Anatomische Notizen No. CXXVIII. — d) Daselbst 1880. Anat. Notizen No. CXLIV.

[2]) Topogr. Beschreib. d. Regio hypogastrica propria. Diss. (russisch). St. Petersburg 1874. S. 43. Fig. 1. No. 6 a, 6 b.

[3]) Der Musculus pubo-transversalis des Menschen. Arch. f. Anat., Physiol. u. wissensch. Medicin. Leipzig 1870. S. 227. Taf. VI A. No. 8.

transversalis auftritt, welcher nach dem Entdecker bisweilen vorkommen soll, aber weder von mir gelegentlich, noch von Tarenetzky bei geflissentlich vorgenommenen Untersuchungen an 100 Cadavern angetroffen worden ist;

4) endlich und vorzugsweise in dem Falle, in welchem der Musculus transversus abdominis ganz abnormer Weise sogar bis zum Annulus externus canalis inguinalis herab sich erstreckt und die abwärts vom Annulus internus canalis inguinalis noch vorfindlich supernumeräre Partie seiner Inguinalportion hinter dem Funiculus spermaticus gelagert ist, wie ich gesehen habe und wie vorher von keinem anderen Anatomen gesehen worden war.

Darüber finde ich im XIV. Bande meiner Jahrbücher folgende Notiz:

Merkwürdige Anomalie des Musculus transversus abdominis, zur Beobachtung gekommen am Anfange Februar 1854 beiderseits bei einem äusserst robusten Manne.

Der Muskel hört nicht im Bereiche des Canalis inguinalis auf, sondern er bedeckt auch noch die ganze hintere Wand (Fascia transversa) des Canalis inguinalis, wie er sonst eingerichtet ist. Der Ursprung der Bündel seiner Inguinalportion beschränkt sich nicht auf den äusseren Theil des Arcus cruralis, sondern erstreckt sich auf diesen in seiner ganzen Länge und fast bis zum Tuberculum pubis. Nur an der, dem Annulus internus canalis inguinalis entsprechenden Stelle besitzt er, zum Durchtritte des Funiculus spermaticus und dessen Hülle, d. i. der Fascia infundibuliformis einen queren Spalt. Die Partie der Inguinalportion des Muskels, welche die hintere Wand des Canalis inguinalis bilden hilft, ist sehr entwickelt, wenn auch nicht so, wie die Partie über diesem Kanal.

An dieser Leiche war somit die hintere Wand des Canalis inguinalis beider Seiten wirklich fibrös-musculös und bestand aus zwei Schichten, wovon die hintere Schicht von der Fascia transversa, die vordere, stark musculöse von der supernumerären Portion des Musculus transversus abdominis dargestellt wurde. Ein Trigonum canalis inguinalis konnte in diesen Fällen sich nicht gestalten. Der Funiculus spermaticus hatte den Musculus transversus abdominis durchbohrt und im Canalis inguinalis zwischen diesem Muskel und dem M. obliquus internus seinen Verlauf genommen.

Mir ist diese Varietät im Verlaufe von 26 Jahren nicht wieder zur Beobachtung gekommen und ich weiss nicht, dass sie je ein anderer Anatom beobachtet hätte. Nur Alex. Macalister [1]) hat, wie nach seiner Angabe auch Guthrie beschrieb, den unteren Rand

[1]) A descriptive catalogue of muscular anomalies in human anatomy. Dublin 1872. 4°. p. 68.

des Musculus transversus abdominis vom Funiculus spermaticus durchbohrt gefunden, also eine Varietät gesehen, welche nur einen schwachen Anfang der von mir beschriebenen Varietät darstellt, die jedenfalls eine grosse Rarität ist.

VIII. (CXLVII.) Das Ligamentum lambdoides (cruciatum) der Fascia cruralis an der Fussbeuge mit 4 Fächern.

(Vorher nicht gesehen.)

Zur Beobachtung gekommen 1852 an der Fussbeuge der linken Extremität eines Erwachsenen.

Das sonst dritte oder äussere Fach des Ligamentum war durch ein starkes und breites, sagittal gestelltes Septum in zwei secundäre Fächer, ein inneres und ein äusseres, getheilt. Das supernumeräre Septum ging vom Gipfel des gemeinschaftlichen Faches, fast an der Mitte des ersteren, ab, stieg in den Sinus tarsi vertical abwärts und verschmolz mit dem inneren Blatte des Lig. fundiforme tarsi — Retzii. Durch das secundäre innere (hier 3.) Fach, welches etwas enger als das äussere secundäre Fach war, verliefen die Sehnen des Extensor digitorum pedis longus zur 2. und 3. Zehe, durch das äussere secundäre (hier 4.) Fach die Sehnen zur 4. und 5. Zehe desselben Muskels und die des Peroneus tertius.

Die Bursa mucosa lig. fundiformis tarsi s. sinus tarsi fehlte.

IX. (CXLVIII.) Eine Bursa mucosa intramuscularis accidentalis der vorderen Oberschenkelregion.

Zur Beobachtung gekommen am 18. October 1878 am linken Schenkel eines robusten Mannes.

Der Synovialsack nahm im Musculus vastus femoris medius, zwischen diesem und der Ursprungsportion des aus mehreren breiten Bündeln bestehenden M. subcruralis, 16 Cm. über der Patella und weit von der Eversio superior capsulae genualis und Bursa mucosa supra-patellaris s. subcruralis, also auch beträchtlich aufwärts von der Region der Oberkniescheibenebene Platz.

Er war leer, von einer ganz feinen, mit der Musculatur fast untrennbar verwachsenen Membran, welche etwas mit Synovia befeuchtet war, begrenzt, und hatte seitwärts kurze Ausläufer.

Er hatte eine elliptische Gestalt, war 7 Cm. in verticaler und 2 Cm. in transversaler Richtung weit.

Der Sack kann nicht als Cyste genommen werden. Er erinnert an die schleimbeutelartigen Höhlungen in der Substanz des Unterschenkelstreckers, welche Fr. W. Theile[1]) an je einem Schenkel zweier Leichen, an einem sogar doppelt angetroffen hat, und an die Bursa mucosa supra-patellaris intramuscularis accidentalis (s. sutoria?), welche ich[2]) vor 34 Jahren beschrieben und abgebildet habe.

Die Eversio superior capsulae genualis dieser Extremität war kurz und communicirte durch eine weite Oeffnung mit der B. m. supra-patellaris propria, die unter ihrer zweiten Form d. i. in der Lage zwischen dem M. quadriceps cruris, dem Oberschenkelbein und der genannten Eversio auftrat[3]).

X. (CXLIX.) Einige Nervenvarietäten.

1.

Starker Nervus intercosto-humeralis vom N. intercostalis I.

Es ist bekannt, dass der Nervus intercostalis I. einen Ramus perforans lateralis (R. cutaneus pectoralis) abgeben kann, der dann fein und in der Haut der Achselgrube endet oder gern mit dem N. cutaneus internus minor (Wrisberg) in Communication steht, und im letzteren Falle den Nervus intercosto-humeralis I. darstellt, während der N. intercostalis II. den N. intercosto-humeralis II. abgiebt, dagegen vom N. intercostalis III. ein N. intercosto-humeralis (in der Norm der II.) nicht abgegeben wird, wie Wm. Turner[4]) beobachtete.

Nach einer Note im Bande XXVI meiner Jahrbücher sah ich im März 1865, also vor 15 Jahren, bei einem Manne, beiderseits den starken N. intercostalis I. einen starken N. intercosto-humeralis abgeben, welcher das Spatium intercostale I. über der obersten

[1]) S. Th. v. Sömmerring, Lehre v. d. Muskeln. Leipzig 1841. S. 332.

[2]) W. Gruber: a) Ueber eine neue accidentelle Schleimbeutelbildung in der Knieregion. Oester. med. Jahrb. Bd. 55. Wien 1846. S. 23. Mit 2 Holzschn. — b) Knieschleimbeutel. Prag 1857. 4°. S. 3. Art.: Bursa mucosa suprapatellaris intramuscularis accidentalis (s. sutoria?).

[3]) Siehe W. Gruber, Beitrag z. Function des Musculus subcruralis. Beiträge zur Anat., Physiol. u. Chirurgie. Abth. I. Prag 1846. S. 9.

[4]) On some variations in the arrangement of the nerves of the human body. The natural history review. Vol. IV. Edinburgh 1864. p. 615.

Zacke des Serratus anticus major durchbohrt und in der Haut der hinteren Ellenbogenregion sich verzweigt hatte. Der N. intercosto-humeralis II. ging vom N. intercostalis II. ab und endete in der Haut der Achselgrube mit Zweigen.

2.
Ungewöhnlicher Verlauf des Nervus cutaneus anterior externus femoris.
(Vorher nicht gesehen.)

Zur Beobachtung gekommen am 24. September 1865 an beiden Seiten eines Mannes.

Der Nerv entsprang und durchbohrte den Psoas major, wie gewöhnlich. Statt nun in der Fossa iliaca seinen Verlauf in der Richtung zur Spina ilei anterior superior zu nehmen, legte er sich an den Nervus cruralis und zog mit diesem unter dem Arcus cruralis zum Schenkel herab. Hier separirte und wandte er sich quer nach aussen, kreuzte den Sartorius und bog 5,5 Cm. unter der Spina ilei anterior superior in dem Dreiecke zwischen diesem Muskel und dem Tensor fasciae latae abwärts, um von nun an wie in der Norm sich zu verhalten.

3.
Inselförmige Spaltung des Nervus peroneus profundus.
(Bestätigung des Vorkommens.)

Zur Beobachtung gekommen am 25. November 1852, also vor mehr als 27 Jahren, an der rechten Extremität eines Mannes, wie aus einer Note im Bande XII meiner Jahrbücher ersichtlich ist.

Der Nervus peroneus profundus, nachdem er den M. extensor digitorum longus durchbohrt hatte, theilte sich in zwei Aeste, in einen äusseren und in einen inneren. Der äussere Ast blieb an der äusseren Seite der Arteria tibialis antica bis zur Fussbeuge herab liegen; der innere, etwas schwächere Ast kreuzte mit seinem Anfange die genannte Arterie von vorn, stieg einwärts von derselben bis zur Fussbeuge herab, ging vor der Arterie nach aussen und vereinigte sich mit dem äusseren Aste. Am Fussrücken verhielt sich der Nervus peroneus profundus wie gewöhnlich.

Einen ähnlichen Fall sah ich an der linken Extremität eines Mannes 1878.

Beide Fälle gleichen grösstentheils dem von W. Turner[1]) beschriebenen Falle, in welchem zwei Aeste des Nervus peroneus profundus die Arteria tibialis antica, einer an jeder Seite, begleiteten, der äussere Ast an der Fussbeuge ein Bündel zu dem inneren Aste

[1]) Op. cit. p. 616.

abgab und dann in dem Extensor digitorum brevis endete, der innere Ast aber in der Haut an den angrenzenden Seiten der ersten und zweiten Zehe sich verästelte. Meine Fälle bestätigen das Vorkommen der von Turner zuerst beschriebenen Varietät.

Alle Fälle aber erinnern an eine von mir beobachtete und beschriebene analoge inselförmige Spaltung des Nervus radialis superficialis [1]).

XI. (CL.) Doppeldaumen besonderer Form.

(Hierzu Taf. I. Fig. 3.)

Zur Beobachtung gekommen am 19. September 1879 an der rechten Hand eines 9jährigen Mädchens im Leben, welches, behufs der Entfernung des supernumerären Daumens, in die chirurgische Klinik des Professor Pelechin eingetreten war.

Eltern und Geschwister sind frei von derartiger Missbildung.

Der supernumeräre Daumen (b) sitzt auf der Radialseite der Basis des Metacarpale des normalen Daumens (a), anscheinend unbeweglich, und unter einem ganz stumpfen Winkel so auf, dass er in der nach oben verlängert gedachten und etwas radialwärts abweichenden Axe des normalen Daumens seine Richtung hat und wie ein langer Stiel des letzteren sich verhält. Er steht radial- und volarwärts vom unteren Endstücke des Unterarmes, radialwärts schwach gekrümmt, und mit seiner Spitze ohne Nagel aufwärts gerichtet hervor, während der normale Daumen seine gewöhnliche Lage und Richtung an der Hand hat, ulnarwärts gekrümmt ist und seine Spitze abwärts kehrt. Er ist wie der normale Daumen gegliedert, lässt wie dieser ein Metacarpale und zwei Phalangen durchfühlen, aber die Glieder sind deform und geben ihm, bei Abwesenheit einer Musculatur am Metacarpale, welche einen Daumenballen darstellen könnte, die Form eines abgerundeten, in einer Richtung etwas comprimirten Stieles. Er ist nicht an der Handwurzel eingelenkt, sondern sitzt, wie zu vermuthen, am Metacarpale des normalen Daumens, damit in Folge von Anchylose knöchern vereinigt. Sein Metacarpo-phalangeal- und Phalangophalangealgelenk sind als straffe Gelenke zu erkennen. Er ist 5,5 Cm., der normale Daumen aber 7,5 Cm. lang; er ist somit kürzer, aber auch schwächer, als letzterer. Der den supernumerären Daumen tragende normale Daumen articulirt auf gewöhnliche Weise an der Handwurzel.

Der Doppeldaumen erweist sich somit als S-förmig gekrümmter, mit zwei dreigliedrigen Schenkeln versehener Finger, welcher die dem oberen Schenkel (supernumerären Daumen) angehörige Spitze ohne Nagel aufwärts, die dem unteren Schenkel (normalen Daumen) angehörige Spitze mit Nagel abwärts kehrt, an der

[1]) W. Gruber, Neue Anomalien. Berlin 1849. 4°. S. 23.

Radialseite des unteren Stückes des Unterarmes und der Hand ansitzt, mit letzterer an seinem mittleren Drittel vereinigt ist, am oberen und unteren Drittel aber frei vom Unterarme und dem Zeigefinger absteht und an der Handwurzel, über der Mitte seiner Länge, durch das Metacarpale seines unteren Schenkels (normalen Daumens) articulirt.

Lässt man Adduction und Opposition des unteren Schenkels (normalen Daumens) vornehmen, so entfernt sich die Spitze des oberen Schenkels (supernumerären Daumens) vom Unterarme bis 4,5 Cm.; lässt man Abduction des ersteren ausführen, so nähert sich der letztere dem Unterarme bis auf einen etwa 5 Mm. weiten Spalt.

Bei der Exstirpation des supernumerären Daumens erwies sich die Verbindung mit der Basis des Metacarpale des normalen Daumens als eine knöcherne. Der supernumeräre Daumen musste daher durch Amputation in der Continuität entfernt werden.

Bei der Zergliederung des entfernten Daumens fand ich die Grundphalange 1,8 Cm. die kegelförmige Endphalange 7 Mm. lang, das Phalango-phalangealgelenk und das Metacarpo-phalangealgelenk als beschränkte Arthrodien. Zu beiden Phalangen ging nur eine, deutlich zu unterscheidende Sehne.

Es dürfte schwer sein, in der Literatur ein ähnliches Beispiel von Doppeldaumen verzeichnet zu finden, deshalb habe ich den Fall mitgetheilt.

Erklärung der Abbildung.

Taf. I. Fig. 3.

A S-förmig gekrümmter Doppeldaumen. a Der dem normalen Daumen entsprechende untere Schenkel. b Der dem supernumerären Daumen entsprechende obere Schenkel.

V.

Beobachtungen an den Eiern der Fische und Frösche.

Von Dr. Rudolf Arndt,
Professor in Greifswald.

(Hierzu Taf. I. Fig. 4—8.)

Wenn man Eier von Fischen oder Fröschen, die man dem eben getödteten Thiere entnommen hat, auf einem Objectträger zerreisst, ihren Inhalt möglichst rasch ausbreitet, ohne weiteren Zusatz mit einem Deckgläschen bedeckt und dann unter das Mikroskop bringt, so sieht man bei ungefähr 1000maliger Vergrösserung zwischen den oft dicht gedrängten Dotterkörperchen, auf die einzugehen aber hier nicht der Ort ist, eine Unmasse von Körnchen, die bald mehr bald weniger dicht gehäuft daliegen.

Diese Körnchen sind bei den Fischen, von denen Esox lucius, Abramis Brama, Leuciscus erythropterus, Perca fluviatilis, Acerina cernua zur Untersuchung kamen, sehr blass, bei den beiden Ranae temporaria und esculenta aber fast schwarz. Sie liegen in die schleimig-zähe Grundsubstanz des Dotters eingebettet und stehen mit ihr in bald engerer bald loserer Verbindung. Sie wechseln in ihrer Grösse von unmessbar kleinen, eben sichtbar werdenden Pünktchen und Kügelchen, welche 1,0—1,5 μ und darüber im Durchmesser haben. Bei Rana lassen die grösseren Körnchen sehr deutlich eine helle Randschicht und ein dunkles Centrum erkennen. Sie stellen also Bläschen oder Kapseln dar mit einer durchsichtigen Hülle und einem undurchsichtigen Inhalte. Durch den letzteren wird eben das schwärzliche Aussehen bedingt, das die Körperchen überhaupt an den Tag legen. Bei den Fischen ist ein solches Verhältniss nicht wohl zu erkennen. Doch besteht es zuversichtlich auch, weil aus diesen Körnchen sich, wenn auch vielleicht nicht alle, so doch die bei weitem meisten Dotterkörperchen entwickeln und diese eine Hülle oder Membran unzweifelhaft haben.

Die in Rede stehenden Körnchen besitzen eine grosse Affinität zu allerhand Chemikalien und legen das insbesondere durch ihr

Verhalten zu Farbstoffen an den Tag. Bei denen der Frösche kann man deutlich sehen, dass es hauptsächlich ihre im Centrum gelegenen Partien sind, ihr Inhalt, der sich färbt, während ihre Randpartien, ihre Hülle oder Kapsel, nur wenig Farbstoff aufnimmt, ja öfters dem Anscheine nach auch ganz ungefärbt bleibt. Eine ganz besondere Verwandtschaft indessen scheinen die Körnchen zu den Anilinfarben und deren Verwandten zu haben. Denn in ganz kurzer Zeit nehmen sie durch Anilinblau, Anilinbraun, durch Rosanilin und Fuchsin, ferner durch Eosin, Pikrinsäure, Methylviolett die lebhaftesten Färbungen an. Etwas weniger, aber immer noch sehr stark wirken auf sie auch Hämatoxylin-Alaun, Carmin-Ammonik, Alizarin- und Purpurin-Natron, Indigcarmin, Jod. Ueberosmiumsäure, die bekannten Gold-, Silber- und Palladiumsalze werden durch sie reducirt. Die Körnchen erweisen sich somit nach Allem als Elementarkörperchen des Protoplasmas und in Anbetracht ihrer Abstammung als solche des Dotters, als Corpuscula primigenia vitelli.

So lange die Körnchen nun in der bezeichneten Weise der Beobachtung unterworfen werden, liegen sie ruhig da, ohne auch nur die geringste Bewegung zu machen. Sowie aber ein differenter Körper auf sie einwirkt, dem Präparate ein Tropfen Wasser, rein oder mit einem der oben genannten Farbstoffe zugesetzt wird, fangen sie an in Bewegung zu gerathen, jene bekannte, tänzelnde, wie sie kleinste Körper unter dem Mikroskope so häufig ausführen. Je länger je mehr nimmt innerhalb einer gewissen Zeit diese Bewegung zu und wird um so lebhafter, je energischer in gewissen Grenzen die Farbstofflösung einwirkt, je reicher diese also bis zu einem gewissen Grade an Farbstoffen ist. Nach einiger Zeit lässt die Bewegung wieder nach und bald darauf liegen die Körperchen auch wieder so ruhig da, wie zuvor. Sie, die Bewegung ist darum offenbar abhängig von dem Eindringen des Wassers beziehungsweise der Farbstoffe in die Körperchen, oder anders und vielleicht richtiger ausgedrückt, von der Aufnahme des Wassers und der Farbstoffe durch die Körperchen, und dauert so lange, wie diese selbst dauert, d. h. bis Sättigung eingetreten ist. Sie dauert darum länger wenn nur sehr verdünnte Farbstofflösungen einwirken, kürzer, wenn stärkere dies thun. Kommen sehr concentrirte Farbstofflösungen zur Geltung, so beobachtet man sie gar nicht. In einem Momente färben sich da die Körperchen gleich so tief, wie sie nur können und was dabei vorgeht, ist nicht wahrzunehmen. Vornehmlich geeignet um dies festzustellen sind wieder die Anilinfarben und ihre Verwandten. In ganz schwachen Lösungen des Methylviolett, in denen sich unsere Körperchen erst in langer Zeit färben, dauert diese ihre Bewegung auch sehr lange. In etwas stärkeren Lösungen, die in kurzer Zeit zu einer intensiven Färbung der Körperchen führen, hält sie auch nur kurze Zeit an. In concentrirteren Lösungen, in denen sich die Körperchen anscheinend in dem Augenblick intensiv färben, wo diese einwirken, ist keine Spur von Bewegung an ihnen zu erkennen. Sie scheinen zu erstarren, sowie die Farbstoffe mit ihnen in Berührung kommen, und sie von ihnen durchtränkt werden.

Da die fragliche Bewegung unserer Körperchen mit der Farbstoffaufnahme im Zusammenhang steht, in ihrer Geschwindigkeit offenbar von der Geschwindigkeit abhängt, mit welcher diese letztere erfolgt, so ergiebt sich, dass diese Farbstoffaufnahme selbst nur wieder mit einer Bewegung in Zusammenhang stehen kann, welche in den Körperchen sich vollzieht. Die Farbstoffaufnahme von Seiten derselben kann somit nur auf einem chemischen Prozesse, einer Aenderung der Molecüle beruhen, welche sie und vor Allem ihre Inhaltskörperchen zusammensetzen. Diese ihre Molecüle, ihre Atomverbindungen werden gelöst, neue solcher Atomverbindungen werden in ihnen in das Sein gerufen und dabei werden die eigentlich färbenden Elemente in der einen oder der anderen Weise mit aufgenommen. Die Reduction der Ueberosmiumsäure, der Gold-, Silber- und Palladiumsalze und die dadurch bedingte Färbung der Körperchen erhebt das auch für die übrigen Farbstoffe fast zur Gewissheit. Die mit der Lösung der vorhandenen und Bildung der neuen Atomverbindungen aber nothwendig Hand in Hand gehende Bewegung in den Molecülen der Körperchen führt durch ihre Häufung zu einer Bewegung der ganzen Körperchen und so wird der chemische Vorgang, eine Atombewegung, die eine Molecularbewegung zur Folge hat, zur Massenbewegung. Das bekannte Tänzeln ist die Form, in welcher sie sich dem Beobachter darstellt.

Es ist klar, dass, wenn der chemische Vorgang in den Elementarkörperchen ein sehr langsamer ist, wie in dünnen Farbstofflösungen, dass dann auch die Bewegung der Körperchen als Ganze eine sehr langsame sein wird; dass dagegen diese sich beschleunigt zeigen wird, wenn jener, wie in stärkeren Farbstofflösungen, selbst ein beschleunigter ist. Ebenso ist aber auch klar, dass wenn dieser chemische Prozess nur einen Moment dauert, wie in concentrirteren der genannten Lösungen, dass dann sich die daraus resultirenden weiteren Vorgänge leicht der Wahrnehmung entziehen werden, weil sie viel zu schnell vorübergehen.

Den Farbstoffen ganz gleich verhalten sich auch die übrigen Chemikalien. Nur ist das Zustandekommen ihrer Wirkungen nicht in dem Maasse zu erkennen, wie bei jenen. Wir sehen ihr Eindringen, ihr Durchsetzen oder auch Zersetzen der Körperchen nicht, wie dort. Wir gewahren nur, dass unter ihrem Einflusse und proportional der Stärke, in welcher dieser erfolgt, dieselben Bewegungen der Körperchen hervorgerufen werden, wie durch jene. Nichtsdestoweniger haben wir darum doch alles Recht, aus den gleichen Wirkungen auf die gleichen Ursachen zu schliessen und die Elementarkörperchenbewegung, welche auf ihre Anwendung hin zur Erscheinung kommt, von der Atom-, beziehungsweise Molecularbewegung abzuleiten, zu welcher sie in jenen den Anstoss gaben.

Haben wir danach nun aber die fragliche Bewegung unserer Elementarkörperchen noch als eine lebendige anzusehen oder ist sie nach anderen Gesichtspunkten zu beurtheilen? Die Frage ist schwer zu beantworten. Sie als nicht aus lebendigen Ursachen hervorgegangen hinzustellen, sie nur als Resultat einfach chemisch-physikalischer Prozesse und somit auch als einen rein mechanischen Vorgang zu betrachten, will nicht viel sagen. Denn das Leben selbst ist ein chemisch-physikalischer Prozess, der sich in seiner Complicirtheit nur aus den einfachsten derartigen Prozessen zusammensetzt und unter denen gerade die besprochenen, wie die Brücke'schen Beobachtungen an den Speichelkörperchen, meine Beobachtungen an den Muskelfasern, den Axencylindern der Nervenfasern, dem Protoplasma überhaupt gelehrt haben, eine hervorragende Rolle spielen. Allerdings treten die fraglichen Bewegungen der Elementarkörperchen auch auf, nachdem sie, die letzteren, mehrere Stunden, ja selbst Tage lang trocken gelegen haben, sobald sie nur wieder befeuchtet werden, also nachdem sie den gewöhnlichen Auffassungen nach längst abgestorben und den einfachsten chemischen Prozessen, welche die Zersetzungen darstellen, verfallen waren. Allein wer sagt uns, dass in solchen Fällen die Elementarkörperchen wirklich schon abgestorben und damit der Fähigkeit verlustig gegangen waren, je wieder lebendige Thätigkeiten auszuführen? Wir leben da in einer ganzen Menge von Vorurtheilen, und eine grosse Anzahl von Menschen ist blos darum gegen jede etwas andersartige Auffassung gegebener Verhältnisse und erklärt sie für unbewiesene Hypothesen, weil sie selbst sich von den Vorurtheilen und Hypothesen nicht losmachen kann, mit denen ihr ganzes Dichten und Denken verquickt ist. Nicht oft genug kann deshalb wiederholt werden, dass Tod eines Organismus noch nicht Tod aller seiner Theile bedeute. Wir kennen Alle sogenannte überlebende Theile. Der abgebrochene Eidechsen- und Blindschleichenschwanz regen sich noch und winden sich hin und her, wenn längst auch die Eidechse und Blindschleiche selbst abgestorben sind. Die Beine des Kanker zucken noch, wenn längst auch von dem zermalmten Körper desselben keine Spur mehr vorhanden ist. Das Froschherz, das Fischherz schlägt noch, wenn auch der Frosch bereits von der Katze gefressen, der Fisch gekocht und verzehrt worden ist. Und dabei handelt es in allen diesen Fällen sich noch um höher entwickelte Organe höher entwickelter Thiere! Ganz anders darum vielfach noch, wenn wir in der Organreihe tiefer hinabsteigen und an einfachere Bestandtheile der Organismen uns wenden. Da finden wir, dass solche nicht blos Tage, nein, Wochen lang noch Leben zeigen, ja noch wachsen und sich selbst vermehren können. In dieser Hinsicht ist bekannt, dass Landois z. B. die rothen Blutkörperchen des Hundes, an einem kühlen Orte aufbewahrt, noch nach vollen vier Tagen lebenskräftig antraf; ja dass sein Schüler Du Cornu sogar sah, dass unter besonderen Umständen in einem Eiskeller aufgehoben, sie es noch nach 5 und selbst 5¾ Tagen waren. Und ebenso ist weiter bekannt, dass von Recklinghausen in Froschblut, das in einer feuchten Kammer eingeschlossen war, noch nach 11 bis 12 Tagen Neubildung rother Blutkörperchen und in Salamanderblut, welches in eine Glasröhre verschlossen worden war, noch nach 65 Tagen Bewegungen der weissen Blutkörperchen zur Beobachtung bekam, wie sie anders nicht in frischem Blute zu sehen sind. Die rothen Blutkörperchen, die weissen Blutkörperchen sind aber den Elementarkörperchen gegenüber noch sehr complicirte und hinfällige Gebilde. Zeichnen sich doch die letzteren und insbesondere die mit einer Hülle oder Kapsel versehenen gerade durch ihre grosse Resistenz, ihre Beständigkeit sowohl Säuren als auch Alkalien, Alkoholen,

Aethern und selbst sehr hohen und niederen Temperaturen gegenüber aus. Wir haben darum keine Ursache anzunehmen, dass unsere Elementarkörperchen, weil sie eine Zeit lang trocken und dabei regungslos gelegen haben, abgestorben sein müssten, und dass die Bewegungen, welche sie nach genügendem Zutritt von Feuchtigkeit wieder vollführen, darum keine lebendigen sein könnten. Es wird zuletzt auf Geschmacksache hinauskommen, ob man diese ihre Bewegungen noch lebendige nennen will oder nicht; immer jedoch wird man sich vergegenwärtigen müssen, dass alle lebendigen Bewegungen, wie geartet sie auch sein mögen, in letzter Reihe nicht anders zu Stande kommen und einfach chemisch-physikalischer Natur sind.

Und was nun die Bewegungen selbst noch anlangt, ergiebt sich da vielleicht ein weiterer Anhalt für den Charakter, der ihnen beizumessen ist?

Wir haben dieselben im Allgemeinen als eine tänzelnde bezeichnet, wie sie kleinste Körper unter dem Mikroskope so häufig ausführen. Das Wesen derselben ist, dass die Körperchen pendelartige Schwingungen machen, ähnlich der Unruhe einer Taschenuhr, dabei aber, weil sie nicht fixirt sind, fortwährend den Platz wechseln und im Raume vorrücken. Sind die genannten Schwingungen sehr regelmässig, weil die ihnen zu Grunde liegenden Atome und Molekularbewegungen sehr regelmässig sind, so verleihen sie eben den Gesammtbewegungen der Körperchen das Tänzelnde, das wir hervorgehoben haben. Erfolgen dagegen diese letzteren einmal energischer, weil die vorhandenen Synthesen sich rascher lösen, die neuen sich rascher bilden, dann geht auch die leicht tänzelnde Bewegung der Körperchen in eine ruck- oder stossweise über, und wie von einer unsichtbaren Macht getroffen fliegen die Körperchen über weitere oder kürzere Strecken einher. Dabei können sie mehr gerade Linien einhalten oder auch Curven beschreiben und ganz das Wesen eines von Willkür beherrschten Geschöpfes an den Tag legen. Die Körperchen gleichen dann Kugelbakterien, Mikrococcen, in auffälligster Weise und, wenn man nicht wüsste, was sie wären und woher sie stammten, müsste man sie auch für einen Schwarm solcher halten. Da man nun aber ganz allgemein, und sicherlich nicht mit Unrecht, die Bewegungen dieser für lebendige ansieht, so wird man auch die unserer Elementarkörperchen dafür erachten müssen.

Uebrigens haben unsere Elementarkörperchen auch sonst noch sehr viel Aehnlichkeit mit den Kugelbakterien oder Mikrococcen und deren Verwandten. Ganz abgesehen von ihrer Reaction gegen Farbstoffe, in welcher beide mit einander übereinstimmen, haben sie auch das gemeinsam, in verschiedener Weise, und namentlich zu mehreren mit einander verbunden, aufzutreten. Je nachdem die Elementarkörperchen nehmlich aus der Grundsubstanz des Dotters frei werden, was eben durch ihre Bewegungen geschieht, treten sie bald so, bald anders in die Erscheinung. Die ungeheure Mehrzahl erscheint blos für sich, lässt wenigstens nichts an sich unterscheiden, was ihnen nicht zukäme. Eine gewisse Anzahl ist indessen von einem verhältnissmässig breiten Saume einer zarten, mattgrauen Substanz umgeben, die nichts Anderes sein kann, als eine Partie Dottergrundsubstanz, die ihnen fester als der übrigen Masse dieser Substanz anhaftete und von ihr abgerissen und mitgenommen wurde (Fig. 1 b). Nicht selten umgiebt eine solche Partie Dottergrundsubstanz das betreffende Elementarkörperchen aber nicht gleichmässig, wie ein überall gleich dicker Mantel, sondern ist, nach einer Richtung fadenförmig ausgezogen. Die Elementarkörperchen erscheinen dann wie geschwänzt und sind gewissen Helobakterien Billroth's in hohem Grade ähnlich (Fig. 1 c).

Durch solche Partikelchen von Grundsubstanz werden indessen auch eine ganze Anzahl von Elementarkörperchen gelegentlich mit einander verbunden und kommen als ein grösseres, zusammengesetztes Ganzes zur Erscheinung.

Sind die Körperchen zu 3, 4, 5 oder noch mehr so mit einander verbunden, wie sie sich auf das Innigste haben an einander legen können, so zeigen sie sich als kleine granulirte, kernähnliche Gebilde, wie sie Brücke nach Auflösung der Speichelkörperchen entstehen sah, und ich als Gruppenkörperchen von allen protoplasmatischen Körpern beschrieben habe. Haben sich jedoch die Körperchen in Reihen an einander gelegt, so entstanden dadurch, wenn ihrer zwei das nur thaten, was am häufigsten der Fall ist, den Diplococcus Billroth's ähnliche Wesen, sonst aber, also wenn ihrer mehrere sich so verbanden, Gestalten, welche den Streptococcusarten dieses Autors oder auch den Torulaformen der Mikrococcusarten Cohn's gleichen. Ja, ist die die Elementarkörperchen zusammenhaltende Dottergrundsubstanz reichlich vorhanden, so dass sie gewissermaassen einen längeren oder kürzeren Faden bildet, in den die Elementarkörperchen gleichsam der Reihe nach eingelassen erscheinen, so können Dinge zum Vorschein kommen, die eine täuschende Aehnlichkeit mit Vibrionen besitzen (Fig. 1d) und das um so mehr, als sie sich auch wie solche bewegen, bald träger, bald weniger träge dahinschlängeln.

Da für das Zustandekommen all dieser merkwürdigen Verbindungen, in denen die Elementarkörperchen selbst auftraten, mir das Verhalten der Dottergrundsubstanz, sowohl an und für sich, als auch zu den Elementarkörperchen selbst von grossem Belang zu sein schien, so glaubte ich versuchen zu müssen, wie dieses Verhalten unter dem Einflusse verschiedener nicht zu stark eingreifender Agentien wäre, und ob es sich etwa ihnen gemäss abänderte. Zu dem Zwecke behandelte ich Eier von Rana temporaria mit Kochsalz, indem ich sie gleich in einer Lösung von 1 bis 2 pCt. desselben zerzupfte. Neben den eben beschriebenen Formen, zu denen sich die Elementarkörperchen angeordnet hatten, kamen sie da auch zu langen Fäden verbunden vor, die zum Theil sich einfach theilten, zum Theil baumförmig verzweigten und dadurch eine, wenn auch nur gewisse Aehnlichkeit mit den Cladothrix- oder Streptothrixformen Cohn's erhielten (Fig. 2). Mit Ochsengalle behandelt, zeigten sich neben den oben näher bezeichneten Formen noch lange, gerade oder auch gewundene Fäden, zu denen die Elementarkörperchen zusammengetreten waren (Fig. 3). In Harnstofflösung erschienen ausserdem noch lange Fäden aus Dottergrundsubstanz, die nur zerstreut mit Elementarkörperchen besetzt waren oder auch nur an einem Ende ein solches trugen (Fig. 4). In Borsäure kamen ähnliche Bildungen zum Vorschein, doch nicht mit so lang ausgezogener Dottergrundsubstanz und zudem noch zahlreiche, vielfach gewundene und selbst gekräuselte, fadenartige oder perlschnurartige Körper aus dicht an einander gedrängten Elementarkörperchen (Fig. 5). In sehr dünnen Lösungen von Chromsäure und doppelt chromsaurem Kali, in Lösungen von rothem und gelbem Blutlaugensalz endlich erschienen ganz entsprechende, aber immer doch etwas anders aussehende Gestaltungen, die sowohl aus Elementarkörperchen als auch mehr oder weniger deutlich hervortretender Dottergrundsubstanz bestanden.

Es konnte somit keinem Zweifel mehr unterworfen sein, dass

in der That auf die Art und Weise, wie im gegebenen Falle die Elementarkörperchen sich mit einander verbinden, die Umstände, welche auf sie und die Dottergrundsubstanz einwirken, von grossem Belang sind und dass die eigenthümlichen Gebilde, in denen sie danach als körnige Bestandtheile erscheinen, lediglich auf Rechnung dieser zu schieben sind. Wie weit aber diese Dinge und die mit ihnen zusammenhängenden Prozesse auch sonst noch von Belang sind, lasse ich dahingestellt sein. Die einfache Mittheilung derselben mag für jetzt genügen.

Erklärung der Abbildungen.

Taf. I. Fig. 4—8.

Fig. 4. Elementarkörperchen aus dem Dotter des Froscheies mit indifferenter Flüssigkeit behandelt, a gewöhnliche, vereinzelt umhertreibende Körperchen, b geschwänzte, c zu Gruppen zusammengetretene, sogenannte Gruppenkörperchen bildende, d zu Fäden zusammengetretene, Vibrionen ähnliche Körper bildende. Vergr. 1000—1200mal.

Fig. 5. Elementarkörperchen-Verbindungen nach Behandlung des Froscheies mit Kochsalz. Vergr. dieselbe.

Fig. 6. Elementarkörperchen-Verbindungen nach Behandlung des Froscheies mit Ochsengalle. Vergr. dieselbe.

Fig. 7. Elementarkörperchen-Verbindungen nach Behandlung des Froscheies mit Harnstoff. b Fäden aus Dottergrundsubstanz. Vergr. dieselbe.

Fig. 8. Elementarkörperchen-Verbindungen nach Behandlung des Froscheies mit Borsäure. Vergr. dieselbe.

VI.

Die Histologie des „Pseudoknorpels" in der Achillessehne des Frosches und dessen Veränderungen bei entzündlicher Reizung.

(Aus dem patholog.-anatomischen Institute in Königsberg.)

Von Dr. E. Stadelmann,
Assistenten an der medicinischen Universitäts-Klinik zu Königsberg i. Pr.

Die Frage über die Herkunft des Eiters, welcher ja oft bei der Entzündung in so reichem Maasse zu finden ist, ebenso der Wunsch, die Vorgänge bei der Entzündung erklären, die wesentlichsten derselben zu einer Definition des Wortes „Entzündung" zusammenfassen zu können, hat mehrere unserer bedeutendsten Forscher zu Arbeiten auf diesem Gebiete in den letzten Jahren veranlasst. Trotzdem aber sind wir von einer Lösung dieser brennenden Frage in der Pathologie noch weit entfernt, und wenn wir auch, besonders durch die Arbeiten Stricker's [1]) und seiner Schüler, derselben einen Schritt näher gerückt sind, so währt doch der alte Streit zwischen der Partei Cohnheim's und der Stricker's noch ungemindert fort.

In neuerer Zeit sind nun unabhängig von einander und fast zur gleichen Zeit zwei Arbeiten erschienen, deren Verfasser [2]) sich ein neues, oder richtiger noch weniger cultivirtes Gewebe zu ihren Experimenten gewählt haben, nehmlich den Knorpel; vermuthlich weil sie einsahen, dass an dem fast klassischen Untersuchungs-

[1]) Studien aus dem Institute für experimentelle Pathologie in Wien 1869; herausgegeben von S. Stricker.

[2]) v. Ewetzky, „Entzündungsversuche am Knorpel". Untersuchungen aus dem patholog. Institute zu Zürich. Herausgegeben von Prof. Eberth. 3. Heft. 1875. — Dr. Alfred Genzmer, „Ueber die Reaction d. hyalinen Knorpels auf Entzündung und die Vernarbung von Knorpelwunden nebst einigen Bemerkungen zur Histologie des Hyalinknorpels" in diesem Archiv 1876; Bd. 67. Heft 1.

objecte, der Cornea, diese Frage doch nicht endgültig entschieden werden könne.

Obgleich nun beide Forscher — sehr bezeichnend für die Sorgfalt ihrer Untersuchungen — fast zu übereinstimmenden Resultaten gekommen sind, so beweisen dieselben doch nichts Entschiedenes gegen Stricker, da wenigstens v. Ewetzky selbst zugiebt, Zellen gesehen zu haben, welche sich nur durch die etwas grösseren Kerne und das Fehlen jeder Form- und Ortsveränderung von Eiterkörperchen unterschieden, und da die Bilder, welche er von jenen Zellen giebt, Eiterkörperchen im höchsten Grade ähnen. Trotzdem nun v. Ewetzky selbst den Mangel an Locomotion ganz richtig aus der starren, unnachgiebigen Grundsubstanz erklärt, in welcher diese Zellen eingebettet sind, so glaubt er doch dieselben, trotz gewisser äusserer Aehnlichkeit, nicht als Eiterkörperchen proclamiren zu dürfen, weil sie nicht alle morphologischen Eigenschaften derselben besässen, und ihr Vorkommen nur eine Ausnahme sei. Diese seine Gründe, aus welchen er jene Gebilde nicht für Eiterkörperchen halten will, scheinen mir wenig stichhaltig zu sein, denn einmal können die morphologischen Unterschiede nur sehr gering sein und sprechen dann nicht gegen Eiterkörperchen, die im Begriffe sind, sich aus Knorpelzellen zu bilden, anderseits kann aber auch ihr ausnahmsweises Vorkommen wohl schwerlich etwas mit ihrer Natur als Eiterkörperchen zu thun haben. Doch diese Frage kann nur durch abermalige Prüfung und sorgfältiges Nachuntersuchen entschieden werden, worauf ich verzichtete, da sich mir ein, wie ich glaube, bedeutend günstigeres und dankbareres Untersuchungsobject für die Entzündungsfrage als der eigentliche Knorpel in dem Pseudoknorpel der Achillessehne des Frosches darbot. Dieser hat mit dem Knorpel gemeinsam, dass er gefässarm ist und der Einwanderung der weissen Blutkörperchen entschieden kräftigen Widerstand durch die Festigkeit seines Gewebes entgegensetzt, und hat vor ihm voraus, dass die Grundsubstanz, bei ungemeinem Zellenreichthum des Gewebes nicht so starr wie die des Knorpels ist, und dass die Zellen sich mit der grössten Leichtigkeit isoliren lassen. Da nun aber über die Natur und die histologischen Verhältnisse dieses Gewebes, welches die Einen als Knorpel, Andere als modificirtes Bindegewebe, die Dritten als ein Gewebe sui generis ansprechen, bedeutend differente Ansichten verbreitet sind, so bin ich genöthigt, mich ein wenig ausführlicher über diese Punkte und auch über die einschlagende Literatur auszulassen.

Indem ich einige ältere Forscher übergehe, welche über unser Gewebe nur ganz kurze und nebensächliche Bemerkungen machten, ohne die histologischen Verhältnisse desselben genauer zu untersuchen, wende ich mich sogleich zu den neuern Forschern und deren Resultaten.

Lehmann [1]). Zwischen den Maschenräumen, welche die nach allen Seiten hin sich kreuzenden Sehnenbündel bilden, liegen die Knorpelzellen, grosse, zierliche Gebilde, welche sehr den Zellen der Chorda dorsualis ähnen, rundlich oder oval, dunkelrandig, aber doch ziemlich dünnwandig sind und im Innern einen glänzenden, grossen Kern besitzen. Sie sind leicht zu isoliren und durch keine Zwischensubstanz verbunden, wenn nicht etwa das Bindegewebsstroma die Rolle einer Intercellularsubstanz spielt, so dass dann das Gewebe als Bindegewebsknorpel zu erklären wäre. Im unteren Theile der Sehne finden sich auch oft Zellen mit dicken Kapseln, welche Knorpelzellen sehr ähnen, daneben besteht auch gewöhnlich Verkalkung.

Hoyer [2]) stimmt mit Lehmann's Ansichten überein, nur schreibt er den einzelnen Knorpelzellen noch eine durch doppelte Contour sich abhebende Membran zu und rechnet das ganze Gewebe nicht zum Knorpel-, sondern zum Sehnengewebe.

Gegenbauer [3]) modificirt Lehmann's Ansichten dahin, dass zwischen den Zellen eine bald breitere, bald schmälere Intercellularsubstanz existirt. Das Gewebe ist also ein eigenthümlich modificirter Knorpel, bei dem es nicht zur Bildung einer reichlichen Grundsubstanz gekommen ist.

Diesen Ansichten schliessen sich auch Güterbock und Bizzozero [4]) an.

Rollet [5]) polemisirt nur gegen die Ansicht, dieses Gewebe als Knorpel aufzufassen.

[1]) Zeitschrift f. wissensch. Zoologie XIV: „Ueber den Knorpel in der Achillessehne des Frosches."

[2]) „Ein Beitrag zur Histologie bindegewebiger Gebilde." Archiv f. Anatom. u. Physiol. 1865.

[3]) Jenaische Zeitschr. f. Medicin u. Naturwissenschaft. III. 1867.

[4]) „Untersuchungen über Sehnenentzündungen" in d. Wiener med. Jahrbüch. red. v. Stricker. 1871.

[5]) Stricker's Handbuch d. Histologie, Capitel II.

Boll[1]) gesteht höchstens eine nur sehr minimale Intercellularsubstanz zu, auch sind die Zellen keine Knorpelkörperchen, weil sie nicht Protoplasmamassen von mehr oder minder kugeligen Dimensionen, sondern gedehnte, kernhaltige, polygonale Platten darstellen, deren Protoplasma bis auf einen äusserst geringen Rest körniger Substanz, welcher in der Nähe des gleichfalls stets eigenthümlich gekerbten und geschrumpften Kernes lagert, geschwunden und in eine Substanz verwandelt ist, die mit der der elastischen Häute und Scheiden eine grosse Aehnlichkeit zeigt. Boll hält das Gewebe der Achillessehne für ein Gewebe sui generis, das in der Hauptsache aus Bündeln fibrillärer Substanz besteht, denen reichlich grosse, klare Zellplatten auflagern. An den Uebergangsstellen des oben beschriebenen Gewebes in das rein sehnige bemerkt man leicht, dass die Zellplatten der Sehne mit diesen Zellen durchaus homolog sind, nur dass der Dickendurchmesser letzterer etwas grösser ist.

A. v. Török[2]) betont mit grosser Entschiedenheit, besonders Boll gegenüber, die knorpelige Natur dieses Gewebes und beschreibt im Uebrigen eine höchst complicirte Structur desselben. Im unteren Theile ist der Knorpel von einer ringförmigen, verknöcherten Schicht umgeben, deren äussere Theile concentrisch angeordnete, spindelförmige, deren innere polyedrische, granulirte Zellen enthalten. Unmittelbar an diese verknöcherte Schicht grenzt ein zierliches Reticulum glasheller, homogener Grundsubstanz mit dicht aneinander gereihten, zellhaltigen Räumen. Die Zellen sind durchaus verschieden von den vorigen; sie sind flache, beinahe homogene, kernhaltige Gebilde, manchmal mit kleinen glänzenden Körnchen, scharf contourirtem, regelmässig geformtem, grobkörnigem, meist excentrischem Kern, in dessen Nähe ein minder compacter Körnchenhaufen liegt. Die Zellen sind mittelst Kittsubstanz an die Wandungen fixirt, welche durch Alkalien oder Säuren soweit verdünnt wird, dass die geschrumpften Zellen herausfallen. Bei Anwendung verdünnter Alkalien gehen die Zellen rasch zu Grunde. Thermische und elektrische Reize haben auf sie keinen Einfluss. Während der Kern Farbstoffe reichlich aufnimmt, ist die Zellsubstanz

[1]) Schulze's Archiv f. mikroskop. Anatom. Bd. VII. 1871.

[2]) „Der feinere Bau des Knorpels in der Achillessehne des Frosches“ in den Verhandlungen d. Würzburg. physikal.-med. Gesellsch. Bd. III. 1872.

äusserst unempfindlich gegen dieselben. Eine Membran oder Kapsel existirt nicht. — Von dieser Stelle an wird das Bild immer complicirter. Das Knorpelgewebe wird von nun an von Fibrillenbündeln in allen Richtungen durchzogen, die Intercellularsubstanz wird hyalin, nimmt bedeutend ab und umspinnt wie ein zierliches fadenförmiges Reticulum Knorpelzellen und Fibrillenbündel, ist aber chondrigener Natur. Die Sehnenbündel, welche dies Gewebe durchsetzen, enthalten keine Zellen. Bei den verschiedenen Froscharten besteht nur darin ein Unterschied, dass die Intercellularsubstanz oft bedeutend abnimmt. Aehnliche Verhältnisse wie die beschriebenen zeigen sich an der Uebergangsstelle des Knorpels in das Sehnengewebe. Die sich zu grösseren Bündeln sammelnden Faserzüge werden theils von membranösen Scheiden, die sich als Endothelialmembranen erweisen, theils von umspinnenden Fasern umhüllt.

Ciaccio [1]) hält die Zellen in der Achillessehne ebenso wie Boll nicht für Knorpelzellen, sondern für abgeplattete Gebilde. Sie sind nach ihm übereinstimmend mit den Sehnenzellen, nur nicht eingerollt, sondern platt.

Renaut [2]). Nach seiner Ansicht sind die Zellen in unserem Gewebe auch nicht Knorpelzellen, sondern bläschenförmig veränderte Ranvier'sche Bindegewebsröhrchen. Die isolirten Zellen sind grosse, helle, kugelige Blasen, besitzen einen bläschenförmigen Kern mit deutlichem Kernkörperchen, sind aber leicht zerstörbar und gehen dann in polygonale Platten über. Jede Zelle liegt in einer Art Nische, die aus einer feingefältelten, durchsichtigen Membran gebildet wird. Zwischen die Zellen dringen Bündel fibrillären Bindegewebes. Dieselben stossen nicht einfach an die Zellen, sondern sind von elastischen Scheiden umgeben, welche in unmittelbarem Zusammenhange mit den Zellnischen stehen und diese eigentlich bilden. Dies Gewebe ist also kein Knorpel, auch keine Ansammlung besonders differencirter platter Zellen im fibrillären Binde-

[1]) „Nuove ricerche sull' interna tessitura dei tendini." Memorie del l'Academia delle Scienca dell' instituto di Bologna. Serie III. Tomo II. 1872. Referat im Jahresber. über d. Fortschritte d. Anatom. u. Physiol. v. Hofmann u. Schwalbe. I. 1873.

[2]) „Sur la transformation vésiculeuse des éléments cellulaires des tendons." Archives de physiologie. IV. 1872. Referat im Centralbl. f. d. med. Wissensch. 1872.

gewebe, sondern eigenthümlich modificirtes Sehnengewebe, welches entsteht, indem die in den sternförmigen Räumen gelegenen Ranvier'schen Röhrenzellen diese Räume immer mehr ausdehnen und dem entsprechend das dazwischenliegende fibrilläre Gewebe schwindet.

Golubew [1]). Nach ihm ist das Gewebe der Achillessehne ebenfalls kein Knorpel, sondern ein Nest von Bindegewebskörperchen, aus denen sich Fibrillen entwickeln.

Ponfick [2]) und Bruce [3]) halten dies Gewebe für echten Knorpel, der continuirlich in's Sehnengewebe übergeht.

Adickes [4]) hält das Gewebe gegenüber Boll für eigenthümlich modificirtes Knorpelgewebe. Er fand grosse, helle Zellen mit sehr zarten Contouren, Kern und Protoplasma. Die Zellen sind, wenn auch nicht kugelig, so doch in allen Dimensionen ziemlich gleich und zeigen keine Aehnlichkeit mit polygonalen Platten.

Histologie der Achillessehne des Frosches.

Wenn man die Achillessehne eines getödteten Frosches herausschneidet, so fällt sofort die kugelige Anschwellung an dem unteren Ende derselben auf, welche dem Gelenke zwischen Tibia und Fusswurzelknochen entspricht. Nicht nur diese Stelle, sondern die ganze Sehne hat eine knorplig harte Consistenz und lässt sich nur wenig biegen, so dass Merkel [5]), welcher zuerst hierauf aufmerksam wurde, dieses Gewebe für einen eingeschobenen Knochen erklärte. Dass diese Annahme unrichtig, ebensowenig aber dieses Gewebe die rein sehnige Structur besitzt, lässt sich leicht mit einem Längsschnitte durch das in Alkohol oder Müller'scher Flüssigkeit erhärtete Gewebe beweisen. Schon die Schnittfläche zeigt uns nicht den hellen reinen Glanz des Sehnengewebes, sondern ist der Hauptsache nach von einer blassen, gelblichgrauen Farbe, so dass sich

[1]) „Ueber den Bau des Faserknorpels". Sitzungsbericht d. zoolog. Abth. der 3. Versamml. russisch. Naturforscher in Kiew. Zeitschr. f. wissensch. Zoolog. Bd. XII. 1872.

[2]) „Zum feineren Bau der Sehne" im Centralbl. f. d. med. Wissensch. 1872. No. 8.

[3]) Mitchell Bruce, „On the structure of tendon". Quaterly journal of micr. science. Vol. XII. 1872.

[4]) „Zur Histologie d. Bindegewebes." Inaug.-Dissertat. in Göttingen 1872.

[5]) „System der vergleichenden Anatomie." Halle 1824.

die die Anschwellung umgebende Hülle, welche sehniger Natur ist, deutlich von dem eingeschlossenen Gewebe abhebt. Besieht man nun einen solchen Schnitt, den man mit Hämatoxylin gefärbt hat, unter schwacher Vergrösserung, so erkennt man sofort, dass die Sehne der Gastrocnemii, sich in zwei Theile spaltet und gleichsam [1]) „als fibröse Kapsel ein sehr zellenreiches Gewebe einschliesst“. Sieht man sich diese fibröse Kapsel genauer an, so bemerkt man leicht, dass auf der äusseren Seite, welche an die Haut grenzt, ein bedeutend breiterer Sehnenstrang verläuft, als auf der inneren Fläche, welche dem Knochen zunächst liegt, und dass, während dort das Sehnengewebe gleichmässig entwickelt fortläuft, um zuletzt in die Fascia plantaris überzugehen, hier das anfänglich straffe, feste Sehnengewebe sich allmählich in loses Bindegewebe verwandelt, welches oft bedeutendere Nervenstämme einschliesst. Von dieser Sehnenkapsel gehen nun Bindegewebsstränge für gewöhnlich ziemlich regellos, meistens aber unter stumpfem Winkel quer durch das ganze Gewebe. Zwischen diesen Bündeln, welche sich auf ihrem Laufe quer durch das Gewebe noch zu wiederholten Malen theilen, liegt eine Menge grosser, schöner Zellen eingestreut, deren durch das Hämatoxylin blaugefärbte Kerne man selbst bei schwacher Vergrösserung deutlich erkennt. Macht man nun, um die Natur dieser Zellen genauer zu erforschen, Zerzupfungspräparate aus einem frischen Gewebe in $\frac{3}{4}$ pCt. Kochsalzlösung oder Humor aqueus, so findet man grosse, schöne Zellen, welche so durchsichtig sind, dass man sie nur mit Mühe erkennt und auf den ersten Anblick von ihrer abgeplatteten Natur überzeugt ist. Der Zellkörper ist ganz klar und hell bis auf eine geringe Körnchenansammlung in der Nähe des Kernes, welche wir den „Körnchenhaufen“ nennen wollen (Figur I a, b, c). Oft sieht man an den Zellen theils spitze, theils plattenartige Ausläufer und bemerkt manchmal bei genauerer Beobachtung deutliche Streifen und Linien über den Zellkörper hinwegziehen. Lässt man nun durch Strömungen, welche man an dem Rande des Deckgläschens hervorruft, diese Zellen rotiren, so findet man zu seinem grössten Erstaunen, dass diese so durchsichtigen Zellen unzweifelhaft mächtige Körper sind.

Fig. I.

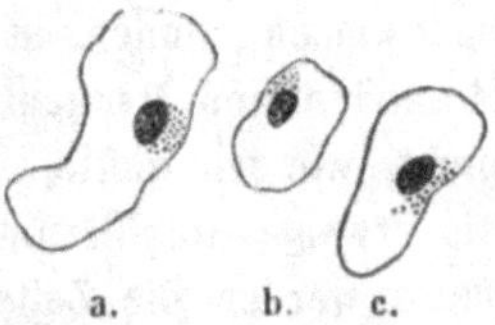

[1]) Lehmann, l. c.

Ich habe bei aufmerksamer und wiederholter Beobachtung dieser rotirenden Zellen die allerverschiedensten stereometrischen Figuren zu Gesichte bekommen, von der vollendetsten Kugel, wie man sie auf keiner Drehbank schöner und eleganter verfertigen kann, der ausgesprochensten Kegelform, der Pyramide, bis zu den sonderbarsten, unregelmässigsten räumlichen Figuren hinunter. Durch diesen Umstand der körperlichen Gestaltung jener Zellen erklären sich auch mehrere Angaben früherer Forscher. Erstens die schon so viel besprochenen und erklärten elastischen Streifen Boll's [1]), die ich auch gesehen habe, und die nur der Ausdruck der Kanten und Winkel einer Raumfigur sind, und zweitens die Angabe von Hoyer [2]) über eine ausgesprochene doppelt contourirte Membran jener Zellen, welche sich ebenfalls aus den körperlichen Dimensionen derselben herleitet, die bei höherer oder tieferer Einstellung leicht eine solche vortäuschen. Hier stimme ich also vollkommen mit Renaut [3]) überein — dessen Arbeit ich mir leider nicht im Originale verschaffen konnte, — der diesen Zellen auch eine räumliche Ausdehnung zuschreibt, sie aber — wahrscheinlich der jetzt auch schon von Ranvier aufgegebenen Ansicht von der Natur der Bindegewebskörperchen zu Liebe — für Bläschen erklärt, welche durch Vergrösserung der röhrenförmigen Bindegewebszellen entstanden sein sollen. Mir ist es trotz vielfacher Bemühungen nicht gelungen, die Bläschennatur dieser Zellen nachzuweisen. Schon seine Angabe, dass diese mächtigen Zellkörper sehr zart und zerbrechlich seien, kann ich nicht bestätigen, da ich im Gegentheile selbst bei Anwendung des stärksten Druckes, den ein Deckgläschen vertragen kann, fast niemals Bilder bekommen habe, welche ich als derartig verwandelte Zellen hätte erklären können. Zur Natur eines Bläschens gehört doch unzweifelhaft eine umhüllende Membran und ein mehr oder weniger flüssiger Inhalt. Beides habe ich aber nicht nachweisen können, selbst bei Anwendung der verschiedenartigsten Methoden und Reagentien. Die Zellen nehmen destillirtes Wasser nicht, wie ich hoffte, in soweit auf, dass sie sich vergrössern und die etwaige umhüllende Membran sprengen. In verdünnter Essigsäure werden die Zellen nur blasser, in starker Essigsäure sogar

[1]) l. c.
[2]) l. c.
[3]) l. c.

so durchsichtig, dass ihre Contouren nur sehr schwer zu erkennen sind. Färbt man sie dann durch Zusetzen einer verdünnten Jodlösung, so sieht man den Kern ganz an die eine Seite gedrängt, und um ihn zieht sich theils die Zelle in einer unregelmässigen Figur aus, theils ist sie geschrumpft. Kalilösung hat ebenso wenig Einfluss auf die Zellen. Auch an untergehenden Zellen, welche ihre Körpergestalt und die scharfe Contour vollständig verlieren, sich in einen Körnerhaufen auflösen, der mit anderen verschmilzt, und die dann auf Jodfärbung als grobgekörnte, unregelmässige, breite Platten, erscheinen, bemerkt man nie eine Membran. Für einen consistenten Inhalt der Zellen scheint mir ferner auch zu sprechen, dass der Körnchenhaufen oder doch wenigstens der solide Kern, selbst bei den ausgiebigsten Rotationen, niemals seine Stelle verändert, und dass man oft bei Sehnen, welche durch einen Reiz in den Zustand der Entzündung versetzt worden sind, und in denen eine Menge von Zellen zu Grunde gegangen ist, dem resistenten und wohlerhaltenen Kerne Massen aufsitzen sieht welche dem Zellinhalte an Aussehen genau entsprechen. Der Zellkern ist rund oder oval, in frischem Zustande untersucht, nicht zerklüftet oder unregelmässig, wie Boll[1]) es behauptet. Da in der neuesten Zeit so oft in den Kernen der verschiedenartigsten Zellen Fäden entdeckt sind, welche von den einzelnen Forschern mit theilweise ganz entgegengesetzten Vitalitätsverhältnissen des Kernes resp. der Zelle in Zusammenhang gebracht werden. — Eberth[2]) und Mayzel[3]) führen die Fäden auf eine beginnende Kerntheilung zurück, Langhans[4]) erklärt sie in den Zellen der Decidua als postmortale Producte, während Flemming[5]), Heitzmann[6]) und Andere sie als physiologische Erscheinungen in lebenden unveränderten Zellen deuten — so habe ich auch bei diesen meinen Zellen auf derartige Dinge geachtet und kann nun versichern, dass die zerklüfteten Kerne, ebenso wie die hellen Fäden in ganz frisch

[1]) l. c.

[2]) „Ueber Kern- und Zellentheilung." Dieses Archiv. 67. Bd.

[3]) „Ueber eigenthümliche Vorgänge bei der Theilung der Kerne in Epithelialzellen." Centralbl. f. d. med. Wissensch. 1875. No. 50

[4]) „Zur Lehre von der Zusammensetzung des Kernes." Centralbl. f. d. med. Wissensch. 1876. No. 50.

[5]) „Ueber die Beschaffenheit des Zellkernes." Archiv für mikrosk. Anat. und Physiol. XIII. 3.

[6]) „Studien an Knochen und Knorpel." Med. Jahrbücher 1872. IV.

untersuchtem Gewebe äusserst selten sind, häufig dagegen in Sehnen sich finden, welche einige Tage hindurch in $\frac{3}{4}$ pCt. Kochsalzlösung gelegen haben. Auf die Fäden in den Kernen werde ich noch später ausführlicher zurückkommen und bemerke nur gleich hier, dass dieselben bedeutend von den Abbildungen, welche Eberth und Flemming geben, differiren. (Figur II, a und b.) Zugleich

Fig. II.

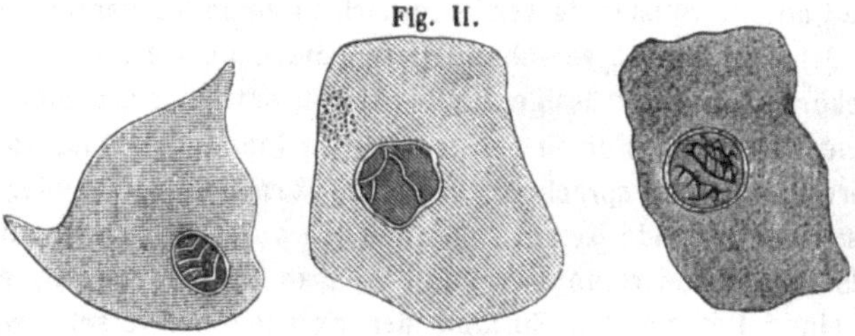

a. b. c.

möchte ich nur als reines Factum gegenüber den neuesten Untersuchungen Stricker's[1]) anführen, dass ich Bewegungen des Kernes oder der Kernkörperchen nicht auffinden konnte. Die Kerne sind übrigens meistens gekörnt, zeigen oft ein schönes Kernkörperchen und sind, wie schon oben bemerkt, schöne grosse Kugeln, welche eine doppelt contourirte Membran zeigen. Besonders deutlich kann man diese Membran bei Theilungen der Kerne sehen, welche man hin und wieder schon im normalen Gewebe beobachtet. Oft hat sich dann der Kerninhalt schon in 2 Theile getheilt, über welche manchmal continuirlich eine unversehrte Membran hinweggeht, die besonders an den Stellen deutlich hervortritt, an welchen der Kerninhalt sich retrahirt hat. An anderen dagegen hat sich zwischen

Fig. III.

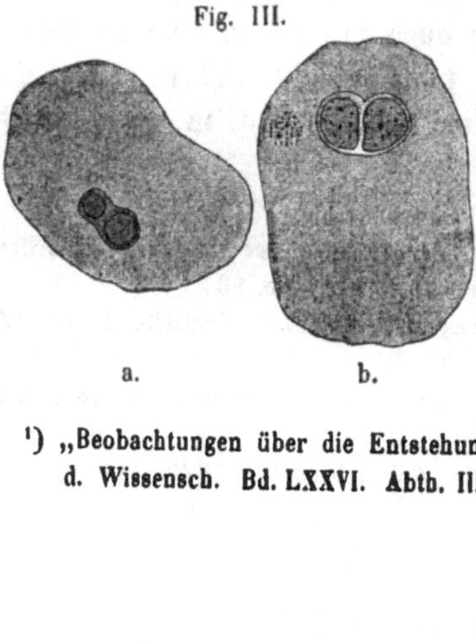

a. b.

die beiden Theile eine doppelte Contour geschoben, welche mit der umhüllenden Membran in Verbindung steht. (Figur III, a, b.) Manchmal bemerkt man auch Kerne, die eine concentrische Streifung, oder solche, die zwar eine schöne, doppelt contourirte Membran zeigen, im Innern aber

[1]) „Beobachtungen über die Entstehung des Zellkernes.“ Sitzungsber. d. Akad. d. Wissensch. Bd. LXXVI. Abth. III.

theilweise noch unausgefüllt sind (Fig. IV, a, b), ein Umstand, der sich ebenso wie die Membran aus der Entstehungsweise des Kernes herleiten lässt, über die ich einige später anzuführende Beobachtungen gemacht habe. Da die Zellen so klar und durchsichtig sind, so bedarf man, um sie genauer untersuchen zu können, einer passenden Tinction, und kann ich hier allein nur verdünnte Jodlösung empfehlen, welche den Zellenleib fast gar nicht, den Kern und Körnchenhaufen dagegen recht intensiv färbt, im Gegensatz zu den Anilinfarben, dem Carmin und selbst dem Hämatoxylin, welche alle, vermuthlich wegen der Tiefenausdehnung der Zellen, den Zellkörper mehr oder weniger färben und dadurch den zwar intensiver tingirten Kern ziemlich verdecken. Zugleich ist auch die Jodlösung ein treffliches Reagens zur Unterscheidung der Zelle in der Achillessehne des Frosches von den eigentlichen Knorpelzellen, worauf schon Ranvier[1]) und noch ausführlicher E. Neumann[2]) aufmerksam gemacht haben. Denn während sich auf Zusatz von Jod der Leib der Knorpelzelle dunkelbraun färbt, mit groben körnigen Niederschlägen, der Kern selbst dagegen ganz blass bleibt, verhält sich dies bei den Zellen in der Achillessehne ganz umgekehrt, indem hier der Kern gefärbt wird, während der Zellenleib blass bleibt. Auch im Uebrigen unterscheiden sich diese Zellen bedeutend von den eigentlichen Knorpelzellen, welche kleiner, unregelmässiger, durchweg stark gekörnt sind und bedeutend grössere Kerne haben. Die Grösse unserer Zellen ist im Durchschnitte folgende:

Fig. IV.

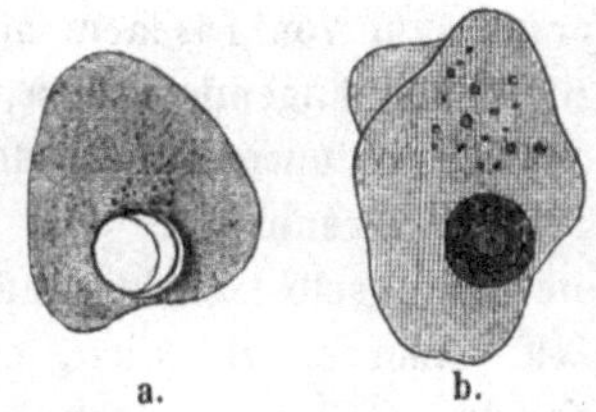

a. b.

Länge = 0,0232 bis 0,0363,
Breite = 0,0297 bis 0,0382,
der Kerne: 0,0099 bis 0,01155 breit und lang.

Ausser diesen Zellen, welche ich eben in extenso beschrieben habe, sah ich niemals andere, so eifrig ich auch, auf die Angabe v. Török's[3]) hin, nach differenten Zellenarten suchte.

[1]) „Traité technique d'histologie." S. 361.

[2]) „Die Jodreaction der Knorpel- und Chordazellen." Archiv f. mikrosk. Anat. XIV. Heft 1.

[3]) l. c.

In Bezug auf die Intercellularsubstanz, über deren Vorhandensein kein Zweifel bestehen kann, bin ich fast zu derselben Ansicht wie Renaut[1]) gelangt. Sehr leicht erhält man bei Zerzupfungspräparaten von frischem oder in Müller gelegenem Gewebe mehrere zusammenhängende Zellen, zwischen welchen man deutlich einen doppelt contourirten, von dem Zellkörper getrennten, ziemlich breiten Streifen erkennt, der sich in Jodlösung noch ein wenig heller als die Zelle selbst färbt und manchmal über dieselbe hinausragt. Trifft man es glücklich, so kann man Stellen finden, in denen einzelne Zellen aus der Intercellularsubstanz herausgefallen sind, welche Maschen bildet, die an Grösse und Form den einzelnen Zellen entsprechen (Fig. V). An einzelnen Stellen, besonders da, wo mehrere Zellen zusammenstossen, verbreitert sich dieses Maschennetz und schickt Fortsätze in die Höhe und Tiefe ab, die man oft auf lange Strecken verfolgen kann, so dass man wohl annehmen kann, die Intercellularsubstanz umspinne die einzelnen Zellen und stehe in continuirlichem Zusammenhange durch das ganze Gewebe hindurch. Sieht man sich nun das Maschennetz, aus welchem die Zellen herausgefallen sind, mit starken Vergrösserungen an, so gewinnt man den Eindruck, als ob diese Lücken noch mit einem dünnen, klaren Schleier verhüllt sind, und man findet seine Vermuthung bestätigt, wenn man Tinction mit Anilinblau anwendet, welches unzweifelhaft eine feine Membran nachweist, die zwischen der gröberen Intercellularsubstanz ausgespannt ist und die Zellenhöhlen verschliesst. Die Zellen liegen also, wie Renaut mit sehr richtigem Vergleiche sagt, in einer Art von Kuppeln oder Nischen und bedürfen, um dort fest zu haften, durchaus keiner Kittsubstanz, wie sie v. Töröck annimmt, für die wir aber nicht den geringsten Beweis haben. Diese Membran kann sich nun bedeutend verdicken und manchmal, wie es auch schon andere Autoren gesehen haben, als ein breiter Mantel mit

Fig. V.

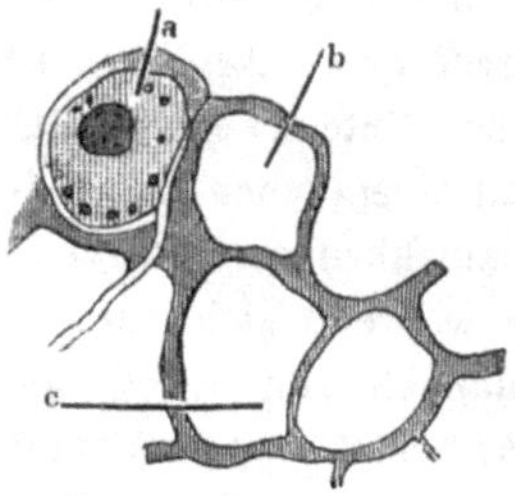

a) Eine Zelle von Intercellularsubstanz umgeben.
b) Höhlen, in welchen einzelne Zellen gesessen haben.
c) Netzförmige Intercellularsubstanz.

[1]) l. c.

undeutlicher Streifung die Zellen umgeben und so eine bedeutende Analogie mit den Knorpelzellen darbieten (Fig. VI). Soweit können uns Zerzupfungspräparate Aufschluss geben; mustern wir nun eine beliebige Anzahl gefärbter Schnitte, so muss uns sofort auffallen, dass wir nur an den Rändern, nach der umhüllenden Sehne zu, spindelförmige, schmale, sonst aber fast ausnahmslos breite scheinbar platte Zellen finden, ein Umstand, der sich auch nur durch die räumliche Ausdehnung der Zellen erklären lässt, denn sonst müssten wir doch bei Längs- oder Querschnitten eine grössere Zahl von Zellen quer getroffen als schmale, längliche Figuren zu Gesichte bekommen. — Schon an dickeren Schnitten fällt leicht bei oberflächlicher Einstellung ein Netz von groben Fasern auf, welches zwischen den einzelnen Zellen hinzieht. Mustert man darauf hin feinere Schnitte, so findet man, dass diese groben Fasern, ebenso wie die vorher beschriebene Intercellularsubstanz, Netze bilden und jene theilweise verdecken. Leicht erkennt man dann auch, dass diese Fasern mit den Bindegewebszügen, welche das ganze Gewebe in allen Richtungen durchlaufen, in Zusammenhang stehen, und halte ich dieselben für einfache Bindegewebsfasern, welche, in Netze aufgelöst, die einzelnen Zellen umspinnen, während Renaut sie als elastische Fasern erklärt. Wenn v. Töröck angiebt, dass die Intercellularsubstanz, in ein feines Reticulum aufgelöst, Knorpelzellen und Fibrillenbündel umspinnt, so kann er damit nur diese eben beschriebenen Bindegewebsnetze gemeint haben, welche aber mit der eigentlichen Intercellularsubstanz in keinem Zusammenhange stehen. Am besten kann man obige Verhältnisse an einfachen Alkoholpräparaten erkennen, indem nehmlich der Alkohol die Zellen bedeutend schrumpfen macht, so dass sie, der einen Seite der Höhle anliegend, das Fasernetz deutlich hervortreten lassen. Ueberhaupt muss ich bei diesem Gewebe vor reinen Alkoholpräparaten warnen. Dieselben liefern, eben weil die Zellen dabei ungeheuer schrumpfen, von Präparaten aus Müller'scher Flüssigkeit so abweichende und auffallend verschiedene Bilder, dass man Anfangs glaubt, ein anderes Gewebe

Fig. VI.

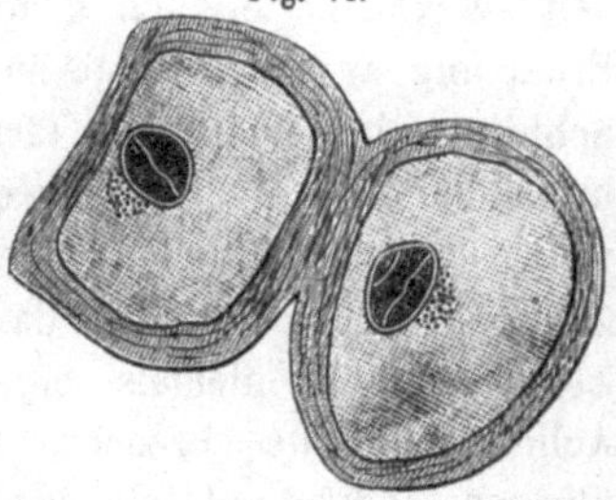

vor sich zu haben und nur bei genauer Untersuchung zu dieser so einfachen Erklärung kommt. Die besten Bilder erhielt ich immer, wenn ich eine Sehne, die längere Zeit in Müller'scher Flüssigkeit gelegen hatte, tüchtig auswässerte, sie dann noch zur besseren Erhärtung auf 1—2 Tage in gewöhnlichen Alkohol legte und die Schnitte mit Hämatoxylin färbte. Carmin ist zur Tinction weniger brauchbar, da die Essigsäure das an Bindesubstanz so reiche Gewebe enorm aufquellen macht. Quer- und Längsschnitte bieten kaum Verschiedenheiten dar. Das Bindegewebe zwischen den Zellen enthält niemals eigene Zellen. Die Reichhaltigkeit der Achillessehne des Frosches an ihren eigenthümlichen Zellen ist übrigens individuell sehr verschieden. Ich habe manchmal Sehnen gefunden, welche fast gar keine Zellen enthielten, während andere wieder enorm reich daran waren; immer aber steht das einschliessende Sehnengewebe in einem bestimmten Verhältnisse zu dem „Pseudoknorpel". War derselbe arm an Zellen, so sind auch in dem einhüllenden Sehnengewebe nur sehr wenig Zellen zu finden, dagegen ist mir auch andererseits bei Zellenreichthum des „Pseudoknorpels" noch niemals ein so zellenreiches Sehnengewebe vorgekommen. Im Allgemeinen wechselt der Zellenreichthum bei Rana esculenta, dessen Achillessehne bedeutend mehr Bindegewebe enthält (Fig. VII u. VIII), viel mehr als bei Rana temporaria (Fig. IX), der daher ein dankbareres und sichereres Untersuchungsobject liefert. Diese Sehnenkapsel wird nun noch, wie die Intima der Gefässe von der Endothelschicht, ringsum von einer Borte eingeschlossen, die ganz dünn ist, aus 2—3 Zellenschichten zusammengesetzt ist und gerade deswegen leicht übersehen wird. Leichter ist sie noch auf der äusseren, oberen Seite abzugrenzen und zu unterscheiden, da sie sich hier von dem straffen, festen Sehnengewebe durch ihren grösseren Zellenreichthum und das lockerere Bindegewebe, welches diese zusammenhält, besser abhebt. Bedeutend schwerer, ja unmöglich ist es aber auf der unteren, dem Knochen zu liegenden Seite eine Grenze zu ziehen, wo das umhüllende Bindegewebe, wie ich schon früher geschildert, an und für sich schon sehr lockerer, loser Natur ist, so dass ich nicht mit Sicherheit behaupten möchte, dass auch hier eine solche Schicht anzunehmen ist. Die Zellen dieser Borte, auf welche ich, so geringfügig sie auch zu sein scheint, besonders aufmerksam mache,

Fig. VII u. VIII.

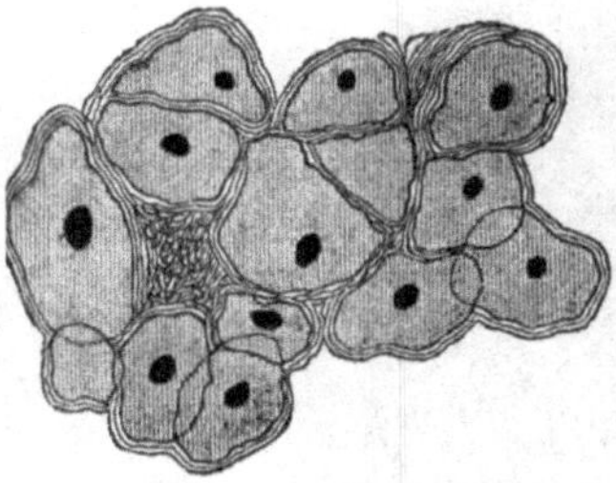

Rana esculenta. Querschnitt.

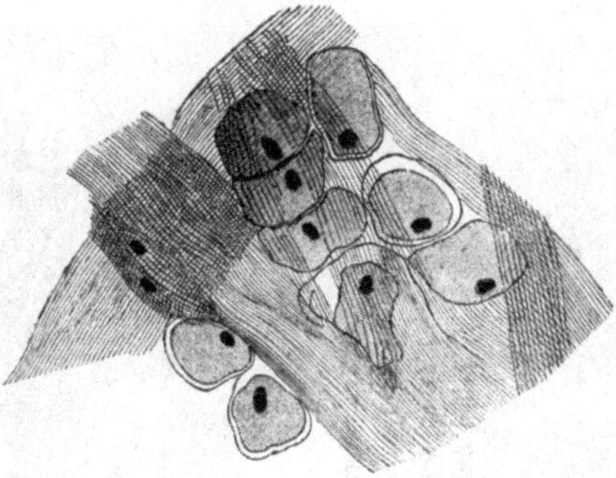

Rana esculenta. Längsschnitt.

Fig. IX.

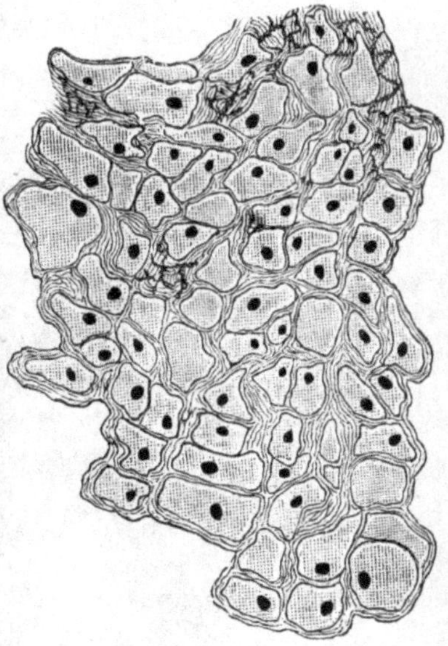

Rana temporaria. Querschnitt.

da sie für die späteren Entzündungsversuche von hervorragender Bedeutung ist, sind ziemlich grosse nicht besonders langgestreckte Spindelzellen, mit grossem, schönen Kerne und kleinem Zellenleibe. Zwischen diesen Zellen, die recht dicht neben einander liegen, befindet sich, wie schon oben bemerkt, ein lockeres Bindegewebe. Von sonstigen verschiedenen Schichten, wie sie v. Töröck in der Achillessehne unterscheidet, und welche ganz verschiedene Zellen führen sollen, habe ich nie etwas gesehen, vielmehr hatten auch an den Schnittpräparaten die Zellen, entsprechend den Resultaten, die ich an den Zerzupfungspräparaten erhalten hatte, immer denselben Charakter und dasselbe Aussehen. Auch eine verknöcherte Schicht habe ich verhältnissmässig selten (unter 100 Exemplaren 10—12mal) und dann nur an der Stelle gefunden, die v. Töröck

Fig. X.

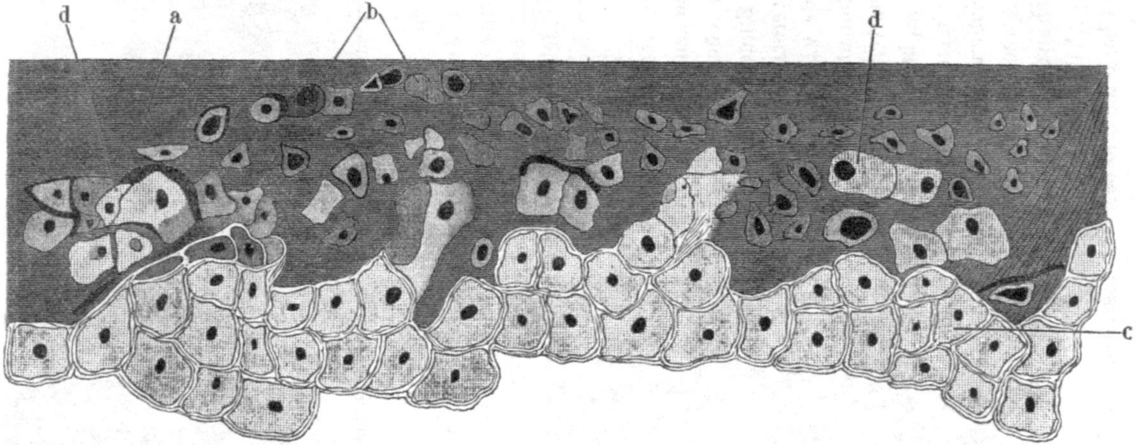

a) Knorpelgrundsubstanz.
b) Knorpelzellen.
c) Zellen des Pseudoknorpels.
d) Zellen des Pseudoknorpels, eingelagert in der Knorpelgrundsubstanz.

angiebt. Hat man Glück, so kann man auch manchmal (ebenfalls unter 100 Exemplaren in circa 10) wirkliches Knorpelgewebe in der Achillessehne eingelagert finden, welches dann immer in der kugeligen Anschwellung zwischen Tibia und Fusswurzelknochen seinen Platz hat. Dieses Knorpelgewebe, welches schon ohne Mikroskop bei Hämatoxylinfärbung durch die dunkle, gesättigte Färbung seiner Grundsubstanz leicht erkennbar ist, indem es von dem übrigen Gewebe sehr absticht, hört aber nicht immer mit einer scharfen Grenze auf, sondern es ist mir gelungen, an einigen Präparaten Uebergänge zwischen dem Knorpelgewebe und dem der Achillessehne nachzuweisen. Und zwar sind dieselben derart, dass die durch ihre helle Färbung und Grösse deutlich von den Knorpelzellen unterschiedenen Zellen der eigentlichen Achillessehne mitten in der starren, festen Knorpelgrundsubstanz eingebettet liegen (Fig. X, d). Andererseits gelingt es aber auch sehr leicht, einen Uebergang zwischen den Zellen der Achillessehne und den Bindegewebskörperchen des umhüllenden Sehnengewebes aufzufinden (Fig. XI). Ich erwähnte schon oben, dass gegen den Rand des Sehnengewebes hin die Zellen der eigentlichen Achillessehne schmäler und schmäler werden und zuletzt den eigentlichen Bindegewebskörperchen oder Platten sehr ähnen, ein Beweis dafür, dass sie dort allmählich ihre Körpergestalt verlieren und zuletzt nur noch Flächenausdehnung besitzen. Auch abgesehen hiervon lässt sich aber eine scharfe Grenze zwischen den beiden Geweben nicht ziehen, sondern das Sehnengewebe wird zum Gewebe der eigent-

Fig. XI.

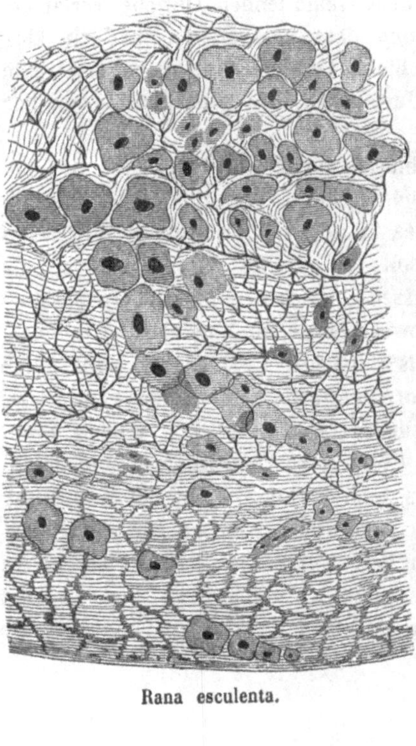

Rana esculenta.

lichen Achillessehne, indem die Bindegewebsbündel immer mehr von einander gedrängt und immer mehr Zellen eingelagert werden. Auf dieselbe Thatsache hat schon Renaut hingewiesen, nur dass er dieselbe mit der röhrenförmigen Gestalt der Bindegewebskörperchen in Zusammenhang bringt, eine Auffassung, die jetzt wohl von Niemandem mehr getheilt wird. Da es für mich speciell wegen meiner späteren Experimente über Entzündung an diesem eben beschriebenen Gewebe von grosser Wichtigkeit war, auch die Gefässentwickelung in demselben zu studiren, so machte ich eine Menge von Injectionen, die ich derartig ausführte, dass ich in die Aorta abdominalis theils Beales Blau, theils Berliner Blau hineinspritzte. Ob eine Injection gelungen ist oder nicht, erkennt man leicht daran, ob die Haut, resp. die Muskeln blau gefärbt sind oder nicht. Erhärtet man nun eine gut injicirte Achillessehne in Alkohol und macht dann Schnitte, so sieht man, dass die Gefässe, welche die Sehne mit Blut versorgen, ausnahmslos und nur in sehr spärlicher Anzahl in dem umhüllenden Gewebe verlaufen, dort weite Maschen bilden, und dass nur selten einmal ein kleines Stämmchen in das eigentliche Gewebe hineintritt, um dann sehr bald zu endigen, das Gewebe ist also ganz ausserordentlich blutarm.

Wenn ich nun zum Schlusse meiner histologischen Schilderungen, dem Beispiele fast sämmtlicher früherer Forscher folgend, über die Natur dieses Gewebes in der Achillessehne des Frosches einige Worte folgen lassen soll, so möchte ich dasselbe als ein Gewebe „sui generis“ auffassen, welches eine Uebergangsstufe zwischen Knorpel und Bindegewebe bildet, und möchte es mit dem Namen eines „Pseudoknorpels“ belegen. Mögen es nun einige Forscher für modificirtes Knorpelgewebe, andere für modificirtes Bindegewebe ausgeben, wirklichen Werth hat ein solcher Streit nicht, da es ja keine scharfe Grenze zwischen Knorpel und Bindegewebe giebt, und lohnt es sich wirklich nicht des Eifers und der Heftigkeit, mit welcher v. Töröck die knorpelige Natur desselben, besonders Boll gegenüber, verheidigt. Immerhin ist es interessant, ein Gewebe zu studiren, welches so offenbar eine vermittelnde Uebergangstellung zwischen Knorpel und Bindegewebe einnimmt.

Entzündungsversuche an der Achillessehne des Frosches.

Um nun an diesem eben beschriebenen Gewebe Entzündung hervorzurufen, zog ich einen mit verdünnter Carbolsäure durchtränkten, seidenen Faden durch die dickste Stelle des Pseudoknorpels hindurch. Da ja bekanntlich Winterfrösche, an denen ich genöthigt war, meine Versuche anzustellen, bedeutend langsamer wie Sommerfrösche reagiren, so suchte ich den Reiz auf das Gewebe noch dadurch zu verstärken, dass ich den Faden zugleich als Fremdkörper in der Wunde liess. Ich verfuhr dann in der Weise, dass ich die Frösche in Zwischenräumen von 2—4 Tagen untersuchte, und zwar verwandte ich die eine Sehne frisch zu Zerzupfungspräparaten, während ich die andere in Müller'scher Flüssigkeit zu Schnittpräparaten erhärtete. Gewöhnlich legte ich letztere dann noch auf 1 oder 2 Tage in gewöhnlichen Alkohol. Ich glaube nun, dass ich mir mit einem derartigen Verfahren, bei der grossen Menge des untersuchten Materials (es waren 90 bis 100 Frösche), keinen Untersuchungsfehler habe zu Schulden kommen lassen, und stimmten auch die Schnittpräparate mit den Resultaten, die ich durch das Zerzupfen gewonnen hatte, fast stets überein. Vier Tage nach dem Durchziehen des Fadens findet man in der Nähe desselben und an ihm hängend eine Menge von zerfallenen und untergehenden Zellen, von freien, theils schön erhaltenen, theils unregelmässigen Kernen, Zellen ohne Kerne mit blasser Contour, oft aber ohne Höhlung. Die noch erhaltenen Zellen sind oft mit einzelnen groben Körnern durchsetzt, haben sich in ihrer Intercellularsubstanz retrahirt und sind manchmal am Rande gezähnt, ähnlich den Riffzellen. An den untergehenden Zellen bemerkt man, wie hier die Zellencontour blasser, die Kerncontour bedeutend schärfer ist, wie dort der Kern blasser geworden ist, sein gleichförmiges, undurchsichtiges Aussehen verloren hat und von einer deutlich doppelten Contour umgeben ist, während in ihm dunkle Fäden und Netzwerke auftreten, welche sich von dem übrigen, trotz der Jodfärbung ganz hellen Kerninhalte scharf abheben (Fig. II, c) und also in einem Gegensatze zu jenen früher beschriebenen Fäden stehen, welche in nicht entzündetem Gewebe vorkommen und ganz hell sind (vergl. Fig. II, a, b). Zuletzt ist auch die Zellencontour ganz undeutlich, unregelmässig und blass, so dass man meistens bei mehreren neben einander liegenden Zellen die Grenzen derselben nicht mehr von einander trennen kann. Bei den Zellen, an welchen der Zerstörungsprozess am weitesten vorgerückt ist, kann man auch keine Kernumrisse mehr erkennen, so dass der frühere Sitz desselben in der jetzt ganz formlosen, grob gekörnten Masse nur durch einen rundlichen oder ovalen Hohlraum angedeutet wird. Neben diesen Bildern findet man dann aber auch noch viele schön erhaltene Zellen, manchmal mit Andeutung von Kerntheilung oder 2 Kernen, fast stets aber mit einem so auffallend hypertrophirten Körnchenhaufen, dass man schon an diesem allein die verletzte Sehne von einer normalen unterscheiden kann. Schnittpräparate zeigen rings um das von dem Faden verursachte Loch, in welches Bindegewebsfetzen hineinragen, die ihre fibrilläre Structur verloren haben und gekörnt, also degenerirt sind, das umliegende Gewebe in einer Ausdehnung von 0,033 bis 0,066 Mm. Ausdehnung zellenleer und durch Hämatoxylin bedeutend stärker als normal tingirt. Diese atrophische Schicht zieht sich aber nicht gleichmässig um das Loch herum, sondern ist an einzelnen Stellen breiter, an anderen schmäler, und demgemäss sind auch die Zellen in bald geringerer, bald grösserer Ausdehnung erhalten. Oefters gehen auch solche dunkel gefärbte Bindegewebsstreifen von der Stelle der Verwundung aus weit in das sonst normale Gewebe hinein. Untersucht man spätere Termine, so findet man fast dieselben Verhältnisse; die Menge von untergehenden Zellen und Detritus nimmt immer mehr zu, die dunkel gefärbte atrophische Zone vergrössert sich zwar nur wenig, dagegen schliesst sich an diese noch eine Schicht, in welcher nur die Zellen fehlen. Dieselbe hat, nachdem der Faden 14 Tage in der Wunde gelegen hat, eine Ausdehnung von ca. 0,165 Mm., nach 4 Wochen eine solche von ca. 1,0—2,0 Mm. Von einer Proliferationszone oder Vacuolenzone v. Ewetzky's ist dagegen keine Spur zu entdecken. Ist die Wunde in die Nähe der umhüllenden Sehnenkapsel gefallen, so wird auch diese afficirt. Es hat dann das Sehnengewebe nicht mehr seinen normalen Glanz, ist stark gekörnt und stellenweise streifenförmig dunkel gefärbt. An 2 Präparaten habe ich auch stellenweise eine grössere Anhäufung von Zellenkernen gefunden. Da aber sonst nichts zu entdecken ist, was auf eine Proliferation von Zellen hinweist, so muss ich jenen Befund wohl auf einen ungleich dicken Schnitt zurückführen. Zieht man nun den Faden, welcher 4 Wochen in der Wunde gelegen hat, heraus, um die Heilung zu beschleunigen oder zu veranlassen, so lässt sich auch dann nichts von einer Proliferationszone entdecken, und ist sowohl das Loch selbst, wie die atrophische Schicht auch noch 4 Wochen nach dem Herausnehmen des Fadens unverändert. Ebenso wenig Erfolg hatte der Versuch, wenn ich den Faden nicht in der Wunde liess, sondern nur durchzog; auch hier war nach 4 Wochen das Loch unausgefüllt.

Ich versuchte nun Aetzung mit Lapis und Chlorzinkstift in der Art, dass ich an der Gegend der bedeutendsten Anschwellung, die man äusserlich leicht durchfühlen kann, die Haut trennte und dann das unversehrte Gewebe des Pseudoknorpels ätzte. Die Präparate aber, welche ich von den so behandelten Sehnen machte, bewiesen, dass ich trotz zweimaliger Aetzung von je 30 Secunden nicht durch die dicke Sehnenkapsel bis auf den Pseudoknorpel durchgedrungen war. Demgemäss fand ich denn auch nicht einmal atrophische Zellen, dagegen eine andere interessante Veränderung an denselben, welche darauf hinwies, dass der Reiz der Aetzung doch durch die unzerstörte Bindegewebskapsel bis in den Pseudoknorpel hineingedrungen war und dessen Zellen, wenn auch in geringem Maasse, afficirt hatte. — Die Literatur über Kerntheilung und Kernbildung hat sich durch die vielen Studien, welche in Bezug hierauf an den verschiedensten Geweben von einer Menge bedeutender Forscher angestellt sind, in der letzten Zeit in hohem Grade vermehrt, doch unterlasse ich es, genauer auf dieselbe einzugehen. Wir kennen nach dem heutigen Stande der Wissenschaft 3 Arten, auf welche die Kerne sich vermehren können, nehmlich 1) durch die in der Histologie schon festgestellte und z. B. von Eberth[1]) neuerdings an den Zellen der Membrana Descemetii genauer studirten Kerntheilung, 2) durch Verschwinden des alten Kernes und Auftauchen zweier neuer, ein Vorgang, welcher beim Beginne des Furchungsprozesses in den Eiern das Gewöhnliche zu sein scheint, und 3) durch freie Kernbildung im Zellenprotoplasma neben dem alten Kerne, ein Vorgang, welcher von vielen Bota-

[1]) l. c.

nikern und Histologen[1]) schon angenommen wird, wenn auch noch keine sicheren Beobachtungen hierüber gemacht worden sind. Ueber diese letztere Art der Kernvermehrung habe ich einige Beobachtungen gemacht, welche dieselbe sicher zu beweisen scheinen. Interessant war mir eine Bemerkung von Mayzel[2]), welcher angiebt, dass nach seiner Beobachtung „die an den freien Rändern des sich regenerirenden Epithels (er experimentirte an Hornhäuten verschiedener Thiere) reichlich auftretenden Kerne ohne Zweifel durch Differenzirung aus dem Protoplasma sich frei bilden“, eine Annahme, für die er aber unzweifelhafte Beweise nicht beibringen konnte, und die er vorläufig dahingestellt sein lässt. Es ist schon oben erwähnt worden, dass physiologisch in der sonst klaren homogenen Zelle in der Nähe des Kernes ein Körchenhaufen vorkommt, welcher bei Reizung der Sehne mittelst hindurchgezogenen Fadens hypertrophirt. Wahrscheinlich ist aber der Reiz, welchen der Faden auf das ganze Gewebe ausübt, zu gross, so dass die Zellen zu Grunde gehen, und bedarf es einer sehr schwachen Einwirkung, um die Veränderung ungestört vor sich gehen zu lassen. Die einzelnen Vorgänge, die ich natürlich nur an verschiedenen Zellen neben einander und nie an einer allein habe beobachten können, sind folgende: die erste Veränderung, welche der Körnchenhaufen eingeht, besteht darin, dass er sich durch Ansammlung von neuen Körnern vergrössert, welche wahrscheinlich frei aus dem Zellprotoplasma gebildet werden, und die sich zu einer dichten ungeregelten Masse zusammendrängen. Allmählich scheint aber ein Gedanke und Ordnung an die Stelle dieses wirren Durcheinanders zu treten, und die Bildungsmasse fängt an, sich in Gruppen zu ordnen. (Vergl. zu dem ganzen Vorgange Figur XII, 1—25.) Hier bemerken wir einen Haufen grösserer Körner, die wie die Anführer eines Heeres von einer dichten Schaar kleinerer umgeben werden. Dort treten die Körner zu einem oder auch zwei concentrischen Kreisen zusammen, welche in ihre Mitte eines oder auch mehrere besonders grosse und glänzende Körner einschliessen. Dabei braucht aber nicht immer der ganze angesammelte Bildungsstoff in den

[1]) Vgl. Auerbach, „Organologische Studien.“ Heft 2. Dritter Abschnitt. Seite 180. Breslau 1874.

[2]) „Ueber eigenthümliche Vorgänge bei der Theilung der Kerne in Epithelialzellen.“ Centralbl. f. d. med. Wissensch. 1875. No. 50.

eigentlichen Differenzirungsprozess hineingezogen zu werden, denn oftmals sieht man einen beträchtlichen Theil der Körner ausserhalb der gezogenen Kreise liegen, innerhalb deren sich dann weitere

Fig. XII.

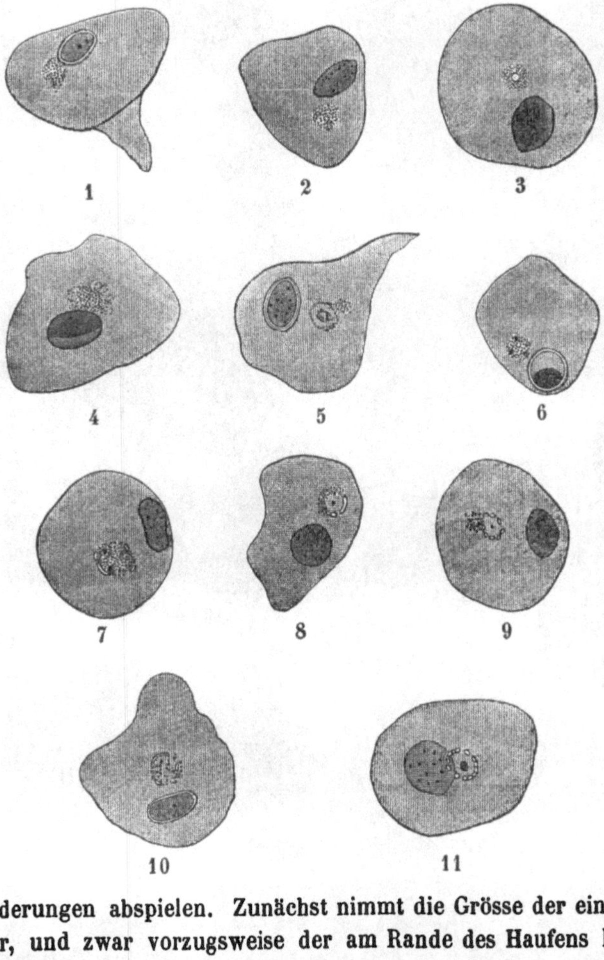

Veränderungen abspielen. Zunächst nimmt die Grösse der einzelnen Körner, und zwar vorzugsweise der am Rande des Haufens liegenden bedeutend zu, sei es dass hier mehrere Körnchen zu einem grösseren zusammentreten, oder dass einzelne bevorzugte Exemplare sich auf Kosten der übrigen besser ernähren. Für ersteren Vorgang scheint mir zu sprechen, dass mit der Grösse der einzelnen

Fig. XII.

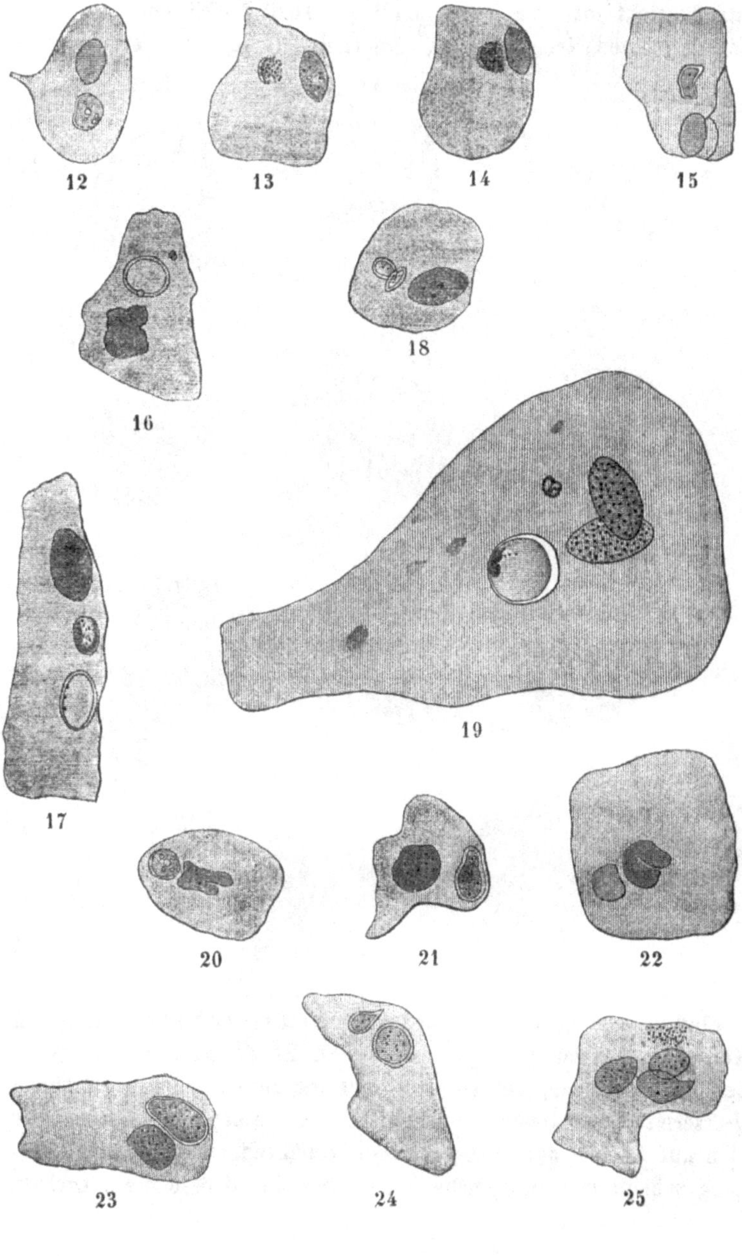

Körner die Gesammtzahl derselben beträchtlich schwindet, so dass wir zuletzt Bilder bekommen, welche die ausgesprochenste Rosenkranzform darbieten. Grosse, dicke Körner stehen im Kreise neben einander, während die Mitte mit Ausnahme von ein oder zwei grösseren Körnern ganz klar und leer geworden ist. Allmählich fliessen nun auch die groben Körnermassen zusammen und bieten jetzt einen Anblick dar, als ob ein Ring in mehrere grössere und kleinere Stücke zerbrochen ist, die nun zusammengesetzt werden sollen. Im weiteren Verlaufe finden wir schon lange, doppelt contourirte Kreisstücke und zuletzt schöne helle, ununterbrochene Kreislinien, die in sich geringe Protoplasmamassen einschliessen. Jetzt folgt nun, nach der Bildung der Grundmauern, der innere Ausbau des Kernes. Der Inhalt der Ringe wird immer dunkler, man sieht oft einige compacte Massen in denselben, die immer mehr wachsen, der neue Kern wird immer solider, wobei meistens der äussere Ring, welcher unzweifelhaft zur Zellmembran wird, seine doppelte Contour verliert und sich hinfort nur als scharfe Linie präsentirt. Zuletzt sind neue Kerne entstanden, die sich nur durch geringfügige Merkmale, oft auch absolut nicht mehr von den alten Kernen unterscheiden. Zum Schlusse dieser Schilderung der Entstehungsgeschichte eines Kernes, die ich mir aus vielen einzelnen Bildern zusammensetzte, welche ich am häufigsten fand, muss ich bemerken, dass man wohl kaum immer an einer Zelle nur die eine der geschilderten Differenzirungsstufen, sondern meistens mehrere neben einander finden wird. Zum Beispiel sind Bilder gar nicht selten, wie Figur 10 sie zeigt, in welcher keine Rosenkranzform besteht, sondern in der die eine Seite des Kreises noch von kleineren Körnchen gebildet wird, während auf der anderen schon ein fertig gebildetes Ringstück mit deutlicher doppelter Contour liegt. — Weil nun die Aetzung bei unversehrter Bindegewebskapsel nicht zum Ziele geführt hatte, so versuchte ich es, die umhüllende Sehne abzutragen, und ätzte dann den freiliegenden Pseudoknorpel.

An den vom Argentum getroffenen Stellen ist nun die oberste Bindegewebsschicht schwarz gefärbt, stark gekörnt und von zerstörter fibrillärer Structur, dann folgt eine Schicht, welche die ausgesprochene Silberfärbung zeigt, in welcher das Bindegewebe dunkelbraun, die fibrilläre Structur aber erhalten ist, während die Zellen nur theilweise zerstört, die Kerne der erhaltenen sehr dunkel gefärbt sind. An diese braune Schicht, welche plötzlich mit scharfem Rande endigt, schliesst sich eine andere, in welcher man bei schwacher Vergrösserung sämmtliche Zellen zerstört glaubt, bei scharfer dagegen erkennt man, dass dieselben fast vollständig erhalten sind und nur die Kerne auf Hämatoxylintinction vollständig ungefärbt geblieben sind. Von einer Proliferationszone ist nichts zu entdecken. Dieselben Verhältnisse finden sich auch bei Aetzung mit dem Chlorzinkstifte, nur dass natürlich die characteristische Silberfärbung hier fortfällt, und die Einwirkung desselben eine mildere zu sein scheint. Diese Veränderungen, welche 6 Tage nach der Aetzung auftreten, haben sich 17 Tage bis 4 Wochen darauf noch nicht geändert, ich muss also auch dieses Experiment als fehlgeschlagen bezeichnen. Soweit war ich mit meiner Arbeit bis Ostern 1877 gekommen, als ich meine Experimente in dem darauffolgenden Sommer noch einmal aufnahm, um dem Vorwurfe von vorneherein die Spitze abzubrechen, dass meine Versuche nur an den bekanntlich schlecht reagirenden Winterfröschen angestellt und demnach nicht beweisend seien. Ausserdem kam es mir darauf an, die Regeneration des verursachten Defectes zu studiren, und stellte ich daher neue Experimente sowohl an Rana temporaria als an Rana esculenta an.

Bei meiner ersten Versuchsreihe verfuhr ich derart, dass ich den stärksten Reiz auf das Gewebe ausübte, der nach meiner Ansicht möglich ist, ohne das Leben der Thiere zu sehr zu gefährden, indem ich nehmlich einen mit Crotonöl (1 : 12 Glycerin) getränkten Wollenfaden durch die Sehne hindurchzog, denselben liegen liess und noch einmal nach einigen Tagen von der Crotonölmischung nachfliessen liess. Der Erfolg dieses Experimentes war der, dass die Thiere entweder frühzeitig starben, oder dass an den übrigen das Gewebe seine knorpelige Consistenz verlor, und dass fast alle Zellen sich in eine Detritusmasse verwandelten. Dann nahm ich die verschiedenen früher angewandten Operationsmethoden noch einmal durch, indem ich von stärkeren zu schwächeren Reizen überging. Ich liess also den mit verdünnter Carbolsäure getränkten Faden einige Zeit (2—4 Wochen) liegen, oder zog ihn nur einfach hindurch. Der Erfolg war immer der alte und der gleiche. Niemals bekam ich eine Proliferationszone, niemals eine Zellentheilung, niemals ein Eiterkörperchen zu sehen, so viel ich nach denselben auch spähte und suchte; auch blieb das Loch selbst nach 8 Wochen unausgefüllt. Nach diesen regelmässigen Misserfolgen verzichtete ich darauf, die Versuche mit den ätzenden Stoffen zu wiederholen. Frage ich nun nach den Resultaten meiner Entzündungsversuche, so kann ich mir natürlich nicht verhehlen, dass dieselben, bis auf die beobachtete Neubildung des Zellenkernes aus dem proliferirenden Körnchenhaufen, vollständig negativ ausgefallen sind. Dieselben beweisen nichts für Cohnheim, aber auch nichts gegen Stricker, sondern höchstens nur, dass in diesem Gewebe keine Umwandlung von Parenchymzellen in Eiterkörperchen stattfindet, weil das Gewebe zu torpide und zu wenig regenerationsfähig ist. Und zwar scheint mir Letzteres sehr glaublich, denn dass diese mächtigen, soliden Zellkörper sich theilen oder leicht regeneriren sollten, ist doch wohl schwerlich anzunehmen. Merkwürdig bleibt es aber doch immer, dass diese Wunde sich nicht ausfüllt, und ich möchte es nicht unterlassen, diesen Umstand in genaue Erwägung zu ziehen. Das Bindegewebe zwischen den einzelnen Zellen kann zur Ausfüllung des Defectes nichts beitragen, denn es ist, wie wir oben gesehen haben, ganz zellenlos. Die Regeneration könnte also nur von der Sehnenkapsel ausgehen, welche hier, um die Analogie des Knorpels heranzuziehen, die Stelle eines Perichondriums vertreten würde. Sollte diese nun die Ausfüllung des Defectes übernehmen, so würde dieser Umstand mit den Ergebnissen der v. Ewetzky'schen und Genzmer'schen Untersuchungen sehr schön übereinstimmen. Nun habe ich aber diesem Sehnengewebe sehr wenig Gelegenheit gegeben, seine regeneratorische Kraft zu entfalten, indem ich beim Durchziehen des Fadens nur die seitlichen und dünnsten Partien derselben verletzte; und auf Längsschnitten, welche ich vorzugsweise machte, bekam ich diese sich etwa regenerirenden Partien gar nicht zu Gesichte. Für die Annahme, dass hier der Defect von der umhüllenden Sehnenkapsel her ersetzt wird, sprechen auch noch nachfolgende zwei Umstände: Es ist mir mehrmals beim Durchziehen des Fadens begegnet, dass ich die Nadel nicht durch den eigentlichen Pseudoknorpel, sondern zu weit nach oben, d. h. durch die Sehnenkapsel hindurchstiess. Man kann diesen Fehler immer daran merken, dass in diesem Falle die Nadel viel leichter hindurchgeht als sonst, und ich reparirte ihn, indem ich die Nadel herauszog und noch einmal, in diesem Falle aber tiefer, die Achillessehne durchbohrte. Später nun bekam ich einmal ein Präparat zur Untersuchung, an welchem sich in der Sehnenkapsel ein weiss glänzender Fleck befand, der ganz das Aussehen einer Narbe hatte, während sich unter ihm das unausgefüllte Loch befand. Obgleich nun die mikroskopische Untersuchung an dieser Stelle nichts Auffallendes, sondern nur ein zellenloses, dichtes Bindegewebe darbot, so halte ich es doch für leicht möglich, dass dies eine geheilte Stichwunde war. Zweitens ergab ein Präparat, an welchem Herr Prof. E. Neumann selbst einen Faden durchgelegt und der im Laufe der Zeit durchgeschnitten hatte, dass die Wunde geheilt und zwar mit massenhaften Spindelzellen enthaltendem Gewebe ausgefüllt war. Um nun diese immerhin noch dunklen Punkte aufzuklären, nahm ich im Jahre 1879—1880 meine Untersuchungen an der Achillessehne des Frosches von Neuem auf, und stellte drei neue Versuchsreihen an, indem ich

1) den Knorpel vollkommen durchschnitt und zwar an der Stelle seiner grössten Dicke,

2) denselben nur einkerbte,

3) noch einmal, und zwar mehr zur Controle meiner früheren Resultate, einen resp. mehrere Fäden hindurchzog (je nach der Grösse der betreffenden Thiere), dieselben aber niemals längere Zeit liegen liess.

Diesmal stellte ich sämmtliche Experimente und darauf folgende Untersuchungen in meiner Privatwohnung an, hauptsächlich aus dem Grunde, weil die Räume eines pathologischen Institutes nicht gerade sehr geeignet zur Beobachtung von Heilungsvorgängen scheinen und mir die Thiere dort auch sehr rasch und unter septischen Erscheinungen wegstarben.

Ich glaube nicht eine ausführliche Schilderung und Beschreibung der einzelnen Präparate geben zu dürfen, da dieselben in den Resultaten eine vollkommene Uebereinstimmung ergaben, sondern führe in Folgendem nur die verschiedenen Veränderungen, die ich in allmählichem Uebergange beobachtet habe, in chronologischer Aufeinanderfolge an.

1) Vom 1. bis zum 25. Tage erhält man etwa folgendes Bild: Die Hautwunde ist in den seltensten Fällen vollkommen geschlossen, die Haut selbst adhärirt mehr oder weniger fest der Sehne, und muss oft mit der Scheere losgetrennt werden. Die beiden Stümpfe sind nicht

mit einander verbunden und ragen frei, bald mehr, bald weniger Zwischenraum lassend, in die Wunde herein. Oftmals ist zwischen ihnen ein Blutcoagulum eingelagert, welches sich, je älter es ist, desto fester anfühlt und mikroskopisch aus Blut- und Eiterkörperchen besteht, die nicht besonders verändert sind. Die Schnittenden selbst enthalten, frisch unter dem Mikroskop untersucht, nur sehr wenige, theils zu Grunde gehende Zellen des Pseudoknorpels und Gewebsdetritus, unmittelbar darauf sind in den Zellen etwas häufiger 2 Kerne und oftmals ein hypertrophischer Körnchenhaufen zu finden. Zellentheilungen begegnet man dagegen niemals. An Schnittpräparaten, die mit Hämatoxylin gefärbt sind, ist in der Nähe des Schnittes das Gewebe zellenarm bis zellenlos, das die Zellen einschliessende Bindegewebe sowohl wie das umhüllende Sehnengewebe ist noch weniger nekrotisch, färbt sich sehr intensiv, von einer Proliferationszone ist nicht die geringste Andeutung vorhanden, im Gegentheile setzt sich dieses atrophische Gewebe von dem erhaltenen vollkommen scharf ab.

Vom 25. Tage an macht sich eine wesentliche Veränderung in und um unser Gewebe herum bemerklich. Es ist, als ob jetzt erst die regeneratorische Thätigkeit zu erwachen beginnt. Jene, die Sehnenkapsel einfassende, bortenartige, dünne Zellenschicht, welche ich früher ausführlich geschildert habe, beginnt schon in einiger Entfernung von der Wunde zu proliferiren, gewinnt nach den durch den Schnitt getrennten Stümpfen zu immer mehr an Dicke, umgiebt dieselben wallartig und wächst allmählich um dieselben herum. Diesem neuen Gewebe wächst von unten her aus dem losen, zellenreichen Bindegewebe, welches nach den Knochen zu den Pseudoknorpel einhüllt, ein ganz gleichartiges. Bald treffen beide zusammen und am 33. Tage etwa sind die Stümpfe schon mit einer 0,1—0,2 Mm. dicken Schicht von neuem Gewebe eingehüllt, welches fast ganz aus jungen, ziemlich kleinen Bindegewebszellen mit ovalem bis rundem Kerne, kleinem nicht besonders lang ausgezogenen Zellenleibe besteht. Das Gewebe des Pseudoknorpels und seine Sehnenkapsel nehmen an diesem Regenerationsprozesse nicht den geringsten Antheil. Nichts von Proliferation, nichts von Zellentheilung. Die atrophische, zellenarme Zone hat ihre frühere Grösse beibehalten und macht von nun ab keine Fortschritte mehr. Man sieht sehr schön, wie die etwas gelblich gefärbte Sehnenkapsel sich von dem jungen Gewebe scharf abhebt, welches mit seinen Zellen sich zwischen die Sehnenfäden der Kapsel und die Bindegewebszüge des eigentlichen Pseudoknorpels allmählich eindrängt. Daneben sind nun die Adhäsionen der Sehne mit der Haut fester, die zwischen den Wundstümpfen liegenden Massen immer derber und organisirter geworden, enthalten jetzt neben reichlichem Blut und Eiterkörperchen viele schöne, grosse Spindelzellen mit bedeutendem Protoplasmakörper. Doch liegen diese Massen immer noch lose zwischen den Wundrändern ohne jeden innigeren Zusammenhang mit denselben. Zwischen Haut und Sehnenkapsel finden sich hie und da nicht besonders reichliche Blutextravasate. Zerzupfungspräparate von Stücken der Wundränder geben uns entsprechend den früher geschilderten Vorgängen, häufige, schöne Spindelzellen oft mit 2 ja 3 Kernen und in etwas weiterer Entfernung wohlerhaltene Zellen des Pseudoknorpels.

Nach etwa 60 Tagen erhielt ich zuerst Präparate, in denen zwischen den beiden Stümpfen ein Gewebe von der vorherbeschriebenen Textur sich befand, und welches nicht mehr lose in der Wunde lag, sondern schon mit den Wundrändern und zwar den untersten, dem Knochen zunächst liegenden in Verbindung stand, während die oberen Stumpfränder noch frei, ohne jede Verbindung, hervorragten.

9 Tage später war die Verbindung schon so fest, dass es gelang, beide Stücke der durchschnittenen Sehne zugleich mit jenem schon etwas dickeren Verbindungsstrange herauszunehmen, zu erhärten und Schnittpräparate davon anzufertigen. Die Durchmusterung derselben lehrt nun, dass die beiden neugebildeten Gewebe, nehmlich jenes, welches von dem Umhüllungsgewebe des Pseudoknorpels gebildet wird, und jenes aus der Organisation der Blutextravasate entstandene an einzelnen, hauptsächlich den innersten, untersten Theilen allmählich in einander übergehen, ohne dass eine bestimmte Grenze angegeben werden kann, von der man sagen darf, bis hierher geht das eine und hier fängt das andere an. Im Allgemeinen unterscheidet sich die Textur beider nur derart, dass die Zellen und Kerne des später gebildeten Verbindungsgewebes bedeutend grösser sind, als die aus der Umhüllungsborte entstandenen. Am deutlichsten wird der Unterschied noch da, wo das von unten heraufwachsende und das einhüllende neue Gewebe an einander stossen,

ohne noch in nähere Verbindung getreten zu sein, doch ist auch hier der Unterschied kein sehr deutlicher oder unzweifelhafter. Jetzt wächst das neugebildete Gewebe immer mehr heran, füllt bald die ganze Wunde aus und es treten nun bei ihm die bekannten Vorgänge bei der Narbenbildung ein. Nach 160—170 Tagen sieht man z. B. die Wunde vollkommen durch ein stark glänzendes, ziemlich derb anzufühlendes Gewebe geschlossen, welches die Oberfläche des Knorpels etwas überragt. Rings herum um diesen zeigen sich Erscheinungen der Entzündung; er ist mit der Haut und dem Knochen ziemlich fest verwachsen. Mikroskopisch sieht man an den Schnittpräparaten die Zellen des Pseudoknorpels vollkommen unverändert. An der verheilten Wunde hat ein recht allmählicher Uebergang des noch erhaltenen Gewebes zu dem nun schon ziemlich zellarmen Narbengewebe statt, welcher dadurch zu Stande gekommen ist, dass die Spindelzellen in die zellarme atrophische Zone des Pseudoknorpels hineingewachsen sind. Von einer reinen atrophischen Zone ist nichts mehr zu entdecken. — Ich komme nun zu den Heilungen bei Einkerbung.

Ueber die Vorgänge hierbei kann ich kurz hinweggehen, da sie sich den vorher ausführlich beschriebenen vollkommen analog verhalten. Leider ist es hier schwer möglich, fortlaufende Reihen von Präparaten zu erhalten, da meistens die Sehne später durch die Bewegungen des Frosches vollkommen durchgerissen wird. Im Ganzen scheinen die Vorgänge der Heilung, wie ja auch natürlich, rascher abzulaufen. Ich erhielt eine Vereinigung beider Stümpfe schon ungefähr 40 Tage nach der Operation und eine vollkommene Ausheilung nach etwa 60 Tagen.

Dagegen nun konnte ich bei meinen neuen Experimenten, ganz übereinstimmend mit den alten, absolut keine Ausheilung von Wunden beobachten, welche dem Gewebe des Pseudoknorpels durch das Hindurchziehen eines Fadens beigebracht wurden. Noch 87 Tage nach der Operation fand ich das Loch von einem in geringer Ausdehnung atrophischen Gewebe umgeben, in dessen Nachbarschaft die Zellen des Pseudoknorpels vollkommen erhalten waren.

Ich kann daher die Resultate meiner Experimente dahin zusammenfassen, dass Gewebsverluste der Wunden, welche dem Gewebe des Pseudoknorpels in der Achillessehne des Frosches beigebracht werden, auf dem Wege der Entzündung und Gewebsneubildung von aussen her zuheilen, während die Zellen des Pseudoknorpels vollkommen regenerationsunfähig sind. Eine Bildung von Eiterkörperchen aus diesen Zellen findet entschieden nicht statt. Inwieweit bei diesem Heilungsprozesse Neubildung von Zellen stattfindet durch Wucherung von schon vorhandenem Gewebe, in welchem Maasse sich Eiterkörperchen und Blutkörperchen an dem Neubau betheiligen, darüber wage ich keine irgendwie bestimmten Angaben zu machen, da zum Studium dieser Frage das Gewebe, mit welchem ich es hier zu thun hatte, mir nicht geeignet erscheint.

Am Ende meiner Arbeit möchte ich noch einige Worte den Schlussbemerkungen von Ewetzky's und Genzmer's gegenüber hinzufügen, welche beide eine Erklärung für das Entstehen der Proliferationszone suchen, und von denen ersterer dasselbe auf mechanische Ursachen, verringerten Wachsthumsdruck, letzterer daneben noch auf vermehrte Saftströmung nach der Wunde zu zurückführt. Meiner Ansicht nach sind wir nun, so lange wir über den Entzündungsprozess noch so wenig im Klaren sind, so lange wir das Wort „Entzündung" nicht definiren können, genöthigt, unter Entzündung alles das zusammenzufassen, was sich auf einen Reiz an dem Locus affectionis abspielt, und sind durchaus nicht berechtigt, bei den auf einander folgenden Erscheinungen plötzlich einen Strich durch dieselben zu machen und zu sagen, hier hört der Einfluss der Entzündung auf, und was weiter folgt, muss auf ganz andere, meinetwegen mechanische Ursachen zurückgeführt werden. Ein solches Aufstellen von Hypothesen, welche durch keine Facta unterstützt werden, die aber auch nicht widerlegt werden können wegen Mangel an Anhaltepunkten, bietet, wie ich glaube, weder praktischen noch wissenschaftlichen Vortheil. Wir haben augenblicklich genug damit zu thun, wenn wir die Entzündung immer genauer studiren, über die dunkeln Punkte bei derselben Klarheit verbreiten, und müssen es dann anderen glücklicheren Menschen, die sich auf die gesammelten Facta stützen können, denen der Hergang bei der Entzündung klar vor Augen liegt, überlassen, die einzelnen Vorgänge zu erklären. Ich möchte wohl wissen, wie mich die beiden Forscher widerlegen wollten, wenn ich ihren beiden Hypothesen folgende neue gegenüberstellen wollte, wozu ich, ausdrücklich bemerkt, nicht die geringste Lust habe: Der Reiz, den ich auf ein Gewebe ausübe, indem ich z. B. einen Faden durch dasselbe hindurchziehe und die umliegenden Zellen zur Nekrose bringe, ist an der Stelle der Einwirkung am stärksten und wird desto schwächer das Gewebe afficiren, je weiter dasselbe von dem Orte der Verwundung entfernt ist. Warum sollte ich nun nicht annehmen können, dass dieser einwirkende Reiz von Zelle zu Zelle übertragen und auf diesem Wege immer mehr abgeschwächt wird, bis er zuletzt keine Wirkung mehr hervorbringt? Die am meisten afficirten Zellen proliferiren, bei den weniger getroffenen ist der Reiz nur noch so gering, dass sie gar nicht darauf reagiren. Warum sollte ich weiter nicht annehmen können, dass dieser Reiz sich von Zelle zu Zelle so langsam überträgt, dass er erst nach einiger Zeit seine Wirkung verloren hat, oder dass die untergehenden resp. proliferirenden Zellen eben dadurch einen neuen Reiz auf die neben ihnen liegenden ausüben? Sehen wir doch, dass, nachdem wir ein Trauma haben einwirken lassen, nun nicht nach einigen Tagen sämmtliche Zellen, die atrophiren sollen, auch wirklich zu Grunde gehen, sondern wir finden meinetwegen am zweiten Tage eine oder zwei Zellenschichten atrophirt, die übrigen fast normal, am vierten oder sechsten Tage dagegen vielleicht 3 oder 4 Zellenschichten dem Untergange nahe. Kurz, ich glaube, dass für die Discussionen derartiger Fragen auf dem Gebiete der Entzündung die Zeit noch nicht gekommen ist, und dass wir gut thun, dieselben so lange aufzuschieben, bis wir über die hauptsächlichsten Thatsachen im Klaren sind.

VII.

Die amyloide Entartung.

Von Prof. C. J. Eberth in Zürich.

(Hierzu Taf. II — III.)

Bei den hier mitgetheilten Untersuchungen kam, wenn auch nicht ausschliesslich, doch vorzugsweise Methylviolett in Anwendung. Gerade für das Studium der ersten Anfänge der Amyloidbildung ist dieses Reagens bei geschickter Benutzung der Jodschwefelsäure entschieden vorzuziehen. Abgesehen von der Schönheit und Deutlichkeit der damit gewonnenen Bilder ist es zuverlässiger als jene. Jod allein wirkt oft viel sicherer als in Verbindung mit Schwefelsäure. Zudem hat die letztere Methode viel Unbequemes, und da die damit gewonnenen Präparate sich nicht sehr lange conserviren lassen, muss man sich so des Vortheils begeben, fertige Objecte zum Vergleiche für längere Zeit in Bereitschaft zu haben.

Lymphdrüsen.

Taf. II. Fig. 1—5.

In den von mir untersuchten Lymphdrüsen war die Veränderung theils auf die Arterien, Capillaren, Follikel und kleinen Parenchyminseln ausgedehnt, theils nur auf die obengenannten Gefässe beschränkt.

Die Entartung der Blutgefässe beginnt auch hier in der Media und Adventitia oder in dem adventitiellen Gewebe der Capillaren und verschont lange Zeit das eigentliche Endothelrohr.

Die Kapsel und Trabekeln habe ich selbst bei hochgradiger Entartung der Blutgefässe und des Parenchyms frei gefunden. Von letzterem traf ich am häufigsten und stärksten die Follikel und Follicularstränge, weniger das Gewebe der Lymphsinus erkrankt. An dünnen mit Methylviolett gefärbten Schnitten ziemlich stark entarteter Drüsen erkennt man die glänzenden, rundlichen, rothen Amyloidschollen in inniger Berührung mit einander, da und dort durch feine zackige und sternförmige Spältchen oder längliche, manchmal in der Mitte stark eingeschnürte, intensiv blau gefärbte Kerne getrennt und mit solchen bedeckt. Bei Anwendung stärkerer Vergrösserung hält es nicht schwer sich davon zu überzeugen, dass diese Kerne nicht lauter nackte Kerne sind, sondern dass manche von einem ganz schmalen Saum feinkörniger Substanz umgeben werden, der oft in dünne Zipfel ausgezogen, Verbindungen zu Nachbarkernen (Taf. II. Fig. 3) schickt. Es hat ganz den Anschein, als ob an Stelle der ursprünglichen Lymphkörperchen die amyloiden Schollen sich fänden, und von dem Gewebe nichts mehr wie die Zellen des Reticulums oder deren Kerne vorhanden wären. Fertigt man jedoch feine Zerzupfungspräparate der amyloiden Heerde und des umliegenden Gewebes an, so erhält man eine Menge rundlicher Amyloidschollen verschiedener Grösse, von denen manche feine oft varicöse, spitz endigende Fortsätze tragen, die ebenso wie die Amyloidklumpen, nur etwas blasser roth gefärbt sind. An vielen kugligen Amyloidkörpern haften ein oder mehrere ovale, etwas platte, nackte Kerne oder sehr zarte sternförmige Zellen, deren Kerne im Allgemeinen von gleicher Beschaffenheit wie die obenerwähnten, welche schon durch die ovale Form, und ihre Grösse von den runden und kleinen Kernen der freien Lymphkörperchen leicht zu unterscheiden sind (Taf. II. Fig. A, B). Amyloidballen etwa von dem Durchmesser der Lymphkörper mit Kernen, wie diese enthalten, oder Lymphkörper, deren Zellenleib theilweise oder in toto in amyloide Substanz umgewandelt wäre, habe ich vergeblich gesucht. Man könnte diesen negativen Befund etwa dahin deuten, dass die Kerne der amyloid entarteten Lymphkörper früh zu Grunde gehen und die kleinen amyloiden Kügelchen bald mit anderen zu grösseren Ballen zusammenschmelzen. Dagegen finden sich selbst in hochgradig entarteten Follikeln, die kein einziges Lymphkörperchen mehr beherbergen, die Sternzellen des Reticulums oder wenigstens die Kerne dieser noch ganz gut conservirt (Taf. II. Fig. 3), ein Beweis, dass die Kerne insbesondere die des Gerüstes der amyloiden Umwandlung lange trotzen. Diese Erscheinung steht übrigens nicht vereinzelt da, wir sehen sie bei der Amyloidentartung der Blutgefässe, deren Endothel und Muskelkerne auch bei starker Entartung der Wand noch normale Beschaffenheit zeigen und mit Methylviolett intensiv blau sich färben, während die übrige Wand roth tingirt wird.

Obgleich die stark veränderten Stellen eine amyloide Umwandlung der Lymphkörper vermuthen lassen, so liess sich eine solche doch nicht nachweisen. Auch in der Literatur sucht man vergebens nach einer genauen Beschreibung des fraglichen Prozesses, die Darstellung beschränkt sich vielmehr auf eine kurze Erwähnung der Amyloidentartung der Zellen. Aber auch die Verhältnisse der weniger erkrankten Partien sprechen nicht zu Gunsten dieses Vorganges.

Das Bild, welches dünne, mit Methylviolett gefärbte Schnitte, die ausgepinselt oder geschüttelt wurden, von solchen Stellen geben, ist gerade das Umgekehrte von dem früher beschriebenen. Während hier das Amyloid die Stelle der Lymphkörperchen in den Maschen des unveränderten Gerüstes einnahm, erscheint jetzt dieses amyloid und die Körperchen unverändert. Hat man Schnitte der Follicularstränge vor sich, so erkennt man in den Lücken des aus feinen, meist kernlosen, steifen Fädchen gebildeten Reticulums, welches durch Methylviolett schön rosa oder roth violett gefärbt ist, die intensiv blauen unveränderten Lymphkörper (Taf. II. Fig. 2). In den Schnitten durch die Lymphräume liegen letztere dagegen in einem Netz anastomosirender Zellen, deren Leiber entweder theilweise oder ganz in eine homogene Amyloidmasse sich umgewandelt haben und in Methylviolett sich röthen, während ihre Kerne oder ihre Leibessubstanz, so weit sie nicht verändert ist, intensiv gebläut werden (Taf. II. Fig. 1). In dem einen Fall scheinen sonach die Lymphkörper, in dem anderen das Reticulum der Follicularstränge und der Lymphsinus, oder vielleicht beide zu entarten.

Dass die Anwesenheit amyloider Massen an Stelle der Lymphkörper nicht als ein vollgültiger Beweis der Umwandlung dieser angesehen werden kann, zeigt sich beim Studium der weiteren Veränderungen, welche das Gerüste erleidet.

An dem Reticulum der Follicularstränge ist schon wegen der homogenen Substanz der unveränderten Fädchen der Beginn der Amyloidentartung ohne Zuhülfenahme von Tinctionsflüssigkeiten nicht ohne Weiteres zu erkennen, und erst durch die rosa Färbung, welche sie nach Behandlung mit Methylviolett annehmen, wird dies ermöglicht. Die unveränderten Gerüstbälkchen dagegen färben sich schön blau. Jodbehandlung mit oder ohne Schwefeläure bleibt im Anfangsstadium des Prozesses ohne auffällige Wirkung. Die veränderten Fädchen werden nur gelb wie die normalen, so charakteristisch auch die Färbung der älteren amyloiden Partien sein mag.

Leichter sind die ersten Spuren der Amyloidumwandlung an den sternförmigen Gerüstzellen der Lymphsinuse wahrzunehmen, deren körnige Substanz schon deutlicher auch ohne Färbung die mattglänzenden amyloiden Stellen hervortreten lässt (Taf. II. Fig. 5 b). Nach Tinction mit Methylviolett erscheinen die letzteren als blass rothe, gegen die normale, blau gefärbte Umgebung nicht scharf begrenzte Flecke. Später breitet sich die Entartung auf den ganzen Zellenleib aus (Taf. II. Fig. 1), so dass dieser, vielleicht mit Ausnahme eines ganz schmalen peripherischen Saums, in eine homogene amyloide Masse umgewandelt ist. Ich will dieses Stadium, in welchem die Form und das Kaliber der Theile, der Zellen und Gerüstfasern noch unverändert ist, das Stadium der einfachen amyloiden Umwandlung nennen.

Durch das Wachsthum der amyloiden Masse verdicken sich die Gerüstfäden und Zellen gleichmässig — Stadium der amyloiden Quellung. Dann aber bilden sich oft dicht hintereinander kuglige Anhäufungen der amyloiden Substanz, wodurch die Bälkchen zu stark varicösen Fäden, die Sternzellen zu unförmlichen kugligen, mit Fortsätzen versehenen Körpern sich entwickeln. Da an Zerzupfungspräparaten diese starken Varicositäten von den feineren Fäden, die aufgequollenen Zellkörper leicht von ihren Fortsätzen sich trennen, erhält man rundliche, manchmal mit Fortsätzen versehene, aber wie gross sie auch sein mögen, niemals geschichtete Amyloidklumpen. Oft tragen diese an ihrer Oberfläche nackte Kerne, oder vereinzelte sternförmige Zellen, die oft nur mit den feinen Enden ihrer Fortsätze an ihnen haften, oder sie sind umsponnen von schmalen sternförmigen Zellen (Taf. II. Fig. 5 A), oder richtiger von Kernen, die durch schmale Fäden körniger Masse verbunden sind. Die nackten Kerne wie jene, welche durch Fortsätze der sie umhüllenden feinkörnigen Substanz noch zusammenhängen, sind die Kern- und Zellenreste der unveränderten Partien des Reticulums, die oft lange erhalten bleiben. Man erkennt sie auch da, wo die amyloiden Schollen bereits zu einer gleichmässigen Masse zusammengeschmolzen sind, als scharf gezeichnete, durch Methylviolett intensiv blau gefärbte, anscheinend unveränderte Gebilde. Im Gegensatz zu diesen, durch ihre doppelt contourirte scharfe Begrenzung ausgezeichneten Kerne fallen andere durch ihr bleiches Aussehen, die schwache Färbung und die verschwommenen Conturen auf. Sie scheinen in Zerfall begriffen und indem sie sich allmählich auflösen, kommt die gleichmässige kernarme und endlich kernlose amyloide Masse zu Stande. Eine eigentliche amyloide Umwandlung der Kerne habe ich weder hier noch sonst beobachtet.

Welches Schicksal nach einer mit so starker Quellung einhergehenden amyloiden Umwandlung des Gerüstes den Lymphkörperchen beschieden ist, lässt sich leicht errathen. In dem Maass als die Gerüstfasern der Follicularstränge, welche letztere doch sehr wahrscheinlich die Bildungsstätten der Lymphkörperchen sind, degeneriren, wird auch die Production dieser zurückgehen. Denn entweder stammen sie von den Bindegewebszellen des Gerüstes, die in Amyloid sich umwandeln, oder sie sind Abkömmlinge der in den Gerüstmaschen vorhandenen Lymphkörper. In beiden Fällen wird, je mehr die Zellen von den quellenden Fasern erdrückt werden und ihre Bildungsstätten entarten, die Production derselben nach und nach versiegen, da auch ein etwaiger Nachschub neuer Elemente aus dem Blut durch den Widerstand der starren Amyloidmassen vermuthlich erschwert, wenn nicht ganz aufgehoben ist. Nachdem noch die übrigen Zellen die Follicularstränge verlassen haben, wird so eine bedeutende Verarmung dieser an Körperchen eintreten müssen. Geschrumpfte und comprimirte Lymphzellen finden sich denn auch bei einigermaassen vorgeschrittener Entartung in den Lücken der stark gequollenen Gerüstfasern oder zwischen den amyloiden Schollen (Taf. II. Fig. 4).

Nach diesen Befunden kann kein Zweifel bleiben, dass die Amyloidmassen des Lymphdrüsenparenchyms ihre Entstehung einer starken amyloiden Quellung der Fäden und Zellen des Reticulums verdanken, dass der Inhalt des letzteren, die Lymphkörperchen an der amyloiden Umwandlung sich nicht betheiligen und zum grössten Theil (vermuthlich durch einfache Druckatrophie) zu Grunde gehen.

Wenn ich nun diese Resultate mit anderen vergleiche, so werde ich in dem Gedanken bestärkt, dass ich es bei meinem Material keineswegs mit Ausnahmen zu thun hatte, sondern, dass auch in den sorgfältig untersuchten Fällen, wie solche der Virchow'-

schen [1]) Schilderung zu Grunde liegen, trotz der widersprechenden Schlüsse, die amyloide Umwandlung in der von mir beschriebenen Weise stattgefunden hat.

Virchow konnte zwar an ausgewaschenen Drüsenschnitten das Netz von Fasern und Zellen der Lymphdrüsenfollikel isoliren und überzeugte sich, dass es sich ohne wesentliche Veränderung innerhalb der Degeneration erhalten hatte. Ich habe um so weniger Grund an der Richtigkeit dieser Beobachtung zu zweifeln, als ich selbst auch bei starker Entartung da und dort Stücke des wohl erhaltenen Faden- und Zellengerüstes gefunden habe. Nicht alle Bälkchen erkranken eben gleichzeitig und in gleicher Stärke, die mehr entarteten schieben mit ihren knolligen Anschwellungen die nicht oder wenig veränderten auf die Seite, die Maschen des Netzes oft vollständig ausfüllend. Die normalen Bälkchen bilden dann das theils aus Fäden, theils aus sternförmigen Zellen bestehende Netz, welches die Amyloidballen umspinnt. Es ist, um einen Vergleich zu gebrauchen, ein Bild, wie man es in grösserem Maassstabe auf Durchschnitten mancher Geschwülste mit hyaliner Degeneration der Bindegewebsbündel oder der Gefässscheiden erhält, besonders, wenn die hyaline Entartung keine gleichmässige, sondern eine mehr varicöse ist. Folgen diese Varicositäten sehr dicht auf einander und ist die Entartung ziemlich ausgebreitet, so gewinnt man auf Schnitten gedrängt liegende Kugeln, durch schmale, zusammenhängende sternförmige Spältchen getrennt, welche spindelförmige oder endotheliale Zellen beherbergen.

Das Vorhandensein unveränderter Zellennetze und Gerüstfäserchen zwischen und auf den amyloiden Schollen, ist gewiss nicht merkwürdiger wie das Vorkommen unveränderter Gefässabschnitte, selbst bei schon starker amyloider Entartung des gleichen Gefässes.

Die Gegenwart amyloider Schollen in den Lücken des noch theilweise erhaltenen Gerüstes, an Stelle des früheren Inhaltes desselben — den Lymphkörperchen — konnte Virchow um so eher bestimmen auf eine Entartung der Drüsenzellen zu schliessen, als er offenbar sehr veränderte Drüsen vor sich hatte. Aber Virchow obgleich er damals in der amyloiden Entartung der Leberzellen eine

[1]) Die amyloide Degeneration der Lymphdrüsen. Verhandlungen der phys. med. Gesellschaft zu Würzburg. VII. Bd. 1857. S. 222.

Stütze für seine „Vermuthung“ fand, verhehlt sich nicht, dass mancherlei Gründe gegen seine Ansicht sprechen. Unter diesen führt er an[1]), dass die Grösse der Corpora amylacea die Grösse der Drüsenzellen so sehr übersteigt, dass man mindestens ein fortschreitendes Wachsthum während der Degeneration annehmen müsste. Ferner bemerkt er, dass während normal jeder Masche des Follikels ein Haufen von Drüsenzellen entspricht, bei der amyloiden Degeneration nur je ein, höchstens und ausnahmsweise ein oder das andere Korn in jeder Masche liegt. Er erklärt sich dies so, dass wahrscheinlich ganze Zellengruppen in gemeinschaftliche Körner verschmelzen, ähnlich wie nach und nach die einzelnen Bestandtheile der Arterienwand in eine gleichmässige amyloide Masse sich verwandeln.

Ueber den Gang der Amyloidbildung in den Lymphdrüsen und die Darmschleimhaut scheint Kyber nicht zu einem sicheren Resultate gekommen zu sein. Die Schilderung ist wenigstens unbestimmt. So sagt er: „die Rundzellen der genannten Theile zeigen auch, wenn sie in Jod und Schwefelsäure blaue Färbung annehmen, wenig diagnostisch Verwerthbares. Die Kerne sind kaum merklich vergrössert, etwas glänzend, das spärliche Protoplasma weniger granulirt und oft zusammengeflossen. Nach obiger Behandlung findet man neben blauen Kernen mit blauer Intercellularsubstanz auch solche von glänzendem Aussehen, die aber nicht die charakteristische Reaction geben. Kyber vermuthet die ersteren Gebilde seien wirklich amyloid, die letzteren sclerotisch um erst später amyloid zu entarten. Er glaubt eine Stütze für seine Ansicht in dem Umstand zu haben, dass bei starker Entartung Alles Gewebe, in dem aber die Kerne noch zu erkennen sind, nach Jodschwefelsäurebehandlung blau gefunden wird. Erst später quellen die Gebilde mehr und fliessen zu unförmlichen Klumpen zusammen. Kleeblattförmig aneinandergeklebte blaue Rundzellen sollen besonders in den Lymphdrüsen bei beginnender Entartung sehr schön zu sehen sein.

Nach Cornil[2]), der zuletzt mit den amyloiden Lymphdrüsen sich beschäftigte, entarten ausser den Blutgefässen sowohl

[1]) l. c. S. 226.

[2]) Des alterations anatomiques des ganglions lymphatiques. Journal de l'anatomie et de la physiologie. 1878. XIV. Bd. p. 394.

die Lymphkörperchen wie die netzförmige Bindesubstanz. Cornil hat jedoch nach seinem eigenen Geständniss den Gegenstand zu wenig eingehend untersucht, als dass seine Angaben grosse Berücksichtigung verdienten.

Milz.

Von der Milz bemerkt Virchow[1]), dass sie sich bei der amyloiden Degeneration ähnlich verhalte wie die Lymphdrüsen. Es verändern sich einerseits die kleinen Arterien, andererseits die Drüsensubstanz, d. h. die feinzellige Masse, welche die Follikel erfüllt. Die Erkrankung der letzteren besteht darin, dass die kleinen Zellen innerhalb der Follikel in Corpora amyloidea übergehen, und dass nachher anstatt vieler Zellen in jeder Masche des Follikels eine einzige grosse blasse Scholle angetroffen wird.

Kyber[1]) (l. c. S. 612) fand in der Sagomilz nur das Arterienscheidenparenchym (Malpighi'sche Körper und einfach cytogene Scheide) amyloid erkrankt, während das Milzparenchym von der Entartung verschont war. Hier handelt es sich wesentlich um eine Metamorphose der Capillarwandungen und der sich daran inserirenden Netzfasern. Bei der diffusen Amyloiderkrankung dagegen ist das Milzgewebe selbst amyloid. In der Umgebung der capillaren Venen findet sich ein dünner Mantel von amyloid verändertem Gewebe. Dem Lumen zunächst liegen nicht amyloide Spindelzellen; an dem amyloiden Mantel erkennt man eine Entstehung aus gequollenen, vielfach zusammengeflossenen Rundzellen, und auch die Fasern des Netzwerks und die Zwischensubstanz daselbt amyloid. Die adenoide Arterienscheide ist zu dieser Zeit ganz frei von amyloider Veränderung. Schreitet diese im Parenchym weiter vor, d. h. erfolgt eine Vergrösserung des die capillaren Venen umgebenden Mantels durch immer neue Erkrankungen der anstossenden Elemente, so wird die Arterienscheide gewöhnlich atrophisch, die Follikel werden auf die Hälfte oder ein Drittel ihrer früheren Grösse reducirt und arm an Rundzellen; das Netzwerk in

[1]) Cellularpathologie. 4. Auflage. 1871. S. 448.

[2]) Untersuchungen über den lymphatischen Apparat in der Milz. Archiv für mikroskopische Anatomie. VIII. Bd. 1872. S. 568.

ihnen verdichtet sich, die amyloide Veränderung des Gewebes kann jedoch vollständig fehlen.

Sechtem[1]) hat meines Wissens zuerst die Amyloidentartung des Bindegewebes der Milz in den Vordergrund gestellt und daneben nur noch die Umwandlung der glatten Muskeln an den Arterien zugegeben.

Der Prozess beginnt nach ihm zunächst an den kleinen Arterien und setzt sich von da auf die Capillaren fort. Das Endothel ist überall wohl erhalten, die amyloide Masse liegt dem Endothel aussen auf, ohne jedoch in irgend welcher organischen Verbindung mit den Endothelzellen zu stehen. Daraus geht hervor, dass eine, wenn noch so dünne Schicht einer Substanz als Umhüllung des Capillarrohrs existiren muss. Diese letztere ist es nun, die zunächst bei den venösen Capillaren amyloid entartet. Gegen das Endothel ist sie scharf begrenzt, nach aussen knotig angeschwellt, oder die Degeneration setzt sich in die Gerüstsubstanz der Milz fort. Die feinen Bälkchen erscheinen beträchtlich gequollen und verdickt; ferner sind sie in eine homogene Masse von glasiger Transparenz umgewandelt. Von den Kernen in den Knotenpunkten des Reticulums ist selbst dann nichts zu erkennen, wenn die ersten Spuren der Degeneration sich zeigen. Durch die Quellung werden die Maschenräume zu sternförmigen Spältchen verengt. Von den darin befindlichen Zellen und Zellenresten zeigt keine Degeneration. Bei der Isolation der Elemente erhält man an keinem Reaction, das eine unzweifelhafte Lymph- oder Endothelzelle darstellte.

Das Gleiche wie in dem Reticulum ist auch der Fall bei der alleinigen Entartung der Follikel. Auch hier sind nicht die Zellen, sondern das Reticulum erkrankt. Bei der Wachsmilz findet dasselbe statt. Mit zunehmender Degeneration werden die Zellen immer spärlicher und scheinen später gar nicht mehr in die Follikel eintreten zu können.

Bei der Sagomilz können nach Cornil[2]) die Malpighi'schen Körper amyloid sein, während die in demselben verlaufenden Arterien und der grösste Theil der Pulpa sich normal verhalten.

[1]) Zur normalen und amyloiden Milz. Inauguraldissertation. Bonn 1875.
[2]) Cornil, Archives de Physiologie. 1875.

Dagegen sind die Capillaren der Follikel, die Lymphkörperchen und das Gerüst der Follikel amyloid. Cornil beschreibt auch ausführlicher die Veränderungen der Lymphkörperchen. Diese haben ein glasiges Aussehen, sie sind kuglig oder in kleine unregelmässige Klumpen umgewandelt, agglutinirt und kernlos. Methylanilin färbt sie roth. Bei einer sehr starken Vergrösserung erkennt man in der erkrankten Partie des Follikels die meisten Gerüstfasern und die Wandungen der Capillaren mit der amyloiden Substanz infiltrirt. Da alle Theile, Lymphkörper, Gerüste und Capillarwandungen Neigung haben zusammenzuschmelzen, bilden sie homogene Massen, welche von schmalen, ein Netz bildenden Spältchen durchsetzt werden: es ist dies das Netz der Capillaren, deren Lumen mehr oder weniger erhalten ist und deren Endothelzellen intact und blau tingirt sind.

Dann sieht man auch die durchscheinenden Amyloidkörner der Malpighi'schen Follikel sich fast berühren und durch Züge des normalen Milzgewebes getrennt. Sehr häufig ist nicht allein das Malpighi'sche Körperchen amyloid, sondern auch die Wandungen der benachbarten Venen, deren Endothel jedoch unverändert ist. Das reticulirte Gewebe, welches sie umgiebt und die Lymphkörperchen desselben, sind gewöhnlich unverändert.

Die andere Form der Amyloidentartung der Milz, die complete und diffuse, ist nichts als eine weiter vorgeschrittene Erkrankung, welche an den Capillaren der Körper begonnen hat. In einem Fall zeigten sich Kapsel und Trabekeln verdickt und ihr Bindegewebe normal, obgleich sie von amyloiden Capillaren durchzogen wurden. Die kleinen Körperchen hatten sich wenig mit Methylviolett gefärbt, so dass gewöhnlich eine Zone normaler Lymphkörperchen sich im Centrum des Körperchens um die Arterie fand. Die Venenwandungen waren amyloid, das netzförmige Bindegewebe theils normal, theils amyloid und im letzteren Fall färbten sich die verdickten Bälkchen mit Methylviolett roth. Die Lymphkörperchen im Reticulum der Pulpa erschienen auch theilweise alterirt.

Ich müsste befürchten diese Arbeit ohne triftigen Grund auszudehnen, wollte ich genau die Verhältnisse der amyloiden Milz schildern, nachdem ich mich von der vollständigen Uebereinstimmung des amyloiden Prozesses mit demjenigen der Lymphdrüsen überzeugt habe. Es mag darum genügen, wenn ich bemerke, dass bei der amyloiden Erkrankung des Parenchyms, sei dieselbe auf die Follikel beschränkt, oder auch auf die Pulpa ausgedehnt, die Entartung in der von den Lymphdrüsen geschilderten Weise an den Gerüstbälkchen beginnt und auch auf diese, abgesehen von den Blutgefässen sich beschränkt, ohne die eigentlichen Lymphkörperchen zu ergreifen. Die weiteren Veränderungen, welche die letzteren erfahren, sind die gleichen, welche an den Zellen der Lymphdrüsen vorkommen. Die zunehmende Quellung wandelt die Gerüstbälkchen in varicöse Fäden um, die leicht in kuglige Ballen beim Zerzupfen zerfallen. Die Maschen werden dadurch auf kleine Spältchen reducirt, in denen nur noch vereinzelte atrophische Lymphkörperchen beschränkten Raum finden, die aber keine Amyloidentartung erkennen lassen.

Knochenmark.

In einem Fall von Caries des Kniegelenks mit sehr entwickelter Amyloidentartung der Bauchorgane sah ich in dem fetthaltigen Knochenmark des Oberschenkels nur die Arterien und Capillaren fleckweise entartet. Sowohl die fetthaltigen, wie die fettlosen Markzellen und das Stroma zeigten keine Spur von Amyloid.

Leber.

Schon vor längerer Zeit wurde die Amyloidentartung der Leber als ein nur auf die Gefässe beschränkter Vorgang geschildert und zuletzt durch Cornil[1]) und Schütte[2]) dies bestätigt. Dagegen ist Böttcher[3]), indem er die Umwandlung der Lebergefässe zuliess, wieder für die Amyloidmetamorphose der Drüsenzellen eingetreten. Er beschreibt Fälle, in denen die Capillaren der Läppchen gar nicht, die Gefässe der Leberkapsel und die in den interacinösen Gängen verlaufenden Arterienzweige von der amyloiden Entartung in hohem Grade betroffen waren. Die geringe Erkrankung der Leberzellen beschränkte sich auf kleine Inseln, deren zum Theil noch granulirt erscheinende Zellen die charakteristische Jodschwefelsäurereaction boten. Mitunter war die eine Seite der Zellen homogen,

[1]) Archives de Physiologie. 1875. Septième année.

[2]) Ueber die amyloide Degeneration der Leber. Inauguraldissertation. Bonn 1877.

[3]) Dieses Archiv Bd. 72. 1878.

während die andere ihr körniges Aussehen bewahrt hatte. In einigen Fällen waren Arterien, Capillaren und Leberzellen gleichstark entartet, in anderen fand sich eine ganz geringe und nur auf einzelne Stellen beschränkte Entartung der Arterie, Pfortader und Capillaren, dagegen eine starke Erkrankung der drüsigen Elemente, die um so deutlicher da hervortrat, wo die amyloiden Leberzellen an die nicht amyloide Capillarwand grenzten.

Es würde zuweit führen, wollte ich hier auf eine Kritik jedes einzelnen, sehr genau geschilderten Falles eintreten. Aber ich kann nicht unterlassen zu bemerken, dass ich mich vergebens bemühte in der beigegebenen Tafel überzeugende Belege zu finden. Aus Gründen, auf welche ich noch zurückkomme, ist es ein misslicher Versuch an einzelnen isolirten Leberzellen, auch wenn sie homogene, mit Jodschwefelsäure blau gefärbte Stellen besitzen, die Amyloidumwandlung demonstriren zu wollen. Warum sollte nicht auch auf einem Schnitt, der die Theile, besonders Blutcapillaren und Leberzellen noch in ihrer Anordnung enthält, das Amyloid in den Leberzellenbalken so gut nachzuweisen sein, wie etwa Schleim und Colloidtropfen bei Mucin- und Colloidmetamorphose. Aber umsonst suche ich unter den Böttcher'schen Figuren eine, welche unzweifelhaft die Amyloidentartung der Leberzellen bewiese. Fig. 5 und 6, Abbildungen eines von Böttcher als entscheidend für die ohne Erkrankung der Capillaren vorkommende totale Degeneration der Leberzellen angesehenen Falles, beweisen mir gerade das Gegentheil — nehmlich die Erkrankung der Capillaren ohne solche der Zellen. In Fig. 5 bildet Böttcher eine Capillare ab, deren doppelt contourirte Wand auf der einen Seite von unveränderten, auf der anderen von ganz homogenen Leberzellen begrenzt wird, die eine stark violette Färbung in Jodschwefelsäure angenommen haben. Ich erkenne aber in der ganzen Figur nichts anderes als die Abbildung eines einseitig mit amyloider Masse eingehüllten Gefässes, und an diese Masse stossend atrophische, nicht amyloide Leberzellen, welche auf der anderen Seite gleichfalls von einem amyloiden Gefäss eingefasst werden. Dies ist ja der gewöhnlichste Befund bei der Amyloidleber und mir ganz unverständlich, wie Böttcher dieselben so missdeuten konnte. Auch in den übrigen Figuren Böttcher's finde ich immer nur um die Capillaren herum die amyloiden Massen, aber nicht in den Leberzellenbalken. Diese

Ueberzeugung gewann ich denn auch an Schnitten, welche nach Jod- oder Methylfärbung geschüttelt oder ausgepinselt wurden.

An noch normalen Stellen, deren Drüsenelemente bei dieser Behandlung flott geworden sind, so dass das Capillarnetz vollkommen frei ist, findet man die zarte da und dort einen ovalen Kern enthaltende Capillarwand besetzt und umsponnen von ganz feinen steifen Fädchen des bindegewebigen Gerüstes. Die grosse Zartheit und Feinheit dieser ist wohl Schuld, weshalb bei etwas zu roher Behandlung oder mangelhafter Conservirung dieselben an den Leberzellen haften bleiben und die Capillarwand als eine zarte, doppelt conturirte, von einer glatten äusseren Contur begrenzte, ganz nackte Membran erscheint, oder die isolirte Darstellung der Capillaren überhaupt nicht oder nicht gut gelingt. An Präparaten, welche in Müller'scher Flüssigkeit Wochen und Monate conservirt wurden, glückt freilich am besten die Demonstration der an der Capillarwand sich befestigenden feinen Gerüstfädchen. Aber diese Behandlung beeinträchtigt zu sehr die Färbung, so dass ich eine Conservirung während 2—3 Wochen in gewöhnlichen Alkohol, den ich 3—4 mal erneuerte, als die beste Methode fand. Die Theile sind um diese Zeit noch nicht sehr stark geschrumpft und lassen sich noch sehr gut von einander trennen.

An Capillaren, die noch ganz in Anfang der Entartung sich befinden, sieht man keineswegs, wie dies allgemein dargestellt wird, die amyloide Masse in Gestalt scharf begrenzter Schollen und Klumpen auf der Aussenfläche der Capillarwand, sondern die amyloiden Stellen erscheinen vielmehr im Profil als schmale Spindeln, die gegen das Endothelrohr sich mit scharfer Linie begrenzen, nach aussen aber in kurze Spitzchen und Franzen endigen. Die amyloide Masse ist in den äusseren Lagen von viel lockererem Gefüge, und ohne langes Suchen finden sich Stellen, an denen dieselbe oberflächlich wie aufgefasert erscheint und die feinen glänzenden Fäserchen in normale zarte Gerüstfädchen auslaufen.

Gegen die normalen Partien der Capillarwand, deren Oberfläche wie mit einem feinen Gestrüpp von Gerüstfädchen bedeckt ist, setzt sich manchmal das Amyloid scharf ab, noch häufiger jedoch sieht man bei geschickter Beleuchtung und Anwendung guter Systeme die Gerüstfädchen gegen den Rand der Amyloidmasse sich verdicken und in jene sich fortsetzen.

Wenn die amyloide Substanz anfangs in Gestalt einer dünnen Schicht, vergleichbar einem aus einer homogenen Masse bestehenden Exsudat auf die Aussenfläche der Capillargefässe abgelagert wurde, so bildet sie in den späteren Stadien eine oft sehr dicke, aus kleineren und grösseren, rundlichen und eckigen, eng an einander stossenden Schollen und Klumpen bestehende Auflagerung. Im Profil erscheint diese oft von einem unregelmässigen Contur begrenzt, zu kurzen Zapfen und Kegeln sich zu erheben, welche wie an Schüttel- und Pinselpräparaten zu sehen ist, oft mit feinen, bald amyloiden, bald normalen Fädchen endigen. Je mächtiger die amyloide Umwandlung wird, um so schwieriger lässt sich freilich ihr Zusammenhang mit den Fädchen demonstriren. Die feste und brüchige Amyloidmasse trennt sich bei dem obigen Verfahren von jenen ab. Die äussere Begrenzung der amyloiden Substanz ist auch um diese Zeit schärfer gegen die anstossenden Leberzellen, so dass man eher auf ein frei zwischen die letzteren und Capillaren ergossenes starres Exsudat schliessen möchte, als auf eine amyloide Umwandlung oder Infiltration der äusserst zarten, aus feinen, lose verwebten Gerüstfädchen bestehenden Capillarscheide. Denn diese ist es in welche die Ablagerung des Amyloids erfolgt, die hier nach Analogie des Prozesses in anderen Organen eigentlich in einer Quellung der feinsten Gerüstbälkchen besteht. Kerne und Zellen sind zu keiner Zeit in dem Amyloid nachzuweisen, es müsste sich denn um Gefässe mit ursprünglich kern- oder zellenhaltiger Scheide handeln. Wenn solche mit einer stärkeren, aus faserigem Bindegewebe bestehenden Umhüllung versehene Gefässe stellenweise amyloid werden, so ist es die faserige Grundsubstanz der Scheide, welche entartet. Und zwar beginnt der Prozess in der innersten Schichte unmittelbar auf dem Endothelrohr, welches dann von einem schmalen, manchmal überall ziemlich gleich dicken amyloiden Saum eingefasst scheint. Später ergreift dann die Umwandlung auch die übrige Scheide.

Mit dem Dickenwachsthum der amyloiden Capillarscheide verengert sich auch die Gefässlichtung, bald gleichmässig auf kleinen Strecken, bald ungleich durch die Bildung von Wülsten, welche das Endothelrohr einbiegen. Ob dieses aus Zellen besteht, ist mir noch immer fraglich, es scheint mir vielmehr aus einer zarten kernhaltigen Membran, die vermuthlich aus verschmolzenen Endothelzellen hervorgegangen ist, aufgebaut zu sein. Soviel ist sicher, diese kernhaltige Capillarmembran erhält sich auch hier, wie bedeutend die Verengerung der Gefässe gediehen sein mag, ziemlich lange. Von einer amyloiden Entartung derselben konnte ich mich nicht überzeugen. Es ist dies nach den gleich negativen Befunden an anderen Gefässen auch kaum wahrscheinlich. Cornil[1]) dagegen führt den Schwund des Endothels auf eine amyloide Umwandlung desselben zurück. Ich konnte nur einfache Atrophie desselben constatiren.

Das Auswachsen der die Capillaren bedeckenden amyloiden Masse zu Zapfen und Wülsten gegen die anliegenden Leberzellen verunstaltet diese in hohem Grade. An ihrer Oberfläche zeigen sie verschieden grosse, napfförmige Vertiefungen, in denen mitunter bei nicht vollkommener Isolirung von den Gefässen noch Klumpen des Amyloids haften. Je nach der Lage der Zellen können dergleichen Ballen leicht als in den Zellen gebildete Amyloidschollen gedeutet werden, die im Begriffe sind die Zellen zu verlassen oder dem Anscheine nach mitten in der Zelle liegen, bis eine leichte Bewegung über ihre oberflächliche Lage Gewissheit giebt. Die zunehmende Raumbeschränkung der Leberzellenstränge von Seiten der amyloiden Blutgefässe bringt jene allmählich zum Schwund. Aber auch in diesem Stadium ist so wenig wie in dem früheren eine Amyloidbildung innerhalb der Zellen zu sehen.

Man sollte erwarten, dass bei starker Production von Amyloid nicht allein die eigentliche Gefässscheide, sondern auch da und dort die feinen Gerüstfädchen zwischen den Leberzellen und das interacinöse Bindegewebe entarten. Letzteres ist wohl der Fall, wenn auch nur in geringem Grade, indem sich nur kleine amyloide Schollen in der Grundsubstanz bilden. Ersteres sah ich nie und vermuthe darum, dass innerhalb der Leberzellenstränge zwischen den einzelnen Elementen überhaupt keine oder sehr spärliche Gerüstfäden vorkommen, die Zellen vielmehr innig aneinander schliessen. Da wie schon hervorgehoben wurde, die Leberzellen die amyloide Umwandlung nicht eingehen, so ist die oft so bedeutende, zu dem gänzlichen Untergang des Drüsenparenchyms führende Amyloidbildung der enormen amyloiden Quellung der Capillarscheide allein zuzuschreiben.

[1]) l. c. 683.

Niere.

Der detaillirten Darstellung, welche Cornil von der amyloiden Niere gegeben hat, kann ich kaum etwas hinzufügen. Auch ich traf die Entartung am häufigsten an den Malpighi'schen Körpern, den Arterien und Capillaren, seltener an den Venen. Die Endothelien enthielten hier wie an anderen Orten, selbst bei sehr starker amyloider Quellung der Wand, keine Spur von Amyloid, und gingen erst sehr spät, ohne sich amyloid zu metamorphosiren, durch einfachen Schwund zu Grunde.

Die Degeneration der Harnkanälchen war am häufigsten an den Sammelröhren, den schleifenförmigen und geraden. An den gewundenen habe ich sie nur sehr beschränkt und ausnahmsweise beobachtet, was auch mit den Angaben von Cornil und Schmitz[1]) übereinstimmt. Auch die Malpighi'schen Kapseln sah ich nie so entartet wie die Kanäle der Pyramiden, und waren sie degenerirt, so beschränkte sich der Prozess auf einzelne Stellen des umliegenden Bindegewebes. Die Entartung des eigentlichen Stromas tritt hier, wie überhaupt, in den Hintergrund. Wo sie sich findet, sind es immer nur kleine Striche und Flecke, welche dieselbe zeigen. Amyloide Cylinder sah ich nie, doch will ich deren Vorkommen um so weniger bezweifeln, als ja auch Fibrinmassen amyloide Reaction geben. Dagegen konnte ich mich ebenso wenig wie Cornil und Schmitz von einer amyloiden Umwandlung des Epithels überzeugen. Ich sah vielmehr auch hier das Epithel von dem Entartungsprozesse unberührt bleiben, wie stark auch die Membran der Harnkanälchen verdickt und die Lichtung verengt sein mochte. Jürgens[2]) behauptet allerdings bei mehreren Fällen in den Papillenspitzen sämmtliche Theile auch die Epithelien der Harnkanälchen amyloid gefunden zu haben. Ich vermuthe, dass hier ein Irrthum vorliegt, der vielleicht dadurch veranlasst wurde, dass die stark nach innen gequollene amyloide Hülle des Harnkanälchens mit leisten- und buckelförmigen Erhebungen die bereits atrophischen Zellen auseinandergeschoben hatte. So mochte es den Anschein gewinnen, als hätten einzelne Zellen in amyloide Schollen sich verwandelt[3]).

[1]) Ueber die amyloide Degeneration der Nieren. Inauguraldissertation. Bonn 1877.

[2]) Dieses Archiv Bd. 65. S. 194. 1875.

[3]) Die Membrana propria des Harnkanälchens, die allerdings an Zerzupfungs-

Schilddrüse.

In der Schilddrüse und den Nebennieren sind es gleichfalls nach Virchow[1]) die kleinen Arterien, von welchen die amyloide Entartung ausgeht; später setzt sie sich auf die Capillaren fort, und nicht selten wird sie so stark, dass die ganze Substanz schon für das blosse Auge ein wächsernes Aussehen annimmt.

Fälle bedeutender Amyloidentartung der Schilddrüse hatte ich nie Gelegenheit zu untersuchen. Wie stark auch die Degeneration der Bauchorgane sein mochte, die Schilddrüse war nur wenig verändert, und zwar beschränkte sich die Erkrankung auf die kleinen Arterien und Capillaren, welche stellenweise entartet waren, und auf das Drüsenstroma. Obgleich der Prozess sich noch in seinen Anfängen befand, so liess sich doch constatiren, dass auch hier der unmittelbar an die Follikel grenzende Saum des Stromas eine besondere Neigung zur Entartung besitzt. Wenigstens fand ich häufiger hier in Form eines schmalen sichelförmigen Hofes die Amyloidmasse abgelagert, als im übrigen Stroma, in welchem sie in der Gestalt verwaschener amyloider Stellen erschien. Am Follikelepithel und -Inhalt war keine Entartung nachzuweisen.

Nebennieren.

Taf. III. Fig. 11—15.

Friedreich[2]) beobachtete in der amyloiden Nebenniere einen völligen Mangel der corticalen braunen Pigmentzone, so dass die sehr derbe, speckig grau erscheinende Marksubstanz lediglich von einer blassgelben, anämischen Rindenschichte umgeben war, in welcher letzteren das Mikroskop die bekannten fettig entarteten Elemente in reichlicher Menge nachwies, dagegen der völlige Mangel von Pigmentzellen leicht constatirt werden konnte. Zunächst

präparaten frischer Nieren eine ganz glatte Aussenfläche besitzt, betrachte ich als den verdichteten Grenzsaum des Nierengerüstes. An Präparaten, welche in Müller'scher Flüssigkeit macerirt wurden, erscheint dann auch die Aussenfläche der structurlosen Haut oft bedeckt und umsponnen mit feinen Gerüstfädchen, welche dort sich inseriren.

[1]) Cellularpathologie. 4. Aufl. 1871. S. 457.

[2]) Einige Fälle von ausgedehnter amyloider Erkrankung. Dieses Archiv Bd. XI. S. 387. 1857.

waren es die innerhalb der corticalen Bindegewebssepta verlaufenden Gefässe, welche in hohem Grade die amyloide Erkrankung darboten. Sehr auffällig war die Reaction an den Zellen der Marksubstanz, welche grossentheils zu homogenen, glänzenden, amyloid reagirenden Schollen umgewandelt waren.

In einem zweiten Fall waren die Nebennieren durch Zunahme der grauen Medullarsubstanz um das Doppelte vergrössert, während die Rindensubstanz, deren Pigmentzone fast völlig fehlte, an der Schwellung keinen Antheil hatte. Auch waren es in der Rinde blos die Gefässe, in der Marksubstanz ausser diesen die zelligen Theile, welche morphologisch und chemisch die amyloide Natur erwiesen.

Klebs[1]) traf bei geringerer Entartung die Veränderung auf die Marksubstanz beschränkt, in welcher die Arterien und Capillarwandungen die amyloide Reaction gaben. In der Zona glomerulosa waren vorzugsweise die Arterien, in der Zona fasciculata einzelne Bündel langgestreckter Gefässe, in der Zona reticularis das ganze Capillarnetz erkrankt. Auf die Epithelien griff die Veränderung nur in den beiden letzten Schichten über; ein Verhalten, welches an dasjenige der gestreckten Harnkanälchen erinnert.

In den von mir untersuchten Nebennieren, welche durch bedeutende Amyloidbildung sich auszeichneten, fanden sich die Arterien und Capillaren besonders der Zona fasciculata, in zweiter Linie die der Zona glomerulosa und in dritter jene der Markschichte erkrankt. Die Kapsel war frei. Wie die Blutgefässe mit Rücksicht auf den Gang der Entartung verhielt sich auch das Parenchym. Die meisten der schmalen Rindenstränge waren durch den Prozess untergegangen und in breite Amyloidmassen umgewandelt, die entweder unmittelbar an ihre Nachbaren grenzten, oder von diesen nur durch ganz schmale Scheidewände getrennt wurden. Die wenigsten liessen noch etwas von zelliger Structur erkennen, während in der Zona glomerulosa und der Markschicht die Zellen wohl erhalten waren, wie in der äussersten, aus kleinen Zellhaufen bestehenden Rindenschicht, die nur an einigen Stellen eine ansehnliche Umwandlung erfahren hatte.

[1]) Dessen Handbuch. S. 573.

Obgleich man wirklich in den späteren Stadien das Amyloid an Stelle der Drüsenzellen und in einer Anordnung findet, welche ganz den Gruppen jener entspricht, so wäre es doch falsch, daraus auf eine Umwandlung des eigentlichen Parenchyms zu schliessen. Um sich von der Richtigkeit des Gesagten zu überzeugen, wähle man solche Nebennieren, in denen die Entartung der Blutgefässe eine geringe ist. Man wird dadurch mancher Verwechselung des Gefäss- und Parenchymamyloids aus dem Wege gehen.

Die Anfänge der Entartung, die ich bei schon weit gediehenem Prozess der inneren starken Rindenschichte, in der äussersten Lage dieser und der Zona glomerulosa traf, sind gerade in dieser Gegend, wegen der weniger dichten Anordnung der Zellenmassen und der stärkeren Entwickelung des Gerüstes, am leichtesten zu studiren. Letzteres besteht aus einem zart fibrillären Bindegewebe, welches zwischen den Zellsträngen platte schmale Septa bildet, die vielleicht da und dort gegen jene durch einen schmalen Saum sich begrenzen, der sich aber nirgends zu einer besonderen Membran entwickelt[1]).

In diesem Grenzsaume oder in der unmittelbar an die Zellmassen stossenden Begrenzungszone des Gerüstes tritt zuerst das Amyloid etwa in der von der Thyreoidea und dem Herzen beschriebenen Weise auf. Dieser Grenzsaum erscheint durch eine homogene Substanz, welche in Methylviolett sich blass rosa färbt, leicht verdickt. Die Verdickung bildet eine ganz schmale, bald gestreckte, bald leicht gebogene Spindel oder Sichel, die sich sowohl gegen den Zellhaufen wie gegen das umliegende Bindegewebe scharf abgrenzt. An der Oberfläche der Zellhaufen breitet sich dann diese Spindel immer wieder aus, um sich endlich zu einem Ring zu schliessen, während sie zugleich im Dickendurchmesser immer mehr zunimmt (Taf. III, Fig. 11). Oder es bilden sich auch an mehreren Stellen, hart an der Grenze der Zellenhaufen, gegen die umliegende Haut solche homogene Massen, die endlich zusammenfliessend, kapselartig die eingeschlossenen Zellen umgeben.

Die Dickenzunahme der amyloiden Kapsel geschieht im Anfang wenigstens gegen die Zellenhaufen, da rascher, dort langsamer,

[1]) Vgl. Eberth, Artikel Nebennieren in Stricker's Histologie. S. 514.

manchmal an der ganzen Innenfläche in gleichmässiger Weise. Buckelförmige und warzige Vorsprünge schieben die Zellen auf die Seite, oder diese werden von der gegen sie andrängenden Amyloidmasse zusammengepresst. Dabei geschieht es häufig, dass das Amyloid in die Interstitien der Zellen vordringt, die Zellen von einander isolirt, und die ganzen Haufen auseinandersprengt. Dergleichen Präparate geben oft äusserst zierliche Bilder. Zwischen den rundlichen und leicht abgeplatteten, durch Methyl schön blau tingirten Zellen gewahrt man amyloide Schollen oder ein Netz aus einer homogenen rosa oder violettroth gefärbten Substanz bestehender ungleich dicker Leisten.

Die blauen Zellen setzen sich, so lange die Amyloidmasse noch keine sehr beträchtliche ist, scharf gegen diese ab. Dagegen ist die Begrenzung des Amyloids gegen die Zellen mitunter verwaschen, was nicht besonders auffallen kann, wenn die inneren Schichten die jüngsten sind, und dann wohl auch aus einem weicheren Material bestehen. Die Färbung der innersten Lagen ist auch oft eine weniger intensive als die der äusseren. Unbestimmt fand ich nur da die Grenzen der peripheren Zellen gegen das Amyloid, wo erstere durch Fäulniss bereits verändert und in Zerfall waren. Die feinkörnige lockere Substanz der Zellen schien hier allmählich in die innerste Amyloidschichte überzugehen und diese glich gewissermaassen einem Ausscheidungsproduct der Zellen, denen es noch adhärirte. Nimmt die Amyloidmasse immer mehr zu, so atrophiren unter ihrem Druck allmählich die eingeschlossenen Zellen ohne an der Amyloidbildung sich zu betheiligen. Man findet sie dann als kleine Häufchen feinkörniger Substanz mit bleichen undeutlichen Kernen entweder in Gruppen oder zerstreut in dem Amyloid. Endlich gehen sie ganz zu Grunde, an Stelle des früheren Zellenstranges liegt eine grosse Amyloidscholle, scharf gegen das Bindegewebe conturirt, von ziemlich gleichmässigem Gefüge, nur da und dort von kleinen rundlichen und zackigen Lücken oder nach Tinction von lichteren Flecken unterbrochen (Taf. III Fig. 14c). Diese Partien entsprechen der jüngsten Amyloidablagerung oder Lücken in der amyloiden Scholle an Stelle der früheren Zellen.

Mag es nun sein, dass die Amyloidmasse auch von aussen her, durch Umwandlung des Gerüstes, oder durch Ablagerung auf die Innenfläche oder durch Intussusception sich verdickt, Thatsache ist, bei starker Entartung sind die Scheidewände zwischen den amyloiden Zellhaufen und Strängen zu schmalen Streifen atrophirt, so dass sich die letzteren fast berühren.

In der Marksubstanz, deren Gerüst mitunter nur aus einem Netz feiner Bindegewebsfäden besteht, dessen eckige Maschen von einzelnen oder kleinen Gruppen rundlicher und eckiger Zellen eingenommen werden, beginnt die amyloide Erkrankung gleichfalls in dem schmalen Grenzsaum oder der oberflächlichen Verdickungsschicht der Bindegewebsfädchen (Taf. III Fig. 12b, Fig. 15b). Bei dem geringen Durchmesser dieser ist ihre Umwandlung bald eine vollständige. Die Gerüstbälkchen erscheinen dann als glänzende Fäserchen, die in Methylviolett sich dunkel rosa färben, während die Zellen dagegen sich schön blau tingiren. Durch die stärkere Ablagerung von Amyloidsubstanz in die Gerüstbälkchen, besonders in den zarten sie bekleidenden Grenzsaum werden diese in breite Ringe umgewandelt. Ihre Dickenzunahme erfolgt auch hier auf Kosten der Maschen und der darin befindlichen Zellen, die gleich denen der Zona fasciculata unter dem Druck der sich verengernden Ringe amyloider Substanz durch einfache Atrophie zu Grunde gehen (Taf. III Fig. 12b).

Es beschränkt sich übrigens die Ablagerung des Amyloids nicht nur auf die oberflächlichste Schicht der Gerüstfäden, sondern auch das übrige Bindegewebe an den grösseren Knotenpunkten zwischen mehreren Maschen wandelt sich, wenn auch später als die Begrenzungsschicht, in Amyloid um, welches mit den bereits amyloiden Säumen zusammenschmilzt (Taf. III Fig. 13).

Traubenförmige Drüsen.

Ueber die Amyloidentartung dieser Drüsen liegt wenig vor. An den Schleimdrüsen der Zunge sah Ziegler[1]), dass ähnlich wie an den Harnkanälchen zuerst die Tunica propria der Drüsenbläschen in Angriff genommen wird. Sie verdickt sich in bedeutendem Maasse und gewinnt eine homogene, glänzende Beschaffenheit. Trotz dieser oft hochgradigen Veränderung bleiben die Epithelzellen lange wohl erhalten. Werden sie

[1]) l. c. S. 279.

schliesslich auch amyloid, so verwandeln sie sich in glänzende Schollen, in denen auch durch Hämatoxylin kein Kern mehr nachzuweisen ist[1]).

Muskeln.

Ueber Amyloidbildung in willkürlichen Muskeln liegt nur die folgende Beobachtung vor.

Ziegler[2]) sah die Amyloidsubstanz im gefässhaltigen Perimysium internum der Zungenmusculatur in Gestalt homogener Massen auftreten, welche, allmählich an Grösse und Zahl zunehmend, auf das Sarcolemm und die Muskelsubstanz übergriffen. Die letztere verschwindet von der Peripherie her. Je weiter man gegen die Amyloidknoten vordringt, desto schmaler wird die Muskelmasse.

Die Amyloidsubstanz bemächtigt sich der Muskeln, indem eine Muskelfaser nach der andern, häufig in einem Bündel mehrere zugleich, von ihren erstrickenden Armen umklammert werden. Erst tritt ein Ring um die einzelnen Muskelfasern auf, der anfangs schmal, sich immer mehr nach innen zu verdickt.

Hat sich zwischen den Muskeln Amyloidsubstanz gebildet, so wird sehr bald auch das Sarcolemm von der Infiltration befallen. Es ist in der homogenen Masse nicht mehr zu erkennen. Zwischen der contractilen Substanz der verschiedenen Muskelfasern findet sich alsdann eine aus homogenen Schollen zusammengesetzte Masse, in der die einzelnen Gewebstheile ihren Untergang gefunden haben. Die Masse breitet sich weiter aus und schreitet bald gleichmässig, bald mehr von einer Seite gegen die Muskelsubstanz vor. Diese nimmt immer mehr ab, die Muskelscheiben werden immer kleiner, bis sie schliesslich ganz verschwinden. Was sich einzig noch eine Weile histologisch differenzirt erhält, das sind die Muskelkerne. Bei dem Schwund der Muskeln bleibt doch die Grenze zwischen ihnen und der Amyloidmasse erhalten und treten keine histologischen Veränderungen in jenen auf. Nur ganz ausnahmsweise ist kurz vor vollständigem Schwund ein körniger Zerfall zu bemerken.

[1]) Von den folliculären Drüsenapparaten der Zungenmucosa bemerkt Ziegler, dass sie grösstentheils frei sind und nur auf der Höhe des Prozesses gleichfalls von der Erkrankung ergriffen und zuweilen ganz amyloid werden.

[2]) Ziegler, Amyloide Tumorbildung in der Zunge. Dieses Archiv Bd. 65. 1875. S. 273.

Herz.

Taf. II Fig. 6—7, Taf. III Fig. 8—10.

Bei einem Fall von Morb. Brightii, bei dem Virchow[1]) eine hochgradige Amyloidentartung der Muskeln des Uterus gefunden hatte, ergab sich eine gleiche Veränderung an dem Herzen, dessen Wandungen verdickt, blassbräunlich und etwas durchscheinend waren. Hier reagirte fast alles Muskelfleisch in ganz vorzüglicher Weise, indess war die Structur weniger auffällig verändert, indem nur das Innere der Primitivbündel mehr homogen, glänzend und brüchig erschien, als normal.

Nach Kyber entarten die Scheiden, welche die Muskelzellen einhüllen, und die letzteren selbst. Auch Hayem sah an den Muskelfasern ausgesprochene Amyloidreaction mit Jod und Schwefelsäure. Am Herzen ist ausserdem noch häufig das Endocard amyloid, besonders jenes der Vorhöfe, das Pericard dagegen zeigt nur kleine entartete Stellen (Kyber).

Bei einer jungen Frauensperson mit Wirbelcaries und amyloider Leber, Milz und Niere traf Heschl[2]) auch das Herz amyloid. Und zwar zeigten die Entartung sowohl die kleineren und kleinsten Arterien und Capillaren, als auch die Bindesubstanz, durch welche diese verliefen. Die Muskeln selbst waren nicht amyloid, wohl aber das Bindegewebe zwischen ihnen. Dieses bildet an den Stellen, wo die Erkrankung weniger entwickelt ist, eine zarte, etwas lose und vielfach unvollständige oder ungleich dicke Hülle um die Primitivbündel; an jenen jedoch, wo sie weiter vorgeschritten ist, ein System kurzer, die Primitivbündel umfassender Hohlcylinder, die auf dem Querschnitte an (runde) Wabenzellen erinnern und aus einer homogenen, über 8—10 Bündel sich erstreckenden Substanz bestehen. Die Primitivbündel selbst zeigen dort noch keine Veränderung. In der homogenen Zwischensubstanz, welche die Reaction auf Amyloid giebt, ist auf weite Strecken hin, oftmals innerhalb eines ganzen Erkrankungsheerdes keine Spur eines Kernes sichtbar.

[1]) Virchow, Neue Beobachtungen über amyloide Degeneration. Dieses Archiv Bd. 11. 1857. S. 188.

[2]) Heschl, Nachweis amyloider Degeneration in der Herzmusculatur. Wiener med. Wochenschrift. No. 2. 1876.

In der übrigen quergestreiften Muskelsubstanz — findet sich keine Spur der gleichen Erkrankung.

Die Milz, in ausgezeichneter Weise sagoartig verändert, gab ebensowenig wie die Leber, Niere und das Herzfleisch Jodschwefelsäurereaction, jedoch alle die charakteristische Farbensonderung mit dem Methylviolett.

Der Fall scheint für Heschl deshalb von Interesse, „weil bekanntlich die Muskelsubstanz des Herzens kein Sarcolemm besitzt, die amyloiden Hüllen der Muskelbündel daher nicht auf der gleichnamigen Entartung von Sarcolemm, sondern auf einer Neubildung und zwar, wie der Mangel aller Textur zeigt, auf Neubildung von nichtzelligem, sondern exsudativem Ursprunge (Gefässe? Muskelbündel?)“ beruhen müssen. Heschl hat längst die gleiche Degeneration der Leber für ähnlichen Ursprunges angesehen und konnte sich nie mit Rindfleisch befreunden, welcher die Leberzellen selbst amyloid entarten lässt.

Im Herzen fand ich die amyloide Entartung an den Arterien, Capillaren und am Bindegewebe des Muskels, und hier am stärksten gegenüber der sehr beschränkten Degeneration der Gefässe. In den Knotenpunkten der gröberen Bindegewebssepta liegen rundliche und längliche Amyloidklumpen, oft kaum von der Grösse des Kerns eines farblosen Blutkörperchens und dann wieder von dem Durchmesser kleiner Leberzellen. Die Amyloidschollen setzen sich scharf gegen das umliegende Bindegewebe ab und zeigen niemals eine Andeutung eines Kerns. Jod giebt ihnen die charakteristische Amyloidfarbe und mit Methylviolett färben sie sich roth. Die in den Knotenpunkten der Septa verlaufenden Arterien, Uebergangsgefässe und Capillaren sind oft intact, ebenso die zwischen den Muskelzellen gelegenen Capillaren. Die Entartung des die Spalten zwischen den Muskelzellen einnehmenden Bindegewebes beginnt fast regelmässig, wovon man sich am besten auf Querschnitten überzeugen kann, in der unmittelbarsten Nähe der Muskelzellen.

Das Perimysium int. des Herzmuskels besteht aus einem zarten, zellen- und kernarmen, leicht fibrillären, lockeren Bindegewebe, welches gegen die Muskelzellen mit einer scharfen Begrenzungslinie endigt, die wohl der Ausdruck eines sehr zarten Grenzsaums ist, ohne jedoch nach Analogie des Sarcolemmas der Stammesmuskeln als isolirtes Häutchen sich darstellen zu lassen. Dieser Grenzsaum nun ist es, an welchem zuerst die Entartung wahrgenommen wird, die sich an Methylviolettpräparaten anfangs nur durch die rothe Färbung des feinen Saumes kundgiebt, welche sich oft nur auf eine kleine Strecke beschränken kann (Taf. II Fig. 6 a). Ein späteres Stadium der Entartung wird durch solche Muskelzellen repräsentirt, deren bindegewebiger Grenzsaum durch die Anwesenheit der amyloiden Masse eine Verdickung in Form eines Halbmondes oder eines geschlossenen, ungleich dicken Ringes erfahren hat (Taf. II Fig. 6 b, Taf. III Fig. 9 b, 10 b). In welcher Richtung die Ablagerung der amyloiden Substanz oder die Umwandlung des Bindegewebes in das Amyloid erfolgt, lässt sich in dieser Periode kaum mit Sicherheit feststellen. Die Muskelzellen nehmlich bilden auf Querschnitten keine regelmässigen Polygone oder Scheiben, sondern ihre Seitenflächen sind auch unter normalen Verhältnissen oft vertieft und wieder mit flachen Vorsprüngen versehen, dass man da wo eine stärkere Verdickung des Grenzsaums einer Vertiefung der Oberfläche einer Muskelzelle entspricht, nicht sofort eine auf Kosten der Muskelsubstanz erfolgte Verdickung des Saumes annehmen darf. Für eine etwas spätere Periode scheint es mir nicht zweifelhaft, dass die Verdickung des Grenzsaums durch eine allmähliche Umwandlung des intermusculären Bindegewebes geschieht. Ich schliesse dies daraus, dass mit der Zeit das Bindegewebe zwischen zwei benachbarten verdickten Grenzsäumen untergeht und die letzteren zusammenfliessen (Taf. II Fig. 6). An Stelle des früheren bindegewebigen Gerüstes finden wir jetzt ein aus verschmolzenen amyloiden Hohlcylindern bestehendes Fachwerk.

Der Prozess beschränkt sich jedoch nicht auf eine einfache amyloide Umwandlung des vorhandenen Bindegewebes, ich meine auf eine solche, welche den der ursprünglichen Bindesubstanz angewiesenen Raum nicht überschreitet. Wir sehen vielmehr, dass die amyloiden Septa zwischen den Muskeln immer breiter werden und in dem Grad die Muskelzellen schmächtiger und spärlicher; dies geschieht durch einfachen Schwund der Muskelzellen und nur selten durch körnigen Zerfall. Uebrigens trifft man auch manchmal Bilder wie in Fig. 8 d Tafel III, die dafür sprechen dürften, dass durch eine gegen die Muskelzelle hin erfolgende amyloide Verdickung des Grenzsaums, der Raum für erstere immer mehr eingeengt, und dieselbe durch die an einzelnen Punkten stärker gegen sie andrängende Amyloidmasse zerspalten und in einzelne kleine Fibrillenbündel aufgelöst wird, die bald dem gänzlichen Untergang durch einfachen Schwund verfallen, ohne von der Amyloidentartung ergriffen zu werden.

Glatte Muskeln.

Obgleich ich der Amyloidumwandlung dieses Gewebes besondere Aufmerksamkeit geschenkt habe, so war ich bei meinen darauf gerichteten Studien doch nicht so glücklich, dieselbe in allen Stadien zu verfolgen. Die kleinen Arterien, an denen allerdings der Prozess häufig genug und sehr ausgebreitet vorkommt, sind wegen der meist rasch um sich greifenden Degeneration gerade nicht die besten Fundstellen für die früheren Stadien. Die musculösen Häute des Darms waren aber in meinen Fällen, trotz der ansehnlichen Degeneration der Bauchdrüsen, im Ganzen wenig und nur fleckweise entartet. In all diesen Fällen, wo es mir gelang, deutliche Bilder zu gewinnen, zeigte sich nun allerdings das Bindegewebe zwischen den einzelnen Muskelzellen (Darm und Uterus) zuerst erkrankt. An Methylpräparaten erschien zwischen den Muskelzellen das Gerüst gequollen, von homogenem Aussehen und roth gefärbt. Auch da wo dieses gequollene Bindegewebe mehrere Muskelzellen einschloss, waren diese unverändert. Ich schliesse daraus, dass auch bei der sogenannten Amyloidentartung der Muskeln diejenige des Bindegewebes das Primäre ist, und dass die contractilen Elemente secundär, unter dem Druck des gequollenen amyloiden Gerüstes zu Grunde gehen. So mag es vielleicht auch in dem Falle gewesen sein, den Virchow[1]) beschreibt, in welchem die glatten Muskeln des Uterus durch und durch amyloid infiltrirt waren, während die etwas dickwandigen Gefässe und das Zwischenbindegewebe keine Reaction darboten.

Gefässe.

Kyber[2]) fand an den grossen Gefässen die Entartung am stärksten in der Intima, schwach in der Muscularis und in der Adventitia hauptsächlich an deren Blutgefässen. Am ersten Ort

[1]) Neue Beobachtungen über amyloide Degeneration. Dieses Archiv Bd. 11. 1857. S. 188.

[2]) l. c. S. 169.

sind sowohl die Fasern wie die Zellen erkrankt. Das Gefässendothel ist selbst bei Entartung der Intima und Muscularis nicht afficirt.

Die am häufigsten erkrankende Haut der Gefässe ist an den kleinen Arterien nach Kyber die Muscularis, an den Venen bald die Intima, bald die Media, bald beide und jede in gleichem Grade. Etwas häufiger leidet vielleicht die Muscularis. Sitz der Entartung sind die Muskelzellen.

Die Amyloidentartung grosser Arterien (Art. renalis, iliaca, Aorta) ist auch bei bedeutender Erkrankung der Drüsen des Abdomens eine sehr geringfügige. Selbst die Hauptarterien amyloider Organe (Art. renalis) enthalten mitunter keine Spur Amyloid. Dieses fand ich immer in der Adventitia in Gestalt homogener etwas gequollener Stellen der faserigen Grundsubstanz. Die blassrothe Färbung wie die verwaschene Begrenzung dieser Partien im Beginne der Umwandlung und ihre Kernlosigkeit lassen nicht daran zweifeln, dass sie durch Entartung der Intercellularsubstanz entstanden sind.

In kleinen Arterien lag das Amyloid in kleinen Schollen zwischen Endothel und Querfaserschnitt. Manche dieser Schollen stellten auf dem Längsschnitt halbmondförmige Ringe dar, welche die einzelnen Muskelzellen umschlossen, so dass ich schon nach dieser Anordnung die gleiche Entstehung wie bei den glatten Muskeln des Darms, nehmlich aus dem Gerüste der Muskelzellen annehmen muss. Die vollständige Umwandlung der Muscularis in Amyloid würde dann durch zunehmende Quellung der amyloiden Gerüstbälkchen und Atrophie der Muskelzellen erfolgen, bei welchem Vorgang die Kerne am längsten widerstehen. Bilder, welche für eine directe Umwandlung der Muskeln gesprochen hätten, habe ich niemals gesehen.

An den Capillaren erscheint das Amyloid in Gestalt kleiner buckelförmiger Erhabenheiten auf der Aussenfläche des intacten Endothelrohrs. Haben sich diese vergrössert und vermehrt, so fliessen sie endlich zu einer gleichmässigen Masse zusammen, welche das Endothelrohr als eine oft recht breite, an der Oberfläche durch Höcker unebene Scheide umgiebt. Diese Höcker bilden auch konische in feine, glänzende varicöse Fortsätze auslaufende Verdickungen. Schon die Verbindung der amyloiden Bekleidung des

Endothels mit amyloiden Fäden, die mitunter in normale Gerüstbälkchen übergehen, weist darauf hin, dass die amyloide Hülle nichts anderes ist als die durch amyloide Quellung zu einer Masse zusammengeschmolzenen Insertionen der Stromabälkchen an den Gefässen, oder die amyloid entartete zarte Capillarscheide. Wo letztere Kerne enthält, widerstehen diese, wie überhaupt, sehr lange dem Amyloid, werden aber nicht in dieses umgewandelt, sondern erbleichen und atrophiren nach längerer Einschmelzung in der amyloiden Masse. Diese kann bereits sehr bedeutend sein, ohne dass eine wesentliche Veränderung an der Gefässlichtung zu erkennen ist. Wie an anderen Orten scheint durch allmähliche Umwandlung der Umgebung das bereits vorhandene Amyloid einen Zuwachs zu erfahren. Erst ziemlich spät, in Folge eines stärkeren Wachsthums der älteren Amyloidmassen wird die Gefässlichtung bald da bald dort, mitunter auf grössere Strecken enger. Diese Verengerung kann so weit gehen, dass das Lumen zu einem schmalen, gewundenen Kanal wird, den mitunter blasse, nicht amyloide, in Methylviolett blau gefärbte Kerne begrenzen. Je mehr sich die Gefässlichtung verengt, um so vollständiger verschwinden die Kerne, aber nicht durch amyloide Umwandlung, sondern durch einfache Atrophie.

Fettgewebe.

Die amyloide Entartung beobachtete hier zuerst Hayem[1]) bei vorgeschrittener Amyloiddegeneration an dem Fett der Nieren und Nebennieren und einzelnen Stellen des Netzes. Theils waren die Gefässe erkrankt, theils die Hüllen der Fettzellen selbst. Der Kern der Fettzelle, in dessen Umgebung die Ablagerung des Amyloids erfolgt war, blieb gewöhnlich sichtbar.

Kyber fand an den Fetttäubchen des Netzes nur die Bindegewebskörperchen amyloid, oder richtiger die Kerne des Bindegewebes, da die blauen, homogenen kernähnlichen Körper nichts von einer Scheidung in Kern und Zellkörper erkennen liessen. Der ganze Prozess scheint ihm mit einem allmählichen Aufblähen und Homogenwerden der Bindegewebskörperchen zu beginnen, worauf dann der Zellkörper atrophirt.

[1]) Gazette med. de Paris. 1866. p. 101.

Nicht überall jedoch scheint die Degeneration in dieser Weise sich zu entwickeln. Während an einigen Stellen die Bindegewebskörperchen allein verändert waren, fanden sich an anderen Orten desselben Netzes hauptsächlich nur die Fasern, oder Zellen und Fasern zusammen amyloid. Ueber die amyloide Umwandlung der Fettzellenhüllen kam Kyber nicht ganz in's Klare, vermuthlich weil in seinen Fällen die Entartung des bindegewebigen Fachwerks zwischen den einzelnen Fettzellen sehr vorgeschritten war und wohl in Folge dessen die Zellhüllen nicht deutlich unterschieden werden konnten. Kyber meint jedoch dass auch zuweilen die Zellhüllen amyloid sind.

Bei starker Amyloidentartung der Bauchorgane sah ich auch das Fettgewebe des Netzes degenerirt. Die Erkrankung beschränkt sich jedoch nur auf kleine Gruppen von Fettzellen inmitten ganz normalen Fettgewebes und zwar auf die Membranen der ersteren. Ohne Reagenz war keine Veränderung auch nicht einmal eine Verdickung der Zellmembranen zu erkennen, aber nach Jodeinwirkung nahmen dieselben eine rothbraune, nach Behandlung mit Methylviolett eine rothviolette sehr charakteristische Färbung an, während die Hülle der normalen Fettzellen blauviolett, ja fast rein blau erschien.

Auch das Bindegewebe zwischen den Fetträubchen und die Darmserosa zeigten stellenweise Amyloidreaction. Mehrmals sah ich sie auch mit voller Sicherheit an den Bindegewebsfibrillen. Das Gewebe hatte hier noch deutliche fibrilläre Structur, an anderen Stellen erschien es von homogenen amyloiden Flecken unterbrochen.

Darm.

In den Fällen von Darmamyloid, welche mir zur Verfügung standen, zeigten die Zotten und die übrige Mucosa bereits sehr starke Entartung, so dass von der früheren Structur sich wenig mehr erkennen liess. Die Gefässe waren, wenn auch sehr verengt und von einem breiten Saum amyloider Substanz umgeben, noch durchgängig, die allerdings etwas blassen Kerne des Endothelrohrs noch vorhanden; andere Gefässe hatten sich in solide amyloide Stränge umgewandelt. Von den Zellen des Zottengewebes fanden sich mitunter nur noch die Kerne, ebenso von den Muskeln. Die übrige Zottensubstanz glich einem Pflaster aus ungleich grossen, im Allgemeinen aber kleinen, meist rundlichen und unregelmässigen, dicht an einander liegenden oder durch feine Spältchen getrennten Amyloidschollen. Grade die Kleinheit dieser Körper und das constante Fehlen von Kernen in denen, welche man ihrer Grösse nach als amyloide Lymphkörperchen hätte deuten können, lässt mich zweifeln, dass sie einer amyloiden Umwandlung der Zellen des Zottengewebes ihre Entstehung verdanken. Denn viele sind bedeutend kleiner als die Kerne jener. Auch war von dem ursprünglichen Stroma der Zotten nichts mehr übrig.

Wenn auch die Entartung der Schleimhaut eine ansehnliche, so sind doch die Zotten am meisten erkrankt, und die tieferen Schichten der Schleimhaut sind dann eine günstige Localität um die Anfänge des Prozesses zu studiren. Diese fand ich auch hier, wenigstens in den Follikeln, wo ich sie am besten verfolgen konnte, nicht an den Zellen, sondern am Gerüste. Auch in den späteren Stadien scheint sich der Prozess in der gleichen Weise wie an den Follikeln der grossen Lymphdrüsen abzuspielen. Indem das Stroma immer mehr durch Ablagerung von Amyloid sich verdickt, atrophiren die eingelagerten Lymphkörper.

Wie bedeutend auch die Amyloidumwandlung der Zotten sein mochte, selbst, wenn sie aus dicht an einander gedrängten Amyloidschollen mit dazwischen gelagerten spärlichen Kernresten, sehr wenig wohlerhaltenen Zellen und aus stark entarteten, verengten Gefässen bestanden, ihr Epithel war unverändert. Auch an den Epithelien, welche in dem noch anhaftenden Darmschleim lagen, konnte keine Spur der amyloiden Entartung constatirt werden, so dass auch die Annahme nicht haltbar ist, nur die amyloiden Epithelien hätten sich von ihrer Unterlage gelöst.

Genau wie das Zottenepithel verhielt sich in meinen Fällen dasjenige der Drüsen — in keiner Zelle eine Spur von Amyloid.

Bei Darmkatarrhen der Kinder soll nach Lambl[1]) sowohl amyloide Entartung des Darmepithels wie der Muskelschichten vorkommen.

In der Submucosa des Darms und im Bindegewebe zwischen den grösseren Muskelbündeln des Uterus kommen runde, grosse Plasmazellen vor, deren Körper in Methylviolett schön roth, deren

[1]) Aus dem Franz-Joseph-Kinderspitale in Prag. J. 311 u. folg.

Kern dagegen sich blau färbt; sie verhalten sich also bezüglich der Färbung genau so, wie die von Ehrlich[1]) beschriebenen und die von Klebs[2]) im Hunter'schen Schanker gefundenen Plasmazellen. So nahe es liegt, wenn dergleichen Gebilde in amyloiden Organen angetroffen werden, die dem Amyloid sehr ähnliche Färbung auch auf diese Entartung zu beziehen, so widerspricht dem doch schon das körnige Aussehen jener Zellen und das Versagen der Jodfärbung. Auch kann man sich leicht überzeugen, dass die in normalen und erkrankten aber nicht amyloiden Theilen vorkommenden Plasmakörper sich genau so tingiren, wie die der amyloiden Gewebe. Ich vermuthe, dass die in grösserer Zahl in jenen Zellen vorhandenen sehr kleinen Fettkörnchen Ursache der rothen Färbung sind. Wenigstens nimmt das Fett in Methylviolett häufig eine rothviolette, fast rothe Farbe an.

Bisher galt das Amyloid als eine weit verbreitete in den verschiedenartigsten Gewebselementen — den quergestreiften und glatten Muskeln, den gröberen und capillaren Blutgefässen, den Zellen vieler Drüsen, den structurlosen Membranen, dem Bindegewebe und Fibrin — vorkommende Substanz. Die obige Darstellung enthält, wie ich glaube, Beweise genug um diese Ansicht zu widerlegen. Schwerlich dürfte auch der Einwand erhoben werden, das zu Grunde gelegte Material sei doch nicht umfangreich genug, um darauf weittragende Schlüsse zu bauen. Mit Absicht habe ich nur die in den letzten 2 Jahren secirten Amyloidfälle zur Untersuchung gewählt — 12 an der Zahl, — weil mir daran lag, möglichst sorgfältig conservirte Objecte zu verwenden. Von älteren Präparaten wurde darum ganz abgesehen. Ist das untersuchte Material auch kein sehr grosses, so erscheint es mir doch ausreichend um in Berücksichtigung der mitunter sehr entwickelten und ausgebreiteten Degeneration das Bedenken zu haben, der Prozess habe sich bei den verschiedenen Objecten gerade nicht auf drüsiges Parenchym ausgedehnt, sondern sei auf ein anderes Gewebe beschränkt geblieben. Auch stehe ich keineswegs mit meiner Ansicht allein, denn die meisten Forscher, welche in der letzten Zeit mit der amyloiden

[1]) Archiv für mikroskopische Anatomie Bd. 13.

[2]) Das Contagium der Syphilis. Archiv für experimentelle Pathologie. X. Bd. S. 209. 1879.

Entartung einzelner Organe sich beschäftigten, sind wenigstens für diese zu gleichen Resultaten wie ich gelangt, und ich darf es mir schliesslich nur als bescheidenes Verdienst anrechnen durch ein mehr vergleichendes Studium die bereits für einzelne Localitäten gewonnenen Resultate durch neue Beobachtungen gesichert und verallgemeinert zu haben.

Die Amyloidentartung wäre demnach kein Prozess, der ohne Unterschied die verschiedenartigsten Elemente, mit Vorliebe besonders die Drüsenzellen befiele, sondern eine lediglich auf die Bindesubstanz beschränkte Erkrankung von ausgesprochen progressivem Charakter, keine einfache Entartung die mit der vollständigen Umwandlung der bestehenden Theile ihren Abschluss findet, sondern mehr eine Infiltration bei der die Theile stark quellen. Am nächsten steht dieser Vorgang der sogenannten hyalinen Entartung der Blutgefässe und der Gerüstmasse mancher Geschwülste, manchen Verdickungen und Concretionen an den Glashäuten des Auges und anderen structurlosen Membranen. Bei einigen dieser Veränderungen ist ja oft eine ganz ansehnliche Quellung der Bindegewebsbündel und Gefässscheide durch eine homogene Masse vorhanden, die sich von dem Amyloid nur durch das Fehlen der charakteristischen Reaction unterscheidet. Auch darin zeigt sich die amyloide Quellung mit den obengenannten Prozessen verwandt, als sie ohne directen Einfluss von Zellen erfolgt und sich nur auf die Zwischensubstanz beschränkt.

Die Erkrankung des Bindegewebes ist übrigens keine gleichmässige und es sind durchaus nicht die stärkeren Bindegewebszüge innerhalb der Drüsen, welche zuerst und am meisten afficirt werden.

Der Prozess beginnt entweder in der scheidenartigen Umhüllung der Capillaren, mag diese nur aus locker verfilzten zarten Bindegewebsfäden oder aus einer Lage festeren fibrillären Bindegewebes bestehen, unmittelbar auf dem eigentlichen Endothelrohr, oder in der Grundsubstanz des Bindegewebes, oder in den zarten glashellen Säumen verdichteter Bindesubstanz, womit die Gerüstmasse gegen die eingeschlossenen Parenchymtheile sich abgrenzt:

Scheide der Muskelzellen des Herzens und Perimysium internum.

Grenzsaum um die Zellenhaufen der Nebennieren und Gerüstmasse überhaupt.

Membran der Harnkanälchen und Nierenstroma.

Membran der Fettzellen und Gerüste des Fettgewebes.

Grenzsaum der Thyreoideafollikel und Stroma.

Stroma der Leber.

Ferner entarten von den Lymphdrüsen und der Milz nur die Gerüstbälkchen, sowohl die aus feinen bindegewebigen Fädchen wie jene aus anastomosirenden Zellen bestehenden, von der Darmschleimhaut das — Stroma der Zotten und Mucosa, von den glatten Muskeln (Uterus, Darm und Blutgefässe) nur das Gerüst, das Endocard und die Intima und Adventitia der Gefässe.

Mit Ausnahme der zuletzt angeführten Theile sind es meist Stellen, an denen schon unter normalen Verhältnissen eine Neigung des Bindegewebes zu Verdichtung — zur Bildung von structurlosen Membranen und Grenzlamellen — um die verschiedenen zelligen Massen, besteht. Die amyloide Infiltration der Lymphdrüsen und des Milzgerüstes wie der Darmmucosa und des Stromas der glatten Muskeln, wo keine eigentlichen Grenzsäume an den Gerüstbälkchen wahrzunehmen sind, liesse sich vielleicht gleichfalls auf eine Neigung zur Verdichtung zurückführen. Das mehr homogene Aussehen, welches das Gerüst jener schon unter normalen Verhältnissen zeigt, könnte dafür sprechen. Die einzigen zelligen Elemente überhaupt, an denen eine Amyloidbildung nachgewiesen werden konnte, waren die sternförmigen Gerüstzellen der Milz und Lymphdrüsen, Theile, die immerhin dem Bindegewebe angehören.

Der Untergang der parenchymatösen Theile erfolgt aber nicht etwa durch eine secundäre amyloide Erkrankung dieser, sondern sie erliegen allmählich den von den Gefässen oder dem Gerüste andrängenden Amyloidmassen und gehen durch einfache Atrophie zu Grunde.

Um vollständig zu sein, will ich noch erwähnen, dass auch für manche Formen des Trachoms die Bildung von Amyloid sowohl im fibrillären Bindegewebe wie in dessen Zellen durch Leber[1]) und Andere nachgewiesen wurde.

[1]) Ueber die Entstehung der Amyloidentartung. Archiv für Ophthalmologie Bd. XXV. 1879.

Erklärung der Abbildungen.

Tafel II.

Fig. 1. a Gerüste eines Lymphsinus einer Mesenterialdrüse im Stadium der amyloiden Quellung. a' Gerüstbälkchen im Querschnitt. b Kerne der Gerüstfäden. c Einzelne unveränderte Lymphkörperchen. d Noch normales Gerüstfädchen. Schüttelpräparat. System 9, Ocul. 3 Hartnack.

Fig. 2. a Gerüstbälkchen der Follicularstränge einer Mesenterialdrüse im Stadium der amyloiden Quellung. a' Gerüstbälkchen im Querschnitt. b Kerne der Gerüstbälkchen. c Unveränderte Lymphkörperchen. Schüttelpräparat. System 9, Ocul. 3 Hartnack.

Fig. 3. a Gerüstbälkchen im Stadium hochgradiger amyloider Quellung (Stadium der Schollenbildung). b Kerne der Gerüstbälkchen. c Durch die gequollenen Gerüstbälkchen comprimirte nicht amyloide Stromazellen. System 9, Ocul. 3 Hartnack.

Fig. 4. a Gerüstbälkchen im Stadium der amyloiden Quellung. b Atrophische und comprimirte Lymphkörper. System 9, Ocul. 3 Hartnack.

Fig. 5 A. a Amyloide Scholle mit anhaftendem bleichem Kern b. c Normale Stromazellen.

Fig. 5 B. Amyloide Scholle mit anliegendem Kern.

Fig. 5 C. Stromazellen mit beginnender Entartung. System 9, Ocul. 3 Hartnack.

Fig. 6. Querschnitt der Muskelfasern des Herzens. a Beginnende Amyloidumwandlung der Muskelzellenscheide. b Vollständige Entartung der Zellenscheide und des Stromas. c Muskelzellen. System 7, Ocular 3 Hartnack.

Fig. 7. Querschnitt der Muskelzellen des Herzens. a Amyloide Zellenscheide. b Amyloid entartetes Perimysium internum. c Muskelzellen. d Atrophische Muskelzellen. System 4, Camera lucida Hartnack.

Tafel III.

Fig. 8. a Querschnitte normaler Muskelzellen. b Zellenscheide. c Amyloid entartete Zellenscheide. d Atrophische Muskelfasern in amyloider Scheide. System 8, Ocul. 3 Hartnack.

Fig. 9. a Querschnitt einer Muskelzelle. b Amyloide Scheide derselben. System 8, Ocul. 3 Hartnack.

Fig. 10. a Querschnitt zweier Muskelzellen. b Beginnende Amyloidentartung ihrer Scheide. System 8, Ocul. 3 Hartnack.

Fig. 11. Zwei Zellenhaufen der äussersten Rindenschicht der Nebenniere. a Parenchymzellen. b Stark amyloide Scheide um dieselben. System 8, Ocul. 3 Hartnack.

Fig. 12. a Einige Parenchymzellen der Markschicht der Nebenniere. b Amyloid entartete Scheide. c Normales Gerüst. System 8, Ocul. 3 Hartnack.

Fig. 13. Aus der Markschicht der Nebenniere. a Parenchymzellen. b Beginnende Amyloidentartung der Zellenscheide. c Amyloid entartetes Stroma. System 8, Ocul. 3 Hartnack.

Fig. 14. Aus der Zona fasciculata der Nebenniere. a Amyloide Zellenstränge i. e. starke amyloide Entartung der Scheide. b Noch gut erhaltene Parenchymzellen. c Atrophische Parenchymzellen. d Unverändertes Stroma. System 7, Ocul. 3 Hartnack.

Fig. 15. Aus der Markschicht der Nebenniere. a Parenchymzellen. b Amyloide Gerüstfäden. c Normale Stellen in den Knotenpunkten des Gerüstes. System 4, Ocul. 3 Hartnack.

VIII.

Kleinere Mittheilungen.

1.

Ueber ein Verfahren zur Darstellung der Hämoglobinkrystalle.

Von Prof. Dr. C. Wedl in Wien.

Bekanntlich giebt es eine Menge von Methoden, um die Hämoglobinkrystalle darzustellen, welche Methoden mitunter complicirter Art sind und sodann in ihrer Anwendung mehr Schwierigkeiten darbieten. Manche Autoren sprechen sich geradezu dahin aus, dass es nicht so leicht gelinge, die besagten Krystalle aus dem Blute von manchen Thieren und insbesondere von Menschen zu erhalten. Es mag mir darum gestattet sein, ein höchst einfaches Verfahren anzugeben, um die Krystalle in grosser Menge und von grösseren Dimensionen zu erzeugen. Die bezügliche Literatur findet sich in den Handbüchern der physiologischen Chemie, in Gscheidlen's physiologischer Methodik und insbesondere in der Monographie von Rollett (46. Bd. der Wiener akad. Sitzungsberichte), wo auch die werthvollen krystallographischen und optischen Untersuchungen über Hämoglobinkrystalle von V. v. Lang aufgenommen sind.

Ich habe die Einwirkung der Pyrogallussäure auf frische rothe Blutkörperchen von Vertebraten einem eingehenden Studium unterzogen (64. Band der Wiener akadem. Sitzungsber.). Diese Körperchen quellen in der Säure auf, verlieren dabei ihre röthliche Färbung und napfförmige Vertiefung, und es erscheint an allen eine scharf doppelt begrenzte Corticalschicht (Membran). Im Innern des Körperchens bildet sich ein Präcipitat, das nach der Berstung der Membran hervorquillt. Mit Wasser behandelte, rothe verblasste Blutkörperchen und die aus der menschlichen Leiche gewonnenen zeigen diese Erscheinungen nicht mehr, wenn sie ihren Farbstoff durch Diffusion nahezu verloren haben. Die Pyrogallussäure hat aber noch eine andere merkwürdige Eigenschaft, die ich erst jüngst kennen gelernt habe, nehmlich die, die Krystallisation des Hämoglobins zu veranlassen. Die Resultate meiner Untersuchungen sind folgende:

Wählt man frisches menschliches Blut, so kann man aus dem flüssigen Tropfen grosse Krystalle erhalten, wenn man mit destillirtem Wasser den rothen Blutkörperchen den Farbstoff entzieht, so dass unter dem Mikrospectroskop die zwei Absorptionsstreifen des Oxyhämoglobins erscheinen. Es geht auch an, eine Desoxydation des letzteren mit einem Tropfen Schwefelammonium einzuleiten, was im Verlaufe von wenigen Minuten geschieht; es erscheint der bekannte breite Absorptionsstreifen rechts von der D-Linie. Ich pflege einen, beiläufig 0,2—0,3 Mm. dicken Glasstreifen an die eine Seite des, auf die eine oder andere Art behandelten Bluttropfens zu legen, um demselben nach dem Auflegen des Deckgläschens eine keilförmige Gestalt mit von einer zur anderen Seite zunehmender Dicke zu geben. Man erleichtert hierdurch die Untersuchung mit dem Mikrospectroskop und hat nebstbei den Vortheil, wenn man eine concentrirte Lösung von Pyrogallussäure durch Lüftung des Deckgläschens von der Kante des keilförmigen Tropfens her einwirken lässt, grosse Krystalle von Hämoglobin zu erhalten. Dieselben bilden sich aber erst nach Ablauf von ungefähr drei Stunden und geben sich in einer Zone, wo die Pyrogallussäure eine Coagulation bewirkte, bei einem gewissen Volumen schon dem unbewaffneten Auge zu erkennen. Die grösseren Exemplare, vorausgesetzt dass sie eine gewisse Dicke und eine ebene Oberfläche besitzen, zeigen unter dem Mikrospectroskop den breiten Absorptionsstreifen des desoxydirten Blutfarbstoffes. Mit einem Nicol'schen Prisma nach dem Vorgange von V. v. Lang untersucht, werden die Krystalle bei der Umdrehung des Prismas um 360° zweimal hell und dunkel, zwischen zwei Nicols zeigen sie die doppelt brechende Eigenschaft und Pleochromasie.

Ich will gleich hier erwähnen, dass, um sicher zu geben und nicht etwa Nebenproducte des Blutes mit Hämoglobinkrystallen zu verwechseln, es nothwendig ist, auf die Krystallgestalt und die optischen Erscheinungen zwischen zwei Prismen oder mit einem Nicol'schen Prisma die Aufmerksamkeit zu richten.

Die concentrirte Lösung von Pyrogallussäure eignet sich ganz gut, um Hämoglobinkrystalle aus dem Leichenblut von Menschen (ich untersuchte Blut aus 5 Leichen) im Verlaufe von wenigen Stunden zu erzeugen. Sind die rothen Blutkörperchen wenigstens theilweise verblasst, so ist es selbstverständlich, dass man den Zusatz von destillirtem Wasser nicht mehr braucht und die Säure entweder vom Rande des Deckgläschens her einwirken lässt oder dieselbe mit einem Tropfen Leichenblut mengt. In ein Fläschchen mit Leichenblut wirft man eine entsprechende Menge von Krystallen der Pyrogallussäure; sieht man nach etwa 24 Stunden nach, so findet man allenthalben eine Unzahl winziger und grösserer Krystalle von der charakteristischen Gestalt. Dieselben finden sich auch ebenso vor, wenn sich ein schwacher ammoniakalischer Geruch im Blut bemerkbar gemacht hat.

Zweckmässig ist die Anwendung von trichterförmigen, mit einem Schnabel versehenen sogenannten Spitzgläsern, in welche das mit concentrirter Pyrogallussäure erzeugte Blutsediment verdünnt mit destillirtem Wasser gegossen wird. Durch sanftes Schütteln mit der Hand oder besser in einer Eprouvette der Centrifugalmaschine färbt sich die Flüssigkeit gleichmässig tief blutroth. In den Spitzgläsern fallen die grösseren Krystalle zu Boden und können leicht mittelst eines Pinsels herausgeschafft werden.

Ich habe auch Versuche mit eingetrocknetem frischem Blut des Menschen angestellt und gefunden, dass, wenn man Tropfen solchen Blutes auf Objectträgern eintrocknen lässt und am folgenden oder nach mehreren Tagen mit destillirtem

Wasser aufweicht, bis der Blutfarbstoff sich gleichmässig gelöst hat, und sodann concentrirte Pyrogallussäure einwirken lässt, Hämoglobin nach wenigen Stunden herauskrystallisirt.

Meine Erfahrungen über Hämoglobinkrystalle aus Blut von Säugethieren beschränken sich auf wenige. Ich wählte Blut von solchen Thieren, wo die Hämoglobinkrystalle schwerer darzustellen sind oder wenigstens nach den Angaben in den Handbüchern allem Anschein nach nicht untersucht wurden; auch Blut im Beginn der Fäulniss wurde untersucht.

Bei den Versuchen mit Blut vom Kaninchen, Hasen, Hirsch, Schwein, Schaf, Schafembryo schien es mir am zweckdienlichsten, frisches thierisches Blut entweder mit oder ohne Zugabe von destillirtem Wasser etwa 24—48 Stunden in einem Fläschchen verschlossen stehen zu lassen und sodann erst krystallisirte Pyrogallussäure zuzugeben. Nach abermaligen 24 Stunden hatten sich meist schon zahlreiche Krystalle gebildet. War die Zersetzung des Blutes so weit gediehen, dass zahlreiche Tripelphosphatkrystalle erschienen, so habe ich doch noch ein Resultat durch Filtriren des mit destillirtem Wasser verdünnten Blutes und Einwirkung von Pyrogallussäure erzielt.

Die Krystalle sind in dem, durch Einwirkung der Säure entstandenen Blutsediment oder in der Flüssigkeit über demselben, soweit meine bisherigen Erfahrungen reichen, ganz gut haltbar, nur nehmen sie bei intacter Krystallgestalt eine etwas dunklere Färbung an.

Der Umstand, dass man häufig Gruppen von rothen Blutkörperchen nach Einwirkung von Pyrogallussäure antrifft, wo der intensiv rothe, durch Wasser nicht mehr extrahirbare Farbstoff festgehalten wurde, bestimmte mich, die rothen Blutkörperchen des Frosches einer näheren Untersuchung zu unterziehen.

Sind die rothen Blutkörperchen überhaupt in einem Faserstoffcoagulum eingeschlossen, so gelingt es wahrscheinlich wegen Behinderung der moleculären Strömungen nicht, durch Wasser ihnen den Farbstoff vollständig zu entziehen. Die Pyrogallussäure hält das Hämoglobin in den Körperchen fest.

Ich nahm coagulirtes frisches Blut vom Frosch und liess destillirtes Wasser 24 Stunden einwirken, gab sodann Pyrogallussäure zu. Der erwünschte Erfolg trat nach 2—3 Tagen nicht ein; erst nachdem ich die entsprechenden Präparate mit vielen, das Hämoglobin in Gestalt eines rothen Klümpchens festhaltenden Blutkörperchen einige Tage in der Feuchtkammer liegen liess, war das Hämoglobin in denselben entschieden krystallisirt, theils in Form von einzelnen Nadeln und Büscheln, theils in Gestalt, von den Innenraum des Körperchens nahezu vollständig erfüllenden, gelbröthlichen Krystallplättchen. Natürlich sind für diese Beobachtungen starke Vergrösserungen nothwendig. Krystalle von Hämoglobin wurden von Kölliker (Mikroskopische Anatomie. II. S. 585) in den rothen Blutkörperchen der Perca fluviatilis gesehen und abgebildet. Es empfiehlt sich demnach nach meinem Dafürhalten die Methode durch die Leichtigkeit, Hämoglobinkrystalle in grosser Menge und von verschiedenen Dimensionen für eine gewisse Zeit (wenigstens mehrere Wochen) zu erhalten und sie auch aus frischem und eingetrocknetem Blut binnen wenigen Stunden darstellen zu können.

2.

Albuminurie bei gesunden Nieren.

Berichtigung von Prof. J. W. Runeberg in Helsingfors.

Herr Dr. Posner hat in einem Aufsatz „Studien über pathologische Exsudatbildung“ im zweiten Heft des neunundsiebenzigsten Bandes dieses Archivs unter anderem die von mir aufgestellte Theorie von den Ursachen der Albuminurie bei gesunden Nieren besprochen. Er findet die für dieselbe angeführten Beweise nicht vollkommen einwurfsfrei, und sucht daher an die Stelle derselben eine andere Theorie zu setzen, für welche gar keine Beweise, gegen die man Einwendungen machen könnte, existiren. Weil Albuminurie bei gesunden Nieren im Allgemeinen zusammen mit einem herabgesetzten Filtrationsdruck und mit verlangsamter Circulation — zwei Momente, die wohl stets einander begleiten — auftritt, habe ich geglaubt, dass die Ursache in den veränderten Druckverhältnissen, die auf thierische Membranen in der von mir angegebenen Richtung beweislich einwirken, gesucht werden muss. Herr Posner wiederum hält dafür, dass, da die Richtigkeit dieser Annahme nicht in einer über jeden Zweifel erhabenen Art bewiesen werden kann, man im Gegentheil das zweite Moment, für dessen Einfluss in dieser Richtung keine Spur eines Beweises vorliegt, hauptsächlich berücksichtigen müsse. Die Möglichkeit, dass Posner's Auffassung richtig sei, will ich nicht bestreiten, die Wahrscheinlichkeit derselben ergiebt sich aber keinesweges aus den bisher bekannten Thatsachen.

Darüber ist nun zwar nichts weiter zu sagen. Die für meine Theorie sprechenden Gründe habe ich bereits früher angeführt und sie mögen gelten, was sie können. Irgend eine neue Beobachtung, die denselben widerspricht, oder die für Posner's Auffassung sprechen würde, habe ich in seinem Aufsatz nicht finden können. Auch liegt es nicht in meiner Absicht, mich in eine Widerlegung seiner theoretischen Raisonnements einzulassen. Aber die von ihm mitgetheilten Angaben betreffs der factischen Resultate meiner Untersuchung über die Filtration von Eiweisslösungen sind der Art, dass ich dieselben nicht mit Stillschweigen übergehen kann. Sie enthalten nehmlich eine ganz schiefe Darstellung des wirklichen Sachverhältnisses, was für mich um so unangenehmer ist, da das Archiv der Heilkunde, in welchem meine Untersuchung veröffentlicht ist, eine sehr geringe Verbreitung im Vergleich zu diesem Archiv besitzt.

Seite 338 und 339 des erwähnten Aufsatzes sagt Posner: „Vor Allem muss hier betont werden, dass die von Runeberg selbst bei seinen Filtrationsversuchen mit wechselndem Drucke erhaltenen Unterschiede doch zu geringfügig sind, um darauf Folgerungen von dieser Wichtigkeit zu bauen.“ In einer Note werden darauf verschiedene Zahlenangaben aus meinen Experimenten angeführt, die alle, mit Ausnahme einer einzigen, nur höchst geringe Unterschiede aufweisen, worauf Posner hinzufügt: „In diesen Grenzen bewegen sich die Schwankungen bei allen Experimenten Runeberg's.“

Wie verhält es sich nun hiemit? Alle von Posner angeführte Angaben, mit der einzigen bereits angedeuteten Ausnahme, betreffen Lösungen von Hühnereiweiss, die, wie ich gezeigt habe, in weit höherem Grade filtrirbar sind, als das Serumalbumin. Die Filtrirbarkeit des Hühnereiweisses ist sogar so gross, dass Lösungen, die einmal durch den Filtrirapparat gegangen, keinen Unterschied bei wechselnden Druckgraden mehr zeigen, sondern unverändert hindurchfiltriren. Es ist somit ganz natürlich, dass die Differenzen gering sind.

Ganz anders aber gestalten sich die Verhältnisse bei Serumalbuminlösungen. Schon bei dem von Posner angeführten einzigen Experiment mit Serumalbumin ist der Unterschied im Verhältniss zu der geringen Druckdifferenz keineswegs so unbedeutend. Die Lösung enthielt 7,5 pCt. Albumin, das Filtrat bei einem Druck von 5—15 Cm. Wasser 85 pCt. der ursprünglichen Lösung, bei einem Druck von 20 bis 35 Cm. wiederum 78 pCt. In derselben Tabelle, welcher dieses Resultat entnommen ist, befindet sich noch ein anderes, von Posner nicht angeführtes Experiment mit nahezu übereinstimmendem Resultat.

Weit grössere Unterschiede findet man jedoch in den folgenden, von Posner, wie es scheint, gänzlich übersehenen Experimenten, in denen serumalbuminhaltige Lösungen zur Verwendung kamen und in denen die bei früheren Versuchen sich geltend machenden störenden Momente beseitigt waren.

In meinem angedeuteten Aufsatze[1]) S. 41 sind die Resultate eines, in Curve IV Tab. III auch graphisch dargestellten Versuchs mitgetheilt; die Filtrationsflüssigkeit war Pferdeblutserum mit 8,4 pCt. Albumingehalt. Nachdem der Druck lange genug, um ein constantes Verhältniss hervorzubringen, eingewirkt, ergab sich folgendes Resultat:

Druck	Albumingehalt des Filtrats.
10 Cm. Wasser	6,84 pCt.
40 - -	5,20 -
100 - -	3,84 -
100 - -	3,88 -
40 - -	4,52 -
10 - -	6,54 -

Ein anderes Experiment, bei welchem die Filtrationsflüssigkeit mit etwas Kochsalz versetztes Pferdeblutserum war, gab folgendes Resultat:

Druck	Albumingehalt des Filtrats.
100 Cm. Wasser	5,92 pCt.
10 - -	7,26 -
100 - -	6,36 -
10 - -	7,50 -

Die Unterschiede im Albumingehalt des Filtrats bei verschiedenem Druck sind mithin keineswegs gering. Sie sind ganz andere als die von Posner angeführten, weil er fast ausschliesslich die Versuche mit Hühnereiweiss berücksichtigt und die für die vorliegende Frage wichtigeren mit Serumalbumin gänzlich bei Seite gelassen hat. Sie sind ferner vollkommen genügend, um zu beweisen, dass die Durchdringlichkeit der Membran für Albumin in Folge einer Steigerung des Drucks vermindert und bei Herabsetzung des Drucks vergrössert wird. Einen anderen Schluss habe ich aus denselben nicht gezogen.

[1]) Archiv der Heilkunde Bd. XVIII.

Die von mir bei meinen Untersuchungen über Filtration durch todte Membranen erhaltenen Resultate habe ich keineswegs auf den lebenden Organismus direct übertragen. Sie haben mir nur dazu gedient, die klinischen und experimentellen Erscheinungen zu analysiren, ohne von der alten Lehre von den Bedingungen für die Transsudation des Albumins, welche frühere Forscher irregeleitet hat, beherrscht zu sein. Dabei habe ich zu finden geglaubt, dass auch Filtrationsprozesse innerhalb des Organismus ihren Grundzügen nach denselben Gesetzen, die sich ausserhalb desselben geltend machen, unterworfen sind. Und ein solches Verhältniss ist ja auch mit recht grosser Wahrscheinlichkeit zu erwarten. Auch die Diffusionsprozesse verlaufen, ihren Grundzügen nach, in Uebereinstimmung mit den Gesetzen, die wir kennen gelernt haben durch Untersuchungen ausserhalb des Organismus an Membranen, die mit denjenigen innerhalb des Organismus keineswegs identisch sind.

Schlussfolgerungen aber sind eins, Thatsachen ein anderes. Welche Ansichten man auch hegen mag, so ist es von hauptsächlicher Bedeutung, dass die factischen Angaben, auf welche die Ansichten sich stützen, nicht in entstellender Weise angeführt werden.

3.

Ein Fall multipler Neurome.

Von Dr. Carl Rump zu Borghorst in Westfalen.

In seiner Arbeit über „multiple Neurome“, bei Gelegenheit eines bezüglichen, von ihm bearbeiteten tödtlich abgelaufenen Falles bei dem 22jährigen Schuster Carl Pfeiffer (dieses Archiv Bd. 49) erwähnte und beschrieb Dr. Genersich den Zustand des noch lebenden Bruders Jacob; er constatirte bei demselben an den verschiedensten Körperstellen zahlreiche Knötchen, welche dem Verlaufe der Nerven folgten. Auch von Jacob konnte später, am 19. September 1879, die Section gemacht werden, nachdem er kurze Zeit an einem Tetanus rheumaticus im Würzburger Spital behandelt war.

Das Ergebniss dieser Section, sowie das Resultat der mikroskopischen Bearbeitung der Präparate, deren Ueberlassung ich der Güte der Herren Hofrath Dr. Rindfleisch und Dr. Schottelius verdanke, habe ich in meiner Inaugural-Dissertation (Ein Fall von multiplen Neuromen. Würzb. Inauguraldiss. Münster 1879) ausführlich dargelegt. Ich theile daraus Folgendes mit:

„Jacob Pfeiffer, 39 Jahre alt, gestorben am 18. September 1874. Section am 19. September 1874.

Klinische Diagnose: Tetanus rheumaticus.

Anatomische Diagnose: Fibroneuromatosis.

Stark ausgesprochene Todtenstarre. An Rumpf, Extremitäten und Gesicht finden sich im Verlauf der Nerven rundliche Knoten von Erbsen- bis Wallnussgrösse. Einer der grössten sitzt über dem rechten Auge, ein anderer über der linken Symphysis sacro-iliaca. Die Knoten sind sämmtlich weich. Die Dura mater spinalis bietet keine besonderen Veränderungen dar. In der Pia sind an der Hinterseite ausgedehnte venöse Gefässe, daneben weisse Plättchen in sehr grosser Menge, namentlich an der mittleren und Halsgegend bis 2 Cm. Länge, zum Theil weich, stellenweise durch Kalkeinlagerungen hart. Die Nerven der Cauda equina zeigen nirgends Anschwellungen. Perineurium blutreich. Die Stränge des Rückenmarkes von normaler Farbe und Consistenz, nur im linken Hinterstrang neben der Incisur ein kleiner gelber Fleck. Die graue Substanz zeigt nur stellenweise leichte Röthung, hebt sich in der Höhe des ersten Halswirbels deutlich von der weissen Substanz ab. Der oben erwähnte Fleck ist wahrscheinlich Kunstproduct. Weiter nach abwärts durchaus normale Verhältnisse. Die graue Substanz zeigt nur stellenweise dieselbe leichte Röthung, an anderen Punkten ist sie blass. Auch im Brusttheil durchaus normale Verhältnisse, graue Substanz ist hier blass. Die grösste Geschwulst in der Kreuzbeingegend stellt sich als ein weicher, dabei aber ziemlich zäher, graurother Tumor dar, welcher durch Bindegewebe scharf abgegrenzt ist und unter der Haut lagert, 3 Cm. lang, 2,5 Cm. breit, 0,5 Cm. dick. An sämmtlichen Nerven der Rückenmuskeln und der Haut lassen sich längliche und spindelförmige Anschwellungen erkennen, die weich, grauroth sind und nur im Blutgehalt etwas schwanken. Dünnes, leicht schief gebautes Schädeldach. Dura sehr blutreich, im Sin. long. grosse Mengen weichen Cruors. Die grösseren Gefässe der Pia stark gefüllt, die kleineren durch Compression blutleer. Pia ödematös, auch an der Basis reichliche Mengen von Serum. Die Gefässe an der Basis und die Nerven daselbst völlig intact. Seitenventrikel weit, mit klarer Flüssigkeit gefüllt. Hirnsubstanz ödematös, weich, Rindensubstanz ohne besondere Veränderungen. In den centralen Ganglienmassen fleckige Röthung. Beim Durchschneiden fühlt man einige Stellen deutlich resistenter, aber diese harten Stellen finden sich sämmtlich rechts und haben einen Durchmesser von 1 Cm. Auch das Ammonshorn fühlt sich fest an, ebenso der Thalamus opticus an einzelnen Stellen. Die verhärteten Stellen finden sich meist im oberen Theile des Linsenkernes, zum Theil im Corpus striatum. Links eine solche Stelle im Thalamus opticus. Beim Durchschnitt des Oberwurms finden sich diese verhärteten Stellen ebenfalls in dessen unteren hinteren Theilen. Auch in den Kleinhirnschenkeln fühlt man rundliche Stellen von vermehrter Consistenz, ebenso im Nucleus dentatus links, rechts im Vorderlappen des Oberwurms und in der rechten Hemisphäre. Das Ependym der einzelnen Ventrikel stark verdickt, im rechten Recessus kleine harte Knötchen. In den Rindenmassen sonst keine besonderen Veränderungen. Im unteren Winkel der Rautengrube findet man ausserdem Auflagerungen auf dem Ependym, die sich mehr als zarte Bindegewebsmembranen darstellen. Die Gehirnrinde zeigt namentlich in den centralen Windungen diffuse rosige Färbung der inneren Schichten. Bei der Eröffnung der Brusthöhle sieht man die grossen venösen Gefässstämme stark gefüllt, das Herz ist stark zusammengezogen, im rechten Vorhof weicher, dunkler Cruor, Tricuspidalis im Ganzen intact; ebenso im linken Herzen keine besonderen Veränderungen. Herzmusculatur gut entwickelt, aber weder hypertrophisch noch verfettet. Linke Lunge in den unteren Partien stärker bluthaltig, sonst ohne besondere Veränderungen. Am Phrenicus und Vagus finden sich ebenso, wie an den übrigen Nerven spindelförmige Verdickungen. In der rechten Lunge ein allgemeiner Katarrh sämmtlicher Bronchien. Colon descendens fehlt. Die Ileocöcalklappe mit dem Proc. vermif. liegt nicht in der rechten Excavatio sacro-iliaca, sondern weit nach oben und der Mittellinie zu. Darm ohne besondere Veränderungen, ebenso Leber und Milz; Magenschleimhaut von schiefergrauer Farbe. Im oberen Halstheile rechts ist der Vagus zu einer hühnereigrossen Geschwulst verdickt, welche sich nach oben bis zur Schädelbasis erstreckt; im unteren Halstheile rechts und linkerseits überhaupt ist der Vagus durchweg dicker als die daneben liegende Carotis."

Zur Untersuchung lagen der Plexus cruralis und brachialis, sowie der Vagus der linken Seite vor. Und hier fanden sich sämmtliche Nerven bedeutend verdickt, so dass statt der zierlichen Einheit eine plumpe Masse erschien, an der dickere und dünnere Stellen abwechselten und Buckel, unregelmässig stark entwickelt, vortraten. Das Perineurium und Neurilemma waren stark vermehrt. Auf dem Querschnitt sah man die verschiedenen Nervenbündel des Stammes durch Bindegewebsmassen verdrängt und geschieden; die gemeinsame und die einzelnen Scheiden waren dick und derb, grau glänzende Stellen durch weisse Züge gelichtet. Folgte man einem einzelnen Stamme eine Strecke im Verlauf, so sah man die Stämmchen des verdickten Nerven in varicöser Schlängelung, häufig nach leichter Anschwellung in Knoten, länglich oder rundlich von Gestalt, einer Spindel oder Kugel ähnlich, sich verlieren, und ausgetreten entweder sofort eine neue plumpe Anschwellung bewirkend oder erst nach kurzem, geradem Verlauf diese Abnormität zeigend. Selten war es, was auch schon Rokitansky[1]) betont, dass der Nerv zum grössten Theil oder ganz in die Geschwulst eintrat. Auch die Gegenden, welche sich äusserlich eine Strecke weit, wenn auch an Masse vermehrt, so doch gleichmässig aufgetrieben zeigten, beherbergten im Inneren solche Nervenbündel, die mit Buckeln besäet waren und die anliegenden zur Seite geschoben hatten. Kein Nervenstamm war unversehrt. Selbst die Nervenstämmchen, welche oben verschont geblieben zu sein schienen, und kaum eine leichte Anschwellung der Scheide, ja auch dieses nicht einmal merken liessen, waren unten in gleicher Weise ergriffen. Trennte man die einzelnen Stämme in feinere und feinste Fascikel, so war es schon auffallend, wie überall das Bindegewebe sich breitgemacht und angehäuft hatte, vorzüglich natürlich in den Knoten, den Hauptstätten, aber verschieden an Stämmen und Stämmchen. So konnte eine colossale Anschwellung am ganzen Nerven schon durch eine derartige Alteration zweier oder dreier Stämmchen hervorgerufen werden, welche die anderen Stämmchen des gemeinsamen Bündels verdrängten und zum Ausweichen brachten; umgekehrt brauchte eine gemeinsame Verdickung aller Nervenstämmchen im Hauptstamme noch nicht besonders aufzufallen.

Die Knoten, verschieden gross, sassen bald einer im Anschluss an den anderen, bald waren sie durch grössere oder geringere Zwischenräume relativ normalen Gewebes getrennt. An der Oberfläche glatt und gleichmässig, von ziemlicher Consistenz, auf dem Durchschnitt von homogenem dichtem Gewebe und glatter Schnittfläche, liessen sie sich im Allgemeinen leicht herauspräpariren, oft dagegen nur mit Zerreissung des Gewebes, wenn nehmlich an derselben Stelle mehrere Stämmchen zu gleicher Zeit derartig aufgetrieben waren und sie ein zusammenhängendes, sich verflechtendes Ganzes bildeten. Denkt man sich mit Smith[2]) das Neurom im

[1]) Rokitansky, Lehrbuch der path. Anatomie. I. 881.
[2]) Canstatt's Jahresberichte. 1849. II. S. 108.

„Zellgewebe, welches die gemeinschaftliche Nervenscheide mit dem Nervenstamme verbindet, entstanden und unter dieser Scheide sitzend", so bestreichen die Nervenfasern eine Seite der Geschwulst, ohne grossen gegenseitigen Abstand, und das Neurom hat nur eine Hülle; denkt man es dagegen „gebildet in einer Scheide eines der Nerven, die zusammen den Nervenstamm bilden, und gelagert unter der Scheide eines oder des anderen Einzelnerven", so ist die Hülle die gemeinschaftliche Nervenscheide und das Neurilemma. Die Nervenfasern laufen meistens über oder durch den Knoten fort und treten am entgegengesetzten Pole wieder zu einer gleichmässigen Masse zusammen. Die Zahl der Knoten eines ganzen Hauptnervenstammes im Vergleich zu einem anderen ebenso grossen, sowie die Zahl der einzelnen Fascikel beider im Verhältniss zu einander, war natürlich sehr verschieden: manche Nervenäste waren ein einziges Gemenge solcher, das normale Gewebe ganz in denselben aufgegangen, andere lagen in grösseren Absätzen und waren ungleich stark. Die kleinen Fascikelknoten waren meist central gelegen, und eine leichte Anschwellung der Fascikel unmittelbar vorher nichts Ungewöhnliches; die grösseren Knoten lagen meist lateral. Ein Knoten, der, so lange er klein ist, central liegen mag, wird natürlich durch sein Dickenwachsthum später peripherisch zu liegen kommen, die Stämmchen zur Seite schieben und eine ungleiche Rundung des Nerven bewirken. Dasselbe Verhältniss des Verlaufes der Nervenfasern fand sich auch im Grossen bei den Nervenbündeln im Stamme.

Für die mikroskopische Untersuchung der Theile wandte ich ausser den verschiedenen Färbungsmethoden mit Hämatoxylin, Carmin, Eosin, Bismarckbraun etc., die Präparation der Schnitte in Palladiumchlorid, Argentum nitricum (1 : 30), Goldchlorid, Ueberosmiumsäure (1 pCt. und 2 pCt.) an, ebenso Maceration in Eau de Javelle unter dem Mikroskop und Zerzupfung einzelner Knötchen in Wasser mit Zusatz von Essigsäure. In eine Lösung von Palladiumchlorid (0,1 : 300,0)[1]) 24 Stunden Schnitte gelegt, dann in Salzsäure (1 : 2000,0), von hier in eine schwache Carminlösung gebracht, sollte das leimgebende Bindegewebe roth, das Uebrige gelb sich färben; ich möchte dies Verfahren jedoch für die Behandlung alter Nervenpräparate wenig empfehlen, ebenso wenig wie die Behandlung mit Goldchlorid. Sie gab weder befriedigende Resultate nach der Cohnheim'schen Methode ($\frac{1}{2}$ pCt., 1 pCt. und für die Reduction der Einwirkung des Lichtes überlassen), noch nach der von Prof. Böttcher[2]) bei der Untersuchung der entzündeten Hornhäute gebrauchten ($\frac{1}{2}$ pCt. Goldchloridlösung, dann sofort für die nächsten 20—24 Stunden in ein kleines Stöpselglas mit einer Mischung von 1 Theil Ameisensäure, 1 Theil Amylalkohol, 100 Theile Wasser). Böttcher fand die fixen Hornhautkörperchen und die Wanderzellen schön roth, letztere mit intensiverer Färbung, die Nerven noch dunkler; vielleicht war es der Fehler meiner Präparate, dass stets eine gleichmässige Färbung eintrat, trotzdem ich den Procentgehalt der Lösung und die Deponirung mannichfach modificirte. Eine Goldchloridmethode nach Nesterowsky[3]), von demselben für die Nerven der Leber angewandt — (er liess die Schnitte in $\frac{1}{4}$ procentiger Lösung 20—25 Minuten lang, schützte vor Licht und legte dann in Glycerin

[1]) Perls, dieses Archiv. 56.
[2]) Böttcher, dieses Archiv. 58. 371.
[3]) Nesterowsky, dieses Archiv. 63. 412.

(1) und Wasser (11), welchem auf eine Unze 2 Tropfen Acid. acet. concentrat. zugesetzt waren; am dritten Tag war die Lösung hellroth, zwischen dem fünften und fünfzehnten die Präparate, sodann in Wasser und Glycerin āā mit 1 pCt. Essig- oder Oxalsäure, nach zwei Stunden, wenn nichts Besonderes zu sehen war, waren die Präparate an's Licht zu bringen; zu jedem ein Tropfen Ammoniak, mit Schwefelwasserstoff gesättigt, und wieder an's Licht, beginnt 24 Stunden nachher die Wirkung und am vierten Tag sind die Nerven gewöhnlich am deutlichsten) — lohnte hier die Mühe durchaus nicht.

Die mikroskopische Untersuchung ergab nun an den quer durchschnittenen Strängen: Die Nervenfasern je nach der Grösse der Knoten durch Bindegewebsmassen verdrängt und geschieden; in den kleinsten Tumoren dieselben noch mehr oder weniger dicht aneinandergelagert, in den grösseren, bei Zunahme des Bindegewebes, dieselben entweder gleichmässig in der Peripherie oder im Centrum, oder in Gruppen disseminirt, in den grössten unregelmässig durcheinandergestellt. Man erkennt schon, dass es ein interstitieller Prozess ist, der alle Nerven gleichmässig befällt: an makroskopisch noch unveränderten ist mikroskopisch die Nervenfaserscheide verdickt und wird in weiterer Ausbildung häufig mit dem wuchernden Perineurium zu einer Stätte der Bindegewebsneubildung, die dann einen grossen Theil des Volumens in Anspruch nimmt, der sonst dem Nerven zukommt. Es können bei einem grösseren Nerven ⅔ der Bündel intact sein, während die übrigen den Wucherungsprozess in ihren Anfangsstadien erkennen lassen; eben diese hier intacten Nervenbündel sind schon einige Centimeter tiefer ebenfalls betroffen, wobei makroskopisch noch nichts aufzufallen braucht, die anderen, eher ergriffenen, unverändert oder in weiterer Degeneration. Während dieser Prozess sich an manchen Nerven sofort an allen und in Masse darstellt, ist er an anderen geringer. Die Knoten und Stränge sind umgeben und scharf abgegrenzt durch concentrische Bindegewebszüge, von welchen in den Nerv hinein ungleiche Faser- und Zellenmassen abgehen; das Bindegewebe erscheint fibrillär, mit zahlreichen Bindegewebskörperchen, auf dem Längsschnitt wellig im Verlauf, in den grösseren Knoten unregelmässig, wirr durcheinandergeschoben. Zugleich erscheinen im Gewebe Spindelzellen mit langem Kern, sowie runde Zellen einzeln oder in Gruppen, alles neben einer homogenen Intercellularsubstanz, die sich nur an einzelnen Knoten so breit macht, dass das Ganze einem Schleimgewebe ähnlich sieht. Reichliches Fettgewebe ist allerorten angehäuft, zahlreiche Gefässe mit dicken Wandungen und grossen Zellen verlaufen im Zwischengewebe, seltener in den Knoten selbst. Das zwischen den Knoten liegende Gewebe ist nicht weniger faserig und bisweilen von den Knoten etwas retrahirt, einzelne markhaltige Nervenfasern in demselben zerstreut. An vielen von diesen ist das Mark concentrisch geschichtet, der Axencylinder stark lichtbrechend; die Grösse der Markzone hält sich übrigens in den mittleren und grösseren Knoten sehr verschieden und nicht wenige beherbergen im Innern nackte Axencylinder. Und weil sich gerade in den Knoten, in welchen die Fasern alle central lagen, solche gar nicht oder sehr wenig fanden, schien es, dass in der Geschwulst, welche hervorgegangen ist aus dem Neurilemma und gleichsam selbst ein verdicktes Neurilemma ist, die Fasern sich vor Atrophie oder gar Schwund bewahrt hatten, während bei der überwiegenden Zunahme des perineurialen Gewebes nicht selten jener

Schwund eintrat durch eigenthümliche Anordnung der Fasern um die Nerven als Axen. In den grösseren Höckern war die fibrilläre Substanz meist durch spindelförmige Zellen ersetzt oder durch länglich runde Zellen mit hellem Kern; eben hier konnten quer durchschnittene Spindelzellen leicht Axencylinder vortäuschen. Auf Längsschnitten waren die Fasern des Nerven nur in Bruchstücken herauszufinden; wegen der starken Schlängelung und schiefen Richtung hatte der Schnitt Partien nervenloser Gegenden getroffen. Die Nervenfasern verliefen dann als unregelmässig breite Gebilde im Gesichtsfeld und bisweilen war an ihnen eine feine Querstreifung des Axencylinders ersichtlich, die denselben als aus dünnen Plättchen bestehend erscheinen liess. Durch Zerzupfen isolirte man Nervenfasern am längsten und deutlichsten, und es zeigten sich an denselben die Kerne der Scheide zahlreich vermehrt; die Nervenfasern waren durch Druck ungleich dick, bei Maceration in Salpetersäure häufig in scheinbar viele Fasern abbrechend.

Der Fall gehört zu den Fibroiden der Nerven, den multiplen „falschen Neuromen“ Virchow's. Der Multiplicität der Tumoren nach wird er sich der dritten Abtheilung der Eintheilung von Lebert nähern, nach welcher 1) an demselben Nerven an mehreren Stellen Knoten entstehen, so dass der Nerv eine rosenkranzförmige Gestalt bekommt, 2) in dem Gebiet eines sich verästelnden Nerven an allen Aesten Knoten vorkommen, 3) an sämmtlichen Nerven, spinalen, cerebralen und sympathischen, Knoten entstehen. Bezüglich der Aetiologie der Neubildungen kann etwas absolut Sicheres wohl nicht ausgesagt werden. Ich erwähnte schon, dass zahlreiche Gefässe ausserhalb der Knoten, angefüllt mit vielen Zellen, und innerhalb derselben verlaufen; vielleicht ist eine sympathische Nerven-Gefässlähmung Ursache. Doch spricht mehr für eine hereditäre Anlage der Geschwulstbildung, da der Bruder an derselben Krankheit litt und die Mutter an Krebs starb; elephantiastische Prozesse, wie sie Bruns seinen localen Neuromen unterlegte, dürften auch hier nicht zurückzuweisen sein, da eine namentlich am Stamm auffallend pigmentreiche Haut und zahlreiche Atherome (cf. den Fall des Bruders in diesem Archiv) eine Betheiligung der Cutis vermuthen lassen.

„Man wird multiple Geschwülste um so eher für Neurome halten, je weniger sie spontan und bei Druck schmerzhaft sind.“ Diese Worte Gerhardt's bestätigte Jacob Pfeiffer, der im 34. Jahre auf die Geschwülstchen aufmerksam gemacht werden musste, um sie gewahr zu werden, und der sie sein ganzes Leben hindurch schmerzlos trug. In Bezug auf das Genauere seiner Krankengeschichte muss ich auf die Arbeit des Dr. Genersich und meine Dissertation verweisen.

4.

Die Prostitution in der Stadt Frankfurt a. M.

Von Dr. med. W. Stricker daselbst.

Seitdem Parent-Duchatelet mit ebenso viel sittlichem Ernst als wissenschaftlicher Gründlichkeit die Frage der Prostitution erwogen hat, ist dieser Gegenstand häufig behandelt worden. In der dritten Ausgabe des Werkes: de la prostitution dans la ville de Paris par A. J. B. Parent-Duchatelet, welche A. Trebuchet und Poirat-Duval 1857 in zwei Bänden zu Paris herausgegeben haben, finden sich Darstellungen darüber aus den französischen Städten Bordeaux, Brest, Lyon, Marseille, Nantes, Strassburg, Algier, ferner aus London, Liverpool, Manchester, Edinburg, aus Berlin (nach F. J. Behrend) und Hamburg (von Dr. Lippert), sodann eine ausführliche Darstellung von Bern durch Dr. v. Erlach, welche besonders interessant ist durch die, auch aus Casanova's Denkwürdigkeiten bekannten und erst 1828 geschlossenen Bäder-Bordelle, ferner von Brüssel, Christiania, Kopenhagen, von Spanien, Holland (Haag, Rotterdam, Amsterdam), Rom und Turin.

Von Frankfurt ist also hier nicht die Rede, und doch hat sich bereits im Mittelalter bei dem ungeheuern Verkehr der Stadt, der sich bei Reichs- und Fürstentagen und während der Messe noch steigerte, das Problem der Regelung der Prostitution den Stadtbehörden aufgedrängt. Was A. v. Lersner in seiner Chronik von Frankfurt (II. Theil 1734. S. 680 ff.), was D. Orth in seinen Reichsmessen 1765 (S. 518), was A. Kirchner in seiner Geschichte von Frankfurt (I. 1807. S. 589. II. 1810. S. 499), und Battonn in seiner 1825 abgeschlossenen, aber erst 1861 bis 1875 in sieben Bänden durch den Verein für Geschichte und Alterthumskunde zu Frankfurt herausgegebenen „Oertlichen Beschreibung von Frankfurt" (V. 158. 241. 265. 291) mitgetheilt haben, das hat der Stadtarchivar Prof. Dr. G. L. Kriegk geordnet, ergänzt und berichtigt in seinem reichhaltigen Werke: Deutsches Bürgerthum im Mittelalter. Neue Folge. Frankfurt 1871.

Die hierher gehörigen Abschnitte sind: I. Das Badewesen. XII. Die öffentliche Unzucht im Mittelalter. XV. Die Frauenhäuser.

Wir wollen, mit Uebergehung des nur local Interessanten, das principiell Wichtige daraus hier mittheilen, wobei die Rücksicht auf andere Städte nicht zu vermeiden ist. Das Princip des Mittelalters war, die Prostitution als ein nothwendiges Uebel zu dulden, die Oeffentlichkeit des Besuchs für unverheirathete Männer nicht auszuschliessen, die Halter und Insassen zwar für gewöhnlich als ehrlos zu erklären, aber für das Wohl der gemeinen Frauen durch Frauenhausordnungen bestens zu sorgen. Daraus folgte, dass die Frauenhäuser nicht nur in allen grösseren Städten bestanden, sondern auch in kleineren, wie Volkach in Franken, Oberehenheim im Elsass u. s. w.; dass sie nicht nur als Privatanstalten, sondern als Eigenthum der Fürsten und Stadtbehörden bestanden und zum Vortheil derselben entweder durch Beamte oder durch Pachtinhaber verwaltet wurden, das letztere in Regensburg, Constanz und Würzburg. In Rom soll die jährliche Einnahme, welche die päpstliche Kammer auf solche Weise bezog, während des sechszehnten Jahrhunderts mitunter 20000 Ducaten betragen haben. Auch der Erzbischof von Mainz bezog jährliche Einkünfte von den gemeinen Dirnen bis gegen die Mitte des fünfzehnten Jahrhunderts hin. In Frankfurt zahlte der Rath noch bis 1561 von dem ihm gehörenden Frauenhaus bei der Mainzer Pforte einen Grundzins an das Leonhards-Stift, sowie bis 1526 einen an die Karmeliter und bis zu einem nicht bekannten Jahre an die Dominicaner. In Wien waren 1435 zwei Frauenhäuser Eigenthum der österreichischen Herzöge, von denen mehrere Bürger und ein Spital dieselben zu Lehn trugen. Der Bischof von Würzburg belehnte am Ende des Mittelalters die Grafen von Henneberg als Marschälle seines Bisthums mit dem Würzburger Frauenhaus; in Oberehenheim wurde noch 1577 Michael Kuhle von dem Kaiser selbst mit dem Frauenhaus belehnt. Auch die Grafen von Pappenheim bezogen bis 1614, wo sie darauf Verzicht leisteten, ein Schutzgeld von den fremden Krämern, Fechtern, Spielleuten und unzüchtigen Weibern. Die ältesten Frauenhäuser, welche auf deutschem Boden vorkommen, finden sich 1300 in Esslingen und vor 1314 in Zürich. In Frankfurt gab es zwei städtische Frauenhäuser, wie es auch von 1379 bis 1432 eine städtische Spielbank gab, und eine wechselnde Zahl von Privatfrauenhäusern mit obrigkeitlicher Erlaubniss und unter obrigkeitlichem Schutz. Sie standen nicht wie die in Nördlingen und Wien unter der directen Aufsicht des Rathes und der Bürgermeister, sondern unter der des Stöckers, welcher, wenn sein Ansehen zur Handhabung der Ordnung und zur Beschirmung der Dirnen nicht ausreichte, den obersten Richter zuzuziehen und diesem dafür jährlich ein halbes Viertel Wein oder statt dessen einen Gulden zu geben hatte. Er hatte alle feilen Dirnen besonders gegen die Ruffiane zu beschützen, ihre Zwistigkeiten mit einander zu schlichten, sowie dafür zu sorgen, dass kein arger Unfug bei ihnen getrieben werde. Von den zwei städtischen Frauenhäusern zusammen, neben denen des Stöckers Amtswohnung lag, mussten ihm, ohne Rücksicht auf die Zahl der aufgenommenen Dirnen, wöchentlich zwei Drittel Gulden, während jeder der beiden Messen aber statt dessen sechs Gulden im Ganzen, und wenn zwei Vorsteherinnen die Wirthschaft betrieben, zusammen acht Gulden entrichtet werden. Die genannten Abgaben allein beliefen sich also auf nahe an 40 Gulden jährlich. Ausserdem musste dem Stöcker noch jede Dirne, welche in einem Privatfrauenhause oder für sich allein wohnte, wöchentlich einen Schilling, also jährlich $2\frac{1}{8}$ Gulden entrichten, diejenigen aber, welche in der Messe von aussen her kamen und im Hurenquartier wohnten, je einen Gulden messentlich; mit denjenigen fremden Dirnen endlich, welche während der Messe in einer anderen Stadtgegend wohnten, kam der Stöcker über eine bestimmte Summe überein, offenbar, weil diese zerstreut wohnten und deshalb wegen der grösseren Entfernung von des Stöckers Haus mehr zahlen mussten.

In allen Städten trug man dafür Sorge, dass die Frauenhäuser nicht in der Nähe von Kirchen und nicht in stark begangenen Strassen, sondern in einem abgelegenen Bezirk errichtet wurden; meistens erlaubte man auch den einzeln wohnenden Dirnen sich nur in dem nämlichen Bezirk niederzulassen. Gewöhnlich war dieser Bezirk in der Nähe der Stadtmauer. In Frankfurt hiess er das Rosenthal. Nur die auswärtigen Dirnen, mit welchen die Frauenwirthinnen von Mainz, Worms und anderen Nachbarstädten nach Frankfurt zogen, um von der Messfreiheit, d. h. von dem freien Betrieb aller Handelsgewerbe während der Messen, Gebrauch zu machen, nahmen, wohl wegen der geringeren Wohnungsmiethe, ihre Wohnung ausser diesem Quartier, zumal auf dem Fischerfeld. Die Zahl der nichtconcessionirten Frauenhäuser und der einzelnen Dirnen war am Ende des Mittelalters in Frankfurt so gross, dass Claus Stalburg 1501 dem Rathe 200 fl. zu dem Zwecke vermachte, das Aergerniss dadurch zu beschränken, dass ein einziges grosses Frauenhaus erbaut und alle jene Personen in dasselbe getrieben würden. Ueber die Zahl dieser Personen finden wir folgende Notizen. 1479 werden im Rosenthal und an anderen Orten 39 gemeine Weiber gezählt. In dem letzten Jahrzehnt des fünfzehnten Jahrhunderts führen die Beedbücher in Frankfurt Frauenhäuser mit 8 und 13 Insassen an.

Was die Oeffentlichkeit des Besuches der Frauenhäuser betrifft, so scheuten sich im 15. Jahrhundert sogar das Reichsoberhaupt und andere Könige nicht, mit ihrem Gefolge am hellen Tage dieselben zu besuchen, und bei den Stadtbehörden bestand der zwiefache Brauch, dass sie diese Häuser vor der Ankunft eines Kaisers oder Königs besonders zurecht machen und schmücken liessen, und dass beim feierlichen Empfang von Fürsten sie ihnen die Dirnen des Frauenhauses mit Blumensträussen entgegensandten. Als z. B. der deutsche König Siegmund 1414 mit 800 Pferden nach Bern kam und daselbst einige Tage verweilte, hatte der Stadtrath in den Frauenhäusern befehlen lassen, die Insassen sollten alle Herren vom königlichen Hofe freundlich und unentgeldlich empfangen, und der Stadtrath bezahlte nachher die Dirnen; Siegmund aber rühmte laut diese zuvorkommende Aufmerksamkeit. Siegmund trug 20 Jahre später, als er bereits die Kaiserwürde besass, kein Bedenken, in Ulm das Frauenhaus mit seinem Gefolge zu besuchen, und der dortige Rath bezahlte die Kosten für die hierzu angeordnete festliche Beleuchtung des Hauses. Auch als 1450 eine Gesandtschaft Kaiser Friedrichs III. in Neapel erschien, waren die Frauen im Frauenhause alle bestellt, durften keinen Pfennig annehmen. Die Ehrlosigkeit, welche auf den gemeinen Frauen für gewöhnlich lastete, erlitt bei bestimmten Gelegenheiten eine Ausnahme. So pflegte zu Würzburg am Johannistage der Stadtschultheiss mit seinen Amtsdienern und mit dazu geladenen Freunden das städtische Frauenhaus zu besuchen und daselbst ein Mahl einzunehmen, dessen Ueppigkeit 1455 durch eine Verordnung beschränkt werden musste; so theilten bei festlichen Einzügen von Herrschern in Wien die gemeinen Frauen Blumen aus und wurden dafür vom Stadtrath mit Wein und Bier beschenkt, z. B. 1438 beim Einzug Albrechts II., 1452 beim Einzug des Ladislaus Posthumus; erst Ferdinand I. stellte dies ab 1552. So durften in Frankfurt bei dem feierlichen Hirschessen des Rathes die Dirnen Blumensträusse überreichen und wurden dafür bewirthet.

Selbst den Geistlichen wurde 1472 in Nördlingen nicht der Besuch von Frauenhäusern verboten; nur sollten sie nicht eine ganze Nacht darin zubringen.

Was nun die Frauenhausordnungen betrifft, so sind sie entweder besondere, aus einzelnen Artikeln bestehende Gesetze, oder in der Form von Bestallung und Dienstinstruction des Frauenwirthes, welche dieser zu beschwören hatte, oder endlich einzelne, nach dem augenblicklichen Bedürfniss erlassene Gebote (Frankfurt, Basel).

Ihrer Tendenz nach zerfallen sie im grossen Ganzen in solche, welche die gemeinen Frauen einschränken und solche, welche sie schützen sollten.

Zu den beschränkenden Bestimmungen gehörte: 1) die Beschränkung auf einen bestimmten Stadttheil; 2) das Verbot (1472, 1478) auf ihren Thürschwellen und Haustreppen zu sitzen oder am Aus- und Eingang des Rosenthals zu stehen, beides in Frankfurt; 3) das Verbot, am Samstagabend, an den Vorabenden der wichtigsten heiligen Tage, namentlich der Marien- und Aposteltage, sowie während dieser Tage und in der Charwoche keinen Mann in das Frauenhaus einzulassen (Nürnberg, Frankfurt); 4) die Beschränkung, Ehemänner (Nördlingen) und Priester (Nürnberg) sowie Knaben unter 15 Jahren (Ulm) nicht einzulassen; 5) die Vorschrift einer bestimmten unterscheidenden Kleidung (Frankfurt 1468, Zürich 1485, Augsburg 1530, Leipzig, Wien, Basel etc.); 6) das Verbot, mit ehrbaren Frauen in Berührung zu kommen: beim Tanz, in der Kirche, wo sie in besonderen Kirchenstühlen stehen mussten (Frankfurt), doch sollten sie in die Kirche gehen.

Die schützenden Bestimmungen richten sich hauptsächlich gegen die Frauenwirthe und -Wirthinnen, sodann gegen die Besucher und die Concurrentinnen.

1) Vor Allem war in den meisten Frauenhausordnungen ausgesprochen, dass eine Dirne unter keiner Bedingung am Austreten verhindert werden könne, namentlich auch nicht um Schulden willen, die sie beim Frauenwirth gemacht habe; dieser sollte sie erst nach ihrem Austritt gerichtlich belangen; kein Wirth durfte eines der Mädchen abhalten, die Kirche zu besuchen.

In Nürnberg durfte der Wirth sie nicht hindern, auszugehen; hatte er Verdacht, dass sie nicht zurückkehren würde, so durfte er ihre Kleider als Pfand behalten. War eine krank oder hatte sie „ihre Frauenzeit", so musste sie derselbe entweder aus dem Haus thun oder doch von den übrigen trennen. Auch musste der Wirth ihnen wöchentlich mindestens ein Bad in seinem Hause geben.

In Ulm gab es eine Krankenkasse für die Dirnen, in welche jede wöchentlich einen, der Wirth zwei Pfennige legte. In Regensburg war dem Wirth ausdrücklich verboten, eine Dirne zu schlagen. Auch gegen ihre Uebervortheilung durch den Wirth bestanden besondere Bestimmungen in Ulm, Regensburg und Nürnberg. Der Wirth bezog von jeder Dirne entweder einen bestimmten Theil ihrer baaren Einnahme, oder eine feste Summe wöchentlich. Lieferte der Wirth die Beköstigung, so war er durch eine Taxe gebunden.

2) Gegen die Besucher waren die Frauen in Nürnberg dadurch geschützt, dass eine Stunde vor Mitternacht das Frauenhaus geschlossen und die anwesenden Männer, mit Ausnahme derer, welche die ganze Nacht hindurch darin bleiben wollten, hinausgetrieben werden mussten. In Ulm war das Frauenhaus noch dazu ein befriedeter Ort und in ihm begangene Frevel wurden deshalb mit doppelter Strafe belegt. Eine Commission des Magistrats hatte vierteljährlich das Haus zu visitiren. In Wien hatte das Frauenhaus einen privilegirten Gerichtsstand, indem der Fürst einen sogenannten Frauenrichter ernannte, welcher die Streitigkeiten der Insassinnen unter einander zu schlichten und sie bei einem in der Nähe entstandenen Tumult zu schützen hatte.

In Frankfurt wurde der Zugang zu dem besuchtesten der beiden Häuser im Rosenthal während der Messe durch verschliessbare Dielwände abgesperrt, es wurden 1478 zwei Halseisen im Rosenthal angebracht und dem Frauenwirth erlaubt, zu seiner Sicherheit einen Degen zu tragen.

3) Gegen die Concurrenz schützte der Rath zu Frankfurt die gemeinen

Frauen, indem er 1445 und 1451 den obersten Richter anwies, die „heymlichen Horehuser“ abzuthun.

Dirnen, welche ausserhalb des Rosenthals wohnten, liess er durch den Stöcker in dieses führen (1493) und gebot den Frauenwirthinnen von Mainz, Worms etc., nach dem Schluss der Herbstmesse wegzuziehen (1489). In Nürnberg baten 1492 die Dirnen des Frauenhauses als privilegirte Personen den Rath von Gottes und der Gerechtigkeit wegen, dass 20 Einwohnern, welche insgeheim ähnliche Anstalten besassen, dies verboten werde. 1505 stürmten dort acht Dirnen des Frauenhauses ungestraft ein Privatfrauenhaus, plünderten und demolirten es, kraft eines ihrem Hause ertheilten Privilegs.

Den ersten Stoss erhielt diese mittelalterliche Sitte durch das Auftreten der Syphilis. Am deutlichsten ist das in Würzburg zu sehen, wo wenige Jahre, nachdem 1496 der letzte Frauenwirth angenommen worden war, das Frauenhaus in ein Spital für venerische Kranke umgewandelt wurde. Auch die Bäder, welche ja vielfach mit den Bordellen zusammenfallen, wie die englische Bedeutung von bagno beweist, erlitten denselben Schaden. 1496 erschien die Syphilis zuerst in Frankfurt und schon ein Jahr darauf wurde die besuchteste Badestube vorläufig geschlossen, weil viel Ansteckungen darin vorgekommen seien.

Das zweite Moment ist aber der Umschwung in den sittlichen Anschauungen, welche die Reformation hervorrief, und die Abschaffung des geistlichen Cölibats. Der Rath von Frankfurt verbot 1521 den Meistern und Gesellen aller Handwerke mit unzüchtigen Frauen zu tanzen.

Als 1525 die Frankfurter Zünfte einen Aufstand machten, war eine ihrer Hauptforderungen: die Beseitigung des „grossen Lasters der Hurerei“ und der Rath musste folgenden von ihnen vorgelegten Artikel annehmen: die ledigen Frauen, welche bei den Priestern und anderen Personen unehrlich wohnten, dürften nicht länger in der Stadt geduldet werden.

1529 wurde es abgeschafft, dass die Dirnen mit Blumensträussen beim Hirschessen erschienen. 1537 verlangten die Prädicanten die Abschaffung der Frauenhäuser, doch war der Prediger Geltner gegen diese Maassregel, da die Frauenhäuser nöthig seien, ärgeres Uebel und Schalkheit zu verhüten. Die Häuser wurden damals sehr beschränkt, so dass 1545 der Stöcker sich weigerte, die messentliche Abgabe an den Oberstrichter zu zahlen, welche ihm darauf erlassen wurde.

Seit 1545 wurden auch die messentlich sich einfindenden fremden Dirnen nicht mehr zugelassen. 1546 droht der Rath den leichtfertigen Weibern mit einem Begräbniss auf dem Schindanger. Gelegentlich des Fürstentags von 1557 wurde nochmals berathen, ob das Frauenhaus am Mainzer Pförtchen abzuthun sei, aber beschlossen, nach geendigtem Tag die Sache wieder anzuregen. Endlich 1560 schaffte man das Frauenhaus ab auf Antrag des letzten Frauenwirths selbst, der erklärte, die Fortführung der Wirthschaft widerstreite seinem Gewissen. 1566 wurden unzüchtige Dirnen „geschnellt“, d. h. sie wurden in einen an einem Schnappbalken befestigten Käfig gesetzt und so mehrmals in eine Pferdeschwemme getaucht. Aber bald mussten die Strafen gegen Kuppelei und Ehebruch verschärft werden und 1580 klagten die Prediger, dass die feilen Dirnen überall in der Stadt und zu Bornheim an fünf Orten in Privathäusern beherbergt würden. Diese Zeit erhob sich nicht zu dem Entschluss, die Frage in irgend einer Weise durch die Gesetzgebung zu reguliren. Man ignorirte sie am liebsten, und fuhr, wenn irgend ein Scandal vorfiel, mit einem Rescript drein, dessen ewiger Refrain die Behauptung war, dass das Laster der Unzucht immer zunähme.

Nach der Visitationsordnung von 1614 gehörten Delicta carnis und Vergehungen wider Pracht-, Kleider- und Hochzeitsordnungen vor das Sendenamt, welches aus sechs Rathspersonen bestand. In bunter Reihe finden sich in dessen Acten Anklagen, dass eine Handwerkerfrau eine Sammthaube getragen oder dass ein Handelsmann mehr Personen, als ihm gesetzmässig zustand, zur Hochzeit geladen habe, neben Schwängerungsklagen und Anklagen wegen Kuppelei. 1726 wurde das Sendenamt abgeschafft und ein Consistorium aus Rathspersonen, Pfarrern und rechtsgelehrten Bürgern bestehend, zusammmen neun Personen, eingesetzt, welches 1728 in Wirksamkeit trat und an das auch die Untersuchung und Bestrafung der Delicta carnis überging. Für die ganze Periode existiren keine Veröffentlichungen über die Prostitution in Frankfurt. J. Ph. Burggrave's und J. Adf. Behrend's medicinische Topographien der Stadt (J. Ph. Burggrave, de aëre, aquis et locis Francofurtensibus commentatio. Fr. 1751. J. A. Behrends, der Einwohner in Fr., in Absicht auf seine Moralität, Fruchtbarkeit und Gesundheit geschildert. F. 1771) schweigen vollständig über dies Thema.

Erst 1791 erschien, angeblich bei Will. Dodsley in London, in der That aber bei Wienbrack in Leipzig, die Schrift: 1) Briefe über die Galanterien von Frankfurt a. M. 232 S. 8⁰. Es folgte: 2) Frankfurt. In den Jahren 1795, 1796, 1797. In Briefen an S. (Auch unter dem Titel: Briefe über die Gallanterien (sic) von Fr. a. M. Zweiter Theil.) London, W. Dodsley. 144 S. 8⁰. Bei Betrachtung solcher Schriften drängen sich die Fragen auf: 1) Wer ist der Verfasser? 2) Sind beide von demselben Verfasser? 3) Wie ist ihre Zuverlässigkeit zu beurtheilen?

Die erste Frage beantworte ich dahin, dass ich Johann Christian Ehrmann für den Verf. halte. Dieser, allen Goetheforschern[1]) bekannte Schwager des berühmten Philologen Philipp Buttmann, geb. 1749 zu Strassburg, 1779 bis 1821 Arzt in Frankfurt, † 1827 in Speier, hat bekanntlich eine der gelungensten Satyren über das Chirurgenwesen seiner Zeit verfasst, welche ich in meinen „Beiträgen zur ärztlichen Culturgeschichte“ (Frankfurt, Auffarth 1865. S. 9—17) veröffentlicht habe. Unter dem Namen Timander hat er den Orden der „Verrückten Hofräthe“ gestiftet, in dem Buch: „die Nachtmenschen“ unter der Maske eines reisenden Italieners seine Collegen verhöhnt (1795). Der Animus ist also ihm wohl zuzutrauen und die Kenntniss der von ihm gezeichneten vornehmen und geringen Schlupfwinkel der Sünde konnte er als beschäftigter Arzt leicht erlangen. Dazu kommen Aehnlichkeiten des Styls und die unverkennbare Freude, mit der er seinen unsauberen Stoff behandelt, wie in anderen seiner eingestandenen Schriften. Die zweite Schrift tritt scheinbar polemisch gegen die erste auf. Sie ist angeblich der moralischen Indignation darüber entsprungen, dass die erste bei der Obrigkeit ohne Wirkung blieb; sie nennt alle die in der ersten Schrift angedeuteten Personen

[1]) Goethe's Werke. Sechsbändige Cotta'sche Ausg. von 1860. IV, 599. Dichtung u. Wahrheit, herausg. von G. von Loeper. Berlin, Hempel III, 284. IV, 241. Sulpiz Boisserée II, 24.

mit vollem Namen. Es würde diese scheinbare Polemik nicht gegen die Autorschaft sprechen. Denn Ehrmann hat auch seinen „Nachtmenschen“ eine angebliche Gegenschrift: „die entlarvten Nachtmenschen“ nachgeschickt (ebenfalls 1795), in welcher er sich noch mehr lobt als in der ersten. Dennoch möchte ich die zweite Frage: ob auch die zweite Schrift von Ehrmann ist, nicht so bestimmt bejahen, als die erste.

Was nun die dritte Frage: die Glaubwürdigkeit beider Schriften, betrifft, so möchte ich dafür Folgendes anführen. II, 112 heisst es: „An der Wirthstafel im Rothen Haus (heutiges Postgebäude auf der Zeil) bot ein Junge die scandalösesten, deutschen und französischen, mit den abscheulichsten Kupfern verzierten Bücher aus, z. B. die Priapeischen Romane, Lyndamine, Angelika, la Pucelle, Denkwürdigkeiten des Herrn v. H. etc.“.

In Bezug darauf theilt mir ein Beamter der Frankfurter Stadtbibliothek mit, dass er einst den Büchernachlass eines alten Herrn zu ordnen hatte, worin sich erotische Werke befanden, mit der Bemerkung: „Gekauft im Rothen Haus.“

In der ersten Schrift (S. 10—14) wird als eine der gefährlichsten Kupplerinnen die Frau des Goldspinners Zwick aufgeführt. Ueber diese Frau enthalten die Kriminalacten folgende Geschichte. Am 4. Mai 1789 zeigt der jüngere Bürgermeister Dr. Hieronymus Peter Schlosser[1]) an, „dass ein unschuldiges fremdes Mädchen durch unerlaubte Kunstgriffe, die unter obrigkeitlichem Ansehen versteckt gewesen, in die Hände eines erhitzten Liebhabers gespielt worden sei“. Der hiesige Bürger und Perrückenmacher-Meister August Weber habe angezeigt, am 29. April sei eine Dorothea Golch (Galanterien I, 56) aus Mainz zu seiner Frau gekommen und habe ihr gesagt, der Fürst von Stolberg-Gedern, im Römischen Kaiser wohnhaft, verfolge sie mit seinen Anträgen. Weil sie ihm nicht zu Willen sein wolle, hätten ihre bisherigen Hausleute, Goldspinner Zwick, ihr die Wohnung gekündigt. Frau Weber habe sie aufgenommen, aber am 30. April Abends sei der Sergeant Raab gekommen, um auf Befehl des Exconsul senior, Schöffen von Glauburg, die Person zu arretiren. Sie sei, trotz aller Vorstellungen Webers, von Raab fortgeführt worden. Weber sei ihr gefolgt. Auf der Strasse sei der Lohnbediente des „Römischen Kaisers“ Namens Kretschmar und ein fürstl. Stolberg-Gedernscher Diener gekommen und haben sich dem Raab und der Golch angeschlossen. Weber sei zum Schöffen von Glauburg gegangen, wegen der Krankheit desselben aber nicht vorgelassen worden. Bis zum 4. Mai sei die Golch als arretirt nicht angemeldet gewesen. — Der Zwick sei als Hurenwirth bekannt. Der berüchtigte Valentin (Diener) und der Raab bedienten den kranken Schöffen v. Gl. Der Valentin hätte geäussert, wenn sein Herr stürbe, werde er nicht über das Leichenbegängniss hier sein. Es wäre wahrscheinlich, dass die beiden (R. u. V. D.) diese Schelmereien ohne Vorwissen ihres Herrn abgekartet hätten, man solle demselben andere Bedienung geben. Schlosser bittet um Untersuchung.

Darauf begibt sich Substitut Maus am 6. Mai zum Schöffen von Glauburg und fragt, ob die Golch auf seinen Befehl arretirt worden sei. Er erhält eine bejahende Antwort.

[1]) Bruder des Schwagers Goethe's, † 1797.

An demselben Tag bekennt Raab, dass er die Golch auf Befehl des Schöffen v. Gl. auf den Katharinenthurm habe führen sollen, dass aber der Stolberg-Gedern'sche Bediente sie ihm abgenommen, weil sie Unterthanin seines Fürsten sei. Freilich habe er den Bedienten nicht gekannt, sei aber mitgegangen bis zum „Alten Schwaben" auf dem Steinweg, wo er sie gelassen. Er habe dann dem Schöffen v. Gl. Bericht erstattet.

Am 8. Mai wird Maus abermals zu Glauburg geschickt, um zu fragen, ob er dem Raab den Befehl gegeben, die Golch an den Fürsten von Stolberg-Gedern mit der Bedingung auszuliefern, dass sie noch an demselben Tag aus der Stadt komme? Antwort: Ja; da der Fürst sich dazu erboten habe und schon eine Chaise bereit gewesen sei, so habe er es für das Beste gehalten, auf diese Weise die Stadt von einer leichtfertigen Person zu befreien. Uebrigens wundere er (Sch. v. Gl.) sich über die Verhaftung des zu seiner Bedienung angenommenen Sergeants Raab. Am 12. Mai erkundigt sich Maus abermals bei Sch. v. Gl., wann und von wem ihm die Anzeige geworden sei, dass die Golch ein lüderliches Leben führe. Antwort des Sch. v. Gl.: Von wem, gehöre zu den Geheimnissen, welche er nicht mitzutheilen schuldig; wann, wisse er nicht, da die Krankheit sein Gedächtniss geschwächt habe. Die Golch sei vorher bei Belgrad[1]) und Zwick gewesen; er (Gl.) habe sie sicher aus der Stadt bringen lassen, wenn nicht der Fürst von St.-G. intervenirt wäre, dessen Intervention er (Gl.) angenommen, um nicht einen Streit zwischen dem Fürsten und hiesiger Stadt herbeizuführen. Auf Aussage der Arrestati Raab und Kretzschmar wird am 25. Mai befohlen, den Valentin Diener zu verhaften.

Am 20. Mai erklärte die fürstliche Hausmeisterin und Beschliesserin Dorothea Golch, dass sie freiwillig ihre Stelle in Gedern angenommen und dass die Anklage Webers, Kretschmar habe zu ihrer Entführung die Hand geboten, falsch sei. In der Nacht vom 6./7. Juni erhängt sich Valentin Diener im Gefängniss. Es wird befohlen, ihn durch den Nachrichter begraben zu lassen an einer Stelle, wo sonst ehrliche Leute nicht bestattet werden. In V. Dieners Nachlass finden sich über 8000 fl. an baarem Geld und Schuldverschreibungen, viele kostbare Kleidungsstücke, ausserdem eine Schuldverschreibung des Schöffen von Glauburg von 400 fl. für rückständigen Lohn und eine über 400 fl. von dessen Bruder, dem Hauptmann von Glauburg. Die weiteren Resultate der culturhistorisch sehr interessanten Untersuchung gehören nicht hierher. Schöff von Glauburg starb noch in demselben Jahre. V. Diener hatte sich von den Kupplern bestechen lassen, jede bevorstehende Untersuchung ihrer Localitäten vorher anzuzeigen. Das Angeführte mag genügen, die „Galanterien" als ein wahres Gemälde des sittlichen Zustandes von Frankfurt erscheinen zu lassen. Für die Zeit, welche die zweite Schrift schildert, ist freilich der Kriegszustand mit in Rechnung zu ziehen. Besonders klagt die zweite Schrift über das preussische Kriegscommissariat, von welchem auch sonst nicht viel Gutes gemeldet wird. In den Preuss. Jahrbüchern Bd. 45, S. 159 (Febr. 1880) heisst es: „Es stand leider damals (1794) sehr schlecht um das preuss. Commissariat für die Verpflegung der Armee, und es kam nicht selten vor, dass untreue Beamte einen blinden Lärm von der Annäherung des Feindes, vielleicht von ihnen selbst

[1]) Parfümeur, getaufter Jude, Pathe des Raths. (Galanterien I. 9. 49.)

veranlasst, benutzten, um sich durch Zerstörung der Magazine der Verantwortlichkeit zu entziehen". V. Diener scheint nicht der einzige seiner Art gewesen zu sein. Es heisst (Galant. I, 25): „Es sind in Frankfurt vier Männer, welche gemeine weltliche Richter genannt werden. Dieses sind meist verdorbene Handwerksleute und ihr Dienst ist einer der verrufensten. Ihr Gehalt ist gering. Diese müssen die Huren aufheben oder aufsuchen und haben alle Wirthe in Bornheim in Beschlag. Sie gehen hin und essen, trinken, huren, alles gratis, und wenn visitirt werden soll, so wissen es die Wirthe meistens schon einige Stunden vorher und schaffen die Mädchen auf die Seite."

Ueber die Zustände unter der primatischen Regierung berichtet der belgische Literat le Plat du Temple in seinem von der Frankfurter Polizei confiscirten Pamphlet: le microcosme, ou le petit monde. Panorama moderne de la ville et des habitans de Francfort par L. P. D. T. Darmstadt 1812. Vorher hatte er die Aeneide in satyrischem Sinne gegen Napoleon travestirt; er starb zu Mainz im Kerker (Kirchner, Ansichten von Frankfurt. I. 33). Es heisst da (S. 98): „Die Courtisanen des niedrigsten Rangs dürfen ihr Geschäft in Frankfurt nicht ausüben, ohne eingeschrieben zu sein und einen Erlaubnissschein von der Polizei gelöst zu haben. Sie müssen der Polizei regelmässig eine Taxe bezahlen, welche zwar einen ziemlich bedeutenden Ertrag bringt, der jedoch durch die Kurkosten der angesteckten Mädchen verbraucht wird, welche man in dem Hospital verpflegt. Es giebt gegenwärtig 36 von der Polizei concessionirte und überwachte Freudenhäuser. Die Unglücklichen, welche ihr Gewerbe ohne polizeiliche Erlaubniss treiben oder ihre Taxe nicht bezahlen, werden verhaftet, in den spanischen Bock gespannt (eine Maschine mit fünf Löchern, um Kopf, Arme und Beine hindurchzustecken) und mit Ruthen gezüchtigt (sur leur pauvre derrière). Besonders geschieht dies, wenn sie ausgewiesen waren und zurückgekehrt sind. Diese Züchtigung findet in dem Besserungshaus statt."

Nach Wiedererlangung der Selbständigkeit behielt die Stadt dies System der tolerirten, durch Polizeiärzte beaufsichtigten Häuser bei; nach der Annexion wurde die preussische Gesetzgebung auch hier eingeführt.

IX.

Auszüge und Besprechungen.

Stammbaum der Familie Lotter in Schwaben. Zusammengestellt von Karl Lotter. Stuttgart, Verlag von Paul Neff. 1879. 4°. 256 S. mit Tabellen.

Es ist bekannt, welche Vortheile die Bevölkerungswissenschaft aus den Almanachen gezogen hat, welche die Genealogie der fürstlichen, gräflichen und freiherrlichen Häuser enthalten, indem sie eine Menge zuverlässiger Daten darbieten, welche man sonst nicht leicht zusammenfindet. Freilich fehlt in diesen Ständen die Mischung der Existenzen, wie sie sich in bürgerlichen Kreisen findet oder kommt doch nur ausnahmsweise vor. Es war daher sehr erwünscht, dass Hr. Karl Lotter den Stammbaum seiner Familie mit grösster Sorgfalt zusammengestellt und die Resultate daraus berechnet hat. Er hat aber noch mehr gethan: er hat seine Arbeit in der splendidesten Weise drucken lassen und öffentlichen Bibliotheken zum Geschenk gemacht. Die Tragweite der statistischen Zusammenstellungen ist die, dass sie biologisches Material geben für die Beamten-, Gelehrten- und Kaufmannskreise in Schwaben, denn so hat sich wesentlich die Familie verbreitet.

Es sei uns gestattet, aus der Familienstatistik (S. 237 ff.) einige Daten hier mitzutheilen.

Das durchschnittliche Lebensalter eines Gliedes der Lotter'schen Familie beträgt 26½ Jahre. Die Männer waren bei ihrer Verheirathung durchschnittlich 28¾, die Weiber 25 Jahre alt. Eine Ehe hatte im Durchschnitt eine Dauer von 28½ Jahren bei den Männern und von 24¼ Jahren bei den Frauen. Die längste Dauer einer Ehe betrug 48 Jahre, kein Paar also feierte die goldne Hochzeit, aber 14 Paare die silberne. Auf eine Ehe kamen im Durchschnitt 7½ Kinder. Nur ein Lotter war kinderlos; ein Paar erzeugte 19 Kinder. Das höchste Lebensalter, welches in der Familie erreicht wurde, war 91 Jahre. Ein Hagestolz ist in der Familie noch nicht vorgekommen.

Bei den verheiratheten Lotter'schen Töchtern, welche streng genommen nicht mehr zur Familie gehören, feierte ein Ehepaar die goldne, 15 die silberne Hochzeit.

Es stellte sich das Gesetz heraus, dass die Männer Lotter'scher Töchter durchschnittlich ihre Ehefrauen um 9 Jahre überlebten, mit anderen Worten: dass die in die Familie Lotter hineingeheiratheten im Durchschnitt eine längere Lebensdauer, als die Lotter'schen erreichten.

Es ergiebt sich also hier eine Bestätigung der früher (vergl. dieses Archiv 32. 390) nachgewiesenen grossen Kindersterblichkeit in Württemberg, denn nur durch diese kann die Lebensdauer einer meistens in guten Verhältnissen und gesundem Klima lebenden Familie auf durchschnittlich 26½ Jahre herabgedrückt werden.

Dass es nicht an interessanten Lebensläufen fehlt (z. B. S. 222), dass fast alle Koryphäen, welche Württemberg so überreichlich der deutschen Nation geliefert hat, mit dieser Familie Lotter, welche seit 300 Jahren in Schwaben besteht, verwandt sind, mag, als dem Zwecke dieses Archivs fern liegend, nur beiläufig erwähnt werden. Die Absicht dieser kurzen Besprechung war nur, auf das mühevolle Werk hinzuweisen, damit es den möglichen wissenschaftlichen Nutzen bringe, um so mehr, als Stammbäume bürgerlicher Familien so überaus selten sind.

Dr. med. W. Stricker.

Archiv
für
pathologische Anatomie und Physiologie
und für
klinische Medicin.

Bd. LXXX. (Siebente Folge Bd. X.) Hft. 2.

X.

Die Theorien über die Area Celsi.

(Kritisch beleuchtet vom anatomisch-physiologischen und klinischen Standpunkte.)

Von Dr. H. Schultze,
Assistenzarzt an der geburtshülflichen Klinik in Kiel.

(Hierzu Taf. IV — V.)

Zur richtigen Beurtheilung der bei der Area Celsi mikroskopisch nachweisbaren Wachsthumsstörungen ist es nothwendig, die neueren histologischen Untersuchungen über den normalen Haarwechsel und Haarschwund zu berücksichtigen. Wäre dies bisher genügend geschehen, so würde gewiss manche „pathologische“ Veränderung nicht als der Area Celsi charakteristisch gedeutet worden sein. — Allerdings divergiren die Ansichten der Histologen über die einschlägigen Fragen noch in so vielen Punkten, dass es nicht möglich ist, ein abgeschlossenes Bild des Haarwechsels zu zeichnen. Namentlich vermisst man einen strengen Unterschied zwischen dem Befunde beim Haarwechsel, diesem während des ganzen extrauterinen und des letzten Theils des intrauterinen Lebens sich abspielenden Prozesse, welcher in einem typisch-periodischen Wechsel von Degeneration und Regeneration besteht, und zwischen dem definitiven, zur Kahlheit führenden, senilen Prozess des Haarschwundes. Denn wenn es auch wahrscheinlich ist, dass der Haarschwund das typische Ende des im Wachsthum erschöpften Haarwuchses ist, so spielen bei demselben doch gewiss noch andere Factoren (senile Cutisveränderung etc.) eine Rolle.

Wir thun gut daran, einen solchen Unterschied zu statuiren, weil auch die Area Celsi in zwei Formen auftritt, von denen die eine (die Area Celsi circumscripta) durch den atypischen Wechsel von Degeneration und Regeneration gewissermaassen einen pathologischen Haarwechsel darstellt, wo hingegen die schwerere, zu völliger Haarlosigkeit des ganzen Körpers führende Form eher einen Vergleich mit dem senilen, zur Glatzenbildung führenden Haarschwunde gestattet.

Die grosse Mehrzahl der älteren Autoren, wie Heusinger[1]), Kohlrausch[2]), Langer[3]), Steinlin[4]), Werthheim[5]), Stieda[6]), betrachten das „reife" Haar vom Momente seiner Lösung von der ernährenden Grundlage, der Papille, als todten, mit dem Organismus fortan nicht mehr in organischem Zellcontact stehenden Körper. Wie diese Loslösung geschieht, ob durch primäre Atrophie der Papille oder primäre Vorgänge an der Haarzwiebel, darüber hat von je eine grosse Differenz der Ansichten geherrscht. Heusinger, Kohlrausch, Steinlin, Stieda, Neumann[7]), Feyertag[8]) lassen die Papille primär zu Grunde gehen, während Langer, Kölliker[9]), Werthheim die alte Papille als Ausgangspunkt für die Entstehung des jungen Haarnachfolgers betrachten. Die neueren Autoren (Götte, Unna, Schulin, Ebner) betrachten einstimmig die Papille des alten Haares als Keimlager auch der späteren Haare. — Ueber die Ursachen der Entfernung des todten verhornten Haares existiren bei den älteren Autoren auch nur Andeutungen. Nach Werthheim ist es die „Contractions-

[1]) Heusinger, Deutsch. Archiv f. Physiologie Bd. IV. 1822.
[2]) Kohlrausch, Müller's Archiv. 1846.
[3]) Langer, Denkschr. d. k. Acad. d. Wiss., math.-naturw. Cl. Bd. I. 1850. Wien.
[4]) Steinlin, Zeitschrift f. rationelle Med. Bd. IX. 1850.
[5]) Werthheim, Wiener Sitzungsber. Bd. LI. Wien 1865.
[6]) Stieda, Reichert u. Du Bois-Reymond's Archiv. 1867.
[7]) Neumann, Lehrb. d. Hautkrankh. II. Aufl. 1870. (Atrophie der Cutis.)
[8]) Feyertag, Ueber d. Bildung d. Haare. Diss. Dorpat 1875.
[9]) Kölliker, Zeitschr. f. wiss. Zoologie. Bd. II. 1850.

kraft" des Haarbalges, nach Henle und Kölliker eine Zellwucherung der äusseren Wurzelscheide, nach Stieda eine äussere Gewalt (Kämmen), welche das Haar zum Balge hinausbefördern.

Die neueren Untersucher, Götte[1]), Unna[2]), Schulin[3]) und Ebner[4]) haben zuerst die feineren histologischen Veränderungen des ausfallenden Haares studirt und für den Haarwechsel ganz neue Gesichtspunkte aufgestellt, die trotz ihrer mancherlei Differenzen für das Verständniss der Area Celsi sehr förderlich sind.

Götte, auf dessen Beobachtung der feineren Vorgänge am „reifen", „ausfallenden" Haare ich noch später zurückkommen werde, meint, dass das reife Haar, nach einer Umgestaltung des Haarknopfes, durch die durch Atrophie sich zusammenziehende äussere Scheide im Balg in die Höhe geschoben werde. Von einer höher oben im Balge gelegenen, nunmehr eintretenden Zellwucherung der äusseren Wurzelscheide kommt es dann, vor Entstehung des jungen Haarnachfolgers, des definitiven Erben des alten Papillenhaares, zu einer autochthonen Bildung einer ganz neuen Gattung von Haaren, des provisorischen sogenannten „Schalthaares". Götte unterscheidet Primärhaare, welche nach dem Typus der embryonalen Haarbildung von der Hautoberfläche aus entstehen, Secundärhaare, welche im alten Balge auf der alten Papille eines ausfallenden Haares entstehen, und drittens die eben beschriebenen „Schalthaare".

Nach Unna steigt das Papillenhaar nach Loslösung von der Papille im Balge aufwärts; der untere Theil des Balges collabirt und bildet einen die Papille mit dem Haarkolben verbindenden Epithelzapfen. Während der ganzen Haarvegetationszeit ist nun eine mittlere, schon embryonal angelegte Haarbalgregion durch eine Zellproductivität ausgezeichnet, es ist dies das sogenannte präformirte „Haarbeet". Hier beginnt für das aufsteigende Haar ein

[1]) Götte, Zur Morphologie d. Haare. Archiv f. mikrosk. Anatom. Bd. IV.

[2]) Unna, Beitr. z. Histolog. u. Entwicklungsgesch. der menschl. Oberhaut u. ihrer Anhangsgebilde. Archiv. f. mikrosk. Anat. Bd. XII. 1876.

[3]) Schulin, Beiträge zur Histologie d. Haare. Archiv f. Anat. u. Entwicklungsgeschichte Bd. II.

[4]) Ebner, Mikrosk. Stud. über Wachsthum und Wechsel d. Haare. LXXIV. Bd. d. Wiener Sitzungsber. 1876.

zweites Existenzstadium, indem von dieser Keimzone aus der bis dahin markhaltige Haarcylinder durch einen sich „anlöthenden“ marklosen, pigmentarmen Haartheil fortgesetzt wird, welch' letzterer eben das alte Haar aus dem Balge hinausdrängt. Das Götte'sche „Schalthaar“ ist nach Unna's sehr überzeugender Beweisführung identisch mit diesem „Beethaar“, nur ist dasselbe nicht als neues Haarindividuum, vielmehr als ein zweites Stadium des alten Papillarhaares zu betrachten. Mittlerweile ist der den Haarkolben mit der Papille verbindende Zellstrang abgeschnürt. Später giebt das Haarbeet den Anstoss zur Neubildung der Secundärhaare, durch Aussenden eines Epithelkolbens, welcher den alten Balgtheil mit der alten Papille wieder aufsucht. Dann entsteht auf der alten, jenen Fortsatz wieder einstülpenden Papille das junge Haar, welches später das Beethaar verdrängt; es ist jedoch diese Verdrängung nicht nothwendig; im Barte und beim Lanugohaar kann das junge Haar neben dem Beethaar aus dem Balge hervorwachsen.

Nach Schulin verliert das alte Haar während seines Aufsteigens im Balge nie den innigen Zellcontact mit der Papille; dies wird dadurch möglich, dass die nach Lösung des Haares von der Papille das weitere Wachsthum besorgende Strecke der äusseren Wurzelscheide „wandert“, so dass successive höhere Zellschichten der letzteren das Verhornungsmaterial bilden. Der untere, die continuirliche Verbindung zwischen Haarkolben und Papille herstellende Epithelfortsatz schrumpft dann nach Analogie „einer vernarbenden Abscesshöhle“. Die Papille rückt ebenfalls in die Höhe unter Bildung eines unterhalb derselben gelegenen kernreichen Bindegewebsfortsatzes. Schulin unterscheidet das absolute, durch Zellapposition von Seiten des Keimlagers bedingte, Aufsteigen des Haares, und das relative, d. h. des Haarkolbens zur Oberfläche der Cutis. Götte's „Schalthaar“ und Unna's „Beethaar“ sind nach Schulin nur späte Stadien des Haarschwundes. Das Haarbeet hängt mit der Entwickelung und Wirkung des M. arrector pili zusammen.

Die neueste Arbeit über den Haarwechsel stellt die Beobachtungen vom „Schalthaar“ und „Beethaar“ wieder in Frage. Ebner hat in seiner höchst interessanten Arbeit der Lehre vom Haarwechsel dadurch völlig neue Gesichtspunkte eröffnet, dass er in origineller Weise sowohl die Morphologie des Haares als die beim Haarwechsel auftretende Form- und Ortsveränderung desselben auf rein mechanische Principien zurückführt.

Nachdem schon einige Zeit eine Abnahme des Haarwachsthums durch Aufhören der Markzellenproducte, sowie Schwinden des Pigmentes und Verschmächtigung des Haarschaftes sich manifestirt hat, wird der Haarkolben, infolge einer Gleichgewichtsstörung zweier Druckkräfte, von der Papille ab- und aufwärts geschoben. Dadurch nehmlich, dass der normale, am Grunde der Papille wirkende Haarwachsthumsdruck erlischt, gewinnt die Gewebsspannung der Haarbalgscheiden und des umliegenden Gewebes so sehr die Ueberhand, dass die äusseren Haarbalgscheiden collabiren und der Haarkolben hierdurch in die Höhe rückt. Gleichzeitig aber rückt auch die Papille aufwärts, nach der Richtung des geringsten Widerstandes, unter ihrem Grunde kommt es zu einer Zellwucherung. Der gesammte epitheliale Inhalt des Haarbalges wird durch einen „von unten und centripetal gegen die Haarbalgaxe wirkenden Druck" nach aufwärts getrieben. Die Haarbalgscheiden fallen hinter der aufsteigenden Papille zusammen unter Bildung eines „Haarstengels". Bei diesem Vorgange spielt die durch Zahnung an der inneren Wurzelscheide bedingte „Sperrvorrichtung" eine grosse Rolle, insofern die Zellen der äusseren Wurzelscheide fest in den Haarschaftkolben hineingetrieben werden und so dessen „besenartiges" Aussehen erzeugen. Ist das Haar in der Talgdrüsengegend angekommen, so kann sich der Haarbalg nicht weiter verkürzen, es kann nicht mehr zur Bildung eines Haarstengels kommen. Mit der Loslösung des Haares von der Papille erlischt sein Wachsthum vollständig. Das „Haarbeet" entsteht nur durch eine Anschoppung von Zellen, schon normalerweise ist dasselbe entsprechend der Insertion des M. arrector vorhanden. Die in ihren Dimensionen nur etwas reducirte Papille steigt später wieder abwärts, indem der Haarstengel sich successive wieder verkürzt und seine Zellen wieder zur Bildung der Balgscheiden verwendet werden. Das auf der alten Papille im alten Balge also entstehende neue Haar kann das Kolbenhaar verdrängen; letzteres kann aber auch infolge seiner durch die neue Proliferation der Matrixstellen bedingte Lockerung völlig gelöst durch zufällige Ursachen aus dem Balge entfernt werden und das Letztere ist nach Ebner das Häufigere.

Götte lässt also das abgestorbene Papillenhaar durch

atrophische Vorgänge in der äusseren Wurzelscheide zum Balge hinausschaffen, während dann eine prädestinirte Strecke der äusseren Wurzelscheide ein völlig neues Haar von allerdings ganz neuem Typus erzeugt. Unna spricht sich nicht genau darüber aus, ob das aufsteigende Haar auf seinem Wege zum Haarbeet weiterwächst; wie er sich dann in der Gegend des Haarbeets die „Anlöthung“ des neuen Beetstadiums des Haares an den alten Haarcylinder vorstellt, bleibt ebenfalls unklar. Schulin lässt das Haar vom Momente der Loslösung von der Papille weiterwachsen, und zwar von der äusseren Wurzelscheide aus, welche in successive höheren Strecken ein „wanderndes Keimlager“ darstellt und gewissermaassen ein „prolongirtes Beethaarstadium“ schafft, insofern die Charaktere des Unna'schen Beethaares dem Haare schon auf dem ganzen Wege durch den Haarbalg zukommen. Nach Ebner sind es rein mechanische Kräfte, welche das abgestorbene, verhornte Haar zum Balge hinaustreiben. Die in der atrophischen, äusseren Wurzelscheide auf's Neue wieder erwachende Keimkraft giebt das erste Signal zur Neubildung des jungen Papillenhaares.

Es ist mir leider noch nicht möglich geworden, auf Grund meiner ausschliesslich an menschlichen Föten und Neugeborenen angestellten Untersuchungen über den Haarwechsel zu einer endgültigen Beurtheilung der vielen streitigen Punkte zu gelangen. Ich musste mich daher darauf beschränken hier die Ergebnisse der Untersuchungen genannter Autoren anzuführen.

Ich will nur noch mit Rücksicht auf das Verständniss der Area Celsi die Uebereinstimmung genannter Autoren über die wichtige Rolle constatiren, welche der „äusseren Wurzelscheide“ für das ganze Haarleben zukommt. Wie der erste Anstoss zur Haarbildung von den Zellen des Rete Malpighii ausgeht, welche in die Cutis sich einsenkende, primitive Haarkolben erzeugen, so können die diesen Zellen ihrer Abstammung und Function nach völlig gleichwerthigen Zellkörper der äusseren Wurzelscheide beim Haarwechsel wiederum die erste Veranlassung zur Bildung neuer Haare geben, sei es nun während der Elimination des alten Haares, zur Erzeugung eines provisorischen neuen Haarwachsthumsstadiums (Götte's „Schalthaar“, Unna's „Beethaar“, Schulin's „wandernde Keimschicht), sei es nach der Elimination der alten völlig verhornten zur Bildung junger Papillenhaare (Unna's Epithelialfortsatz des Haarbeets; Ebner's „Wiedererwachen" der Keimfunction in den Zellen der äusseren Scheide). Für die Area Celsi gewinnt diese Auffassung von der Function der äusseren Wurzelscheide eine hohe Bedeutung, weil mit der, wie ich zeigen werde, sehr atypisch um sich greifenden Verhornung dieser Zellschicht und mit dem völligen Absterben der Haarbalgscheiden selbst jede Möglichkeit zum Wiederersatz des Verlorenen abgeschnitten oder doch erheblich beschränkt wird. Wenn ich im Folgenden den pathologisch-mikroskopischen Befund bei der Area Celsi zu schildern versuche, so verzichte ich von vornherein auf ein näheres Eingehen in die makroskopisch wahrnehmbaren Veränderungen der kranken Haare. Denn alle Versuche, schon mit blossem Auge für die Area Celsi typische Eigenschaften an den epilirten Haaren zu sehen misslingen. Das einzige, wie ich glaube, von mir zuerst beobachtete Merkmal, welches als für die Area Celsi charakteristisch angesehen werden kann und in der Lockerung und Ausziehbarkeit aller Haarbalgtheile besteht, wird nur im noch fortschreitenden Stadium des Krankheitsprozesses gefunden und zwar kommt es nur „reifen" Haaren aus der peripheren Randzone der Areatonsuren zu. Ich werde später diesen auffallenden Befund näher besprechen.

Die im Haarwechsel begriffenen Haare dagegen, sowie die atrophischen Wollhaare, welche nicht selten alsbald die kahlen Stellen bedecken, zeigen makroskopisch keine Eigenschaften, die nicht auch aus anderer Ursache ausfallende Haare zeigen könnten.

Gewisse physikalische Eigenschaften (Sprödigkeit, Trockenheit), welche in gewissen mikroskopisch sichtbaren Anomalien ihren Grund haben, finden gelegentlich der Besprechung letzterer Erwähnung.

Man könnte nun nicht mit Unrecht die Frage aufwerfen, ob denn überhaupt die mikroskopische Untersuchung „ausgerissener" Haare dasjenige Vertrauen verdient, welches sich ihr bisher ausschliesslich zugewendet hat. Auffallend ist es gewiss, dass nur ein einziger Autor[1]) Gelegenheit hatte die Area Celsi an den Haaren in situ der Cutisschnitte zu untersuchen. Allerdings ist es eine histologische Thatsache, dass das epilirte Haar trotz seines compli-

[1]) E. Wagener, Archiv f. phys. Heilk. Neue Folge. Bd. III. 1859.

cirten, vielfach geschichteten Baues unter Benutzung zweckentsprechender Aufhellungs- und Tinctionsverfahren ganz klar das Verhältniss der verschiedenen Gewebstheile zu einander übersehen lässt und meist wird die Untersuchung für unseren Zweck genügen. Nur halte ich diese Untersuchungsmethode für nicht ausreichend zur Beantwortung der Frage, ob nicht in irgend einem Theile des Haares kleinste Pilzorganismen als Ursache der eigenthümlichen Wachsthumsstörungen vorhanden sein könnten. Dazu bedarf es der Untersuchung feiner Cutis- und Haarschnitte. — Ich will noch die Bemerkung vorausschicken, dass eine kritische Musterung der in der Literatur vorhandenen zahlreichen Untersuchungsbefunde ganz wesentlich erschwert wird durch den Umstand, dass die Autoren nicht genau angeben, in welchem Stadium des Krankheitsprozesses sie ihr Material untersucht. Michelson hebt die Wahrscheinlichkeit hervor, dass die verschiedenen Stadien des Prozesses verschiedene Befunde ergeben werden. Es ist nun aber wohl einleuchtend, dass die Erkenntniss wesentlicher Veränderungen sowohl wie der letzten Krankheitsursache, wenn überhaupt, so während des ersten Stadiums des Haarausfalls, an der Peripherie einer im Fortschreiten begriffenen kahlen Stelle am Besten wird gewonnen werden können.

Verhalten der Wurzelscheiden.

Die Angaben älterer Autoren über das Verhalten der Wurzelscheiden bei der Area Celsi können wir übergehen, zumal man in der Regel die Angabe vermisst, in welchem Stadium der Reife, oder in welchem Stadium des Krankheitsprozesses die Haare untersucht wurden. Hervorheben will ich nur, dass Scherenberg[1]) ausdrücklich bemerkt, dass die Wurzelscheiden beim Ausreissen der Haare in der Regel im Balge zurückbleiben; nur hie und da sei das dünne, atrophische Haarwurzelende von den „dachziegelförmig sich deckenden Zellen des Oberhäutchens der inneren Wurzelscheide überkleidet". Diese letztere Beobachtung werde ich noch später zu prüfen Gelegenheit nehmen. —

Rindfleisch[2]) hat zuerst sein Augenmerk auf die an der Peripherie der Areastellen befindlichen Haare gerichtet und gefunden, dass hier die Wurzelscheiden in grosser Ausdehnung,

[1]) Scherenberg, Dieses Archiv Bd. 46. S. 494.

[2]) Rindfleisch, Archiv f. Dermatologie u. Syphilis IV. 1869.

„oft von der Einmündungsstelle der Talgdrüsen an bis hart an den Fundus des Follikels“ am Haare haften bleiben.

Obwohl sich schon Michelson[1]) energisch gegen die von Kaposi[2]) und Neumann[3]) erhobenen Bedenken gegen die Richtigkeit der von Rindfleisch gemachten Beobachtungen verwahrt, glaube ich doch noch hinzufügen zu sollen, dass diese Beobachtungen mehr Bestätigung gefunden hätten, wenn die späteren Autoren genau dasselbe Material zur Untersuchung gewählt hätten. Denn auch Michelson, der ebenfalls die Wurzelscheiden in „ihrem unteren Theile“ am Haar anhaften sah, hat, wie aus seinen Abbildungen hervorgeht, wesentlich die dünnen atrophischen Lanugohaare nur aus dem Centrum der Flecke oder im Haarwechsel begriffene Exemplare untersucht. Diese aber entsprechen einem viel späteren Stadium des Haarwechsels resp. des Haarschwundes, und aus der Analogie der Verhältnisse beim normalen Haarwachsthum ist es erklärlich, dass auch das Verhalten der Wurzelscheiden sich anders gestalten wird beim „reifen“, vielleicht eben in den Prozess hineingezogenen „Papillenhaar“, und anders bei dem schon „völlig verhornten“ auf der Höhe des Prozesses stehenden, oder gar bei dem der Cutisoberfläche nahegerückten Kolbenhaar, oder dem „atrophischen Nachwuchs“.

Wiederholt habe ich an mir selbst und an anderen Patienten diese Nachgiebigkeit der Wurzelscheiden beim Ausreissen constatirt, und ich möchte gradezu behaupten, dass dies Verhalten der Haare an der „nächsten Randzone“ einer im Fortschreiten begriffenen Areastelle ein nur selten fehlendes Symptom ist, welches makroskopisch schon durch den langen, weissen, völlig intacten Wurzelscheidenüberzug sich kennzeichnet. Meine Figur 1 stellt dies Verhalten der Wurzelscheiden dar; den höchst auffallenden Befund, den die Figur 2 wiedergiebt, wo nicht nur Wurzelscheiden, sondern auch die homogene Grenzmembran, ja der ganze bindegewebige Theil des Haarbalgs mitgefolgt war, werde ich weiter unten noch besprechen.

[1]) Michelson, Ueber Herpes tonsurans u. Area Celsi in Volkmann's Samml. klin. Vortr. No. 120. 1877.

[2]) Kaposi in Hebra-Kaposi, Lehrb. d. Hautkrankheiten. 2. Aufl. Erlangen 1874—1876.

[3]) Neumann, Lehrb. d. Hautkrankheiten. 2. Aufl. 1870.

Die solchen Haaren nun anhaftenden Wurzelscheiden nehmen, wie das auch von Michelson hervorgehoben wird, meist noch lebhafte Carminfärbung in Zellen und Kernen an, und nur in den vorgeschrittenen Stadien des Krankheitsprozesses zeigte der gänzliche Mangel der Färbung oder ein schwachgelblicher Farbton (wie in Fig. 2), dass die Wurzelscheiden selbst schon bis an den Fundus des Follikels herab verhornt waren, dass das Wachsthum im Balge schon länger völlig sistirt war, in diesen Fällen waren dann auch die bindegewebigen Membranen des Balges beim Ausreissen mitgefolgt.

Faltungen der inneren Wurzelscheide, wie sie von Michelson in seiner Figur 8 (ce) gezeichnet sind, habe ich fast an jedem Haare und oft in weit stärkerem Maasse angetroffen. (Vergleiche meine Figur 1 und 4.) Ich hielt dieselben anfangs für künstliche, beim Ausreissen entstandene Läsionen. Da ich sie indessen auch an Schnittpräparaten in situ gesehen, muss ihnen eine andere Ursache zu Grunde liegen.

An solchen Haaren, die scheinbar noch die Spuren der vollsten „Reife" resp. „Lebenskraft" an sich trugen, wies häufig ein Verhalten der inneren Wurzelscheide auf beginnende Senescenz hin. — Die innere Wurzelscheide, welche bekanntlich aus der Henle'schen Membran, der Huxley'schen Schicht und dem Wurzelscheidenoberhäutchen besteht, wächst während der ganzen Vegetation des Haares bis zur vollen Reife fort, wie zuerst von Ebner[1]) klar nachgewiesen. Ebner zeigte ferner, dass die Verhornungsgrenze innerhalb der Henle'schen wie Huxley'schen Schicht eine ganz constante Entfernung von der Papille besitzt, und dass als erstes Zeichen des Haarschwundes die Differenzirung der inneren Wurzelscheide in einen körnigen unteren und glashellen, homogenen, oberen Theil aufhört. Die Verhornungsgrenze rückt eben allmählich nach abwärts vor. Wenn ich auch keine genauen Messungen der Entfernung jener von dem Halse der Papille vorgenommen, wie Ebner dies in seiner Arbeit sowohl für das wachsende wie auch für das dem Schwunde sich vorbereitende Haar gethan, so glaube ich doch behaupten zu dürfen, dass bei sehr vielen darauf geprüften Areahaaren dieses erste Merkmal beginnender Senescenz von mir gese-

[1]) Ebner, Mikrosk. Stud. über Wachsthum u. Wechsel d. Haare. LXXIV. Bd. d. Sitzb. d. k. Acad. d. Wiss. III. Abthlg. 1876.

hen wurde. Vor Ebner hatte schon Unna[1]) diesen primären Schwund der inneren Wurzelscheide durch vergleichende Prüfungen mit Carminfärbung, welche die Verhornungsgrenze besonders schön zur Anschauung bringt, beschrieben. Unna[2]) sagt wörtlich: „Die innere Wurzelscheide ist mithin der erste Theil des Haares, welcher mit zunehmendem Alter sich von seinem Mutterboden ablöst".

Eine auffallende Productivität der äusseren Wurzelscheide habe ich bei der Area Celsi in keinem Stadium der Krankheit gesehen; sie soll sich in dem Aussenden von Fortsätzen kundgeben, wie sie von verschiedenen Dermatologen bei gewissen Krankheiten der Cutis gesehen worden, so von Esoff[3]) bei der Ichthyosis, von Derby[4]) bei Prurigo, von Neumann[5]) bei Prurigo, Lichen ruber und der senilen Cutisatrophie. Esoff unterscheidet zweierlei Arten solcher Fortsätze; die einen entsprechen der Insertionsstelle des Arrector pili, wo schon normaler Weise eine Ausbuchtung zu finden ist; andere entspringen an beliebiger Stelle und dienen zur Bildung neuer Haare. Die erste Art hängt ohne Zweifel mit Götte's[6]) „productiver Haarbalgregion", mit Unna's[7]) „Haarbeet" zusammen; sie wurden auch von Ebner[8]) und Schulin[9]) gesehen und mit der Entstehung des Arrector pili in Zusammenhang gebracht. Auch die letztere Art darf ohne Weiteres nicht als pathologisch angesprochen werden, da solche von der äusseren Wurzelscheide producirte Epithelkolben nach Unna[10]) mit der normalen Bildung von Secundärhaaren zusammenhängen. Bei der Area Celsi sind mir, wie gesagt, derartige Aussackungen des Haarbalges nicht zu Gesichte gekommen, und wie ich später zeigen werde, ist auch mit

[1]) Unna, Beitr. zur Histologie u. Entwicklungsgesch. d. menschl. Oberhaut und ihrer Anhangsgebilde. Archiv für mikrosk. Anat. Bd. XII. 1876.

[2]) Unna, l. c. S. 30.

[3]) Esoff, Beitr. zur Lehre v. d. Ichthyosis etc. nebst Bemerkungen über den Haarwechsel. Dieses Archiv Bd. LXIX. 1877.

[4]) Derby, Sitzb. d. k. Acad. in Wien. Bd. LIX.

[5]) Neumann, l. c.

[6]) Götte, Zur Morphologie d. Haare. Archiv f. mikrosk. Anat. Bd. IV.

[7]) Unna, l. c.

[8]) Ebner, l. c.

[9]) Schulin, Beiträge zur Histologie d. Haare. Zeitschrift f. Anat. u. Entwickelungsgeschichte. Bd. II.

[10]) Unna, l. c. S. 63.

der Natur der Krankheit, die auf einer völligen Sistirung der das Haarwachsthum besorgenden Theile des Balges beruht, eine solche „Ueberproduction" nicht vereinbar.

Schliesslich will ich noch auf das Verhalten einer besonderen Schicht der äusseren Wurzelscheide hinweisen, wodurch eine Beobachtung Unna's Bestätigung findet. Nach Unna ist die innerste Stachelzellenlage der äusseren Wurzelscheide, welche an die Henle'sche Schicht angrenzt, während des ganzen Haarlebens durch scharf begrenzte cubische Form ihres Epithels und lebhafte Carminfärbung ausgezeichnet; und „während ihre Matrix selber früh atrophirt und von der verhornten inneren Scheide durchbrochen wird, stellt sie das conservativste Epithelialgebilde im Haarbalg dar". Ich habe wiederholt Reste dieser Zellschicht relativ gut erhalten gefunden, wenn schon innere und äussere Wurzelscheide hochgradig verändert waren. (Vergleiche meine Figur 1 b bei s).

Verhalten des Haarschaftes.

Ich werde nunmehr die am Haarschaft selbst wahrnehmbaren Veränderungen besprechen.

Unter den älteren wie neueren Autoren herrscht eine grosse Meinungsverschiedenheit darüber, ob den Haaren bei der Area Celsi eine charakteristische Sprödigkeit und Brüchigkeit zukomme. Hutchinson, Boeck, Scherenberg und Kaposi läugnen dies gradezu, während Michelson, wie ich glaube, mit Recht die von ihm häufig geschehenen Auffaserungen und Spaltungen des Haarschafts als Zeichen abnormer Brüchigkeit anführt. Es ist indessen hervorzuheben, dass diese Spaltbarkeit an reifen, aus der Umgebung einer Areastelle genommenen Haaren nur an besonders dazu disponirten Stellen des Schaftes auftreten. Die höheren Grade sah ich immer nur an den dürren atrophischen, pigmentarmen Haaren, die im Stadium des „Schalt-" oder „Beethaares" sich befinden. — Es leuchtet auch ein, dass bei diesen Haaren der oft völlige Mangel der inneren Wurzelscheide und eines normalen Oberhäutchens die Spaltbarkeit des Schaftes begünstigen muss. Auch Michelson führt das längsstreifige Aussehen der spindelförmigen Auftreibungen des Haarschaftes, sowie die pinselförmige Ausfaserung des Haarkolbens, die zuerst von Baerensprung beschrieben wurde, auf das Fehlen des Oberhäutchens zurück.

Was zunächst die besenartige Auffaserung des Haarknopfs betrifft, so hebt Michelson mit Recht hervor, dass dieselbe von verschiedenen Dermatologen auch bei anderen Krankheitsprozessen gesehen wurde. Ich möchte zur Bestätigung nur hinzufügen, dass dieselbe auch beim normalen Haarwechsel resp. Haarschwund constant vorkommt, und zwar spielt auch hier das Fehlen des Oberhäutchens die begünstigende Rolle. Nach Unna wird der Haarknopf eines zum Ausfallen sich anschickenden Haares immer „längsstreifig", „bräunlich" und „undurchsichtig". „Das Oberhäutchen und die äusserste, concentrische Schicht des Haares hört zuerst zu wachsen auf. Die Hornfasern endigen frei an der Peripherie des Schaftes; sie lockern eben wegen des Fehlens des Oberhäutchens ihren Verband, und fahren gegen die innere Scheide auseinander." Dieses besenartige Aussehen des Haarknopfes wurde auch von Schulin und Ebner gesehen, wenn auch etwas anders gedeutet. An jedem gesunden, nicht mehr mit der Papille zusammenhängenden Haare behält der Haarknopf während seines Aufsteigens im Balge diese Form; ich werde später zeigen, dass bei der Area Celsi unter dem Einflusse frühzeitiger Verhornung diese durchaus normale Beschaffenheit des Haarkolbens verwischt wird.

Michelson beschreibt nun Quer- und Längsrisse des Haarschaftes, sah aber seltsamerweise die letzteren seltener, ja rechnet die Spaltungen in axialer Richtung gradezu zu den Ausnahmen. Er begründet dies, indem er sagt: „die Fasern des Haarschaftes sind der Länge nach fester mit einander verbunden, als der Quere nach". Die Richtigkeit dieser Beweisführung möchte ich bezweifeln. Die Hornfasern des Schaftes sind verhornte Spindelzellen, die mit ihren Enden fest an und in einander gepresst sind. Zur Fixation in ihrer gegenseitigen Anordnung trägt von aussen das sie überziehende Oberhäutchen und weiter die Wurzelscheide bei; von innen bewirkt der Markzellencylinder eine feste Aneinanderpressung der Hornfasern. Wenn nun aber, wie so häufig an den atrophischen Areahaaren, Oberhäutchen und Markcylinder fehlen, muss nothwendigerweise eine Lockerung der Fasern eintreten, die aber dann der Quere nach ebenso eintreten kann, wie der Länge nach. Es sind aber nicht nur „einzelne" Schaftfasern, die absplittern, sondern in den höchsten Graden zerfällt der ganze Haarschaft in wenige oft beträchtlich lange Splitter. (Vergl. meine Fig. 17 u. 18.)

Rindfleisch hat zuerst eine „knotige Auftreibung des Haarschaftes, welche oberhalb der stets vorhandenen Papillaranschwellung sitze“, beschrieben. Rindfleisch erklärt sich das Zustandekommen derselben dadurch, „dass der normale Seitendruck, welchen der Haarschaft dicht unterhalb der Talgdrüseneinmündung, als der engsten Stelle der Haartasche, erfährt, ein zu grosser sei, als dass er durch den abnorm geringen Wachsthumsdruck des Haares überwunden werden könnte“. Aehnliche Anschwellungen sind, wie Michelson hervorhebt, sowohl beim pathologischen wie normalen Haarwechsel gefunden. Michelson selbst hat sie bei der Area Celsi nur selten gesehen. Dagegen fand Michelson häufiger an höher oben gelegenen Stellen des Schaftes ähnliche Anschwellungen, von denen er sagt: „Das Einzige, was sonst bei den in Rede stehenden Haaren wohl als pathologisch angesehen werden darf, ist eine an ihnen oft bemerkbare Anschwellung des Wurzeltheils des Haarschafts (Fig. 13 e, 14 c), dieselbe sitzt jedoch nicht wie bei Rindfleisch einem atrophischen Haarkolben direct auf, sondern ist von der im Ganzen normalen Wurzel noch durch ein etwas verschmälertes Haarstück getrennt.“

An den aus der Peripherie der Areastellen entnommenen Haaren habe ich die von Rindfleisch beschriebenen Metamorphosen bestätigt gefunden; ich muss indessen hinzufügen, dass ich ganz analoge Bilder an alten Papillenhaaren aus Glatzen alter Leute gesehen. In der Kopfschwarte eines alten Individuums habe ich mit ihrer Papille tief im subcutanen Fettgewebe wurzelnde Haare gesehen, an denen noch keine Spur von Trennung der Haarzwiebel von der Papille zu sehen war, und deren unteres Drittel des Wurzelstücks solch diffuse kolbige Anschwellung zeigte. Trotz der noch vorhandenen Papille wäre schon in diesem Stadium des Haarschwundes die Bezeichnung Haarzwiebel unpassend für dieses keulenförmig angeschwollene Haarende (vergl. die Figuren 1, 2 und 3). Ich wähle für diesen Zustand fortan den Namen „Haarkolben“, obwohl darunter meist eine später sich wieder nach unten verschmächtigende Metamorphose des Haarendes verstanden wird. An den Areahaaren markirte sich der Uebergang der Keule in den vom Haaroberhäutchen überkleideten Haarschafte häufig sehr deutlich durch einen scharfen, spitz zulaufenden Contur (Fig. 1), welcher bei starker Vergrösserung von einer dunkelgekörnten Zone umgeben war; ob es an dieser Stelle später wie man nach Rindfleisch's Angabe vermuthen konnte, zu einer Continuitätstrennung des Haares kommt, möchte ich auf Grund der von mir gesehenen späteren Stadien der Verhornung bezweifeln (Fig. 10—13).

Rücksichtlich der von Michelson beschriebenen „Anschwellungen" ist nun ebenfalls hervorzuheben, dass dieselben nicht blos am Wurzelstück, sondern an beliebigen Stellen des Haarschaftes vorkommen und durchaus nicht für die Area Celsi charakteristisch sind. Schulin[1]) hat solche Verdickungen wiederholt bei seinen Studien des normalen Haarwechsels und Haarschwundes gesehen. Ich fand dieselben oft in grösserer Zahl an demselben Haare, und da sie häufig mit einem „discontinuirlichen Auftreten des Markes" zusammen vorkamen, möchte ich für ihre Erklärung auf die Möglichkeit hinweisen, dass sie auf einer Steigerung der formativen Thätigkeit der Papille beruhen könnten, in analoger Weise, wie Pincus sich die Markunterbrechungen durch eine Abnahme jener Kraft entstanden denkt. Mir will es wenig verständlich erscheinen, wie dieselben auf mechanische Weise zu Stande kommen sollen. An jungen marklosen Papillenhaaren habe ich sie kaum je gesehen.

Was nun das Verhalten des Haarmarkes betrifft, so stimme ich mit Michelson darin überein, dass man bei der Area Celsi nur selten eine Andeutung vom Markkanal findet. Sowohl die Haare aus der Peripherie der Krankheitsheerde, als auch der dünne, atrophische Nachwuchs aus dem Centrum der kahlen Flecke besassen niemals einen continuirlich gleichmässig gebildeten Markcylinder[2]). Aber wiederum ist zu betonen, dass auch in der Norm hinsichtlich der Ausbildung des Markcylinders die grössten Schwankungen unterlaufen. Nach den übereinstimmenden Untersuchungsresultaten von Unna, Schulin und Ebner liegt die Matrix der Markzellen an der Spitze der Papille. Haare ohne Papille, wie das im Balge aufsteigende „ausfallende" Kolbenhaar Ebner's oder wie das „Schalthaar" Götte's oder das „Beethaar" Unna's oder wie unsere atrophischen Schalthaare vom Centrum der Areatonsuren

[1]) Schulin, l. c. S. 376.

[2]) Die Bezeichnung „Markkanal" ist unpassend; die Markzellen entstehen gleichzeitig mit den Haarschaftzellen; durch Verhornung resp. Atrophie kann es infolge von Schrumpfungen der Haarmarkzellen zu Hohlräumen im Haarschaft kommen; doch sind diese immer pathologisch.

können begreiflicherweise keinen typischen Markcylinder besitzen. An den im Balge aufrückenden „Kolbenhaaren", an dem Götte'schen „Schalt-" und an Unna's „Beet-"Haar findet man nun häufig in verschiedener Höhe über der Papille Reste vom Markkanal. Grade aus diesem Umstande schlossen Unna und Schulin, dass ein ganz continuirlicher Uebergang vom Papillenstadium zum „Beet-" oder Kolbenstadium stattfinden muss und ich bemerke, dass aus diesem Grunde die Schulin'sche Auffassung von der „wandernden Matrix" in der äusseren Wurzelscheide durch den ganzen Haarbalg hinauf viel plausibeler erscheint als die von Unna vermuthete plötzliche „Anlöthung" des Beethaars an das ausfallende Papillenhaar. Wenn bei der Area Celsi ein solches Aufhören des Markkanals in verschiedener Höhe über dem Haarkolben oder wenn das gleich zu schildernde discontinuirliche Auftreten des Markcylinders gefunden wird, so handelt es sich immer um spätere Stadien eines aufrückenden Papillenhaares. Die atrophischen „Schalthaare" zeigen nie eine Spur von Markzellenbildung, gewiss der beste Beweis, dass zwischen diesen Gattungen von Haaren ein strenger Unterschied zu machen ist. In wie weit dieser pathologische Befund aber die Richtigkeit der Götte'schen Anschauung zu stützen vermag, muss dahingestellt bleiben. Ferner kann man an Haaren aus beliebiger Körperregion nicht selten das bei der Area Celsi häufig vorkommende discontinuirliche Auftreten des Markcylinders beobachten. Man findet die Markzellen in grösseren, spindelförmigen Hohlräumen angestaut, die oft durch engere Spalten mit einander verbunden sind. In späteren Stadien der Verhornung findet man dann die Spuren der Markzellen in Form mehr oder weniger grosser, mit dunkelpigmentirten Klumpen erfüllter unregelmässig gestalteter Körper (vergl. meine Figuren 1, 8, 12 und 13). Ich glaube auch, dass Michelson geirrt, wenn er diese Körper für einzelne Markzellen „von ziemlich unregelmässiger Grösse und Anordnung" gehalten. Wenigstens stimmen die in seinen Figuren 8 d, 11 a, 12 a und 13 f gezeichneten Gebilde mit den von mir soeben beschriebenen Körpern überein.

Neben diesen mit körnigen Markzellen erfüllten, meist in der Axe des Schaftes gelegenen Spalträumen sah ich nicht selten an demselben Haare leere Spalten an beliebigen Stellen der Rindensubstanz, gewiss der beste Beweis, dass der entwickelte Markcylinder am gesunden Haar durch Druck von innen zur Festigkeit der Haarrinde beiträgt.

Haaroberhäutchen.

Am Haaroberhäutchen sind ebenfalls Veränderungen beschrieben, die den Areahaaren ausschliesslich zukommen sollen. Michelson sagt, „dass die Cuticula „meist nicht mehr intact“ war; an starken und lebenskräftigen Haaren imponirte jedoch oft das Oberhäutchen des mittleren Theils der Wurzel auf den ersten Blick;“ die in Folge des Ausreissens stark umgebogenen Ränder der Cuticulaplättchen gaben hier das Bild von scheinbar doppelt-conturirten, den Haarschaft gleich einem zierlich geflochtenen Netzwerk umgebenden Querlinien. Diese Bemerkung Michelson's ist mir nicht ganz verständlich; bekanntlich greifen am Haare Haaroberhäutchen und Wurzelscheidenoberhäutchen mit nach aufwärts resp. abwärts gerichteten Zähnchen in einander. Hierin ist, wie Ebner treffend bemerkt und für die mechanische Erklärung der Morphologie der verschiedenen Haarmembranen verwerthet, eine Art Sperrvorrichtung gegeben. Reisst man ein gesundes Haar aus, so pflegen die sonst nach oben schauenden Zähnchen des Haaroberhäutchens nach abwärts umgeschlagen zu sein, eben durch den Widerstand, den sie am Wurzelscheidenoberhäutchen finden. Es ist also gar nicht verständlich, wie eine solche Formänderung zu Stande kommen soll an Haaren, die sammt Wurzelscheiden und Wurzelscheidenoberhäutchen aus dem Balge entfernt wurden, wie Michelson's Figur 8 zeigt. Schon eher wäre eine solche Wirkung bei ganz nackt aus dem Balge entfernten Haaren möglich (vergl. Michelson's Fig. 7 und 17 e, f, g). In der That findet man dies wie ein Drahtkorb das Haar umgebende Geflecht auch überwiegend an solchen Haaren, deren Wurzelscheidenoberhäutchen entweder im Balge zurückgeblieben oder vielleicht primär zu Grunde gegangen war.

Auffallend war mir von Anfang an, dass ich diese Umwandlung des Oberhäutchens immer über spindelförmigen Verdickungen des Haarschaftes oder über den Haarkolben solcher Haare antraf, die schon deutliche Spuren vorzeitiger Senescenz an sich trugen. Dies brachte mich auf die Vermuthung, dass diese zuerst von Michelson näher beschriebene, eigenthümliche Umwandlung jener Membran vielleicht durch einen von den auseinanderweichenden Haarschaftfasern geübten Expansionsdruck bewirkt würde. In meiner Fig. 5 glaube ich das Anfangsstadium dieser Veränderung sehen zu müssen. Man sieht weiter unten die durchaus normal gestaltete, gefensterte

Henle'sche Schicht; höher oben, entsprechend einer leichten Anschwellung des Haarschaftes nehmen diese Fenster mehr unregelmässige Grösse und Gestalt an; sie vergrössern sich auf Kosten der schrumpfenden Zellsubstanz, bis letztere auf ein verzweigtes Balkennetz reducirt ist, welches schliesslich nur mehr als locker geschlungenes Flechtwerk den Haarschaft umgiebt (vergl. meine Fig. 9). Die Netzbalken zeigten häufig horizontale dunkle kurze Linien, die ohne Zweifel als Contur der Plättchen des mit der inneren Wurzelscheide schrumpfenden Haaroberhäutchens zu deuten sind. Es gehen also alle Schichten der inneren Wurzelscheide, die in solcher Höhe über der Papille übrigens auch am normalen Haar bereits zu einer homogenen Membran verschmolzen sind, sammt Oberhäutchen des Haares in die Bildung des „Drahtkorbes" auf. Uebrigens findet man ähnliche Bilder auch bei normalen, alten, verhornten Haaren aus ganz beliebiger Körperregion; wiederholt sah ich ein solches den Haarschaft umspinnendes Geflecht an Lanugohaaren der Hand.

Homogene Grenzmembran.

Schon oben erwähnte ich, dass sehr häufig ausser den Wurzetscheiden auch die homogene Grenzmembran und nicht selten sämmtliche Balgschichten am epilirten Haare mitfolgen. Michelson hat das Verdienst, zuerst die Aufmerksamkeit auf die homogene Membran gelenkt zu haben; er sagt (S. 996) „dem Umstande, dass die Glashaut des Haarbalges überhaupt beim Epiliren solcher im Ganzen wenig pathologisch veränderten Haare folgte, diesem Umstande darf vielleicht die Bedeutung einer abnormen Lockerung in dem Zusammenhange der einzelnen Membranen des Haarbalges beigemessen werden; sie soll nach Kölliker, ihrem Entdecker, beim Ausreissen der Haare ausnahmslos im Haarbalge zurückbleiben".

Dazu will ich nur bemerken, dass an und für sich eine Lockerung der homogenen Grenzmembran nach den übereinstimmenden Angaben der Histologen auch beim normalen Haarschwunde ein charakteristisches Merkmal der Senescenz bildet. So beschreibt Unna als erstes Zeichen des Reifseins und Absterbens der Kopfhaare ein Dickerwerden der homogenen Grenzmembran. „Die grossen Papillenhaare zeigen eine merkwürdige Schlängelung und Einwärtsbuchtung des bindegewebigen Balges in den Epithelsack hinein; die verdickte homogene Grenzmembran war innen gezähnelt; sie bestand aus einem äusseren, längsfaserigen, rothgefärbten Bande und einem ganz homogenen, kaum (durch Carmin) gefärbten, inneren Blatte, welches die Zähnchen trug" (vergl. S. 46). Meine Befunde bei der Area Celsi bestätigen durchaus diese Angaben Unna's. Es gelang mir wiederholt die stark gequollene Grenzmembran in Zupfpräparaten auf weite Strecken zu isoliren, so dass ich klare Bilder ihrer feineren Structur erhielt; denn der Name „homogen" ist nichts weniger als passend, wie auch aus den Untersuchungen von Arnstein[1]) und Bonnet[2]) hervorgeht. Arnstein hat zuerst am Mauseohr, Bonnet an den schwellkörperhaltigen Haaren vieler Säugethiere einen sehr complicirten, ohne Frage mit der Nervenverästlung und Nervenendigung in Zusammenhang stehenden Bau dieser Membran beschrieben. Indessen muss ich darauf verzichten diese Verhältnisse hier näher zu berücksichtigen. Unna bringt diese Veränderung der homogenen Membran mit dem von Neumann beschriebenen senilen Prozess der Haut, der sogenannten gelatinösen, glasartigen Aufquellung der Cutisfasern in Zusammenhang.

Haarbalgscheiden.

In der That zeichneten sich nun auch die in meinen Fällen mitgefolgten äusseren Balgscheiden durch ein eigenthümlich gequollenes Aussehen aus. Nicht nur die homogene Grenzmembran, die ganzen Balgscheiden waren verdickt, relativ kernarm, dafür in der äusseren, longitudinalen Schicht auffallend längsgestreift, und bei starker Vergrösserung wie aus mehreren homogenen Lamellen zusammengesetzt. Durch diesen Prozess der „Aufquellung" aber war der gegenseitige Contact der Balgtheile ein innigerer geworden, so dass die ganze Balgwand am Haare haften bleiben konnte.

Meines Wissens ist ein so continuirliches Mitfolgen des ganzen Haarbalges beim Ausreissen kranker Areahaare bisher nicht beobachtet; weiter unten werde ich noch darauf zurückkommen, denn

[1]) Arnstein, Die Nerven der behaarten Haut. Wiener Sitzungsberichte. III. Abth. Oct.-Heft. 1876.

[2]) Bonnet, Studien über die Innervation d. Haarbälge d. Hausthiere. Morpholog. Jahrbuch IV. Bd. III. H. 1878.

selbstverständlich verdient dieses Symptom das grösste Interesse, werden doch durch diesen Prozess einer etwa nachfolgenden Haarregeneration alle nothwendigen Factoren entzogen. Denn obwohl unter den neueren Autoren, welche den Haarwechsel histologisch erforschten, noch grosse Meinungsverschiedenheit herrscht, so stimmen sie doch Alle darin überein, dass beim erwachsenen Menschen und wahrscheinlich während seines ganzen extrauterinen Daseins der Anstoss zur Bildung junger Haare allemal im alten Balge gegeben wird.

Die grosse Mehrzahl der im Vorhergehenden geschilderten Veränderungen bezieht sich also auf „reife", alte Papillenhaare, wie sie aus der Peripherie sich vergrössernder Areaflecke genommen wurden; ich lege, wie ich glaube nicht mit Unrecht grade auf die Untersuchung dieser Randzonen besonderes Gewicht, wo die demnächstige Kahlheit sich meist schon ankündigt durch eine Lockerheit der Haare, sowie durch eine Dichtigkeitsabnahme des Haarstandes.

Hier müssen doch etwaige sichtbare Zeichen der zerstörenden Ursache am Besten in ihrem Entstehen zu verfolgen sein. Es ist schon von vornherein fraglich, ob die mikroskopische Untersuchung des dürren atrophischen Nachwuchses die Ursachen des Krankheitsprozesses unserem Auge wird aufdecken können. Diese Haare besitzen lediglich ein symptomatisches Interesse; sie zeigen uns nur, dass die Wachthumsmittel für eine kräftigere Vegetation nicht mehr ausreichten; wodurch aber diese Mittel erchöpft wurden, darüber sagen sie Nichts aus.

Ueber die grade an diesen Exemplaren so oft gesehene Sprödigkeit und Spaltbarkeit war schon die Rede (vergl. Fig. 17 und 18).

Ihrer Entstehung nach sind diese kurzen dünnen, pigmentlosen Haare, welche alsbald nach eingetretener Kahlheit entweder sofort oder doch meist nach kurzer Zeit die kahlen Flecke entweder als gleichmässig dünner Flaum oder in ganz vereinzelten Gruppen, ja einzelnen Exemplaren bedecken, als „Schalthaare" aufzufassen, als provisorische „Lückenbüsser". Dieselben stecken in ganz kurzen der Cutisoberfläche nahen Bälgen, ganz locker eingepflanzt, besitzen keine Papille, entbehren also auch derjenigen Theile, deren Matrix

[1]) Die Bezeichnung „Kolbenhaar" ist vielleicht noch die unverfänglichste, insofern damit der charakteristische Gegensatz zum Papillenhaar angedeutet wird.

auf einer Papille liegt. Diesen Mangel einer inneren Wurzelscheide, eines Markcylinders, einer Pigmentablagerung, haben sie gemein mit dem Unna'schen „Beethaar" resp. einem hoch hinaufgerückten Kolbenhaar. Dagegen besitzen sie meist ein völlig normales Oberhäutchen.

Auch das Unna'sche Beethaar besitzt nicht selten ein solches; da dieses mit dem Mangel der Papille in unlösbarem Widerspruch steht, nimmt Unna an, dass eine peripherische Schaftfaserschicht durch Metamorphose zu Oberhäutchenzellen verwandelt wird.

Auch Ebner wies überzeugend nach, dass die eigenthümlich dachziegelförmige Gestalt der Zellen jener Membran nur im Zusammhange mit der Papille und innerer Wurzelscheide erklärt werden kann. Ebner glaubt grade durch dieses Argument die Existenz des Götte'schen „Schalt-" und des Unna'schen „Beethaares" in Frage stellen zu können. Ob Unna's Deutung von der anderweitigen Entstehung dieser Zellenform richtig ist, vermag ich nicht zu entscheiden.

Für die Area Celsi scheint mir also der Nachweis erbracht, dass, wenn auch sehr „pathologische", atrophische Haare mit Oberhäutchenzellen unabhängig von einer Papille entstehen können. Diese Haare entstehen, wie schon die zeitliche Aufeinanderfolge lehrt, nicht in continuirlichem Zusammenhang mit einem ausfallenden Papillenhaar. Zwischen dem Momente des Eintritts der Kahlheit und dem Erscheinen dieses Nachwuchses liegt meist eine deutlich wahrnehmbare Spanne Zeit. Diese Haare waren somit als „Schalthaare" zu bezeichnen, insofern damit nur ihr provisorischer, unvollkommener Charakter angedeutet wird. Ob indessen Götte mit seiner Auffassung des Schalthaares beim normalen Haarwechsel im Rechte ist, will ich nicht entscheiden. Meine Untersuchungen über den Haarwechsel beim Fötus und Neugeborenen bestimmen mich mit Schulin ein bis zur Ankunft am oberen Abschnitt des Haarbalges nie unterbrochen gewesenes wohl aber modificirtes Wachsthum des aufsteigenden Papillenhaares anzunehmen. Aus diesem Grunde ist auch Ebner's Bezeichnung „Kolbenhaar" für diese atrophischen Härchen nicht wohl zu wählen, weil dieses ein völlig abgestorbenes durch mechanische Kräfte im Balge aufrückendes Haar darstellt.

Die Bezeichnung Lanugohaar für jene „Lückenbüsser"

muss aber gänzlich fallen gelassen werden, da ein Lanugohaar im Stadium der Reife eine Papille besitzt.

Einer dritten Form von Haaren begegnet man nun bei der Area Celsi, welche meist die auffallendsten Altersveränderungen an sich tragen. Es sind dies Haare, die schon im Haarwechsel begriffen waren, als sie in den Krankheitsprozess hineingezogen wurden und die je nach der Höhe im Balge, in der sie ergriffen werden, die mannichfachsten Bilder liefern. Es sind also wirkliche „Kolbenhaare“ in Ebner's Sinne. Die meisten Autoren, auch Michelson haben ihren Befund an diesem Material gewonnen. Auch hier ist der Verhornungsprozess tiefer in den Balg hinabgestiegen, hat Theile ergriffen, die beim normalen Haarwechsel nicht mit verhornen; auch hier kann der ganze Balginhalt zu Grunde gehen.

In den vorgeschrittensten Stadien der Verhornung nimmt das Haar dann bizarre Formen an; nicht selten aber sind auch dann noch die Hauptbestandtheile des Haares (Papillarrest, der von der äusseren Wurzelscheide gebildete das aufsteigende Haar mit der Papille verbindende Epithelialstrang, sowie der Haarkolben) kenntlich geblieben. Ich verweise der Kürze halber auf die Fig. 10—15 und deren Erklärung. Fig. 15 stellt ein schon hoch im Balge aufgerücktes „Kolbenhaar“ dar, dem beim Epiliren nicht nur der kurze Rest von völlig verhornter, innerer wie äusserer Wurzelscheide, sondern auch der lange intacte Epithelialstrang sammt Papille gefolgt sind. Dieses Mitfolgen der letztgenannten Balgtheile ist, soweit mir bekannt, bisher nicht beobachtet.

In Fig. 14 ist das hoch oben unterhalb der Talgdrüseneinmündung angelangte Haar mit „Haarbeet“ dargestellt. Inwieweit dadurch die Ansicht Unna's von der späteren Abschnürung des Epithelialstranges zwischen „Haarbeet“ und Papille bestätigt wird, muss ich dahingestellt sein lassen.

Der Verhornungsprozess kann also bei der Area Celsi Haare in jedem Haarwechselstadium in Mitleidenschaft ziehen, also wiederum ein Beweis, dass die letzteren Ursachen der Affection in einer Alteration der die Haarmatrix beeinflussenden Factoren zu suchen sind!

Beim normalen Haarwechsel greift die Verhornung nie so um sich; das im Balge aufsteigende Haar hängt durch einen aus Zellen der äusseren Wurzelscheide zusammengesetzten Epithelialcylinder mit der Papille zusammen, bezieht von der äusseren Wurzelscheide sein Nährmaterial. Anders bei der Area Celsi; hier ist das Wachsthum völlig sistirt und die Balgtheile nehmen alle mehr oder weniger durch die Verhornung so bizarre Formen an, wie sie beim normalen Haarwechsel nie gefunden werden.

Ohne damit das Wesen der Area Celsi erklären zu wollen, denn das kann die mikroskopische Untersuchung, wie Michelson schon treffend hervorhebt, allein nicht, schon deshalb nicht, weil wir die Möglichkeit einräumen müssen, dass alle diese Resultate der vorzeitigen Verhornung ihre Endursache ebenso gut in einer primären Störung des Nerven- wie Gefässapparates, oder schliesslich auch, was mir allerdings sehr unwahrscheinlich dünkt, in bis jetzt nicht nachweisbaren Pilzvegetationen haben könnten; ohne an dieser Stelle mich auf das Gebiet der Hypothese begeben zu wollen, möchte ich nur noch darauf hinweisen, dass einige weitere Symptome und Differenzen im Auftreten der Area Celsi von diesem mikroskopisch gewonnenen Gesichtspunkt aus genügend erklärt werden können. Wir haben gesehen, dass Wurzelscheiden nnd Balgscheiden mit zu Grunde gehen können, und es leuchtet ein, dass eine völlige Kahlheit eben in solchen Fällen eintritt, wo ja die nach den übereinstimmenden Untersuchungen zur Neuerzeugung von Haaren so nothwendigen Factoren (alte Papille, äussere Wurzelscheide etc.) zu Grunde gegangen.

Bleiben aber Theile der Wurzelscheiden im Balge zurück, und ist der Balg selbst intact geblieben, so steht der Möglichkeit nichts im Wege, dass von diesen Resten der äusseren Wurzelscheide, dieser eigentlichen Keimschicht des Haares aus, die dünnen pigmentarmen Wollhaare, die so häufig die kahlen Stellen bedecken, entspringen, um erst nach verschieden langer Zeit, nach dem localen Erlöschen des Krankheitsprozesses, wie wir es bei der Alopecia circumscripta so häufig finden, wieder einer kräftigen Vegetation gesunder Papillarhaare Platz zu machen. Aus dem Umstande, dass bei der Area Celsi zwischen dem Ausfall der alten erkrankten Haare und dem Nachwuchs der dürftigeren Generation eine wenn auch oft nur kurze Zeit verstreicht, wäre eine Differenz zwischen diesen atrophischen „Lückenbüssern“ und dem Unna'schen Beethaar abzuleiten, hingegen eine Uebereinstimmung mit dem Götte'-

schen „Schalthaar“ zu constatiren. Nach Götte ist das Schalthaar ein durchaus neues Haarindividuum, während das Unna'sche Beethaar nur ein zweites Stadium des alten Papillarhaares darstellt. Indessen wäre es gewiss gewagt, aus dem exquisit pathologischen, ganz atypischen Prozess der Area Celsi auf analoge Verhältnisse beim typischen normalen Haarwechsel zu schliessen.

II. Klinische Symptome.

Die Area Celsi tritt bekanntlich in zwei streng von einander zu scheidenden Bildern auf, die in ihren Anfangsstadien einander völlig gleichen, in ihrem weiteren Verlauf aber durchaus zu sondern sind. Bei der selteneren, perniciösen Form, breitet sich der Prozess rasch diffus über die ganze behaarte Kopf- wie Bartgegend, über die Augenbrauen, Cilien, Scham- und Axillahaare, ja über alle von Lanugo bedeckten Körperregionen aus. Bei der zweiten Form, der Area Celsi circumscripta beschränkt sich der Prozess in der Regel auf mehrere relativ kleine, meist nur der behaarten Kopfhaut angehörende Cutisstellen von der bekannten mehr oder weniger kreisrunden Form. Nur über diese letztere Form will ich einige klinische Bemerkungen folgen lassen, und zwar halte ich mich dazu trotz der ausführlichen Darstellung Michelson's für berechtigt, da ich in der günstigen Lage bin, diese Affection an mir selber während nunmehr 17 Jahren beobachten zu können.

Bei der Mehrzahl der von mir beobachteten Patienten und an mir selbst habe ich „völlig“ kahle Stellen immer nur von kleinster Ausdehnung gesehen, da bei weiterem Fortschreiten des Prozesses ein Nachwuchs sehr kurzer, atrophischer, pigmentarmer Härchen dem Haarausfall fast auf dem Fusse folgte. Langsam, oft durch Wochen hindurch, schreitet der Prozess dann peripherisch sich ausdehnend, weiter, bis der Haarschwund bei 3 bis 8 Cm. im Durchmesser haltender Glatze sistirt; die kahle Stelle ist dann meist schon mit dünnem, kurzem, sehr locker eingepflanztem Wollhaar bedeckt, welches eine gewisse Länge erreicht, sich aber stets durch leisesten Zug entfernen lässt. Ebenso allmählich, oft erst nach Jahresfrist, verkleinern sich dann die „kahlen“ Flecke, indem langsam, von der Peripherie nach dem Centrum zu in concentrischen Ringen kräftiger entwickelter, allerdings anfangs auch nur schwach pigmentirter Haarwuchs die Stelle einengt. Wie auch Michelson hervorhebt, so kann sich dies „Alterniren von De- und Regeneration" im Laufe von Monaten oder Jahren mehrmals an derselben Stelle abspielen. In der Regel aber greift der Prozess discontinuirlich um sich, sodass meist mehrere verschieden alte Stellen mit gestörtem Haarwuchs sich vorfinden. An mir selbst und an noch einem Kranken habe ich wiederholt die Beobachtung machen können, dass genau symmetrische Stellen der beiden Kopfhälften nach einander oder zugleich befallen werden. Dieses bilaterale Correspondiren der Krankheitsheerde sah ich sowohl in der Regio temporalis wie occipitalis.

In dieser milden Form besteht die Affection, wie gesagt, bei mir selber seit 17 Jahren; in dieser Zeit ist der Prozess nie ganz erloschen gewesen; während aber im Beginne der Erkrankung bis handtellergrosse und noch grössere Glatzen sich bildeten, hat der Prozess später immer nur höchstens thalergrosse Cutisprovinzen ergriffen. — Die Affection trägt also einen durchaus chronischen Charakter, oder richtiger gesagt, die Ursache des Haarschwundes ist eine fortdauernde; nur die wechselnde Localisation bedingt acute Exacerbationen.

Die Angaben der Autoren über die makroskopische Beschaffenheit der von Area Celsi ergriffenen Hautstellen lauten ziemlich übereinstimmend dahin, dass die Cutis dünn, welk, weissglänzend erscheint. Aber erst Michelson, welcher mit grosser Genauigkeit bei allen seinen Kranken diese Verhältnisse geprüft, wies zuerst auf den vorwiegenden Schwund des Unterhautbindegewebes hin. Während eben ältere Autoren, wie Hutchinson[1]), die Verdünnung der Cutis durch den Wegfall der Haarzwiebeln sich erklärten, ist Michelson geneigt, den Sachverhalt umzukehren, und den primären Schwund des subcutanen Gewebes und die primäre Atrophie der Cutis selbst für den Untergang der Haare verantwortlich zu machen.

Hutchinson meinte insbesondere auch, dass der secundäre Schwund des Hautdrüsenapparates eine weitere Ursache zur Cutisverdünnung abgäbe. Dagegen ist nun zu erwidern, dass ein solcher Untergang der secretorischen Hautdrüsen weder anatomisch nachgewiesen noch klinisch begründet ist. Auch lehrt die anatomische

[1]) Hutchinson. Im Original in Med. Times and Gazette 1858. Referat in Schmidt's Jahrb. Bd. C.

Untersuchung der Cutis bei seniler Glatzenbildung, dass die Talgdrüsen nach dem Schwunde der Haare hypertrophisch erscheinen, ja dass auch die restirenden Haarbälge häufig mit ihrem Secret angefüllt werden.

Schulin[1]) verdanken wir aber den Nachweis, dass es sich nur um eine falsche Hypertrophie handelt, insofern mit dem Schwunde des M. arrector pili, der wie Hesse[2]) zuerst gezeigt, durch seine Contraction zur Entleerung des Talgdrüsensecrets beitragen soll, eine Bedingung zur Secretstauung gegeben ist. Jedenfalls ist weder in der senilen Glatze noch bei Area Celsi eine Atrophie der Hautdrüsen nachgewiesen.

Es ist hier vielleicht der Ort, um die auffallende Thatsache hervorzuheben, dass nur ein Autor[3]) bisher in der glücklichen Lage war, ein Stück excidirter Cutis bei Area Celsi zu untersuchen. E. Wagner fand indessen weder an den Haarbälgen, noch den Hautdrüsen irgend eine in die Augen springende Veränderung. Ich selbst hatte ebenfalls Gelegenheit einen kleinen Cutissaum von dem Rande einer groschengrossen, frisch im Entstehen begriffenen kahlen Stelle meiner eigenen Kopfhaut mikroskopisch untersuchen zu können. Das excidirte Stück umfasste noch eine breite Schicht subcutanen Fettgewebes. Ich härtete die Cutis in Pikrinsäure und fertigte mit picrocarminsaurem Natron tingirte Schnitte an, fand indessen abgesehen von den oben beschriebenen Zeichen vorzeitiger Verhornung der Haare, an Haarbälgen, Talgdrüsen und subcutanem Zellgewebe keine irgend hervorstechenden Anomalien. Da ich wie gesagt nur eine im Beginn des Leidens afficirte Cutis untersucht habe, darf der negative Befund ja zu keinen weiteren Schlüssen berechtigen.

Wenn nun aber, wie ich an früherer Stelle hervorgehoben, in den von mir untersuchten Fällen eine so tiefgreifende Veränderung am ganzen Haarbalg gefunden wurde, dass man mit leichter Mühe das Haar sammt Balgwand entfernen konnte, so wäre bei der Annahme, einer ausgedehnten Verödung der Haarbälge, allerdings die von Hutchinson ausgesprochene Vermuthung möglich, dass ein solcher völliger Untergang der Haarbälge secundär eine Verdünnung der Cutis bedingen könnte, zumal wenn man bedenkt, dass

[1]) Schulin, l. c.
[2]) Hesse, Zeitschrift für Anatomie u. Entwicklungsgeschichte. Bd. II. S. 277.
[3]) Wagner, Archiv f. phys. Heilk. Bd. III. Neue Folge. 1859.

mit den Haarbälgen grosse capilläre Gefässprovinzen gleichzeitig veröden.

Allerdings würden wir dann auch die zuerst von Michelson angedeutete Möglichkeit gelten lassen müssen, dass es sich bei der Area Celsi vielleicht primär um eine Alteration der cutanen Gefässe handeln könne, nach Analogie einer Endarteritis obliterans. Michelson erinnert an die von Esoff bei der Ichthyosis gefundenen Veränderungen der Intima der Gefässe. Das hiesse, aber wie auch Michelson sagt, an Stelle einer unerwiesenen Hypothese eine andere nicht minder begründete zu setzen; hierzu nöthigen uns aber, wie ich im Folgenden ausführen zu können glaube, die gegen die neuropathische Lehre aufgeführten Argumente nicht.

Dass in den leichteren Fällen der Area Celsi bei der circumscripten Form auch die Veränderungen der Cutis nicht so hochgradige sein werden, liegt auf der Hand. In den weniger schweren Fällen, die zu sehen ich Gelegenheit hatte, stimmte das makroskopische Verhalten der Cutis so sehr mit den Angaben Michelson's überein, dass ich eine nähere Schilderung füglich unterlassen kann.

Bei einem meiner Patienten, dessen Krankengeschichte sonst nichts Erwähnenswerthes bietet, bei einem elfjährigen Knaben soll die Haut im Beginne des Leidens, nach Aussage der Eltern, eigenthümlich höckerig, hart und uneben, übrigens blass gefärbt, gewesen sein. Der Knabe litt während des ersten Stadiums des Haarschwundes viel an heftigem Kopfschmerz mit häufigem Erbrechen.

Bei der Mangelhaftigkeit der Aussagen muss ich mich leider begnügen, diese nackte Angabe wiederzugeben.

Wie in diesem Falle, so spielen die Angaben über „Kopfschmerz" überhaupt in der grossen Mehrzahl der Krankengeschichten eine Rolle. Bei dem symptomatisch etwas vagen Begriff „Kopfschmerz" ist es ja immerhin misslich dann schon gleich an einen ursächlichen Zusammenhang mit der Affection zu denken. Indessen weisen die Angaben so vieler, auch von Michelson darauf inquirirter Kranken so übereinstimmend auf dies Symptom hin, und zwar sind es nicht nur solche Kranke, die, theils aus Mangel an Intelligenz, theils auch wohl wegen grosser Gleichgültigkeit, mit der sie ihre Affection tragen, häufig den Kopfschmerz als die einzige Beschwerde angeben; etwas intelligentere Patienten geben sehr häufig an, dass dieser Kopfschmerz wesentlich nur im ersten Stadium der Erkrankung, wo also die den Haarausfall bewirkenden Ursachen noch fortwirken, sie belästigt habe.

Nach meiner eigenen Erinnerung war ich selbst während des ersten Auftretens der Affection von sehr heftigem Kopfschmerz geplagt, der, wie ich auch später noch zu erfahren Gelegenheit hatte, bei nur halbseitiger Erkrankung seinen Sitz wesentlich in der der Affection entsprechenden Kopfhälfte hatte. Im späteren Verlaufe des Prozesses waren es dann weniger Schmerzempfindungen, als eigenthümliche Parästhesien, die ohne Frage einen Zusammenhang mit der Area Celsi vermuthen liessen. Abgesehen von einem häufig als Vorbote späteren Haarausfalls sich einstellenden lästigen Jucken, waren es rasch vorübergehende Empfindungen erhöhten Wärmegefühls, eines oft lästig-prickelnden Gefühls und immer waren diese Empfindungen auf die Region des Haarausfalls, oder bei halbseitiger Erkrankung, doch nur auf die entsprechende Kopfhälfte beschränkt. Aehnliche Symptome der „Congestion" sind von Kraft und Hutchinson in dem Symptomencomplex der Area Celsi aufgeführt.

Ich möchte auf diesen Nachweis genannter Parästhesien besonderen Werth legen, da möglicherweise auch andere in's Bereich der Hyperästhesien zu zählende Symptome auf eine Affection cutaner und speciell mit den Haarbälgen in Verbindung stehenden Nerven hinzuweisen scheinen; sie werden im nächsten Abschnitt Berücksichtigung finden. Hier sei nur noch bemerkt, dass ich die von Michelson wiederholt angeführte unverhältnissmässige Schmerzhaftigkeit beim leisen Ziehen an den Haaren durchaus bestätigen kann. Mit Michelson stimme ich hinsichtlich der Prognose nicht völlig überein, die Prognose ist nur eine relativ gute; Neumann hat dieselbe besonders für die circumscripte Form eine absolut ungünstige genannt; und geht darin entschieden zu weit. Für die local ergriffene Cutisstelle ist die Prognose günstig; ob es indessen zu einem völligen Erlöschen der Krankheitsursache kommt, vermag ich nicht zu behaupten.

III. Die tropho-neurotische Theorie.

Von dem Begründer der Theorie des neuropathischen Ursprungs der Area Celsi, von Baerensprung[1]) wird als erstes Argument

[1]) Vor Baerensprung hatte allerdings schon Hutchinson die Area Celsi als locale Trophoneurosis angesehen.

für diese Lehre eine „Herabsetzung der Sensibilität“ geltend gemacht. Michelson hat mit Recht auf das Unzulängliche der von Baerensprung gewählten Prüfungsmethode hingewiesen, insofern man aus einer Herabsetzung der Erregbarkeit der Cutisnerven auf traumatische Läsionen (Nadelstiche) nicht schliessen dürfe auf eine Herabsetzung der „Hautsensibilität“. Michelson gebührt das Verdienst, zuerst mittelst der neueren exacteren Methoden an die Prüfung der Hautsensibilität bei der Area Celsi herangegangen zu sein. — Michelson prüfte den Ortssinn mittelst des Aesthesiometers und prüfte ferner die electrocutane Empfindlichkeit, nahm ferner Prüfungen des Temperatur- und Drucksinnes vor. Lediglich die Prüfung des Ortssinnes ergab von der Norm abweichende Resultate. Michelson fand den Ortssinn nicht unerheblich erhöht und glaubt, dass dies mit der Verdünnung der Cutis im Zusammenhange stehen könne. Die Möglichkeit dieser letzteren Deutung liegt ja nahe; nur möchte ich einige Bedenken gegen die vollständige Genauigkeit der eingeschlagenen Methodik aussprechen. Zuvörderst sollten kahle Areastellen hinsichtlich der Irritabilität ihrer sensiblen Nervenendigungen doch immer nur mit glattrasirten Cutisprovinzen Gesunder verglichen werden. Aber auch dann noch bliebe es fraglich, ob nicht trotz negativ ausfallender Resultate einer mit Aesthesiometer und electrocutanem Apparat vorgenommenen Prüfung des Ortssinnes und der electrischen Erregbarkeit eine Herabsetzung der Tastempfindung schlechthin möglich wäre, selbst wenn auch die Bestimmungen des Temperatur- und Drucksinnes negativ ausfielen.

Denn es ist eine physiologische, von Jedermann leicht zu bestätigende Thatsache, dass die Haare vermittelst der in ihren Bälgen nach den Untersuchungen der neueren Neuro-Histologen in ganz erstaunlicher Fülle vorhandenen Nervenendigungen eine für die Verfeinerung der Tastempfindung hochgradig vermittelnde Rolle spielen. Man berühre bei einem beliebigen Individuum mit kräftigem Haarwuchs den letzteren mit verschieden geformten Gegenständen und man wird sehr präcise Antworten über Form, Gestalt, Grösse, Gewicht des Gegenstandes erhalten.

Die anatomische Grundlage für diese Auffassung von der Bedeutung des complicirten Haarnervenapparats ist allerdings für den Menschen bis zur Stunde nicht erbracht. Es kann hier nur eine

Arbeit von Langerhans[1]) citirt werden, der zuerst auf den Nervenreichthum der Haarbälge hinwies, der innerhalb der äusseren Wurzelscheide intraepitheliale Nervenendigungen beschrieben, welche indess seither eine Bestätigung von anderer Seite nicht gefunden. Bei diesem Stande unserer Kenntnisse über menschliche Haarnerven ist es nicht zu verwundern, wenn keiner der Autoren, die sich mit der Area Celsi beschäftigt haben, die anatomisch-histologische Grundlage, doch ohne Frage die erste Bedingung für eine neuropathische Theorie näher berücksichtigt hat. Meine eigenen Versuche, mittelst der von Arnstein[2]) empfohlenen Epithelmaceration durch Kalkwasser und nachheriger Vergoldung Haarnerven in der menschlichen Cutis Neugeborener zur Darstellung zu bringen, haben mir leider bisher keine ganz befriedigenden Resultate ergeben. Nur so viel kann ich schon behaupten, dass die gröbere Anordnung der Haarnerven eine ganz ähnliche ist wie die von Arnstein und Bonnet beschriebene; auch glaube ich behaupten zu können, dass die Papille nicht völlig nervöser Elemente entbehrt. Ich habe die Hoffnung nicht aufgegeben, auch an den menschlichen Haarbälgen bei Wiederholung der Vergoldungsversuche bessere Erfolge zu erzielen.

Um so zahlreicher nun aber sind die aus der vergleichenden Neuro-Histologie der Säugethiere zu schöpfenden Argumente für die Richtigkeit der Deutung der Haare als „Tastsonden". Ich citire hier nur die mir selbst aus dem Original bekannten Arbeiten von Schöbl[3]), Jobert[4]), Beil, Stieda, Arnstein und Bonnet, verweise im Uebrigen auf das von Bonnet gegebene vollständige Literaturverzeichniss. Mit Ausnahme von Bonnet haben die genannten Autoren nur den Nervenapparat der gewissen Säugern zukommenden, sogenannten „Tast-", „Spür-" oder Fühlhaare genauer erforscht. Bonnet untersuchte dagegen bei einer grossen Anzahl von Haussäugethieren nicht nur diese „schwellkörperhaltigen" Haare, prüfte vielmehr auch die gewöhnlichen nicht von vornherein als Tasthaare gekennzeichneten Exemplare.

Bonnet kommt auf Grund seiner sehr umfangreichen Untersuchungen zu dem Resultate, dass die Bezeichnung „Tasthaare" für

[1]) Langerhans, Dieses Archiv Bd. 44. 1868. Ueber Nerven der menschl. Haut.
[2]) Arnstein,
[3]) Schöbl, Archiv f. mikrosk. Anat. Bd. IX.
[4]) Jobert, Annales des sciences nat. Sér. V. Zool. Tom. XVI.

jene durch Prädilection auserwählten Exemplare fortan fallen zu lassen ist, da es ihm gelang für jedes untersuchte Haar einen höchst complicirten in der Hauptanordnung durchaus mit dem der „Tasthaare" übereinstimmenden Nervenapparat nachzuweisen.

Wer Bonnet's Arbeit gelesen und wer selbst in der Lage war eine Serie von Haarnervenpräparaten zu betrachten, wird Bonnet ohne Zaudern darin beistimmen, „dass jedes Haar mit seinen Hüllen ein „Fühlorgan" darstellt" (cf. S. 331). Bonnet sagt (S. 397): „Dass, wenn auch einzelne Haare der Willkür hinsichtlich ihrer Verwendung zu feinerem Fühlen in grösserem oder geringerem Grade durch Muskelbewegung unterliegen, doch die Bezeichnung „Tasthaare" völlig unzulässig ist. Zum Begriffe „Tasten" gehört nicht nur die Distanzempfindung zweier Punkte, sondern auch das Vermögen Härte oder Weichheit, Temperatur und Form seines Gegenstandes unterscheiden zu können dadurch, dass die peripherischen, sensiblen Endapparate an ihm vorbeigeführt oder auf ihn gedrückt werden, das Alles kann durch Haare nicht erkannt werden (?). Sie bringen blos Druckschwankungen zu Stande, die dem Thiere sagen ob ein Gegenstand in nächster Nähe von seiner Haut sich befindet, ob er fixirt oder beweglich ist, ohne dass sie über weitere Eigenschaften dieser Körper Aufschluss geben können. Sie wirken also nur als „Sonden", wie schon Gegenbauer betonte etc."

Wie schon oben erwähnt, glaube ich behaupten zu können, dass die Haare in grösserer Anzahl allerdings im Stande sind, weitere Eigenschaften der Form, Grösse, des Gewichts, des Aggregatzustandes eines sie berührenden Gegenstandes zum peripherischen Nervenorgan zu leiten; in diesem Punkte stimme ich also nicht völlig mit Bonnet überein. Doch mir lag nur daran, hier den Nachweis zu führen, dass die Haare vermöge ihres äusserst complicirten, an die Endigungsweise in motorischen Muskelplatten erinnernden Nervenendapparats für die Sensibilität der Kopfschwarte nicht gleichgültig sind. Dafür scheint auch eine an mehreren Patienten und an mir selbst gemachte Wahrnehmung zu sprechen, dass nehmlich die Berührung einer kahlen Areastelle mit einem Finger das Gefühl hinterliess, als sei der Finger mit einem Handschuh überzogen. Man könnte sich ja vorstellen, dass diese „Abschwächung" der Tastempfindung, und nur um eine solche kann es sich handeln, da die übrigen Nervenendapparate der sensiblen Cutisfasern ja nicht in Mitleidenschaft gezogen zu sein brauchen, eben durch den Ausfall der Haarbalgnerven bedingt sei.

Aber wenn man nun auch annehmen wollte, dass durch völlig negative Resultate der Sensibilitätsprüfungen die Integrität dieser Haarbalgnerven bewiesen sei, so ist meiner Ansicht nach damit noch nichts entschieden über die Frage wo der primäre Sitz des Leidens zu suchen ist. Wer sagt uns denn, dass trophische oder vasomotorische Fasern nicht trotz völliger Integrität der sensibeln Nerven primär ergriffen sein könnten. Grade die so seltene Coincidenz trophischer und sensibler oder motorischer und trophischer Störungen bei anderen Affectionen des Nervensystems könnte man sich durch die Annahme morphologisch getrennter Leitungsbahnen erklären.

Nach dem heutigen Stande der Lehre von den trophischen Nerven wäre aber auch eine Identität trophischer und vasomotorischer Fasern nicht unmöglich. Lassen sich doch, wie das Michelson hervorhebt, die grosse Mehrzahl der „Symptome" der Area Celsi auch erklären, wenn man die primär wirkende Ursache der Störung in die vasomotorischen Bahnen verlegt. Eine Verödung der Haarbälge mit consecutiver Atrophie des Inhalts könnte man sich ebensogut durch primäre Störungen des Haarbalggefässnetzes zu Stande gekommen denken. Der damit Hand in Hand gehende Ausfall an Blutbahnen könnte, wie schon oben angedeutet, die secundären Veränderungen der Cutis recht wohl erklären. Aber der Beweis dafür lässt sich nicht leichter bringen und positive Gründe für diese neue von Michelson zuerst angedeutete Hypothese liegen nicht vor.

Prüfen wir zunächst, welche weiteren Argumente der neuropathischen Ursache der Area Celsi zur Stütze dienen sollen. Schon Baerensprung, der Begründer dieser Theorie, wies auf analoge, im Gefolge anderer Nervenaffectionen auftretende trophische Störungen der Cutis und ihrer Adnexa hin. Es sind Fälle von traumatischer Gehirnerschütterung, von einseitiger Gesichtsatrophie, in deren Gefolge man „umschriebene Alopecien" hat auftreten sehen und Baerensprung citirt dieselben, um aus der Analogie ein Argument für die Richtigkeit seiner Theorie abzuleiten.

Wie Michelson in seiner Kritik dieser Fälle nachweist, ermangeln dieselben der nöthigen Zuverlässigkeit. Insbesondere ist ein Fall von linksseitiger Facialis- und Acusticuslähmung, der, von Baerensprung selbst beobachtet, und in dessen Gefolge ebenfalls haarlose, der Area Celsi gleichende Flecke auf der linken Kopfseite sich entwickelten, der aber auch der Kritik Michelson's nicht Stand hielt, weil Baerensprung versäumt hat genauer die Localität der vom Haarschwund betroffenen Stelle anzugeben.

„So aber", sagt Michelson, „bleibt leider die wichtige Vorfrage unentschieden, ob diese Localität überhaupt dem Gebiete des N. facialis angehört, der ja allerdings nach den Versuchen von Schiff, Samuel und Eulenburg vasomotorische und trophische Fasern enthalten soll." Michelson erzählt dann einen selbst beobachteten Fall, wo nach einem schweren Sturze, nach einjährigem Krankenlager, neben lange Zeit fortbestehender Schwachsinnigkeit eine völlige Haarlosigkeit des ganzen Körpers sich einstellte, also ein Zustand, wie er den schwersten Formen der Area Celsi zukommt. Michelson lässt es aber unentschieden, in wie weit die bei dem 76jährigen Greise vorhandene Atrophie der Haut und des Unterhautzellgewebes Folge des Alters sei.

Auch Kaposi citirt einige Fälle aus der englischen Literatur, in denen im Gefolge schwerer Läsionen des Nervensystems sich Alopecien einstellten. Michelson vermisst auch in diesen Fällen den nothwendigen Nachweis, dass der Haarschwund directe Folge der Nervenaffection gewesen.

Ich kann nicht unterlassen, hier die Beobachtung zweier interessanter Fälle anzuschliessen, da aus denselben, wie ich glaube, mit grösserer Evidenz der ursächliche Zusammenhang zwischen primärer Nervenaffection und secundärem Haarschwund hervorzugehen scheint.

Am 18. August 1879 wurde in die hiesige gynäkologische Klinik eine Kranke, Elsabe Plähn, 62 Jahre alt, wegen eines uterinen Tumors aufgenommen. Ich will gleich erwähnen, dass die Kranke wegen Unoperirbarkeit nur kurze Zeit in Beobachtung blieb, indessen konnte folgende interessante Anamnese nebst Status aufgenommen werden: In ihrem 52. Lebensjahr wurde Pat. durch einen schweren Gegenstand auf den Kopf getroffen; sechs Wochen nachher erkrankte sie unter heftigen Kopfschmerzen und einer Anschwellung der Gegend hinter dem rechten Ohr und des Nackens. Nach einvierteljährigem Krankenlager fand plötzlich eine einmalige profuse Eiterausleerung aus dem rechten äusseren Augenwinkel (?) und der Nase statt. Von dem Augenblicke an stellte sich eine Lähmung der rechten Gesichtshälfte und der linken Ober- wie Unterextremität ein. Nach einjährigem Bestehen ging die Hemiplegie zurück. Störungen des Bewusstseins waren nicht aufgetreten.

Kurz nach dem Eintritt der Lähmung des rechten Facialis begann ein rasch zunehmender Haarausfall in der rechten Temporo-Frontal-Gegend.

Status praesens: Vollständige rechtsseitige Facialis-Lähmung mit Lagophthalmus; rechter Bulbus atrophisch, nach innen und oben gedreht; grosses vascularisirtes Leucom; paralytisches Ectropium der Palpebra inf. d. Ganz bedeutende Atrophie der Weichtheile der rechten Gesichtshälfte. Vollständige Anästhesie im Bereiche des rechten Trigeminus. Die Haargrenze der rechten Stirn-Schläfengegend durch eine ovale 8 Cm. im grössten Durchmesser haltende Alopecie weiter zurückgeschoben. Die Stelle grenzt sich in flachem Bogen gegen das immerhin für das Alter der Pat. noch kräftige Haar der benachbarten Theile ab. Die Stelle selbst ist nicht völlig kahl, vielmehr mit dünnem, kurzem, nicht pigmentirtem, flachsgelbem Wollhaar bedeckt (das übrige Kopfhaar ist grau melirt). An der Peripherie ist der Uebergang in gesunden Haarwuchs ein allmählicher; die Haare der nächsten, übrigens ziemlich runden Randzone stehen weniger dicht und lockerer.

Die Stelle ist relativ rasch nach dem Eintritt der Lähmung erst völlig kahl geworden, doch alsbald von jungem Wollhaar wieder bedeckt gewesen. Letzteres hat mehrmals den Cyclus des Haarwechsels durchgemacht.

Trotzdem völlige Anästhesie der rechten Gesichtshälfte von Anfang an bestanden, hat Patientin, der Stelle des Haarschwunds entsprechend, häufige Schmerzanfälle gehabt, besonders während des ersten Haarausfalls.

Die Cutis ist, obwohl Patientin älter aussieht als ihren Jahren entsprechend, auf der Stelle dünn atrophisch, wie die Haut der ganzen rechten Gesichtshälfte.

Anamnese und Verlauf weisen mit grosser Wahrscheinlichkeit auf eine traumatische, vielleicht durch Schädelfractur der Basis cranii bewirkte Läsion hin; der später erfolgte Eiterausfluss aus Nase und Auge (?) mag ja mit einem in Folge der Knochenverletzung gesetzten Exsudate in Verbindung gebracht werden. Jedenfalls sprechen die Lähmungserscheinungen dafür, dass entweder die Dislocation eines Knochenfragmentes oder der Druck eines Exsudates die Nn. facialis, trigeminus, abducens und acusticus (Pat. hört auf dem rechten Ohr fast nichts) der rechten Seite an der Basis cerebri betroffen habe. Die wieder rückgängig gewordene Lähmung der linken Körperhälfte kann ja mit einem basilar-meningitischen Exsudat in Zusammenhang gebracht werden.

Der relativ rasche Eintritt des Haarschwundes in relativ beschränktem Umkreis, der Ausbreitung der Nn. temporo-frontales vom Facialis wesentlich entsprechend, die erst viel später sich einstellende Atrophie der rechten Gesichtshälfte, diese Aufeinanderfolge der beiden Thatsachen, lässt doch nicht daran zweifeln, einmal, dass die Alopecie mit einer Affection von Nerven primär in Verbindung gebracht werden kann, und dass ein durch primäre Atrophie der Cutis bedingter Haarschwund hier nicht wohl angenommen werden kann. Der Umstand, dass die Stelle über das Verbreitungsgebiet der vom Facialis stammenden Rami temporo-frontales hinüber in dasjenige des Ramus frontalis vom I. Aste des Trigeminus und in dasjenige des Auriculo-temporalis vom III. Aste des Quintus greift, scheint mir weniger bedenklich, da der Trigeminus ja anerkannt trophische Fasern führt.

Einen weiteren, höchst interessanten Fall trophischer Störungen der Cutis und ihrer Anhangsorgane verdanke ich der Güte meines Freundes und früheren I. Assistenzarztes der hiesigen medicinischen Klinik, des Herrn Dr. Mueller-Warneck. Wenn mir auch selbst in der medicinischen Klinik, welche ich als Schüler des damals noch lebenden Herrn Professor Bartels besuchte, Gelegenheit geboten war, den Fall wiederholt zu sehen, und mir die Eigenthümlichkeiten desselben noch lebhaft in Erinnerung stehen, so verdanke ich die folgenden Mittheilungen doch der Güte des Herrn Dr. Mueller-Warneck, welcher leider bis jetzt durch seine Praxis verhindert war, den in mancher Beziehung seltenen Fall zu veröffentlichen.

Es handelt sich um einen der seltenen Fälle von Naevus nerveus bei einem 7jährigen Knaben, wo längs des Verlaufs einer grossen Anzahl spinaler und cerebraler Nerven sehr ausgebreitete Hauthypertrophien in Gestalt papillomatös-verrucöser Excrescenzen vorhanden waren. Das Verbreitungsgebiet einzelner Nerven von ihrem Austritt aus der Schädel- resp. Rückenmarkshöhle bis in ihre peripherischen Verästelungen war überraschend deutlich durch zahlreiche warzenartige Bildungen vorgezeichnet.

Den Notizen des Dr. Mueller-Warneck entnehme ich Folgendes: „Area-Celsi-ähnliche Flecke in ausgedehnter Verbreitung auf dem rechten wie linken Seitenwandbein, auf den oberen Partien der Hinterhauptsschuppe, an beiden oberen Partien der Schläfenbeine und streifenförmig auf einzelnen Partien des Stirnbeins. Auf allen von Area befallenen Partien ist Lanugo vorhanden; keine Stelle ist völlig kahl; die Stellen waren nicht so scharf kreisförmig umschrieben wie bei der Area Celsi, hielten sich dagegen genau an den Verlauf der Nn. supraorbitales (vom I. Ast des Quintus), des N. occipitalis magnus und des Auriculo-temporalis (vom III. Ast des Quintus); die Stellen hatten ein unregelmässig conturirtes, landkartenförmiges Aussehen.“

Der Fall verlief durchaus chronisch, insofern die sehr energische Therapie nur vorübergehend durch Aetzmittel der Hypertrophie Herr wurde; neue Eruptionen folgten häufig an bisher intacten Stellen. Desgleichen verlief die Ernährungsstörung des Haarwuchses unter demselben Cyclus von De- und Regeneration, wie er für die leichteren Fälle der Area Celsi circumscripta so charakteristisch ist. Ueberhaupt möchte ich nochmals hervorheben, dass auch bei der letzteren die „scharfe“, „kreisförmige“ Begrenzung durchaus nicht selten vermisst wird.

Zeichen von Atrophie der Cutis waren sonst nicht vorhanden; man könnte sich ja vorstellen, dass die exquisit hypertrophischen Wucherungen des Corpus papillare in ihrer Nachbarschaft atrophische Störungen zu Wege gebracht hätten; dagegen sprach aber hier das so streng an den Verlauf der Nerven gebundene Auftreten, welches so frappant war, dass man auch die Möglichkeit einer primär im Gefässapparat zu suchenden Störung ausschliessen konnte. Denn wollte man auch in diesem Falle an einen Zusammenhang einer primären Affection vasomotorischer Fasern mit secundären Anomalien der Circulation und dadurch bedingten Verschiebung der Ernährungsverhältnisse in verschiedenen Cutisprovinzen denken, so bleibt damit doch der primäre Sitz der Affection im Nervensystem.

Rein mechanische Störungen im Gefässsystem nach Art der von Esoff bei der Ichthyosis gefundenen anzunehmen, dazu scheint mir das Gesammtbild der Veränderungen nicht zu sprechen.

Neben dieser Coincidenz von hypertrophischen und atrophischen Anomalien ist der Fall weiter ausgezeichnet durch die völlige Abwesenheit sensibler Störungen, woraus man wohl den berechtigten Schluss ziehen darf, dass die Bahnen der sensibeln und trophischen oder vasomotorischen Fasern nicht identisch sein können. Dann aber verliert auch das Fehlen sensibler Functionsstörungen bei der Area Celsi seine Bedeutung.

Jedenfalls aber zeigt dieser Fall von Naevus nerveus mit circumscripter Area Celsi besser als irgend ein in der Literatur verzeichneter, dass auf neuropathischer Basis Haarwachsthumsstörungen auftreten können.

Die zur Stütze der trophoneurotischen Theorie weiter citirten Fälle von „einseitiger Gesichtsatrophie“, deren Zahl in der neueren Zeit eine immer grössere wird, schliessen von vorn herein die Bedenken nicht aus, der secundäre Haarausfall sei nur weitere Folge der Cutisatrophie, wie der senile Haarschwund nur ein Symptom allgemeiner seniler Involution der Cutis sei.

Hervorheben möchte ich nur einen von Courtel berichteten Fall von „einseitiger Trophoneurose des Gesichts“, der mir indessen leider nur aus einem Referate in Schmidt's Jahrbüchern, 1877, von Huppert bekannt ist: Hier fehlte der Vollbart au der atrophischen Gesichtshälfte; nur in der Masseterengegend waren schwache Spuren von Haarwuchs vorhanden.

Der Fall ist deshalb interessant, weil die Sensibilität und electrische Contractilität der kranken Seite der der gesunden völlig entsprach.

Andere allerdings nicht direct der Area Celsi vergleichbare Fälle verdienen deshalb Erwähnung, weil sie gewisse qualitative und quantitative, rhythmische Schwankungen des Haarwachsthums zeigen und eine Beziehung dieser Haarwachsthumsstörung zu dem nervösen Grundleiden mehr oder weniger wahrscheinlich machen.

Michelson citirt Erb, der diese Steigerung des Haarwachsthums bei einigen spinalen Erkrankungen erwähnt. — Erb erwähnt weiter Anomalien der Haarpigmentirung im Verlauf neuralgisch erkrankter Nerven. Ferner tritt nach Erb nicht selten mit dem neuralgischen Schmerzparoxysmus eine Zunahme, in den Intervallen eine Verminderung der Haarergrauung ein.

Aehnliche, höchst interessante Beobachtungen über einen cyclischen Wechsel in der Haarvegetation sind von L. Meyer[1]) in einer Arbeit über „Cirkelwahnsinn" gemacht. — Meyer beobachtete bei diesem Symptomencomplex im Stadium der Melancholie neben nachweisbarem Verlust des Körpergewichts eine auffallende Abnahme des Haarwachsthums. In der Manie der sogenannten „cyclischen Alienation" hingegen zeichneten sich die Haare unter allgemeiner Zunahme des Körpergewichts durch erhöhten Glanz und Stärke aus; einzelne vordem kahl gewordene Stellen auf dem Scheitel, der Stirn und der Schläfengegend bedeckten sich wieder mit neuem Haarwuchs, der im Gegensatze zur früheren allgemeinen Ergrauung wieder aus normal pigmentirten Haaren bestand.

Aehnliche Alterationen des Haarwuchses im Verlaufe typischer Fälle von Melancholie sind von Neftel[1]) beobachtet.

Ich citire diese Beobachtungen trotz ihrer mangelnden Congruenz mit der Area Celsi, weil hier zum ersten Male die interessante Coincidenz von Haarernährungsstörungen mit psychischen Affectionen nachgewiesen ist. — Bei dem anerkannt häufigen Vorkommen vegetativer Ernährungsstörungen bei Krankheiten der Psyche kann das ja nicht auffallend sein; nur wird die Thatsache vielleicht

[1]) Die Arbeiten von Meyer und Neftel sind mir im Original nicht zugänglich gewesen, vielmehr nur aus Referaten in Schmidt's Jahrb. bekannt.

durch den weiteren Hinweis verwerthbar, dass nach mir von einem Arzte einer renommirten Irrenheilanstalt gemachten Mittheilung die Area Celsi grade bei Geisteskranken nicht selten angetroffen werde. Ein solcher Connex ist bisher meines Wissens nirgends in der Literatur angedeutet und ich begnüge mich einstweilen mit der nackten Mittheilung, verwahre mich aber insbesondere dagegen, diesem Umstande irgend prognostischen Werth beizulegen.

Wie überhaupt zur Begründung der Lehre von den trophischen Nerven, so hat man auch zur Stütze der neuropathischen Basis der Area Celsi auf die zahlreiche Casuistik der neueren Kriegschirurgie hingewiesen. Michelson hat das Verdienst, die bei Schussverletzungen grösserer Nervenstämme beobachteten trophischen Störungen der Haare und Nägel eingehender auf ihre etwaigen Beziehungen zur Lehre von der Area Celsi geprüft zu haben.

Dass die so häufige Complication mit Verletzungen anderer, für die Ernährung der Cutis nicht minder gleichgültiger Gewebe, sowie dass die im Gefolge der langen Behandlung hinzutretenden anderweitig störenden Factoren (Gypsverband) diese Fälle zur Stütze der trophischen Haarnerven nicht besonders geeignet machen, liegt auf der Hand. Wenn nun aber Michelson sagt (S. 1004): „Beachtenswerth ist Fischer's Mittheilung, dass die trophischen Störungen in einer grossen Reihe schwerer Nervenverletzungen fehlen, dass sie eintreten können, wenn die motorischen Fasern allein oder vorwaltend und wenn die sensibelen allein oder vorwaltend oder endlich, wenn die sensibelen und motorischen zu gleicher Zeit von einem Trauma betroffen worden“, und wenn Michelson damit diesem der Kriegschirurgie entlehnten Argument überhaupt nicht viel Werth beilegen zu müssen glaubt, so wird ihm in dem letzten Punkte gewiss Jedermann zustimmen. Was nun aber das seltene Auftreten von Haarwachsthumsstörungen bei den immerhin recht zahlreichen Fällen von Nervenschussverletzungen betrifft, so liesse sich das wohl erklären.

Ein physiologisches Postulat, das Princip der specifischen Energie, verlangt continuirlich vom Centrum zur Peripherie getrennte, anatomische Bahnen für die Leitung motorischer wie sensibeler Erregungszustände sogut wie für den allerdings noch völlig dunkelen Erregungszustand der supponirten trophischen oder vasomotorischen Nerven.

Wie die partiellen Durchschneidungsversuche des Trigeminus von Samuel, Schiff, Meissner lehren, stimmen die Resultate des Thierexperimentes darin überein, dass nur die Verletzung bestimmter Faserbündel trophische Störungen am Bulbus im Gefolge haben kann. Ein Versuch aber, nach Analogie der neuesten vasomotorisch-secretorischen Auffassung dieser interessanten Bulbusaffectionen auch für die Area Celsi den primären Sitz der Anomalie in vasomotorischen Bahnen zu suchen, bedarf erst gründlicherer anatomischer Studien über die menschlichen Haarnerven und Haargefässe.

Für unsere Betrachtungen kommt es bei dem bis jetzt noch allen Theorien der Area Celsi anhaftenden Mangel innerer Beweiskraft überhaupt nur darauf an, die grössere oder geringere Wahrscheinlichkeit der einen oder anderen Lehre abzuwägen, und von diesem Standpunkte aus scheint mir die neuropathische Auffassung nicht die Bedenken zu verdienen, welche Michelson aus den obigen Erwägungen ableitet.

Der von Michelson gegebenen Darstellung der Resultate der Steinrück'schen Vivisectionen vermag ich nichts Neues hinzuzufügen.

Bei einer Aufzählung der verschiedenen die neuropathische Auffassung stützenden Argumente sei noch des von Kaposi hervorgehobenen hereditären Momentes gedacht; Michelson führt allerdings mit Recht an, dass die erwiesene Heredität weder als Zeuge über die nähere Ursache selbst, noch über deren Sitz vernommen werden könne.

IV. Die Pilztheorie.

Michelson sagt (S. 997): „Auf Grund der mikroskopischen Haaruntersuchung allein der endgiltig beseitigten Gruby'schen Lehre eine andere Theorie zu substituiren, ist man ausser Stande." — Mit welcher Beschränkung ich dieser Bemerkung zustimme, habe ich theils oben gelegentlich der Wiedergabe meiner auf alle Stadien des pathologischen Haarwechsels und Haarschwundes bei der Area Celsi sich erstreckenden, mikroskopischen Beobachtungen gezeigt, theils wird es das Folgende lehren.

Dass nun aber Michelson nicht im Rechte war, von einer „endgiltig beseitigten" Pilztheorie zu sprechen, lehren die Untersuchungen von Buchner[1]) und Eichhorst[2]). Wenn auch Autoren wie Cazenave, Devergie, Baerensprung, Hutchinson, Veiel, Boeck, Wagener, Ziemssen, Hebra-Kaposi, Pincus, Neumann und Michelson sich mit aller Entschiedenheit gegen die Existenz der von Gruby gesehenen Pilze geäussert, darf es uns nicht auffällig scheinen, wenn trotzdem grade in unserer Zeit wiederholt nach Pilzen bei der Area Celsi gesucht wird. Den Grund ihres seltenen Gefundenwerdens möchte ich nun aber nicht mit Buchner in der Kleinheit ihrer Dimensionen resp. in dem Mangel unserer Linsen suchen; dieser Vorwurf würde den oben genannten Untersuchern gegenüber wohl ohne Weiteres in sich zerfallen. Noch auffallender aber wäre es, wenn diese Pilze in so geringer Anzahl vorhanden wären, dass es erst fortgesetzter Züchtungsversuche in besonderen Nährflüssigkeiten bedürfte, um dieselben zur Darstellung zu bringen. Vor Buchner sind noch Pilze bei der Area Celsi angenommen worden von Anderson[3]), Tillbury Fox[4]) und Malassez[5]). Zunächst möchte ich etwas näher eingehen auf die Argumentation Buchner's, die den weitaus grössten Raum seiner Arbeit ausfüllt, um zu zeigen, mit welchem Rechte Buchner glaubt, „gewichtigere Bedenken gegen die jetzt herrschende Beurtheilung der Area Celsi vorbringen zu können, als jemals gegen die alte parasitäre Theorie vorgebracht sind". Die Bemerkung Buchner's, dass bei den zahlreichen Fällen vollständiger Lähmung der motorischen und sensibelen Fasern doch nur selten Erscheinungen auftreten, welche allenfalls im Sinne aufgehobener Wirkung trophischer Fasern erklärt werden können, findet schon in dem früher besprochenen, ganz ähnlichen Einwande Michelson's über die relative Seltenheit trophischer Störungen bei Schussverletzungen seine Erledigung.

[1]) Buchner, Kritische Bemerkungen zur Aetiologie der Area Celsi. Dieses Archiv Bd. 74. H. 4. 1878.

[2]) Eichhorst, Beobachtungen über Alopecia areata. Dieses Archiv. 1879. H. 2. Bd. 78.

[3]) Anderson, On the parasit. affections of the skin. London 1868.

[4]) Tilbury Fox, 1) Skin diseases of parasit. orig. London 1863. 2) Tinea decalvans. Lancet. 1874.

[5]) Malassez, Note sur le champignon de la pelade. Arch. de phys. norm. et pathol. Paris 1874.

Das Princip der specifischen Energie verlangt für unser heute mögliches Verständniss der Erregungs- und Leitungsvorgänge im Nervensystem durchaus morphologisch getrennte Bahnen für die Nervenfasern verschiedener Functionen. Dieses physiologische Postulat findet in der Experimentalphysiologie, findet in der anatomischen Lehre vom fibrillären Bau der Nervenfasern eine willkommene Bestätigung. — Wenn die Physiologie zur Erklärung jener interessanten pathologischen Fälle, in denen z. B. das Leitungsvermögen für „tactile" Reize durch Lähmung vernichtet, hingegen die Empfänglichkeit für „pathische" Reize fortdauernd wirksam ist, schon mit Rücksicht auf die bemerkenswerthe Fülle complicirter, in ihrem anatomischen Bau so differenter Nervenendapparate innerhalb der grossen Gruppe „sensibeler" Nerven gesonderte Leitungsbahnen voraussetzt, wie viel eher müssen dann nicht die supponirten trophischen oder vasomotorischen Fasern im Einklange mit dem Princip der isolirten Leitung getrennte Bahnen verfolgen. Die Lehre vom fibrillären Bau der Nervenelemente erklärt nun auch die Möglichkeit, dass in einem Nervenstamme Fasern und Fibrillen, die ganz differente Erregungszustände fortleiten, unbeschadet ihrer Function nebeneinander sich vertragen.

Buchner hält es für eine anatomische und physiologische Unmöglichkeit, dass ein so regelmässig centrifugal in der Continuität eines Organs fortschreitendes Uebel, wie die Area Celsi, überhaupt mit primär nervösen Einflüssen irgend welcher Art in Zusammenhang stehen könne.

Die Area Celsi schreitet allerdings in concentrisch um einen primär ergriffenen Haarkreis gelegenen Zonen weiter. In anderem Sinne kann doch nicht von einem „centrifugalen Fortschreiten in der Continuität eines Organs" die Rede sein. Denn weder das discontinuirliche Auftreten der Krankheitsheerde bei der circumscripten Form, noch das über alle behaarten oft weit auseinanderliegenden Körperregionen rapid sich ausbreitende Uebel würde eine solche Bezeichnung rechtfertigen.

Was nun aber gar das von Buchner gezeichnete Schema zur Bekräftigung seines Gedankenganges betrifft, so geht aus einer auch nur oberflächlichen Berücksichtigung der factischen, sehr complicirten Nervenausbreitungsweise in der Cutis hervor, dass an ein so grobes Schema so weitgehende Schlüsse gar nicht geknüpft werden können [1]).

Ich glaube, eine eingehende Prüfung der Buchner'schen Argumente wird deren Unhaltbarkeit noch weiter zeigen. Seine Bedenken gipfeln darin, dass 1) „die trophoneurotische Affection in wunderbar zweckmässiger Weise grade diejenigen Stücke der Nervenfasern herauswählen müsste, welche zusammen das jedesmalige kreisförmige Gebiet einer Area versorgen". (Buchner denkt an den Fall, wo eine runde kahle Stelle etwa zur Hälfte von Fasern des N. frontalis, zur Hälfte von solchen des N. occipitalis versorgt würde.) Eine solche Localisirung kommt ja ohne Frage vor, wenn auch nach meinen Beobachtungen bei der circumscripten Form die Stellen häufiger dem gröberen anatomischen Verbreitungsgebiet eines Nerven angehören und sehr viel häufiger halbseitig als grade in der Mittellinie auftreten. Zum Verständniss der selteneren, auf den ersten Blick allerdings schwerer verständlichen Fälle will ich zu einer kurzen physiologischen Abschweifung auffordern.

Berührt man eine solche, hinsichtlich der Suprematie der verschiedenen auf ihr Gebiet sich ausbreitenden sensiblen Nerven streitige Cutisprovinz (etwa auf dem Scheitel gelegen) mit einem scharf begrenzten Gegenstande, einem Thaler, so wird nach der allein möglichen physiologischen Erklärung, ein Theil der durch den Reiz der Berührung oder den Druck des Gewichtes des Thalers getroffenen Nervenendapparate der Cutis seinen Erregungszustand in Fibrillen und Fasern des N. occipitalis, ein anderer Theil in solche des N. frontalis fortpflanzen. Gleichwohl empfängt das Bewusstsein eine sehr correcte Vorstellung von der Grösse, der Form und dem Ge-

[1]) Mit der Verästlungsweise der Nerven hängt es zusammen, dass eine so directe Beziehung der Haare einer Area-Tonsur mit den unter dieser Stelle dahinziehend gedachten gröberen Nervenästen gar nicht angenommen werden kann. Ein Theil der die Haare versorgenden Fasern wird schon früher die grösseren Nervenäste verlassen haben, um zu den Haaren zu gelangen, so dass immer nur gewisse Faserbündel aus jenen darunter hinziehenden Nervensträngen die Haare der gerade darüber liegenden Cutis innerviren würden. Auch ist es ja sehr wahrscheinlich, dass analog den Verhältnissen bei den Säugethieren vielleicht auch beim Menschen ein ganz besonderer Haarnervenplexus in einer gewissen Höhe der Cutis, entsprechend der Höhe der Talgdrüseneinmündungsstelle, vorhanden wäre, der mit den gröberen Nervenästen im subcutanen Gewebe gar keine so correspondirende Verbindung besitzt.

wichte ja von der Temperatur des Thalers; das Bewusstsein construirt sich aus der gegenseitigen Lage der Berührungspunkte im „Tastfelde“ diesen genauen Abdruck des Thalers.

Hierbei wird vorausgesetzt: 1) eine centrale Sammelstelle für die vielen aus der Peripherie der Cutisprovinz einlaufenden Einzelerregungen; 2) eine die kleinste, einer gesonderten Tastempfindung fähige Nervenendigung an der Peripherie mit der centralen Sammelstelle verbindende isolirte Leitungsbahn, und wahrscheinlich 3) auch morphologisch getrennte Bahnen für die Vermittlung der Empfindungen des Ortssinnes, des Drucksinnes, des Temperatursinnes etc.[1]).

Supponiren wir nun eine besondere trophische Erregungszustände vermittelnde Nervenleitung für die Haare, wobei wir zunächst die mögliche Identität solcher mit vasomotorischen Fasern wieder dahingestellt sein lassen, so gehört denke ich eine analoge Erklärung für das Auftreten und Fortschreiten einer Störung längs dieser Nervenbahnen bei der Area Celsi nicht zu den „anatomischen und physiologischen Unmöglichkeiten“.

Buchner sagt weiter: „dabei müsste es vorkommen, dass Theile aus der Mitte eines Nerven erkrankt sind, dessen peripherische Endigungen noch in normaler Weise functioniren“. Buchner denkt hierbei an den Fall, wo nach seinem Schema ein Nervenast von einer solchen Areatonsur nur ein Segment tangire. „Ein Theil der primären Nervenaffection müsste einen centripetalen Verlauf, ein

[1]) Die Physiologie der Gesichts- und Gehörswahrnehmungen hat schon lange einen „fibrillären Bau“ der Nervenelemente postulirt, ehe noch ein solcher zur anatomischen Thatsache geworden. Ich erinnere nur an die Joung-Helmholtz'sche „Theorie von der specifischen Energie der Opticusfasern“, welche vortrefflich mit der von Max Schultze entdeckten fibrillären Structur der Retina-Zapfenfortsätze z. B. harmonirt. Die Perception einer „Mischfarbe“, eines „Klanges“ sind unserem Verständniss gar nicht näher zu bringen, wenn nicht die histologische Anatomie der Physiologie zu Hülfe käme mit dem Nachweis der peripherischen wie centralen Aufsplitterung der Axencylinder, mit dem Nachweis der fibrillären Structur der Axencylinder und Ganglienzellen selbst. — Inwieweit innerhalb des als „Fibrillenbündel“ gedachten Axencylinders das Princip der isolirten Leitung möglich ist, darüber möchte ich die Vermuthung aussprechen, dass der sogenannten „interfibrillären“ körnigen Substanz vielleicht diese Function obliegt. Im übrigen verweise ich betreffs der letzteren auf meine Aufsätze im Archiv f. Anatomie u. Physiologie, Jahrgang 1878, anatom. Abth., sowie Archiv für mikrosk. Anatomie, Bd. XVI. 1878.

anderer Theil einen centrifugalen, ein dritter Theil sich nach beiden Richtungen hin verbreiten.“ Diese Einwände werden sämmtlich hinfällig bei einer stricten Durchführung der Lehre vom fibrillären Bau.

Berühren wir in dem oben herangezogenen Beispiel aus der Physiologie der Tastempfindungen eine Stelle der Cutis successive mit grösseren Ringen anstatt mit dem Thaler, so empfängt das Bewusstsein auch eine richtige Vorstellung von der Form und dem stetigen Wachsen der berührten Stelle.

Nach Buchner wird die „trophische Hypothese noch viel unverständlicher, wenn man die primären Läsionen der Nervenfunction von einem Centrum aus verursacht sein lässt. Ein derartiges Centrum müsste die wunderbarste Einrichtung zeigen. Es müsste dann nicht nur jede einzelne Nervenfaser, sondern jedes einzelne Stück vom Verlaufe des Nerven im betreffenden Centralorgan in besonderer Weise vertreten sein.“

Dass ein „Stück“ eines Nerven oder Nervenastes, das heisst ein Stück aus der ganzen Continuität, aus der ganzen Dicke des Astes keine besondere Vertretung im Centrum haben kann, dieser Einwand bedarf nach dem über die fibrilläre Structur der Nervenelemente Gesagten wohl keiner Widerlegung. Wie sich Buchner eine leitende Verbindung zwischen einem ein Segment einer Areastelle tangirenden Stücke eines unter der Haut verlaufenden Nervenastes und den Haarbälgen denkt, während centraler und peripherer Abschnitt des Astes intact bleiben, ist auch nicht verständlich. Die fibrilläre Structur ermöglicht dagegen ein Verständniss dieses Umstandes, wenn man etwa annehmen wollte, dass der darunter hinziehende Nerv hier feinere Aeste abgiebt, deren Fasern und Fibrillen, neben möglicherweise ganz intacten im centralen wie peripheren Verlauf des Nerven, eine leitende Verbindung zwischen den Haaren jener Stelle und des „Centrum“ repräsentiren.

Die Annahme eines solchen Centrums für die Auslösungsvorgänge im trophischen Haarnervensystem erklärt allerdings am Besten, wie ich glaube, den ganzen complicirten Vorgang, zumal in den schweren Fällen der Betheiligung aller mit Haarwuchs bedeckten Körperregionen; zwingend ist die Annahme indess nicht, da der ganze Symptomencomplex sich ebenfalls deuten lässt durch die Annahme eines peripheren Sitzes der Affection in einem besonderen, von den Geflechten anders functionirender Nerven getrennten Plexus.

In einem solchen sympathischen, trophischen oder vasomotorischen Nervenplexus könnte man sich recht wohl eine mit dem Auftreten und Verlauf der Area Celsi vereinbare primäre Läsion denken. Doch genug des Hypothetischen; ich habe nur andeuten wollen, dass eine „consequente Verfolgung der trophoneurotischen Hypothese“ durchaus nicht „mit Nothwendigkeit“ zu „geradezu komischen Verwicklungen“ führt. Im Gegentheil!

Buchner fand nun bei achtmaliger Wiederholung von Pilz-Züchtungsversuchen in zuvor mit antiseptischen Cautelen epilirter Haare Pilzformen, welche er zu den Schizomyceten rechnet. Es waren kleine glänzende, scharf begrenzte Körnchen von kaum 0,001 Mm. Durchmesser mit zwei sehr dünnen fadenförmigen Fortsätzen in entgegengesetzter Richtung. Diese Beobachtung hat seither weder von Buchner selbst, noch von anderer Seite Bestätigung gefunden.

Ganz neuerdings hat Eichhorst[1]) in einem Falle von Area Celsi Pilzelemente gefunden. Wiewohl Eichhorst ausdrücklich angiebt, dass die von ihm geprüften Haare aus der Peripherie der kranken Stellen genommen waren, lassen seine Abbildungen und besonders die Beschreibung der Haarzwiebel darüber keinen Zweifel, dass die von ihm untersuchten Exemplare völlig atrophische, von ihrer ernährenden Unterlage längst abgelöste Haare waren. Dafür spricht auch der Umstand, dass mit nur wenigen Ausnahmen die Wurzelscheiden den ausgerissenen Haaren nicht folgten. An relativ wenigen Exemplaren, an denen Reste der Wurzelscheiden haften geblieben waren, fand Eichhorst zwischen Haar und Wurzelscheiden Pilzsporen von runder Form, gelblich grüner Farbe (Bismarckbraun färbte die Körper nicht); die Grösse derselben betrug 3—4,0 μ, diese Pilzelemente hatten grosse Aehnlichkeit mit den Sporen von Microsporon furfur. Eichhorst verwahrt sich ausdrücklich dagegen, diese Erfahrungen schematisch auf alle Fälle von Area Celsi zu übertragen. Bei der Seltenheit dieses Befundes (unter 52 Haaren zeigten nur 5 Exemplare die Veränderungen) wird eine weitere Bestätigung noch abzuwarten sein. Mir selbst gelang es nicht, bei der gleichen Untersuchungsmethode ähnliche Pilzelemente

[1]) Eichhorst, Beobachtungen über Alopecia areata. Dieses Archiv. 78. Bd. H. 2. 1879.

zu finden. Jedenfalls ist wohl sicher, dass die von Eichhorst beschriebenen Pilzelemente etwas ganz Anderes sind als die von Buchner gesehenen. — Es wäre ja nun möglich, dass die negativen Untersuchungsresultate der Mehrzahl der Beobachter darin ihren Grund finden, dass meist Haare der secundären, atrophischen Generation untersucht wurden; diese letzteren brauchten ja nicht nothwendig Pilzelemente zu enthalten. Es wäre ja mit dem, was wir über die Vegetationsphasen dieser Organismen wissen, wohl vereinbar, dass sie nur im Beginne der Affection, in alten reifen Haaren zu finden wären. Die angebliche Kleinheit der Elemente ist gewiss nicht hinderlich, sie auch bei Vorhandensein in den atrophischen, verhornten Lanugohaaren zu sehen. Ich habe wiederholt Haare letzterer Gattung sowohl wie alte im Haarwechsel begriffene, frisch zerzupft mit starken Systemen durchsucht, ich habe ferner, wie ich glaube, in gründlicher Weise die sammt Wurzelscheiden und Balgscheiden aus der Randzone einer noch wachsenden Areaprovinz epilirten Haare durchsucht, ich habe an feinen Schnittpräparaten vom Rande einer solchen Stelle die Gewebe des Haarbalgs und des Horncylinders durchmustert und nie Spuren von Pilzelementen gefunden. Da wäre es doch seltsam, wenn die Urheber so weitgehender Gewebsstörungen nur in so geringer Zahl vorhanden wären, dass es erst Züchtungsversuche zu ihrer Darstellung bedürfte.

Gegen den von Buchner gemachten Hinweis auf die immerhin noch relative Mangelhaftigkeit auch unserer besten Linsen, lässt sich ja nicht viel sagen; doch trifft das nicht zu für die von Eichhorst gesehenen 3—4 μ grossen Pilzsporen; auch möchte ich zu diesem Argumente erst dann greifen, wenn keine Möglichkeit mehr vorhanden wäre eine Theorie zu stützen, die, wie mir nach Obigem scheint, in gar nicht gezwungener Weise Symptome und Verlauf der Area Celsi erklärt. Kann man Aehnliches von der parasitären Theorie behaupten? Der pathologisch-mikroskopische Befund liefert Bilder, welche die dem typisch-periodischen physiologischen Haarwechsel und Haarschwunde zukommenden Stadien und Formen als verzerrte Carricaturen präsentiren, die durch ihre zeitlich wie räumlich atypische Begrenzung ausgezeichnet sind. Die „Störung“ kann daher auch nur in einer Alteration jener Factoren liegen, welche in der Norm den typisch-periodischen Prozess bedingen. Wie ganz anders verhält es sich z. B. mit dem Herpes tonsurans; hier vernichtet ein Schmarotzerpilz allerdings auch Haarvegetationen; er greift zerstörend in den Haarwechsel ein, hebt aber nicht die Wachsthumsbedingungen für eine nachrückende Haargeneration auf; er ist übertragbar und weicht den Parasiticidien. Die Area Celsi bietet in ätiologischer Beziehung für die Pilztheorie keinen Anhalt; in dem sicher erwiesenen hereditären und congenitalen Moment liegt vielmehr nur eine weitere Bestätigung für die Unmöglichkeit parasitärer Belastung. Der klinische Verlauf bietet ferner in prognostischer Beziehung der Pilztheorie absolut keine Stütze.

Das eben erwähnte hereditäre Moment beweist für den nervösen Charakter des Leidens natürlich an sich Nichts.

Ebensowenig ist durch den Hinweis auf die Pubertät ein neuer Gesichtspunkt für die ätiologische Auffassung der Area Celsi gewonnen. — Die Pubertät ist bekanntlich das erste Stadium der exquisit periodischen Function der Generationsorgane; ihr Wesen beruht somit auf der Organisation der Gattung; von einem ihrer Symptome, dem gesteigerten Haarwuchs, Rückschlüsse auf eine Beziehung zur Aetiologie der Area Celsi zu versuchen ist gewiss müssig, da uns nur Rückschlüsse auf die Bedingungen des Eintritts der Pubertät möglich sind. Ein Zusammenhang dieser vegetativen Prozesse könnte aber doch auch wohl nur mittelst trophischer Bahnen gedacht werden.

Mit entschieden grösserem Rechte hat man aus anderen schweren Störungen vegetativer Prozesse einen ursächlichen Zusammenhang mit der Area Celsi abgeleitet.

Hutchinson und Baerensprung erinnerten an die geschwächte Gesammtkörperernährung. Ziemssen und Boeck weisen direct hin auf die Möglichkeit einer ätiologischen Abhängigkeit der Area Celsi von mangelhafter, schlecht gewählter Nahrungsaufnahme. Auch Michelson scheint nicht abgeneigt für einige Fälle an diese Ursache zu denken; zur Stütze dieses Argumentes citirt er Magendie's[1]) physiologisches Experiment, wonach Hunde, die ausschliesslich mit Käse oder harten Eiern gefüttert wurden, zwar noch lange lebten, aber in ihrer Ernährung herunterkamen und ihre Haare verloren (!)

[1]) Magendie, Lehrbuch d. Physiologie, Uebersetzung von Hofacker. II. Ausg. 1826. Bd. II.

Bekannt ist ein einmaliger plötzlicher Haarschwund in der Reconvalescenz schwerer, acut fieberhafter Kranker (Tyhus, Puerperalerkrankungen, andere acute Infectionskrankheiten). Inwieweit eine Berechtigung vorliegt, auch chronisches Siechthum hier anzuführen, vermag ich nicht zu entscheiden; Michelson führt auch die Phthisis als Ursache von Haarverlust an; soweit mir bekannt, sind es viel häufiger acute Infectionskrankheiten, in deren Verlauf dann auch sehr häufig andere schwere Alterationen des Nervensystems (Delirien, Coma etc.) auftreten, so dass auch hier trophischen Nerven eine vermittelnde Rolle zugeschrieben werden könnte; kommen doch auch andere Veränderungen des gesammten Haarwuchses infolge plötzlicher tiefer Erregung des Nervensystems vor; ich erinnere an das ganz verbürgte urplötzliche Ergrauen des Haarwuchses nach heftigen Gemüthserregungen, welches seine plausibelste Erklärung doch auch nur in der Annahme direct trophischer Nerven oder doch vasomotorischer findet. Uebt doch der Sympathicus einen allbekannten Einfluss auf Circulations- und Secretionsvorgänge in der Cutis (Schamröthe, Angstblässe, profuse Schweissabsonderung infolge von Gemüthsaffecten etc.).

Da ich vorhin das plötzliche Ergrauen der Haare angeführt, will ich noch hinzufügen, dass überhaupt abnorme Pigmentirungsverhältnisse der Haare vorkommen, welche in der Area Celsi ähnlicher Verbreitung auftreten. Mir steht ein junger Spanier in lebhafter Erinnerung, der auf seinem üppigen glänzend-schwarzen Haupthaar eine scharf umschriebene 5-Markstück-grosse Stelle silberweissen Haares trug. —

Für den totalen Haarverlust nach schweren acuten Krankheiten ist nun charakteristisch, dass derselbe meist nur eine Haarvegetation betrifft; denn in der grossen Mehrzahl der Fälle kommt es zur völligen Restitutio ad integrum.

Diese Fälle bieten eine grosse Aehnlichkeit mit den schweren zu völliger Haarlosigkeit führenden Formen der Area Celsi; interessant, weil, soweit mir bekannt, neu ist eine Deutung dieser Fälle von Haarschwund im Puerperium, welche Spiegelberg in seinem Lehrbuch[1]) giebt. Er lässt den Haarschwund infolge der im Puerperium

[1]) Spiegelberg, Lehrbuch der Geburtshülfe. 1878.

häufig zu beobachtenden Hauthyperämie und der diese begleitenden Exsudation in die Haarbälge zu Stande kommen. Die Hyperämie ist ja ohne Frage oft vorhanden; wie aber, selbst bei supponirtem Cutisödem, Serum durch die Haarbalgwand in den Haarbalg eintreten soll, der doch durch den starren verhornten Epithelialcylinder sammt den Wurzelscheiden fest und völlig ausgefüllt wird, ist mir nicht verständlich. Auch möchte es schwer fallen nur das Cutisödem nachzuweisen.

So glaube ich, dass auch grade diese selteneren Fälle von Haarschwund immer noch am leichtesten durch die Annahme von Nerveneinflüssen eine Erklärung finden.

Zum Schlusse dieses Abschnitts will ich kurz über einen Fall von Area Celsi berichten, der in der Reconvalescenz nach langem Krankenlager entstanden.

H., 20 Jahre alt, Handlungsgehülfe, erkrankte im Herbst 1878 sehr schwer an Bubonen und machte ein dreizehn Wochen langes Krankenlager durch. Im Januar 1879 wurde H. auf die syphilitische Station der hiesigen medicinischen Klinik aufgenommen wegen frischer Syphilis (Induration am Penis, Condylomata lata). H. war bis Mitte Juli in antisyphilitischer Behandlung. Kurz vor seiner Entlassung stellte er sich durch die Güte eines meiner Collegen mir vor und berichtete seit einigen Wochen starken Haarausfall bemerkt zu haben. Seit 14 Tagen hatten sich grade in der Mittellinie an der Stirngrenze sowie auf dem Scheitel zwei völlig kahle, scharf begrenzte Stellen im Umfange eines Markstückes gebildet. Die Haare der Randzone standen weniger dicht und sehr locker; sie folgten sammt Wurzelscheiden schon leichtem Zuge. (Die Figuren 9, 15 und 18 sind nach Exemplaren von diesem Patienten gezeichnet.) Die Cutis der betroffenen Regionen war weiss, nicht auffallend trocken. Pat. sah sehr elend und heruntergekommen aus, was nach so langem Krankenlager wohl nicht überraschen kann. Dem Pat. gingen noch jetzt die Haare auf dem ganzen Kopf aus; sie folgten überall auf leichten Zug.

Der Fall scheint mir der Mittheilung werth, weil durch ihn die Coincidenz der Ursache der unzweifelhaft als Area Celsi circumscripta aufzufassenden Kahlheit mit der Ursache allgemeinen starken Haarausfalls nach schweren „consumptiven“ Krankheiten nachgewiesen.

Michelson gebührt das Verdienst, für das ätiologische Verständniss der Area Celsi eine neue Perspective durch den Hinweis auf die begleitende Atrophie der Cutis und des subcutanen Gewebes eröffnet zu haben. Von neueren Autoren führt auch Neumann an, dass die kahle Haut bei der circumscripten Form der Erkrankung „tief eingesunken" sei. Ich selbst habe ebenfalls wiederholt dieses Symptom beobachtet.

Hutchinson, dem die Atrophie der Cutis ebenfalls aufgefallen, glaubt, dass dieselbe durch den Fortfall der Haarzwiebeln bedingt sei, es sich nicht also um eine Atrophie anderer Cutiselemente handele. Ich nahm schon oben Gelegenheit, mit Rücksicht auf die von mir beobachtete völlige Lockerung des Haarbalges sammt Wurzelscheiden und Haarcylinder und mit Rücksicht auf den nothwendigerweise begleitenden Untergang einer relativ grossen Capillargefässprovinz daran zu erinnern, dass in dieser Erweiterung die Hutchinson'sche Ansicht nicht so unwahrscheinlich klingt.

Michelson's Worte, „dass die einfache Betrachtung des anatomischen Verhältnisses der betreffenden Gewebe ergiebt, dass umgekehrt eine primäre Atrophie der Haut und des Unterhautzellgewebes eine secundäre Verkümmerung der Haare sehr viel wahrscheinlicher ist," entbehren auch des Beweises.

Leider fehlt uns aber für die Entscheidung dieser Differenz die nothwendigste Grundlage, der pathologisch-mikroskopische Beweis. Ich lege zwar auf das negative Resultat der einzigen von Wagener und mir gemachten Untersuchungen der Cutis keinen grossen Werth, auf meine eigenen nicht, weil ich nur Schnitte durch die Randzone einer im Wachsen begriffenen Stelle gelegt, wo ja keine tiefgreifenden Veränderungen vorausgesetzt werden konnten.

Der Hinweis auf die neueren Befunde bei der progressiven, einseitigen Gesichtsatrophie scheint mir ebenfalls nur wenig werthvoll, weil keine Angaben darüber existiren, wie sich zeitlich Haarausfall und Hautatrophie verhalten.

Dagegen möchte ich an eine von Neumann beschriebene Form der Cutisatrophie, die sogenannte glasige, colloide Degeneration der Cutisfasern erinnern. Neumann fand Nerven und Gefässe untergegangen; die Cutisfaserbündel waren unsichtbar geworden, durch eine homogene Masse ersetzt. Die Haare waren ebenfalls geschwunden, und zwar nimmt nach Neumann die Papille, die ja bindegewebiger Natur ist, an der Degeneration der Cutis Theil. Nach Neumann ist das Haarwachsthum wohl völlig aufgehoben; es kommt zu einem „Nachschube von Haarblastem, welcher aber nicht im Stande ist, eine normale Haarbildung zu veranlassen. Die kahlen Stellen hatten noch Haarfollikel ohne Haare, in deren Grunde dunkelpigmentirte, zu einem Klumpen geordnete Zellen angesammelt waren. Die innere Wurzelscheide war meist zerklüftet, die äussere Wurzelscheide producirte noch Zellen, die aber kein Carmin mehr annahmen, also schon Zeichen der Verhornung an sich trugen.

Die von mir oben geschilderten Veränderungen der Haarbälge, die zeitlich wie räumlich atypische Verhornung, die eigenthümlich „glasige“ Quellung der Balgscheiden selbst haben ohne Frage eine grosse Aehnlichkeit mit dem von Neumann beschriebenen Befund bei der „glasigen“ Degeneration der Cutis.

Neumann sagt nun aber ausdrücklich von diesem Prozesse: „zweifelsohne darf auch der Einfluss des Nervensystems nicht ausser Acht gelassen werden!“ Auch lehrt eine Betrachtung der anatomischen Verhältnisse des senilen Haarschwundes, dass die anerkannte senile Bindegewebsinduration nicht ohne Weiteres als das den Haarschwund secundär bedingende Moment angesehen werden darf, schon deshalb nicht, weil in ebenso zahlreichen Fällen der mit der senilen Involution einhergehende Schwund des Haut- und Unterbindegewebes auch ohne begleitenden Haarausfall vorkommt und weil umgekehrt es ebenso häufig zu vorzeitigem Haarschwunde bei Individuen kommt, an denen keine Spur atrophischer Gewebsprozesse zu beobachten ist. Wie häufig erfreuen sich nicht Träger frühzeitig aufgetretener Glatzen eines oft sehr unwillkommenen Polsters von Fettgewebe. Wie oft bieten solche physiologischen Glatzen nach Farbe und Glanz absolut keine Spuren von Störungen, die auf eine Alteration der Circulation und Secretion hinwiesen. Wie häufig wird nicht über hereditäre Belastung als das einzige ätiologische Moment geklagt!

Man könnte sich ja unschwer vorstellen, dass eine diffuse Degeneration der eigentlichen Cutiselemente, eine solch' glasige Aufquellung der Cutisfasern, rein mechanisch einen Untergang der Haarbälge herbeiführen muss. Es hat Ebner versucht, die Morphologie des Haares auf mechanische Principien zurückzuführen. Ebner stellt sich vor, dass zur Bildung eines normalen Haarschaftes mit seinen Hüllen ein gewisser Gleichgewichtszustand zweier Druckkräfte erforderlich sei, von denen die eine am Grunde der vegetirenden Papille darin sich äussert, dass das Haar mit allen seinen Theilen nach oben geschoben[1]) wird und andererseits allseitig wirkend mit den Druckkräften der Umgebung sich in's Gleichgewicht setzt. Es ist dies der radiär nach aussen wirkende Haarwachsthumsdruck, welchem ein concentrisch radiär in's Innere des Haarbalges wirkender Druck des umliegenden Gewebes das Gleichgewicht hält. Die letztere Kraft soll eben verhindern, dass das Wachsthum der Haarmatrix nicht nach allen Richtungen rings der Papille ungleichmässig geschieht und beruht in der Gewebsspannung des Haarbalges selbst und seiner Umgebung."

Durch eine Störung des gegenseitigen Verhältnisses dieser beiden Kräfte zu einander lassen sich auch beim pathologischen Haarschwund der Area Celsi manche Erscheinungen erklären. Eine glasige Aufquellung der Cutisfasern der Balgscheiden und seiner Umgebung wird den Haarwachsthumsdruck auf ein Minimum reduciren; so lange noch eine Apposition von Zellen von Seiten der Matrix aus erfolgt, werden sich diese oberhalb der Papille anstauen und die kolbige Anschwellung des unteren Haarschaftendes bewirken (vergl. Fig. 1, 2 und 3). Dass trotz des gesteigerten Druckes der umgebenden Gewebsspannung hier am unteren Drittel des Haarwurzelstückes Raum zu einer Anschoppung von Zellen gegeben, erklärt sich aus dem hier mangelnden Widerstande einer verhornten inneren Wurzelscheide. Bei zunehmender Degeneration der Cutisfasern hört infolge der dann auch nothwendig eintretenden Verödung des in den Balgscheiden und um dieselben sich verbreitenden Gefäss- und Nervenapparates eine weitere Anbildung von Zellen auf; die Haarmatrix verödet.

Die hier von mir versuchte mechanische Deutung der Wachsthumsstörung bei der Area Celsi würde in vielen Punkten mit der von Rindfleisch[2]) gegebenen übereinstimmen. Nur supponirt Rindfleisch eine primäre Abnahme des Haarwachsthumsdruckes, der wohl ausreicht, den an sich normalen Seitendruck an dem Engpass der Haartasche zu überwinden. Schon früher erwähnte ich die

[1]) Ebner denkt an den Fall, wo ein von der Papille gelöstes und damit nach Ebner nicht mehr weiter wachsendes Haar im Balge aufsteigt. Für das Emporrücken eines wachsenden Haarcylinders ist nach Schulin (l. c.) an ein schiebendes Moment nur in der Zellenapposition von Seiten der Matrix zu denken.

[2]) Rindfleisch, Lehrb. d. patholog. Gewebelehre. IV. Aufl. 1875.

Uebereinstimmung der von Rindfleisch und mir beobachteten kolbigen Anschwellung und den körnigen Zerfall dieses unteren Theiles des Haarkolbens. Dass eine solche Cutisdegeneration auch der Entwickelung jener für die Haarneubildung so wichtigen Epithelialzapfen der äusseren Wurzelscheide, falls eine solche im Balge zurückgeblieben, die grössten Hindernisse bereiten wird, liegt auf der Hand. Es fände also auch der atrophische Nachwuchs von Wollhaar nach dieser „Theorie" seine Erklärung.

Nur wäre nicht einzusehen, wie eine solche Degeneration der Cutis mit so tiefgreifenden Läsionen, die doch auch auf die ganzen Gefässbahnen und Nervenplexus der Cutis ihren verderblichen Einfluss ausüben müssten, sollten rückgängig werden können, wie es bei der Area Celsi circumscripta doch nothwendig wäre. Auch müssten doch die Störungen anderer sensibeler Nervenbahnen und Nervenendigungen durch entsprechende Symptome sich anzeigen.

Wir kommen also immer wieder auf die völlige Unhaltbarkeit aller, einen primären Nerveneinfluss ausschliessender Hypothesen zurück.

Und das gilt auch von der von Michelson ausgesprochenen Vermuthung, dass eine Gefässalteration, analog der von Esoff „bei verschiedenen chronischen Hautkrankheiten beobachteten Bindegewebswucherung der Intima" vorläge. — In der von Michelson citirten Arbeit Esoff's ist aber nur von der Ichthyosis die Rede, welche Affection nach Esoff's eigenen Worten „in starker Anbildung von Epithelzellen mit starker Neigung zur Verhornung" bestehen soll. Die Wandverdickung der feinen Arterien und die bis zur Obliteration gehende Verengerung des Lumens der kleinsten Venen ist doch wohl kaum als Ursache der epithelialen Ueberproduction, geschweige denn als directe Ursache des Haarausfalles zu bezeichnen. Denn Esoff beschreibt auch an der äusseren Wurzelscheide eine ohne Frage pathologische Sprossung von theilweise mit concentrisch geschichteten Hornplatten erfüllten Epithelzapfen. Das Haar selbst war bis zur Wurzel verhornt, desgleichen waren die inneren Zellen der äusseren Wurzelscheide dem Verhornungsprozess verfallen. Auch Talg- und Schweissdrüsen nahmen an der gesteigerten Epithelwucherung Theil. Die Alteration der feineren Gefässverzweigungen ist somit doch wohl als eine secundäre anzusehen, oder man könnte auch annehmen, dass das Gefässendothel primär an der epithelialen Hyperplasie Antheil genommen. Jedenfalls aber könnte man nach Analogie meines obigen Referats über den Naevus verrucosus auch für diesen Fall einen primär trophischen Einfluss des Nervensystems auf den Prozess nicht von vornherein ausschliessen.

Erklärung der Abbildungen.

Taf. IV u. V.

Fig. 1 a. Völlig verhorntes, reifes Haar aus der Randzone einer noch wachsenden Area-Stelle. Breiter „innerer", nahezu vollständiger „äusserer" Wurzelscheidenüberzug. Diffus keulenförmig geschwollener Haarkolben. Papille im Balg zurückgeblieben; bei h o scharfe Grenzlinie des Haaroberhäutchens; discontinuirliche Reste vom Markkanal; 1 b. dunkelkörnige Zone bei h o; s t innerste Zellschicht der äusseren Wurzelscheide.

Fig. 2. Reifes Haar, mit den vollständigen Haarbalgscheiden und Papille epilirt. Alle in situ gebliebenen Theile des Haarcylinders und des Haarbalges zeigen mehr oder weniger hochgradige Merkmale der Verhornung.

Fig. 3. Unteres Wurzelstück des Haares von Fig. 2 stärker vergrössert. a b Aeussere longitudinale, i b innere Kreisfaserschicht der Haarbalgscheide. h m Homogene Grenzmembran; a w äussere Wurzelscheide; i w innere Wurzelscheide; h h nach unten vorgerückte Verhornungsgrenze der Huxley'schen Scheide, h h' dieselbe der Henle'schen Scheide; h e verhornte Henle'sche, h u verhornte (sehr breite) Huxley'sche Schicht; p Papillenreste; k z körnige Zone, str z streifige Zone des Haarkolbens.

Fig. 4. Faltungen der inneren Wurzelscheiden (nach Fig. 1 a).

Fig. 5. Anfangsstadium der Durchbrechung der verhornten und verschmolzenen inneren Wurzelscheide nebst Oberhäutchen; unten die normale Fensterung der Henle'schen Membran.

Fig. 6. Caliberschwankungen des Markcylinders an demselben Haar.

Fig. 7. Spalträume innerhalb der Rindensubstanz.

Fig. 8. Markcylinderreste und leere Spalträume als Andeutungen des Markkanals.

Fig. 9. Drahtkorbähnliches Geflecht aus einer Metamorphose der Oberhäutchen und inneren Wurzelscheide (Fig. 5) hervorgegangen. h k Haarkolben; n c Haaroberhäutchen.

Fig. 10, 11, 12, 13. Verschiedene Stadien der Verhornung an „aufsteigenden" Papillenhaaren, die im Haarwechsel begriffen. p Papillenreste (?); ep c Epithelialcylinder in Fig. 11 u. 12 völlig verhornt; hk Haarkolben; af b Afterbulbus (nach Rindfleisch); m c Markcylinderreste. w s (Fig. 13) Wurzelscheidenreste und hb s Haarbalgscheidenreste (völlig verhornt).

Fig. 14. „Beethaar"-Stadium nebst Beethaar aus einem Schnittpräparat.

Fig. 15. Haar epilirt mit völlig verhorntem Epithelialstrang und Papille aus der Randzone einer Areatonsur; i w kurzer Rest von innerer Wurzelscheide;

h k besenartiger Haarkolben; h b „beetartige“ Aussackung der äusseren Wurzelscheide; e p c Epithelialstrang; p Papille.

Fig. 16. „Schalthaar“ aus dem Centrum einer Areatonsur; besenartige Auffaserung des Haarkolbens; ep e verhornter Epithelialstrang.

Fig. 17. Zersplitterung eines Schalthaarschaftes.

Fig. 18. Desgl., unmittelbar nach der Epilation gezeichnet. pr Papillenreste; b Bulbus; r s Risse und Spalten der Corticalis; d k „Drahtkorb“-ähnliches Geflecht.

XI.

Ueber das Entstehen der sogenannten Fibrincylinder.

Von Dr. N. A. J. Voorhoeve in Leiden.

Nachdem Henle[1]) im Jahre 1837 die sogenannten Fibrincylinder im kranken Urin entdeckt hatte, und sie post mortem auch in den Harnkanälchen der kranken Nieren vorfand, wurde die Meinung des Entdeckers, dass sie aus Fibrin beständen, das aus den Blutcapillaren in die Harnkanälchen ausschwitzt und in diesen erstarrt, fast von allen Histologen acceptirt. In späterer Zeit kam man aber von dieser Auffassung ganz zurück, und erklärte ihre Bildung durch eine fibrinöse Metamorphose der Epithelien, analog derjenigen der croupösen Pseudomembranen. In dieser Richtung haben sich ausser anderen besonders Axel Key, Ottomar Bayer und Rovida ausgesprochen.

Axel Key[2]) meinte aus seinen histologischen Untersuchungen den Schluss machen zu müssen, dass die körnigen Cylinder — sowohl die grob- als die feinkörnigen — durch Aneinanderlagerung und Verschmelzung der körnig entarteten Epithelien entstehen, die gelatinösen und wachsigen Cylinder in einer gelatinösen Metamorphose resp. einer wachsigen Entartung der Epithelien ihren Grund haben, dass aber die hyalinen Cylinder einer Zellensecretion ihr Entstehen verdanken. Zu der Anschauung, dass diese letzteren in einem von den anderen Entstehungsweisen ganz verschiedenen Prozesse ihren

[1]) Zeitschrift für rationelle Medicin. Band I. S. 68.

[2]) A. Key, Om de s. k. Tubularafgjutringarnas etc. Stockholm 1863.

Ursprung haben sollten, kam er durch die Beobachtung, dass sich hyaline Cylinder oft im Lumen der Harnkanälchen finden, deren epitheliale Auskleidung vollkommen unversehrt ist, und wobei in der ganzen Niere nur eine ganz geringe Trübung der Epithelien wahrgenommen werden kann; ferner dadurch dass sie bei erhöhtem Druck in den Venen reichlicher im Harn erscheinen; und endlich, weil er aus einzelnen Epithelien Albumintropfen hervorragen sah, welche sowohl in ihren chemischen Eigenschaften als in ihrer Consistenz mit den hyalinen Cylindern übereinstimmten.

Ottomar Bayer[1]) aber spricht sich gerade in entgegengesetzter Weise aus, und glaubt annehmen zu müssen, dass auch die hyalinen Cylinder durch Verschmelzung der entarteten Epithelien entstehen, und sie nur als eine höhere Entwicklungsstufe der gelatinösen oder wachsigen Cylinder betrachtet werden sollen. Er will nehmlich den Uebergang von metamorphosirten Epithelien zu einem rein hyalinen Cylinder ganz deutlich wahrgenommen haben. Dass dennoch die Harnkanälchen längere Zeit hindurch von einer epithelialen Auskleidung versehen bleiben, obwohl das ganze Epithelstratum durch die Cylinderbildung verbraucht wird, erklärt er, in Uebereinstimmung mit Key, durch eine schnelle Regeneration der Epithelien, durch eine Neubildung aus den restirenden Epithelien.

Vom chemischen Standpunkte ward darauf in 1870 die Frage von Rovida[2]) beleuchtet. Schon in 1853 hatte Mayer[3]) in Betreff dessen einzelne Beobachtungen gemacht, und war er aus dem verschiedenen Verhalten der Cylinder zu chemischen Reagentien zu der Folgerung gekommen, dass die homogenen Cylinder weder mit Fibrin noch mit Mucin in eine Reihe zu stellen wären, vielmehr nur die stärker lichtbrechenden aus Fibrin beständen. Rovida aber lässt das Fibrin auch für diese letzteren nicht mehr gelten; denn bei seinen mikrochemischen Untersuchungen fand er, dass sowohl die „farblosen" als die „gelblichen" Cylinder nicht in allen Reactionen mit Fibrin übereinstimmen, sondern in mancherlei Hin-

[1]) Ueber den Ursprung der sogen. Fibrincylinder des Urins. Archiv der Heilkunde. Band IX. 1868.

[2]) Ueber das Wesen der Harncylinder. Moleschott's Untersuchungen zur Naturlehre. Band XI.

[3]) Ueber die Bedeutung der Gerinnsel im Harn für Nierenerkrankungen. Dieses Archiv Band V.

sicht sich davon unterscheiden. Nach ihm muss man sich vorläufig damit begnügen, zu wissen, dass „das Stroma der nicht einfach epithelialen Cylinder kein Albumin, kein Albuminat und keines der bekannten Albuminderivate ist, dass es aber durch seine chemischen Eigenschaften den letzteren angereiht werden kann". Uebrigens stimmen andere Forscher auf diesem Gebiete nicht in jeder Beziehung mit ihm überein. Wenn Rovida zum Beispiel sagt, dass die Cylinder sich in Essigsäure vollkommen lösen, konnten Rosenstein[1]), Ranvier[2]) und Andere nur ein Blasserwerden der Cylinder nach anhaltender Anwendung der Essigsäure feststellen.

In Betreff des Ursprungs der Cylinder schloss Rovida[3]) sich an die Meinung Oertel's[4]) an. Dieser hatte nehmlich aus verschiedenen Epithelzellen hyaline Kugeln hervorragen sehen, und meinte, dass aus diesen Kugeln die hyalinen Cylinder gebildet würden. Dasselbe behauptet nun Rovida für die „gelblichen" Cylinder wahrgenommen zu haben. Bei der Untersuchung einer diffus entarteten Niere, welche sich noch nicht im Stadium der Schrumpfung befand, sah er in vielen Kanälchen körnige, kugelförmige Gebilde liegen, welche in ihrer Farbe und Lichtbrechung sehr den „gelblichen" Cylindern glichen, und hier und da aus den Epithelien hervorragten. Deutlich sagt er dabei den Uebergang dieser Gebilde zu Cylindern verfolgt haben zu können, und schliesst daher, dass die Cylinder aus einem Secretionsprozesse der Epithelzellen hervorgehen.

Die genannten Untersucher stimmen also insofern mit einander überein, dass sie alle die Cylinder als ein Product der Epithelien betrachten; der streitige Punkt besteht allein darin, dass sie nach dem Einen Conglomerate der veränderten Epithelien darstellen, nach dem Anderen auf eine Secretion der Epithelien zurückgebracht werden müssen.

Eine davon ganz verschiedene Erklärung wird nun aber in der letzten Zeit von anderen Forschern gegeben. Nach diesen sind die Nierencylinder keine Derivate der Epithelzellen, sondern sollen

[1]) Rosenstein, Pathol. und Therapie der Nierenkrankheiten. Berlin 1870. S. 32.

[2]) Cornil et Ranvier, Manuel d'Histologie pathologique.

[3]) Ueber den Ursprung der Harncylinder. Moleschott's Untersuch. Bd. XI.

[4]) Deutsches Archiv für klinische Medicin. Band VIII. S. 291.

aus dem Blute ihren Ursprung nehmen. Klebs[1]) zum Beispiel sagt, dass bei der Bildung der Cylinder ein fibrinogener Stoff aus den Glomeruli transsudire, und in den gewundenen Harnkanälchen, vielleicht unter Mitwirkung des fibrinoplastischen Stoffes der Epithelien, Fibrin bilde.

Rindfleisch, der früher die Meinung vertheidigt hatte, dass die Epithelien eine Colloidsubstanz produciren sollten, welche in das Lumen der Harnkanälchen austritt und dort den Cylinder bildet, räumt in den letzten Auflagen seines „Lehrbuches der pathologischen Gewebelehre" ein, dass hier auch die Deutung einer einfachen, vielleicht postmortalen oder durch die Präparation bewirkten Aufquellung aus dem Protoplasma der Epithelzellen angenommen werden könne. Für ihn ist nun die Frage vielleicht in dem Sinne zu lösen, dass die Cylinder extravasirte und ausgelaugte rothe Blutkörperchen seien.

Ebenso spricht Bartels[2]) sich für die exsudative Natur der Cylinder aus, wenigstens was die hyalinen Formen betrifft. Für die übrigen glaubt er annehmen zu müssen, dass einige durch Zellensecretion entstehen, während die dunkelkörnigen Cylinder aus einer Aneinanderlagerung der entarteten Epithelzellen hervorgehen sollen.

In der allerletzten Zeit haben sich ausserdem noch verschiedene andere Untersucher in dieser oder jener Richtung über diese Frage ausgesprochen. Ihre Gründe hier alle zu besprechen würde mich jetzt zu weit führen, und behalte ich mir dies zu thun vor, bis ich die von mir selbst gemachten Experimente mitgetheilt haben werde.

Experimentelle Untersuchungen.

Bei einer Untersuchung nach dem Entstehen der sogenannten Fibrincylinder kann man in verschiedener Weise verfahren. Man kann die Frage von einem chemischen Gesichtspunkte aus zu einer Lösung zu bringen suchen, und aus dem Wesen der Cylinder — ihrem Verhältnisse zu verschiedenen Reagentien — eine mehr oder weniger positive Entscheidung über ihre Entstehung zu erlangen suchen. Obwohl ich nun die Zuverlässlichkeit dieser mikro-

[1]) Klebs, Handbuch der pathol. Anatomie. 1870.
[2]) Bartels, Krankheiten des Harnapparates. I. Ziemssen's Handbuch. Bd. IX.

chemischen Untersuchungen nicht ohne Weiteres läugnen will, würde es doch meines Erachtens ganz gut möglich sein, dass die Cylinder, von dem Augenblick an, dass sie gebildet sind, bis zum Augenblick, wo sie im Urin erscheinen und unter dem Mikroskop chemisch geprüft werden, gewissen Veränderungen unterliegen, wodurch ihre optischen und chemischen Eigenschaften modificirt werden. Ist diese Voraussetzung richtig, so kann man auch, aus dem Verhalten der Cylinder zu chemischen Reagentien unter dem Mikroskop, keine positiven Folgerungen in Betreff ihres Ursprungs machen. Ausserdem aber sind die Resultate, welche man bis jetzt durch diese Untersuchungsmethode erhielt, nur negative; denn es wird zwar gezeigt, zu welcher Gruppe die Cylinder nicht gehören, jedoch nicht bewiesen, welcher sie dann wohl eingereiht werden müssen. Aus letzterem Grunde glaube ich, dass man vorläufig besser thun wird, so lange auch die chemische Zusammensetzung der Bestandtheile des thierischen Organismus noch in so mancher Hinsicht lückenhaft erkannt ist, wenn man der Sache in anderer Weise auf den Grund zu kommen sucht.

Ein zweiter Weg zur Erlangung des vorgesteckten Zieles besteht in der mikroskopischen Untersuchung von pathologischen, menschlichen Nieren, in deren Secret man während des Lebens Cylinder fand. Obwohl eine derartige Untersuchungsmethode ohne Zweifel sehr gute Resultate darbieten würde, ist man jedoch eo ipso von der Dauer, dem Verlauf der Nierenerkrankung abhängig, und wird man selten die Gelegenheit haben, die Cylinderbildung kurz oder sogleich nach dem ersten Erscheinen der Cylinder im Harn zu studiren, d. h. in einem Stadium, wo erst ganz geringe pathologisch-anatomische Veränderungen in den Nieren stattgefunden haben.

All' diese Einwände verlieren aber ihre Gültigkeit, wenn man die Cylinderbildung experimentell untersucht; durch Tödtung des Versuchsthieres kann man dann in jedem beliebigen Augenblick das Verhältniss der Cylinder zu den Gewebsbestandtheilen der Niere mit dem während des Lebens erhaltenen Befunde im Urin vergleichen. Aus diesem Grunde habe ich mich bei der Aufgabe, die ich mir gestellt hatte, hauptsächlich auf die letztere Untersuchungsmethode beschränkt, und erst nachträglich die Resultate, welche ich auf diesem Wege erlangte, mit denjenigen verglichen, welche man bei mikroskopischer Untersuchung pathologischer Menschennieren erhielt.

In erster Reihe habe ich deswegen bei Kaninchen durch Intoxication mit verschiedenen Stoffen eine Nierenaffection zu erreichen getrachtet, welche nach verschiedenen Autoren Anlass zur Bildung von Cylindern geben sollte; und mich erst nachher verschiedener operativer Eingriffe an den Nieren selbst bedient, welche erfahrungsgemäss ebenfalls ein Erscheinen von Cylindern im Harn verursachen. Zunächst wünsche ich jetzt diese Experimente der Hauptsache nach mitzutheilen, um dann die dabei erhaltenen Resultate im Vergleich mit dem Befund anderer Experimentatore zu besprechen.

I. Experimente mit Cantharidine.

1. Einem kräftigen Kaninchen wurden vom 1. bis zum 5. October des vorigen Jahres täglich je 5 resp. 10 Mgrm. Canth. injicirt. Während dieser ganzen Zeit zeigte der Urin nur Spuren von Eiweiss; übrigens war aber nichts Abnormes darin zu finden. Am 6. starb das Thier.

Die Section ergab ausser einem ziemlich hyperämischen Zustand der Nieren nichts Bemerkenswerthes.

Mikroskopischer Befund: Das Epithel sowohl der geraden als der gewundenen Kanälchen ist überall normal geblieben; nur ist es an einzelnen Stellen der Corticalsubstanz desquamirt, und liegen in Folge dessen einzelne Epithelzellen frei im Lumen dieser Kanälchen. Am meisten auffallend ist die Vergrösserung der Malpighi'schen Körperchen und die ziemlich bedeutende Kernvermehrung der Glomeruli. Zwischen dem Glomerulus und seiner Kapsel liegt an einzelnen Stellen eine feinkörnige Masse. Auch in den gewundenen Kanälchen sieht man hie und da dieselbe körnige Masse, während bei transversalen Schnitten dann und wann ein deutlich hyaliner oder auch mehr körniger Cylinder zu Tage tritt. Stets ist neben diesen Cylindern das Epithel ganz intact.

2. Einem weniger kräftigen Kaninchen wird am 6. October 4 Mgrm. Canth. injicirt. Am 7. und 8. enthält der eiweisshaltige Urin ausser vielen rothen und weissen Blutkörperchen auch einzelne feinkörnige, hyaline und Epithelcylinder. Nachdem an den zwei folgenden Tagen dem Thier noch je 2 Mgrm. subcutan injicirt waren, und die mikroskopische Untersuchung dasselbe, wie vorher erwähnt, ergeben hatte, wird es am 11. getödtet.

Bei der Section stellt sich dasselbe heraus wie beim ersten Versuchsthiere.

Mikroskopischer Befund: Das Epithel der gewundenen Kanälchen und der Henle'schen Schlingen ist zwar etwas trübe und geschwollen, der Kern tritt aber nach Tinction mit Hämatoxylin deutlich hervor. Hier und da hat das Epithel von der Wand losgelassen. Cylinder findet man auch hier wieder in einzelnen mit intactem Epithel besetzten Harnkanälchen; ebenso eine feinkörnige Masse zwischen dem mit zahlreichen Kernen versehenen Glomerulus und der ausgedehnten Müller-schen Kapsel.

3. Einem dritten Kaninchen wird vom 14. bis zum 21. täglich je 3 Mgrm. Canth. injicirt. Der Urin enthält währenddem nichts Abnormes, nur fand ich bisweilen einzelne Lymphkörperchen im Sediment. Am 22. stirbt dennoch das Thier.

Section: Die Nieren sind sehr hyperämisch. Uebrigens nichts Auffallendes.

Mikroskopischer Befund: Die Epithelveränderungen sind hier am ansehnlichsten, und zwar in den Tubuli contorti. Die Epithelien sind dort sehr trübe und gequollen, so dass von einer Abgrenzung zwischen den einzelnen Zellen nichts mehr zu sehen ist. An vielen Stellen treten auch die Kerne nicht mehr deutlich hervor, sogar nicht nach Färbung mit Hämatoxylin, wo alles eine mehr gleichmässige Tinction annimmt, und die gequollene Epithelmasse das ganze Lumen des Kanälchens ausfüllt. Cylinder werden dagegen nirgends angetroffen, auch sah ich die Müller'schen Kapseln nirgend mit einer feinkörnigen Masse erfüllt. Die Glomeruli sind hier nur in geringem Maasse vergrössert; in den Interstitien findet man hier und da, wie auch bei den beiden vorigen Experimenten, einzelne Kerne.

4. Vom 13. bis zum 21. November wird einem Kaninchen alle zwei Tage 3 Mgrm. Canth. injicirt. Der Harn zeigt ausser Eiweissspuren und einzelnen Lymphkörperchen nichts Abnormes. Am Morgen des 22. stirbt das Thier.

Section: Nieren sind hyperämisch. Die Corticalis ist geschwollen.

Mikroskopischer Befund: In frischen Schnitten sowohl als in erhärteten Präparaten sind die Epithelien theilweise gut erhalten, theilweise auch gequollen und sehr getrübt. In einzelnen Kanälchen sind sie sogar körnig zu Grunde gegangen, so dass die Kerne auch nach Hämatoxylinfärbung nicht mehr hervortreten. Hier und da sieht man in Kanälchen, die von unversehrtem Epithel versehen sind, hyaline oder feinkörnige Cylinder liegen. In den Malpighi'schen Körperchen haben an vielen Stellen Blutergüsse stattgefunden, während man anderswo wieder die oben erwähnte hyaline oder feinkörnige Masse in ihrer Kapsel antrifft. — Die Vermehrung der Kerne in den Glomeruli ist ziemlich beträchtlich. Das interstitielle Gewebe hat eine geringe Verbreiterung erfahren; auch treten mehr Kerne darin auf, besonders in der Nähe der Blutgefässe.

5. Einem kräftigen Kaninchen wird vom 5. bis zum 18. December jeden fünften Tag 3 Mgrm. Canth. injicirt. Im Urin fand ich vom 10. an neben Eiweiss einzelne Lymphkörperchen, zahlreiche rothe Blutkörperchen, viele Nierenepithelien, und einmal sehr schön gebildete Hyalincylinder. Am 19. stirbt das Thier ganz unerwartet.

Section ergiebt dasselbe wie beim vorigen Experiment.

Mikroskopischer Befund: Im Allgemeinen ist dieser derselbe wie beim zweiten Thiere, nur sind die Epithelveränderungen noch etwas beträchtlicher. Die Cylinder sind durchgängig von normalem Epithel umgeben; an einzelnen Stellen sieht man es aber neben den Cylindern plattgedrückt, oder es ist auch wohl ganz verschwunden. Die körnige Masse zwischen Glomerulus und Kapsel findet sich auch hier. — Die interstitiellen Veränderungen sind hier weniger ausgedrückt.

Fasse ich jetzt die Ergebnisse der mikroskopischen Befunde aus diesen fünf Experimenten zusammen, so fällt zunächst auf, dass das Verhältniss der Cylinder zu den Nierenepithelien stets ein unabhängiges war, dass nirgends ein Uebergang von veränderten Epithelien zu einer Cylindermasse festgestellt werden konnte, sondern im Gegentheil die Epithelbekleidung der Harnkanälchen fast durchgängig neben den Cylindern intact geblieben war. Die Thatsache, dass das Epithel der gewundenen Harnkanälchen in vielen Fällen stark gequollen und trübe war, kann kein Anlass sein, die zu gleicher Zeit vorkommenden Cylinder mit diesen gequollenen und desquamirten Epithelien in directe Verbindung zu bringen; weil man doch, wenn wirklich die Cylinder aus diesen Epithelien entständen, irgendwo Uebergänge von ihnen zu Cylindern antreffen müsste. Ausserdem fand ich aber im 3. Experiment, wo gerade die beträchtlichsten Veränderungen an den Epithelien wahrgenommen wurden, keinen einzigen Cylinder, weder intra vitam im Harn, noch post mortem in der Niere selbst — ein weiterer Beweis, meine ich, dass die Cylinderbildung mit diesen Epithelentartungen wenig oder gar nichts zu schaffen hat. Wenn daher Langhans[1]) sagt, dass diese gequollenen und frei im Lumen der Harnkanälchen liegenden Epithelzellen sich in den schmalen Henle'schen Schleifen in Cylinder umzuändern scheinen, „sich dort säulenförmig anhäufen, sich gegenseitig plattdrücken, glasig aufquellen und mit einander zusammenfliessen", so kann ich, gestützt auf die vor mir liegenden mikroskopischen Präparate, dieser Auffassung nicht beipflichten, da ich von einem solchen allmählichen Uebergang nirgends eine Spur bemerke.

Ein ausserdem wichtiger Umstand ist der, dass ich in allen Fällen, wo Cylinder in den Harnkanälchen angetroffen wurden, eine hyaline oder feinkörnige Masse in verschiedenen Malpighi'schen Körperchen ergossen fand, und gerade in dem einzigen Falle, wo weder im Urin noch in den Harnkanälchen Cylinder auftraten, dieser Befund fehlte. Ueber die Bedeutung hiervon werde ich aber erst später sprechen, nachdem ich auch die übrigen Experimente mitgetheilt haben werde.

[1]) Dieses Archiv. 1879. Band LXXVI. S. 108.

II. Experimente mit neutralem chromsaurem Ammoniak.

1. Am 14. October wird einem Kaninchen eine Pravaz'sche Spritze voll einer 6 procentigen Lösung von neutralem chromsaurem Ammoniak subcutan injicirt. Am nächsten Tage erhält der spärlich gelassene Urin viel Eiweiss, zahlreiche feinkörnige Cylinder von verschiedener Breite und Länge, und einzelne Lymphkörperchen. Von da an urinirt das Thier nicht mehr, bekommt am 16. heftige Convulsionen und wird deshalb getödtet.

Section: Die Nieren sind etwas grösser wie normal. Auf der Oberfläche wechseln dunkelrothe Stellen mit mehr gelblich gefärbten ab.

Mikroskopischer Befund: Am stärksten fallen bei diesen Präparaten die ansehnlichen Veränderungen der Epithelbekleidung auf. In den gewundenen Kanälchen ist sie fast überall ganz und gar zu Grunde gegangen; die Epithelzellen sind dort bald in eine mattglänzende Masse umgewandelt, welche das Lumen der Kanälchen ganz ausfüllt, und in welcher zwar noch eine Art Abgrenzung zwischen den einzelnen Zellen zu sehen ist, aber von Kernen keine Spur mehr wahrgenommen werden kann; bald liegen sie regellos im Lumen, oder füllen als geschrumpfte, vielfach gefaltete Membranen, die von jeder normalen Epithelzelle beraubten Kanälchen aus. Dagegen ist die Epithelbekleidung der Henle'schen Schleifen und der Tubuli recti fast ganz unversehrt geblieben. In diesen letzteren liegen zahlreiche grob- und feinkörnige, oft sehr stark lichtbrechende, cylinderförmige Massen, welche in dem peripherischen Theile der Tubuli sowohl transversal als longitudinal noch in verschiedene Stücke getrennt sind, mehr central aber, d. h. nach dem Hilus zu, diese Eigenthümlichkeit verlieren und aus einer ganz gleichmässigen, körnigen Masse bestehen. Homogene Cylinder fand ich trotz eifrigen Suchens nirgendwo.

2. Einem gleich kräftigen Kaninchen wird darauf am 16. October eine halbe Spritze derselben Lösung injicirt. In den nächsten Tagen enthält der Harn anfänglich nur wenig Eiweiss und gar keine Cylinder, bald zeigt sich jedoch der Harn stark eiweisshaltig und werden bei der mikroskopischen Untersuchung, ausser einzelnen Lymphkörperchen, zahlreiche grob- und feinkörnige Cylinder, viele entartete Nierenepithelien, und auch einige rein hyaline Cylinder gefunden. Am 22., also 6 Tage nach der subcutanen Injection, stirbt das Thier, nachdem es in den zwei letzten Tagen sehr wenig, und in den letzten 24 Stunden gar nicht urinirt hat.

Section: Die Nieren sind etwas vergrössert, haben eine blass-gelbe Farbe, während hier und da rothe Punkte hervortreten. Auf dem Durchschnitt ist die Corticalsubstanz abnorm blass, die Pyramidalsubstanz dagegen etwas injicirt.

Mikroskopischer Befund: Eine Untersuchung frischer Schnitte zeigt eine allgemeine körnige Entartung der Epithelien, die theilweise in einer trüben Schwellung, theilweise in einer fettigen Degeneration besteht. Präparate der im absoluten Alkohol erhärteten Nieren zeigen ebenso wie beim vorigen Experimente einen totalen Zerfall der Epithelien in den Tubuli contorti. Jedoch findet man hier in geringerem Maasse die geschrumpften, wirr gefalteten Membranen Weigert's, während das in eine mattglänzende Masse umgewandelte Epithel, welche durch Hämatoxylin nicht blau, sondern gelblich-braun gefärbt wird, hier in den Vordergrund tritt. Dieser

Unterschied von dem Ergebnisse des vorigen Experimentes wird vielleicht in der geringeren Gabe des Giftes seinen Grund haben. Besonders deutlich tritt überdies hier hervor, dass die körnigen, cylinderförmigen Massen, welche man in den geraden und auch in einzelnen gewundenen Kanälchen antrifft, aus den zerfallenen Epithelzellen ihren Ursprung nehmen; denn sogar bei nur oberflächlicher Betrachtung eines Präparates bekommt man zahlreiche Uebergänge vom Einen zum Anderen zu Gesichte. Ausserdem sieht man noch, am deutlichsten bei tangentialen Schnitten der Corticalsubstanz, einzelne hyaline Cylinder in den Harnkanälchen liegen; Uebergänge von den feinkörnigen Massen zu diesen Hyalincylindern konnte ich aber nirgends constatiren.

3. Um eine weniger rasche Wirkung des Chromsalzes zu erreichen, injicirte ich am 3. Nov. einem sehr kräftigen Kaninchen alle vier Tage eine halbe Pravaz'sche Spritze voll einer viel schwächeren Lösung (3 : 160). Da hierdurch aber nach 16 Tagen keine Veränderungen im Urin auftraten, injicirte ich zunächst das Doppelte, und als ich auch dabei nicht zum Ziele kam, die vierfache Quantität. Zwei Tage nach dieser letzten Injection fand ich Spuren von Albumen im Harn, und nach einer nochmaligen Injection derselben Quantität enthielt der Urin in den drei darauffolgenden Tagen ausser Eiweiss sehr schöne Hyalincylinder, von welchen einige mit zerfallenen Epithelien bedeckt waren, andere eine körnige Einlagerung zeigten. Ausserdem fanden sich hier im Urin eigenthümliche Häufchen von zerfallenen und geschrumpften Epithelzellen, wie wir sie beim ersten und zweiten Experimente in den Tubuli contorti antrafen. Leider starb das Thier am vierten Tage nach der letzten Injection, wahrscheinlich durch die grosse Kälte in der Nacht.

Section: Die Nieren sind etwas blass, sonst aber normal.

Mikroskopischer Befund: Beträchtliche Veränderungen des Epithels fehlen hier vollständig. Nur sind die Epithelien der gewundenen Harnkanälchen etwas getrübt und gequollen an einzelnen Stellen, während an anderen Stellen der Prozess schon etwas weiter vorgeschritten ist, die Contouren der einzelnen Zellen ganz verschwunden sind, die Kerne nicht mehr so deutlich hervortreten u. s. w. In den Kanälchen der Corticalsubstanz sieht man hie und da einen Hyalincylinder liegen, wobei der Epithelkranz stets wohlerhalten ist. Dasselbe findet sich einzelne Male in der Pyramidalsubstanz, deren Epithel übrigens ganz normal ist.

Der erste, welcher die Aufmerksamkeit auf die Eigenschaft der Chromsäure, bei Hunden und Kaninchen eine Nierenaffection hervorzurufen, lenkte, war Gergens [1]). Bei einer experimentellen Untersuchung der Functionen des Lumbalmarks mittelst localer Chromsäure-Injectionen fand er im Urin ausser Albumen die gewöhnlichen Fibrincylinder und Nierenepithelien, und bei mikroskopischer Betrachtung der Nieren selbst „Trübung und Verfettung der Epithelien, keine Veränderung des interstitiellen Gewebes, also paren-

[1]) Ueber die toxische Wirkung der Chromsäure. Archiv für experim. Pathol. und Pharmakol. Band VI. 1876.

chymatöse (desquamative) Nephritis.“ Ueberrascht durch diesen Befund, fragte er sich, ob die so entstandene Nierenaffection die Folge eines durch das Rückenmark vermittelten centralen Reizes sei, oder ob die Ursache in der toxischen Wirkung der Chromsäure selbst gesucht werden müsste. Bei zu diesem Zwecke angestellten Versuchen stellte sich bald heraus, dass das letztere der Fall war; denn durch subcutane Injectionen neutraler chromsaurer Salze erhielt er dieselben Resultate, nehmlich Eiweiss und Cylinder im Harn, Trübung und Verfettung der Epithelien in den Nieren. Aus den oben angeführten Experimenten geht aber hervor, wie auch aus dem was Weigert[1]) mittheilt, dass damit noch nicht Alles erschöpft ist. Wie wir im ersten und zweiten Experimente sahen, sind die Epithelien der Tubuli contorti durch die toxische Wirkung des chromsauren Salzes fast überall von der Wand abgehoben, und liegen entweder als Knäuel abgetödteter und geschrumpfter Zellen in den Kanälchen, oder füllen das Lumen als eine kernlose, mehr oder weniger glänzende Masse aus. Daneben fanden sich dann sowohl in den Henle'schen Schleifen als in den geraden Harnkanälchen zahlreiche körnige, stark lichtbrechende Massen, die oft die Gestalt der sogenannten, aber falsch gedeuteten „Cylindroide“ angenommen haben. Dass diese cylinderförmigen Massen, welche im Urin als dunkelkörnige Cylinder vorkamen, in der That von den vernichteten und zerfallenen Epithelien hergeleitet, und als einfache Detritusmassen betrachtet werden müssen, ist, meine ich, dadurch ausser Zweifel gesetzt, dass man zahlreiche Uebergänge zwischen den kernlosen Epithelmassen und diesen Cylindern wahrnehmen kann. Uebergänge von den grob- oder feinkörnigen Massen zu hyalinen Cylindern fand ich jedoch nirgendwo, weshalb ich zu der Vermuthung kommen musste, dass diese Cylinder, welche ich beim zweiten Versuchsthier im Urin antraf, und die ich auch in einzelnen Kanälchen der Rindensubstanz liegen sah, auf eine andere Weise zu Stande kämen. Für diese Vermuthung ward mir das dritte Experiment eine weitere, nicht unwesentliche Stütze. Dort ergab ja die mikroskopische Untersuchung der Nieren eine fast vollkommene Intactheit der Epithelbekleidung in den gewundenen Kanälchen. Und dennoch waren

[1]) Dieses Archiv Band LXXII. 1878. S. 253.

hier im Urin zahlreiche Hyalincylinder aufgetreten, von denen einige mit feinen Körnchen, andere mit körnigen Epithelzellen bedeckt waren. Entstanden nun diese Cylinder durch eine Verschmelzung von desquamirten und degenerirten Epithelien, mit nachheriger Metamorphose? Ich meine nein! denn in dem Falle müsste man ja auch hier das Epithel der gewundenen Kanälchen degenerirt und metamorphosirt finden, und zweitens müsste man Uebergänge von veränderten Epithelien zu hyalinen Cylindern antreffen. Dieses aber stellte sich sogar bei der genannten Untersuchung nirgendwo heraus, sondern war im Gegentheil das Epithel im Zustande fast vollkommener Integrität.

Wenn ich jetzt zusammenfasse, was die Versuche mit Chromsäure-Intoxicationen uns in Betreff der Cylinderbildung lehren, so komme ich zu der Folgerung, dass die zweierlei dabei vorkommenden Cylinderformen auch zwei verschiedenen Prozessen ihre Entstehung zu verdanken haben, nehmlich: 1) die dunkelkörnigen Cylinder entstehen aus den zerfallenen Epithelien und haben nur die Bedeutung einfacher Detritusmassen, welche zwar die Gestalt von Cylindern angenommen haben, da sie ja in cylinderförmigen Kanälchen gebildet werden, aber dennoch mit ächten Cylindern, wie wir sie im menschlichen Harn finden, nicht identificirt werden dürfen; und 2) die hyalinen Cylinder entstehen weder durch eine allmähliche Metamorphose der dunkelkörnigen Detritusmassen, noch auch durch eine Aneinanderlagerung und Verschmelzung von entarteten und metamorphosirten Epithelien, sondern durch einen anderen Prozess, der unabhängig von dem Zerfall der Epithelien verläuft.

III. Experimente mit einseitiger Ureterunterbindung.

Wie schon oben angeführt wurde, giebt es in der Literatur ausser der jetzt erwähnten noch zwei andere Erklärungen über die Bildung der Cylinder; nach diesen werden die Cylinder nehmlich entweder als ein Secretionsproduct der Epithelien betrachtet, oder als ein Exsudat. Aufrecht[1]), der bei der Besprechung seiner Experimente mit einseitiger Ureterunterbindung auch einige Bemerkungen über die dabei vorkommende Cylinderbildung macht, schliesst sich im Ganzen der Ansicht Oertel's und Rovida's an,

[1]) Aufrecht, Die diffuse Nephritis. Berlin 1879.

und kommt zum Resultat, dass die Cylinder weder in einem Exsudationsprozess ihren Grund haben, noch von den Epithelien, d. h. ihrer Substanz in toto, hergeleitet werden können, sondern dass sie einer Secretion der Epithelien ihr Entstehen verdanken. In den Nieren seiner Versuchsthiere fand er nehmlich die Epithelbekleidung neben den Cylindern stets unversehrt, obwohl die Epithelzellen sehr getrübt waren, und ihre Contouren nicht mehr deutlich unterschieden werden konnten. Dagegen kamen ihm einige Male eigenthümlich gebildete Cylinder zu Gesichte, welche sowohl transversal als longitudinal durch feine, helle Linien in verschiedene Stücke getrennt waren; und ausserdem sah er bisweilen am Rande seiner mikroskopischen Präparate „helle, rundliche Gebilde" aus einer Epithelzelle herausragen, welche mit den aus einzelnen Stücken bestehenden Cylindern vollkommene Uebereinstimmung zeigten, was ihr äusseres Ansehen betraf. Aus dieser Identität der kugligen Gebilde mit den hyalinen Cylindern folgert Aufrecht nun, dass diese letzteren durch Zusammenfliessen solcher hellen Kugeln gebildet werden müssen, und dass man sie also als ein Secretionsproduct der Epithelien zu betrachten habe, welche durch die Urinstauung in einen Reizzustand versetzt sind.

Mit diesen mikroskopischen Ergebnissen Aufrecht's steht aber in ziemlich grellem Widerspruch, was ich selbst bei derartigen Nieren fand. Zwar kann ich ihm ganz und gar beipflichten, dass die Epithelien nur ganz geringen Veränderungen unterworfen sind; zwar sah auch ich bisweilen diese eigenthümlichen, rundlichen Gebilde in den Harnkanälchen liegen, ja sogar ein paar Male innerhalb der Malpighi'schen Kapsel, jedoch von einem Zusammenhang dieser Gebilde mit den Epithelien, oder von einem „Herausragen aus einzelnen intacten Epithelzellen" konnte ich nirgends eine Spur entdecken.

Mein Befund der Kaninchennieren nach einseitiger Ureterunterbindung ist im Allgemeinen folgender, wobei ich aber nur dasjenige mittheile, was mit der Cylinderbildung in directer Verbindung steht:

1. Bei zwei Kaninchen, die 3 Tage nach der Unterbindung des linken Ureters starben, waren die linken Nieren stark vergrössert, wobei die Vergrösserung hauptsächlich die Pyramidalsubstanz betraf, und sahen sowohl auf der Oberfläche als auf dem Durchschnitt sehr hyperämisch aus. Das Nierenbecken war ziemlich stark

ausgedehnt, und der darin enthaltene Urin zeigte unter dem Mikroskop ausser vielen Lymphkörperchen und rothen Blutzellen zahlreiche Hyalincylinder, theils mit feinen Körnchen, theils mit geschrumpften Epithelzellen bedeckt.

Mikroskopischer Befund: Das Epithel der Tubuli contorti ist zwar etwas trübe, und die Contour der einzelnen Zellen etwas undeutlich, im Allgemeinen aber ist es normal geblieben. An einzelnen Stellen hat eine Desquamation des Epithels stattgefunden, wahrscheinlich durch die zahlreichen Blutergüsse, die sich sowohl in den Kanälchen selbst, als in den Malpighi'schen Kapseln und in den Interstitien finden. Ferner liegen in vielen Kanälchen dunkle, grobkörnige Massen, neben welchen in den meisten Fällen das Epithel noch intact ist, in einigen Fällen aber auch verschwunden ist. Diesen körnigen Massen ist wohl schwerlich eine andere Deutung zu geben, als die von degenerirten rothen Blutkörperchen, denn sie sind gerade in der Nähe der Blutergüsse am stärksten vertreten. Ausser diesen nimmt man in einzelnen anderen Kanälchen hyaline Cylinder wahr, die stets von einem intacten Epithelkranz umgeben sind. Uebergänge von den körnigen Massen zu den hyalinen Cylindern können auch hier nicht aufgefunden werden. An einzelnen Stellen treten daneben die oben erwähnten kugligen Gebilde hervor, jedoch ohne irgend einen Zusammenhang mit den Epithelien zu zeigen. — Die Malpighi'schen Körperchen sind etwas vergrössert, in ihrer Kapsel fand ich öfters dieselbe feinkörnige Masse, welche auch bei den Cantharidinexperimenten wahrgenommen wurde. Die Interstitien sind etwas breiter geworden durch Ausdehnung der Capillaren, in der Nähe von einigen Blutgefässen beginnt sogar schon ein Austreten von weissen Blutkörperchen sichtbar zu werden.

2. Bei vier anderen Kaninchen, welche den operativen Eingriff besser überstanden hatten, und welche zu verschiedenen Zeiten, zwischen dem 10. und 45. Tage, getödtet wurden, waren die linken Nieren zwar grösser wie normal durch die starke Ausdehnung des Nierenbeckens, in Wirklichkeit hatte ihr Volumen aber abgenommen, und besonders die Rindensubstanz war sehr schmal und atrophisch. Uebrigens waren die Nieren blass, bisweilen weisslich glänzend. Der aus dem Nierenbecken genommene Urin enthielt ausnahmslos, neben einer Unmasse von weissen und rothen Blutkörperchen, auch sehr viele und sehr schöne Hyalincylinder.

Mikroskopischer Befund: Das Epithel sowohl in der Cortical- als in der Pyramidalsubstanz ist sehr schön erhalten; nur war es in den Fällen, wo schon sehr lange Zeit die Unterbindung gedauert hatte, mehr oder weniger atrophisch geworden. Cylinder giebt es hier im Allgemeinen in viel geringerer Anzahl, immer aber neben intactem Epithel. Nur in einem Falle, wo der Ureter 20 Tage unterbunden gewesen war, gelang es mir nicht, Cylinder in den gewundenen Kanälchen zu finden, trotzdem der im Nierenbecken enthaltene Urin sehr zahlreiche, stark gewundene hyaline und feinkörnige Cylinder gezeigt hatte. In den drei anderen Fällen waren sie aber leicht aufzufinden, und besonders zahlreich zeigten sie sich in dem einen Falle, wo das Kaninchen am 45. Tage nach der Unterbindung getödtet wurde.

Während also einerseits aus dem mikroskopischen Befunde dieser Nieren deutlich hervorgeht, dass an eine abnorme Secretion der Epithelien als Ursache der Cylinderbildung nicht gedacht werden darf — ebenso wenig wie bei den oben mitgetheilten Experimenten mit Cantharidin und Chromsäure — so erhellt zu gleicher Zeit, dass die Einwände, welche Aufrecht gegen eine Exsudation erhebt, bei unbefangener Beobachtung gar nicht Stich halten. Er meint nehmlich, dass die Cylinder deshalb kein Product aus dem Blute sein können, „weil — wie er sagt — es nicht gut anzunehmen ist, dass da, wo innerhalb des Nierenbeckens durch die von der Niere abgesonderte Flüssigkeit in Folge der Ureterunterbindung ein so hochgradiger Seitendruck besteht, dass das Nierenbecken ausgedehnt wird, eine Transsudation aus dem Blute in die Harnkanälchen stattfinden kann. Ausserdem aber ist ein solcher Vorgang nicht anzunehmen, weil die Blutgefässe, resp. das interstitielle Gewebe, innerhalb der ersten Tage nach der Unterbindung gar nicht verändert sind und grade in dieser Zeit Fibrincylinder in überaus reicher Zahl gefunden werden, während sie weiterhin, wenn das interstitielle Gewebe und die Blutgefässe erkrankt sind, fast vollständig fehlen und nicht mehr gebildet werden“. Aus den soeben mitgetheilten Experimenten sahen wir nun aber, dass die Cylinderbildung nicht aufhört, sobald es zu interstitiellen Veränderungen gekommen ist, sondern dass diese beiden Vorgänge ganz deutlich neben einander wahrgenommen werden können. Während ich doch einerseits schon am dritten Tage nach der Unterbindung geringe interstitielle Prozesse antraf neben zahlreichen Cylindern, waren andererseits auch später, wenn schon sehr bedeutende Veränderungen in den Interstitien aufgetreten waren, zu wiederholten Malen Cylinder in den Kanälchen der Rindensubstanz wahrzunehmen. Wenn Aufrecht daher behauptet, dass er „in all' den Nieren, deren Ureter länger als 6 Tage unterbunden war, trotz der zahlreichen denselben entnommenen Präparate, nicht mehr wie zweimal innerhalb der Rindensubstanz Fibrincylinder gefunden hat, und in Nieren, die nach 23- resp. 42tägiger Unterbindung die hochgradigsten Veränderungen des interstitiellen Gewebes zeigten, absolut gar keine Cylinder vorhanden waren,“ so kann ich mich einfach damit begnügen, die Thatsache gegenüber zu stellen, dass es mir nur in einem Falle nicht gelang, die Cylinder in den Kanälchen aufzufinden, während sie in den anderen Fällen entweder in geringerer oder grösserer Zahl vorhanden waren. Und was Aufrecht's zweiten Einwand betrifft, dass bei dem hochgradigen Seitendruck, den der aufgestaute Urin in den Harnkanälchen ausübt, eine Transsudation aus dem Blute in die Harnkanälchen sich schwerlich denken lässt, dagegen bei demselben Druck einer Secretion der Epithelien nichts im Wege steht, so meine ich mit vollem Recht hiergegen anführen zu können, dass Circulationsstörungen die ersten Folgen der Urinstauung sein müssen, und die Epithelien unmöglich davon zuerst betroffen werden können. In genügender Weise wird dies aber ausserdem bewiesen durch den anatomischen Befund solcher Nieren einige Tage nach der Unterbindung. Denn nicht nur fand ich in dem aufgestauten Urin des Nierenbeckens zahlreiche rothe und weisse Blutzellen, sondern es hatten in den Nieren selbst an vielen Stellen Blutergüsse stattgefunden. Wo nun ein Bluterguss stattfindet aus den Blutgefässen in die Harnkanälchen, da wird wohl auch ebenso gut Blutplasma übertreten können. Woher es aber kommt, dass bei dem allerdings hohen Druck in den Harnkanälchen dennoch ein Uebertreten rother Blutkörperchen möglich ist, vermag ich nicht mit Sicherheit zu entscheiden; dennoch will ich auf die sehr plausible Auffassung Runeberg's[1]) aufmerksam machen, dass gerade durch eine Verminderung des Blutdruckes in den Glomeruli oder durch eine Steigerung des Druckes in den Harnkanälchen der Uebergang von Blutbestandtheilen in die Kanälchen bedingt werden kann.

Bis hierher haben wir also gesehen, dass die Cylinder, welche wir bei unseren Experimenten auffanden, in keiner Weise mit Veränderungen der Epithelien in Verbindung gebracht werden können — weder durch Metamorphose noch durch Secretion. Es wird daher jetzt meine Aufgabe sein, zu zeigen, auf welche Weise dieselben wohl entstehen, und ob man neben indirecten Beweisen auch directe anführen kann zum Beweise der Auffassung, dass die Cylinder in einem Exsudationsprozess ihren Grund haben. In der That glaube ich durch die Resultate, welche ich nach Einengung der Vena resp. Arteria renalis erlangte, und die ich sogleich mittheilen werde, diese letzteren Beweise in befriedigender Weise liefern zu können.

Gegenüber der allgemein gemachten Erfahrung, dass Stauung in den Nieren schon an und für sich ein Erscheinen von Cylin-

[1]) Deutsches Archiv für klinische Medicin. Band XXIII.

dern im Harn verursachen sollte, trachtet Burkart[1]) experimentell zu erweisen, dass Stauung allein dies niemals bewirken könne, sondern dass daneben stets ein entzündlicher Prozess in den Nieren vorhanden sein müsse, bevor eine Bildung von Cylindern möglich sei. Nach einseitiger Unterbindung der Nierenvene fand er nehmlich keine Spur von Cylindern, weder intra vitam im Urin noch bei der mikroskopischen Untersuchung der Nieren in den Harnkanälchen; und er kommt daher zu dem Schlusse, „dass auch nicht die höchsten Grade venöser Nierenhyperämie im Stande sind, zur Bildung von Cylindern zu führen". Mit Recht weisen nun aber Weissgerber und Perls[2]) darauf hin, dass eine so angestellte Unterbindung der Nierenvene einen Zustand in der Niere hervorruft, der schwerlich der Nierenstauung bei Herz- und Lungenkrankheiten analog genannt werden kann. „Wenn wir auf diese Weise die Nierenvene zubinden", bemerken sie, „werden wir nicht blos eine Verlangsamung der Blutströmung in der Niere mit längerem Verweilen kohlensäurereichen Blutes in derselben verursachen, wie es zum Begriffe der Stauung gehört, sondern wir werden geradezu einen Stillstand der Blutströmung verursachen." Diesem entspricht dann auch vollkommen sowohl die Beschreibung, welche Burkart von einer solchen Niere giebt, als auch was sie selbst nach einer gänzlichen Unterbindung der Nierenvene fanden. In all' solchen Fällen war die Niere im Zustande stärkster Blutüberfüllung, und „hatte meist etwas Trockenes, wie Abgestorbenes, ähnlich einem frischen hämorrhagischen Infarct".

Wenn eine solche Einrichtung des Experimentes also den natürlichen Vorgang nicht auf entsprechende Weise nachahmt, haben Weissgerber und Perls dieses auf andere Weise zu erreichen gesucht, und zwar dadurch, dass sie die Vene nur zur Hälfte zubanden. Und es ist auch diese Methode, mit welcher ich in den jetzt folgenden Experimenten begonnen habe.

IV. Experimente mit Unterbindung der Vena resp. Arteria renalis.

Nach vorheriger Narcotisirung der Versuchsthiere und unter Beachtung aller antiseptischen Maassregeln wird bei diesen Operatio-

[1]) Burkart, Die Harncylinder. Berlin 1874.

[2]) Fibrincylinder und Micrococcen in der Niere. Archiv für experim. Pathol. und Pharmakol. Band VI. 1876.

nen stets von der Rückenseite ausgegangen, nicht von der Bauchseite, wie Weissgerber und Perls thaten. Dadurch gelang es mir, die Kaninchen viel länger am Leben zu erhalten, wenn wenigstens keine besonderen Umstände diesen Erfolg verhinderten, da man auf diese Weise nur sehr wenig Gefahr hat, das Peritoneum zu verletzen, und überhaupt der ganze operative Eingriff viel schonender ist.

1. Am 25. November wird bei einem Kaninchen die linke Nierenvene theilweise unterbunden; während der Operation ist der Blutverlust ziemlich stark. In der darauffolgenden Nacht verliert das Thier wieder viel Blut, und wird am Nachmittag des 26. todt gefunden.

Section: In das Kapselfettgewebe der Niere hat ein starker Bluterguss stattgefunden. Nach Entfernung der Coagula stellt sich heraus, dass der Unterbindungsfaden die Vene fast ganz zugeschnürt hat. Die Niere selbst ist etwas grösser wie die rechte, prall gespannt und besonders auf dem Durchschnitt ausserordentlich blutreich. — In der Blase findet sich ein sparsamer, hellrother Urin, in welchem die mikroskopische Untersuchung zahlreiche rothe Blutkörperchen, Nierenepithelien und verschiedene feinkörnige Cylinder aufweist.

Mikroskopischer Befund: In der Pyramidalsubstanz sind an vielen Stellen sehr ansehnliche Blutergüsse, so dass man oft weithin die geraden Kanälchen mit Blut erfüllt sieht. In der Corticalsubstanz sind sie zwar weniger bedeutend, dennoch sind sie aber in ziemlich grosser Anzahl vorhanden, sowohl in den Müller'schen Kapseln als in und zwischen den gewundenen Kanälchen. Die Epithelien sind in der Pyramidalis normal, in der Corticalis etwas körniger wie gewöhnlich; ausserdem hat das Epithel in der letzten Substanz an manchen Stellen losgelassen, und sieht man die Zellen hier und da im Lumen liegen. Weiter trifft man in vielen Kanälchen, sowohl in den geraden als in den gewundenen, grobkörnige Massen an, die aber gar nicht das charakteristische Ansehen von Cylindern hatten, sondern, gerade wie bei den Ureterunterbindungen während 3 Tage, als Detritus der zu Grunde gegangenen Blutkörperchen betrachtet werden müssen. Ausser diesen körnigen Massen fanden sich sehr vereinzelt einige feinkörnige Cylinder, wie sie auch im Urin vorhanden waren. Dass diese feinkörnigen Cylinder aus den grobkörnigen Detritusmassen entstanden sind, halte ich nicht für wahrscheinlich, da ich nirgendwo Uebergänge zwischen diesen beiden auffinden konnte, und ich bei einem anderen Experimente, wo durch subcutane Injectionen von Ol. terebinthinae ebenfalls Blutmassen in die Kanälchen übergetreten waren, weder im Harn noch in den Kanälchen Cylinder antraf. Dennoch wage ich es nicht, darüber eine entschiedene Meinung auszusprechen, da Langhans in seiner schon oben angeführten Abhandlung den Uebergang von rothen Blutkörperchen in Cylinder deutlich behauptet gesehen zu haben angiebt; nur constatire ich, dass mir solches nicht gelang.

Aus diesem Experimente geht also nicht hervor, dass lediglich eine in den Nieren hervorgerufene Stauung zur Cylinderbildung führt. Jedoch vergesse man nicht, dass die Einengung der Vene sich hier wenig von einer vollkommenen Unterbindung unterschied, und man deshalb aus demselben Grunde, der oben gegen das Experimentiren Burkart's angeführt wurde, schwerlich einen positiven Schluss machen kann. Die Niere war ja auch in einem Zustande höchster Hyperämie, und gewiss durfte eine solche Niere nun und nimmermehr einer Stauungsniere gleichgestellt werden, wie wir sie etwa bei nicht compensirten Herzfehlern finden.

Indessen gelang mir die Einengung bei den nächsten Experimenten durch eine andere Methode besser, auf welche mich Herr Dr. Nykamp aufmerksam machte. Nach dieser Methode legt man, nachdem man die Vene gut von der Arterie isolirt hat, und ein vierfacher Faden unter die erstere durchgeführt ist, eine mässig dicke Sonde auf die Vene, schnürt den Faden über die Sonde hin zu, so dass man also Vene und Sonde in dem Knoten gefasst hat. Zieht man darauf die Sonde wieder weg, so wird man, je nachdem man dicke oder dünne Sonden gebraucht hat, immer den gewünschten Einengungsgrad erreicht haben.

2. Am 12. December wird bei einem Kaninchen auf diese Weise die linke Nierenvene eingeengt. Am nächsten Tage enthält der Urin Albumen, Hyalincylinder und einzelne Lymphkörperchen. Ebenso an den folgenden Tagen bis zum 22., an welchem Tage das Thier getödtet wird.

Section: Die linke Niere ist nicht grösser wie während der Operation, sieht blass-gelblich aus und etwas glänzend. Auf dem Durchschnitt ist sie besonders blass; die Rindensubstanz misst nur 2 Mm., während die der rechten Niere 3,5 Mm. breit ist.

Mikroskopischer Befund: Das Erste, was hier sowohl bei frischen als bei in absolutem Alkohol erhärteten Schnitten auffällt, sind die ziemlich beträchtlichen interstitiellen Veränderungen. Die Interstitien sind in der ganzen Rindensubstanz verbreitert und enthalten viele Kerne; an einzelnen Stellen ist die Verbreiterung der Interstitien und die Emigration der Zellen sogar sehr ansehnlich, besonders aber in der Nähe der grösseren Blutgefässe. Die Epithelien sind daneben überall sehr schön erhalten, und zeigen nirgend einige Abnormität. Hyaline und feinkörnige Cylinder sind nur in spärlicher Zahl aufzufinden; wo man sie aber sieht, da ist auch stets der Epithelkranz unversehrt geblieben. — In Schnitten der rechten Niere ist nichts Abnormes zu sehen.

Was zunächst die hier aufgefundenen interstitiellen Veränderungen betrifft, so will ich hier beiläufig bemerken, dass die Resultate, welche Buchwald und Litten[1]) bei denselben Experimenten erhielten, vielleicht deshalb meinem Befunde diametral gegenüberstehen, weil diese Untersucher die Nierenvene vollständig unterbanden, und also ebenso wenig wie Burkart blosse Stauung in der Niere hervorriefen. Ich bin um so mehr geneigt, dieses anzunehmen, weil die Schilderung, welche sie von solchen Nieren

[1]) Ueber die Structurveränderung der Niere nach Unterbindung ihrer Vene. Dieses Archiv. Band LXVI. 1876.

geben, ganz einem Zustande entspricht, wo der Niere jedes Ernährungsmaterial entzogen ist. Uebrigens will ich einer Entscheidung hierüber nicht vorgreifen, da weitere Experimente hierfür noch nöthig sind.

Für mich ist indessen bei diesem Experiment das Wichtige, dass eine gut gelungene, künstlich erzeugte Stauung in den Nieren zur Bildung von hyalinen und feinkörnigen Cylindern führt. Schon vom ersten Tage nach der Einengung an wurden diese Cylinder ja stets im Harn gefunden; und zugleich stellte sich aus der mikroskopischen Untersuchung der Niere heraus, dass eine Bildung dieser Cylinder aus den Epithelien auch hier nicht angenommen werden durfte. Gewann also die Ansicht hohe Wahrscheinlichkeit, dass die Cylinder ihren Ursprung aus dem Blute nähmen, so ward dafür die Kochmethode Posner's [1]), welche ich bei diesem Experimente zuerst anwandte, eine nicht unwesentliche Stütze. Bei auf solche Weise erhärteten Präparaten sah ich nehmlich in einzelnen Malpighi'schen Körperchen, d. h. zwischen dem Glomerulus und seiner Kapsel, eine feinkörnige Masse liegen, welche auch in den gewundenen Harnkanälchen selbst hier und da aufgefunden wurde. Dass diese feinkörnige Masse zu den Cylindern in inniger Beziehung steht, scheint mir ohne Zweifel zu sein, da ich sie in später angestellten Versuchen auch nur in solchen Nieren fand, in welchen ausserdem Cylinder vorhanden waren, und ich halte deshalb die Meinung Posner's keineswegs für gewagt, dass diese körnige oder hyaline Masse die Vorstufe der Cylinder bildet. Uebrigens fand ich, wie oben gesagt wurde, eine eben solche Masse auch bei meinen Cantharidin-Intoxicationen, und bei den Nieren nach dreitägiger Ureterunterbindung. Ob dabei vielleicht der absolute Alkohol, in welchem diese Nieren erhärtet wurden, seine coagulirende Wirkung ausgeübt hat [2]), muss ich allerdings dahin gestellt sein lassen.

Um die Frage noch sicherer zu entscheiden, beschloss ich durch die 2 jetzt folgenden Experimente den Versuch zu machen, ob ich durch eine temporäre Hemmung einerseits des Blutabflusses, andererseits der Blutzufuhr ebenfalls eine Cylinderbildung bewerkstelligen könnte.

[1]) Centralblatt für die med. Wiss. 1879. No. 29.

[2]) Vgl. Biddert im Centralblatt für die med. Wiss. 1879. No. 47.

3. Am 16. December wird die linke Nierenvene eines Kaninchens während einer halben Stunde durch eine von Kautschuk umgebene Klemmpincette zugeschlossen. Morgens $11\frac{1}{2}$ Uhr war die Operation beendet. Als ich darauf Mittags 2 Uhr zurückkehrte, also $2\frac{1}{2}$ Stunden nach dem Aufhören der künstlich erzeugten Stauung, fand ich in dem währenddessen gelassenen Harn neben Eiweiss verschiedene sehr schöne, rein hyaline Cylinder, von welchen einige eine sehr beträchtliche Länge hatten. In dem während der nächsten Nacht secernirten Urin fanden sich am anderen Morgen wieder Eiweiss und Hyalincylinder, von welchen jetzt die meisten mit feinen Körnchen bedeckt sind. Das Thier wird darauf getödtet, um das mikroskopische Verhalten dieser Cylinder sogleich eruiren zu können.

Mikroskopischer Befund: Die Epithelien sind in der ganzen Niere normal, nur in der Rindensubstanz an einzelnen Stellen etwas körniger wie gewöhnlich. Ausser einzelnen Blutergüssen in den Malpighi'schen Körperchen sieht man in manchen Henle'schen Schleifen und in einigen gewundenen Kanälchen hyaline und feinkörnige Cylinder liegen, wobei das Epithel immer unversehrt geblieben ist. Globuläre Gebilde fand ich hier in keinem einzigen Schnitt.

4. Am 19. December wird einem Kaninchen während einer halben Stunde die linke Nierenarterie zugeklemmt. Vier Stunden nach der Operation fand ich zwar Spuren von Albumen im Harn, aber keine Cylinder. An den nächsten Tagen fand ich aber bei der Urinuntersuchung einzelne hyaline und feinkörnige Cylinder, doch immer nur in ganz geringer Zahl. Am 24. starb das Thier.

Mikroskopischer Befund: Die Epithelien sind wieder ganz unversehrt, wie beim vorigen Experiment. Cylinder sind hier in grosser Zahl vorhanden; besonders in tangentialen Schnitten sieht man sie sowohl hyalin als körnig in vielen Kanälchen liegen, durch einen intacten Epithelkranz umgeben. Ausserdem findet man in vielen anderen Kanälchen rothe Blutkörperchen und körnige Massen liegen, die auch hier wieder als Detritus der rothen Blutkörperchen scheinen gedeutet werden zu müssen. Uebergänge aus diesen Massen zu den ächten hyalinen und feinkörnigen Cylindern konnten auch jetzt nicht aufgefunden werden.

Aus diesen beiden letzten Experimenten folgt also, dass die dort angetroffenen Cylinder, ebenso wie beim 2. Experiment, nur durch den veränderten Blutdruck in der Niere entstanden sein können, und andererseits, dass die Epithelien in keiner Weise bei ihrer Bildung interessirt sind. Denn während einerseits schon in der nächstfolgenden Urinsecretion nach der Venenunterbindung hyaline Cylinder auftraten, war andererseits an den Epithelien keine Abnormität zu erkennen, wodurch man die Cylinder als aus ihnen entstanden hätte betrachten können.

Zu einem positiven Resultate daher gelangt in Betreff der Bildung von Cylindern bei Nierenstauung, glaube ich jetzt berechtigt zu sein, diese Entstehungsweise auch auf die Cylinder anzuwenden, welche ich bei den Ureterunterbindungen und bei den

Cantharidin- und Chromsäure-Intoxicationen antraf. Dort sahen wir ja schon, dass für die Bildung jener Cylinder weder eine Umwandlung der Epithelien noch eine Secretion der Epithelien als Ursache angenommen werden konnte, und blieb nur noch die Aufgabe übrig, experimentell zu erweisen, dass die aufgestellte Vermuthung bezüglich eines Entstehens der Cylinder aus dem Blut richtig sei. Diese Aufgabe scheint mir durch die letzten Experimente gelöst zu sein.

Eine bis jetzt noch nicht erörterte Frage ist schliesslich, ob die durch meine experimentellen Untersuchungen erlangten Resultate nun auch angewandt werden dürfen auf die Cylinder, welche unter verschiedenen Umständen beim Menschen im Harn vorkommen. Ich glaube diese Frage aus folgenden Gründen bejahend beantworten zu dürfen, obwohl ich ausdrücklich darauf aufmerksam machen will, dass es sich dabei blos um solche Cylinder handelt, wie ich sie bei meinen Experimenten fand, und dass ich deshalb keineswegs in Abrede stellen will, dass für andere Cylinderarten auch andere Entstehungsweisen möglich sein können.

1) In vielen Fällen diffuser Nephritis, die sich im ersten Stadium befindet, sieht man in der Corticalsubstanz neben den Cylindern die Epithelbekleidung der Harnkanälchen vollständig unversehrt oder wenig afficirt, während ausserdem in der ganzen Umgebung keine nennenswerthe Veränderungen der Epithelien stattgefunden haben.

2) Dort, wo in den Nieren sehr ansehnliche Veränderungen der Epithelien auftreten, wie bei der fettigen Degeneration nach chronischen Phosphorvergiftungen, oder wie bei der albuminösen Infiltration nach acuten Infectionskrankheiten, finden sich constant keine Cylinder, wenn nicht ernstere Circulationsstörungen in den Nieren diese Zustände compliciren[1]).

3) Bei Patienten mit hohen Temperaturen findet man im eiweisshaltigen Urin oft hyaline Cylinder.

4) Bei nicht compensirten Herzfehlern oder Lungenkrankheiten erscheinen oft Cylinder im Harn, ohne dass für das Auftreten dieser Cylinder ein anderer Grund in den Nieren gefunden werden kann als die venöse Hyperämie.

Am Schlusse dieser Arbeit ist es mir eine angenehme Pflicht, Herrn Professor Rosenstein für seine Anregung und Unterstützung bei dieser Arbeit meinen besten Dank zu sagen.

[1]) Experimente bei Thieren lehren, wie ich mich selbst überzeugen konnte, dasselbe.

XII.

Pathologisch-anatomische Beobachtungen.

Von Dr. M. Litten,

I. Assistenten an der med. Klinik u. Docenten an der Universität Berlin.

(Hierzu Taf. VI—VII.)

I.

Ueber einen Fall von infiltrirtem Leberkrebs nebst epikritischen Bemerkungen.

Die carcinomatösen Neubildungen in der Leber stellen sich bekanntlich in doppelter Form dar, einmal in Gestalt einzelner isolirter Knoten, welche gelegentlich zusammenfliessen und grössere Heerde bilden, alsdann aber in einer das ganze Organ ziemlich gleichmässig betheiligenden Weise — als diffuse Infiltration. Während sich in diesem Organ bei ersterer Form häufig grosse, über das Niveau der übrigen Leber herausragende Knoten bilden, welche auf dem Durchschnitt sofort als solche zu erkennen sind, immer jedoch so, dass geschwulstfreies Parenchym zwischen den einzelnen Neubildungen übrig bleibt, es sei denn dass ein ganzer Lappen gelegentlich in die Neubildung aufgeht, präsentirt sich die diffus infiltrirte Leber in einer ganz anderen Form. Das gesammte Organ erleidet eine mehr oder weniger gleichmässige diffuse Krebsentartung, wobei dasselbe die denkbar grössten Dimensionen annehmen kann, immer jedoch unter Beibehaltung der früheren normalen Form. Ja selbst die acinöse Zeichnung kann trotz der carcinomatösen Degeneration so weit erhalten bleiben, dass die Erkrankung bei oberflächlicher Besichtigung der Schnittfläche völlig übersehen werden kann. Nach Schüppel, welcher dieser letzteren Form besondere Berücksichtigung schenkte, kommt dieselbe sowohl primär als secundär vor. Angesichts der eminenten Seltenheit des Auftretens secundärer Leberkrebse unter dem Bild der diffusen krebsigen Infiltration dürfte die folgende Mittheilung von allgemeinerem Interesse sein.

Die Beobachtung betrifft eine 59jährige Frau, welche vom 5.—14. April 1879 auf der medicinischen Klinik des Herrn Geh.-Rath Prof. Frerichs behandelt wurde. Anamnestisch wurde festgestellt, dass die Kranke bis zum Februar desselben Jahres ganz gesund war, alsdann aber eine Anschwellung des Leibes bemerkte, welche allmählich zunahm und im Lauf der nächsten Wochen bereits eine solche Höhe erreicht hatte, dass dadurch die Athmung behindert wurde. Sehr bald traten ausstrahlende Schmerzen auf, welche sich vom rechten Hypochondrium aus in's rechte Bein und nach dem Thorax hin erstreckten, und im März ein massiger Icterus, der beständig zunahm. Vorzugsweise dieser Schmerzen wegen suchte Pat. am 5. April die Charité auf.

Hier wurde bei der Aufnahme ein intensiver Ascites constatirt, welcher das Abdomen enorm ausgedehnt und das Zwerchfell beiderseits bis zum unteren Rand der IV. Rippe in die Höhe gedrängt hatte. Trotz der Flüssigkeitsansammlung konnte man vermittelst kurzer energischer palpatorischer Stösse die Leber palpiren und namentlich im rechten Lappen ziemlich genau umschreiben. Dieselbe stellte sich dabei als ein sehr harter, grosser und auf der Oberfläche granulirter Tumor dar, welcher mit seinem unteren Rand quer durch das Epigastrium hindurch bis in's linke Hypochondrium verfolgt werden konnte, wo die Leberdämpfung unabgrenzbar in die vergrösserte Milzdämpfung überging. Schon spontan bestand eine sehr intensive Schmerzhaftigkeit der Leber, welche bei jeder Berührung zunahm. Pat. hielt deshalb beständig die Rückenlage ein und vermied so viel als thunlich jede stärkere Bewegung. Die Milz überragte die vordere Axillarlinie um 5—6 Cm. und konnte unter dem Rippenbogen auf's Deutlichste gefühlt werden. Durch den Hochstand des Zwerchfells war in beiden unteren Lungenlappen eine Compression des Lungenparenchyms eingetreten. Sonst war in keinem inneren Organ eine Veränderung nachweisbar.

Die Haut icterisch, mit leichten Hämorrhagien durchsetzt. Die subcutanen Venen des Abdomens stark ectasirt und in grosser Ausdehnung als dicke blaue Stränge sichtbar. Fäces völlig entfärbt, Harn braungelb, frei von Eiweiss, zeigt bei Zusatz von unreiner Salpetersäure das charakteristische Farbenspiel.

Ueber den weiteren Verlauf der Krankheit ist zu berichten, dass der Icterus und die Schwellung des Leibes, sowie die Schmerzhaftigkeit in der Lebergegend zunahmen. Von Seiten der Verdauung bestanden keine krankhaften Erscheinungen, namentlich war der Appetit beständig wohlerhalten. Der Harn, welcher anfangs meist icterisch gewesen war, nahm in den späteren Lebenstagen eine intensiv dunkelblaue Farbe an, welche zuweilen deutlich in's tief violette spielt. Abnorme Bestandtheile wie Eiweiss und Zucker wurden darin niemals nachgewiesen.

Am 14. April erfolgte der Tod, nachdem Pat. eine sehr gute Nacht verbracht und keine besonderen Klagen gehabt hatte.

Die Diagnose wurde auf Leberkrebs mit wahrscheinlicher Betheiligung des Pfortadersystems (Compression? Verschluss durch krebsige Thromben?) gestellt. Die Diagnose des Carcinoms stützte sich vorzugsweise auf die enorm rasche Entwickelung des Leidens bei der sehr gut genährten Frau, auf die schnelle Entwickelung und rasche Zunahme des Icterus, sowie endlich auf die bedeutende Vergrösserung und enorme Schmerzhaftigkeit der Leber. Die unebene (granulirte) Beschaffenheit der Leberoberfläche wurde auf secundäre Mitbetheiligung des serösen Ueberzuges bezogen. Ein Verschluss der grösseren Pfortaderäste endlich wurde angenommen wegen des grossen Milztumors und des hochgradigen Ascites.

Autopsie. Mittelgrosse, kräftig gebaute Leiche mit stark icterischer Hautfarbe. Auf den serösen Häuten finden sich viele bis linsengrosse, hämorrhagische Flecken. Herz und Lungen normal. Die Milz 19 Cm. lang, 12,5 Cm. breit, 5 Cm. dick; ihre Oberfläche mit zahlreichen sclerotischen Platten besetzt. Der Magen ist an der kleinen Curvatur mit dem degenerirten Pancreas und den stark geschwollenen, epigastrischen Drüsen fest verwachsen. An der grossen Curvatur sitzen zwei längsovale, fast 10 Markstück-grosse, scharfrandige Geschwüre, deren Grund gereinigt ist und von der Muscularis des Magens, welche an ihrer eigenthümlichen streifigen Zeichnung leicht erkennbar ist, gebildet wird. Die Geschwürsränder sind ziemlich flach und frei von Knötchenbildungen. Daneben findet sich noch eine strahlenförmige Narbe an der grossen Curvatur, doch näher nach dem Pylorus zu. Der Magen, sowie das obere Dritttheil des Dünndarms enthalten eine grosse Quantität dunklen, theerartigen Blutes. Die Schleimhaut des gesammten Digestionstractus erscheint nach der Abspülung bis auf die vorerwähnten Ulcera ventriculi durchaus intact; auch an den letzteren selbst findet sich keine Quelle der Blutung, namentlich keine sichtbare Arrosion eines Gefässes. Die gesammten Lymphdrüsen des Abdomens, die mesenterischen sowohl wie die retroperitonealen, namentlich aber die epigastrischen sind enorm geschwollen; die letzteren bilden ein männerfaustgrosses Packet, in welchem sich das ebenfalls total degenerirte, sehr harte und unförmliche Pancreas eingebettet findet. Die Leber ist in allen Durchmessern sehr stark vergrössert und sehr schwer (ca. 6,5 Kilo); an vielen Stellen finden sich strang- und flächenartige Synechien zwischen der serösen Bekleidung der Leber und dem Diaphragma. Die Oberfläche des Organs ist von intensiv gelber Farbe, uneben granulirt; die stark getrübte, stellenweise sehr bedeutend verdickte Serosa überzieht nicht nur die zahllosen Prominenzen und Höcker der Oberfläche, sondern steigt auch zwischen die Einziehungen derselben tief hinab. Auf der Schnittfläche erscheint das Organ eben, ziemlich gleichmässig gezeichnet und nur an ganz vereinzelten Stellen von kleinen grau-weisslichen Knötchen durchsetzt, welche als Neubildungen in's Parenchym eingesprengt sind; an einer Stelle findet sich ein grösserer weisslichgrauer rundlicher Knoten von dem Umfang einer Haselnuss, welcher gegen das übrige Lebergewebe scharf abgesetzt ist, im Centrum dellenartig vertieft und von einer stark hämorrhagischen Zone umgeben ist. Im Uebrigen erkennt man eine Zeichnung, welche annähernd die normale Leberzeichnung wiedergiebt. Bei genauerer Betrachtung der Schnittfläche sieht man indess, dass diejenigen Partien, welche den Acinis entsprechen, sehr vergrössert, gelatinös-durchscheinend, ganz homogen und von grauer Farbe sind. Diese „acinöse Zeichnung“ findet sich durch die ganze Drüse verbreitet, so jedoch, dass die als Acini erscheinenden Abschnitte des Gewebes stellenweise von icterisch gefärbten Höfen umgeben sind, während sie an anderen Stellen von hämorrhagischen Zonen umfasst werden, welche bald einen einzelnen „Acinus“, bald eine Gruppe derselben ziemlich regelmässig umschliessen. Der scheinbar acinöse Bau der Leber ist vielmehr durch diese Färbung, als durch die sichtbare Vertheilung der Blutgefässe bedingt. Durch diese Anordnung bekommt die Leberfläche ein sehr eigenthümliches und buntfarbiges, wie marmorirt erscheinendes Ansehen, welches die beiliegende Farbenzeichnung wiederzugeben versucht. Da, wo die icterischen Stellen vorherrschen, erscheint das Parenchym grau-gelb, während an den hämorrhagischen Abschnitten ein mehr grau-rother bis intensiv rother Farbenton vorherrscht. Die grösseren Gallengänge und der Stamm der Pfortader sind frei. Die auf der Leberschnittfläche getroffenen und eröffneten Aeste der letzteren sind dagegen vielfach mit grau-röthlichen, markigen, ganz festhaftenden Thromben vollgestopft, deren konische Enden sich stellenweise in geronnene Cruormassen verlängern. In den übrigen Organen finden sich keine Veränderungen. Die Ven. pancreatica wurde leider nicht untersucht.

Liess die Section und namentlich das makroskopische Verhalten der Leber noch irgend einen Zweifel an der carcinomatösen Natur der Veränderungen, so musste derselbe bei der mikroskopischen Untersuchung vollständig schwinden. Die Veränderungen, welche sich bei letzterer fanden, waren so diffus durch das ganze Organ verbreitet, dass es nur der Herausnahme irgend eines beliebigen Stückes der Leber bedurfte, um dieselben überall und fast in der nehmlichen Ausdehnung wiederzufinden. Untersuchte man Querschnitte, welche aus irgend einem Abschnitt des Organs genommen waren (d. h. Schnitte, welche die Innenvene senkrecht zu ihrer Axe trafen), so erkannte man bei schwacher Vergrösserung noch an den meisten Stellen den groben Bau der Leber, die acinöse Anordnung sowie den Verlauf der inter- und intralobulären Venen. Die einzelnen „Acini“ scheinen dabei nicht unerheblich vergrössert. Bei Anwendung stärkerer Vergrösserungen jedoch bemerkt man sofort, dass die interlobulären Gallengänge vielfach verschwunden, die Leberzellenbalken durch abnorm breite Zwischenräume von einander getrennt und selbst auf's Aeusserste verschmälert sind. Die einzelnen Leberzellen sind entsprechend dieser Verschmälerung der Zellenbalken ausserordentlich comprimirt und atrophisch, dabei aber durch ihre gelbliche Farbe, granulirte Beschaffenheit und ihren reichlichen Gehalt an Gallenpigment leicht als solche zu erkennen. Die Verschmälerung der Leberzellenbalken hatte, wie leicht nachweisbar war, ihren Grund in einer z. Th. enormen Ausdehuung der dazwischen gelegenen Capillaren, welche sich auf Kosten jener in colossalem Maasse erweitert hatten. Zum Theil waren die Leberzellenbalken so comprimirt, dass sie die ectasirten Capillaren, als ein weitmaschiges Netzwerk, dessen Maschenräume mit eigenthümlichen zelligen Bildungen ausgefüllt waren, umgaben. Die bis zu einer Weite von 60 μ und stellenweise weit darüber ausgedehnten Capillargefässlücken[1]) enthielten zum grossen Theil noch wohlerhaltene rothe Blutkörperchen und daneben ausnahmslos sehr grosse rundliche oder polygonale, granulirt aussehende Zellen (durchschnittlich 15—20 μ) mit sehr grossem stark lichtbrechendem Kern und Kernkörperchen. Diese Zellen selbst, welche zuweilen birnförmig erschienen, waren mit sehr feinkörnigem Inhalt versehen und von äusserst mattem Glanze. Nirgends fand sich in ihnen eine Spur von Pigment. Während trotz dieser enormen Ectasie der Capillaren und der dadurch hervorgebrachten Compression der Leberzellenbalken die gröbere Structur des Organs noch erhalten erscheint, ist dieselbe in den vorhin beschriebenen miliaren Knötchen und den ganz vereinzelten grösseren Knoten gänzlich zu Grunde gegangen. In diesen zuletzt erwähnten Partien erkennt man ohne Weiteres den alveolären Bau des Carcinoms, wobei die einzelnen Alveolen in einem äusserst zarten Stroma eingebettet sind, welches hin und wieder einen gelblichen Farbenton hat und den Eindruck hervorruft, als ob es aus den Resten der gänzlich zu Grunde gegangenen Leberzellenbalken bestünde. In dem die Interlobulargefässe begleitenden Bindegewebe findet man, soweit die Neubildung diffus ist, einen etwas vermehrten Gehalt an Rundzellen, welche aber nirgends grössere Heerde bilden. In den kleinsten Pfortaderästchen fanden sich ebenso wie in den Pfröpfen, welche stellenweise in den grösseren Aesten desselben Gefässes steckten und makroskopisch erkennbar waren, die nehmlichen grossen Zellen mit grossem glänzenden Kern, welche wir überall im Innern der erweiterten Capillaren angetroffen hatten.

Der mikroskopische Befund konnte demnach darüber keinen Zweifel lassen, dass im vorliegenden Fall eine diffuse, fast ganz gleichmässige Infiltration der Leber mit Krebszellen bestand, d. h. ein infiltrirter Leberkrebs, wobei jeder Leberacinus durch eine Anzahl von Krebsacinis substituirt war. Die Wandungen der ectasirten Capillaren bildeten dabei mit den Residuen der comprimirten und erdrückten Leberzellenbalken ein Gerüstwerk mit kleinen, ziemlich regelmässigen Alveolen, in welchen sich genau die nehmlichen zelligen Elemente wiederfanden, welche der Hauptmasse nach

[1]) Der normale Durchmesser dieser Capillaren beträgt bei mässiger Füllung ungefähr 10 μ.

jene embolischen Pfröpfe bildeten, welche, wie die Abbildung zeigt, aus den Durchschnitten der Pfortaderäste herausragten. Jeder Zweifel an der Richtigkeit dieser Auffassung muss schwinden, wenn wir die genetische Beziehung des Falles ins Auge fassen. Die Kranke litt an einem primären Carcinom des Pancreas, zu welchem eine secundäre Leberaffection hinzugetreten war. Nimmt man dazu die aus grossen Krebszellen bestehenden embolischen Pfröpfe der Pfortader, in welchen man auf Schnitten stellenweise sogar den völligen Charakter des Carcinoms mit Stroma und Alveolen auf's Deutlichste nachweisen konnte, sowie das Vorhandensein der nehmlichen Gebilde in den zwischen Pfortader und Ven. hep. eingeschalteten Capillaren, so wird man trotz der fehlenden Untersuchung der pancreatischen Venen und des Nachweises, dass der Krebs in die Venen der Bauchspeicheldrüse hineingewuchert war, doch zu dem Schluss gezwungen, dass embolisches Material aus dem entarteten Pancreas durch die Venen in die Pfortaderäste hineingeschwemmt wurde, zum Theil an Ort und Stelle weiter wucherte, zum Theil aber in kleinste Partikel zerbröckelt und in die Capillaren hineingetrieben wurde. Hier bildete das embolische Material die Seminien für die Ausdehnung der Neubildung, welche vorzugsweise auf die Capillaren beschränkt blieb und nur da zu grösseren Knoten confluirte, wo durch die besonders starke Ausdehnung der Capillaren das Lebergewebe völlig erdrückt wurde. Hierfür sprachen auf's Unzweideutigste diejenigen Bilder, welche aus Leberabschnitten stammten, die den Uebergang der diffusen Infiltration in die Krebsknoten erkennen liessen. Das eigentliche Lebergewebe, d. h. die Leberzellen, betheiligten sich also an dem Prozess selbständig in keiner Weise, wurden vielmehr nur secundär durch den Druck der wachsenden Neubildung resp. der ectasirten Capillaren in Mitleidenschaft gezogen. Dass die Neubildung ihren Sitz wirklich ausschliesslich in den Capillaren hatte, geht daraus hervor, dass die Krebszellen überall gleichzeitig mit rothen Blutkörperchen zusammen angetroffen wurden und zwar in präformirten Hohlräumen (Lücken), an deren Wand man vielfach endotheliale Zellen erkennen konnte. An denjenigen Stellen, wo innerhalb der Capillaren nur wenige Krebszellen lagen, eine sehr erhebliche Ausdehnung derselben mithin noch nicht erfolgt war, sah man die Balkenreihen der Leberzellen relativ noch sehr wohl erhalten; in demselben Maasse jedoch, in welchem die Neubildung und dadurch auch die Ausdehnung der Capillaren zugenommen hatte, zeigte sich eine immer hochgradigere Compression des Lebergewebes, bis sich schliesslich die Wandungen der nunmehr übermässig erweiterten Capillaren fast berührten, so dass schliesslich die präexistirenden Gefäss(Capillar)räume die Krebsalveolen, die Capillarwände plus der Reste der geschwundenen Lebersubstanz, welche sich in den extremsten Fällen als eine schmale, körnig trübe, gelbliche Substanz darstellte, die Alveolarwände (i. c. das Krebsstroma) darstellten.

Wir sehen in der Art, wie sich die Neubildung im vorliegenden Fall von dem Pancreas auf die Leber propagirte, das vollkommenste und typischste Beispiel einer Implantation des Krebses im Sinne von Thiersch, wobei Krebszellen aus der primären Geschwulst in ein anderes Organ implantirt, und hier zur Ursache der Geschwulstmetastasen werden. Ob diese Krebszellen, welche in die Gefässbahn des secundären Organs einwandern, hier einfach als harmloses embolisches Material mechanisch wirken, oder zur Weiterentwicklung gelangen und dadurch zur Metastasirung des Neoplasma beitragen, hängt wohl zweifellos von individuellen Eigenthümlichkeiten, Disposition, hereditären Einflüssen etc. ab, d. h. von uns unbekannten Factoren, die aber in Wirklichkeit sicher vorhanden sind. Ich verweise in dieser Beziehung auf die Auseinandersetzungen Cohnheim's in dessen Allg. Pathologie, S. 668 u. ff. Bekanntlich ist es dem genannten Autor und Maas gelungen, legitimen Knochen in den Pulmonalarterienästen von Hühnern zu erzeugen, welchen lebenswarmes Periost in die Jugularvenen eingebracht wurde. Allerdings verschwanden die neugebildeten Knochenplatten innerhalb der nächsten Wochen, und zwar weil, wie Cohnheim ausführt, die fremden Partikel dem Stoffwechsel der physiologischen Gewebe nicht zu widerstehen vermögen. Wenn andererseits Gewebe das Eindringen von Geschwulstzellen sowie die Weiterentwicklung und das Wachsthum von eingeschwemmten Geschwulstpartikeln gestatte, so schliesst Cohnheim weiter, könne sich dasselbe nicht mehr physiologisch verhalten. Der Verlust oder die Abnahme dieser physiologischen Widerstandsfähigkeit der Gewebe ist theils in localen, theils in allgemeinen Ursachen zu suchen. Von letzteren dürften für die „krebsige Diathese“ vorzugsweise das Alter des Individuums, die Erblichkeitsverhältnisse sowie die Prädisposition (das Vorhandensein von Carcinomen in anderen Organen) etc. heranzuziehen sein. Im vorliegenden Fall handelt es sich um eine ältliche Frau mit primärem Pancreaskrebs und nachweisbarer hereditärer Belastung, da die Mutter der Patientin einer Neubildung wegen an der Brustdrüse operirt worden war.

Dass unsere Auffassung von der embolischen Verbreitung des Krebses im mitgetheilten Fall eine richtige ist, und dass es sich hierbei nicht um directe Fortpflanzung des Carcinoms vom Pancreas aus auf die Leber per continuitatem mit secundärem Durchbruch in die Pfortader gehandelt habe, geht daraus hervor, dass die Porta hepatis und der Stamm der Pfortader nebst deren grösseren Aesten vollständig frei von der Neubildung gefunden wurde. Nirgends, soweit unsere Untersuchung reichte, fanden wir auf den vielfachen Durchschnitten, welche wir durch die Leber machten, irgend einen Ast der Vena port. von der Neubildung durchwuchert; überall war die Gefässwand völlig intact und nur im Lumen des durchschnittenen Gefässes fand sich ein Krebsembolus, welcher an seinen Enden noch Blutgerinnsel erkennen liess, ein Beweis, dass es sich nicht um absoluten Verschluss der betreffenden Aeste mit völliger Unterbrechung der Circulation gehandelt habe. Und selbst wenn dieser Modus der Durchwucherung eines oder des anderen Astes der Pfortader mit Krebsmassen an irgend welchen unentdeckt gebliebenen Stellen stattgefunden hätte, so würde dieser Vorgang noch keineswegs eine so gleichmässige Erfüllung sämmtlicher Capillaren mit Krebszellen erklären; denn kein Stück der Leber, von welcher Stelle es auch genommen wurde, war frei von den beschriebenen Veränderungen. Indess war die Infarcirung der Capillaren mit den Krebszellen keine so vollständige, dass dadurch die capilläre Circulation aller Orten ernstlich gelitten hätte, denn einmal fanden sich an vielen Stellen des Capillarsystems neben den krebsigen Embolis noch die körperlichen Bestandtheile des Blutes in völlig erhaltenem Zustande, und ferner zeigte die Beschaffenheit des Organs auf's Unzweideutigste, dass die Ernährung desselben im Grossen und Ganzen nicht erheblich gelitten haben konnte. Allerdings war stellenweise eine starke Hyperämie gewisser grösserer Leberabschnitte vorhanden, welche darauf hinwies, dass der Abfluss des Pfortaderblutes beeinträchtigt wäre, doch war es innerhalb der Leber nirgends zu Hämorrhagien oder blutigen Infarcirungen gekommen. Ebensowenig aber fanden sich ausser der Druckatrophie der Leberzellen Ernährungsstörungen regressiver Art in der Leber vor, welche auf eine wesentliche Beeinträchtigung der Ernährung hätten schliessen lassen. Es kann dies letztere um so weniger Wunder nehmen, da das für die Ernährung der Leber wichtigste Gefäss — die Art. hepatica — völlig frei und durchgängig geblieben war. Dadurch wird auch die enorme Grössenzunahme des Organs trotz der Verlegung vieler Pfortaderäste verständlich. Dazu kommt ferner der Umstand, dass die interlobulären Aeste der Vena port. überall frei geblieben waren, so dass selbst diejenigen interlobulären Venen, deren zuführende Pfortaderäste verstopft waren, noch immer arterielles Blut erhalten konnten. Bekanntlich ergiessen die Leberarterien ihr Blut zum grössten Theil in diese interlobulären Venen, so dass eine genügende Ernährung des Organs selbst nach Pfortaderverschluss (Pylephlebitis etc.) noch stattfinden kann[1]).

Die Erklärung des Icterus dürfte auf grosse Schwierigkeiten stossen, da die anatomische Untersuchung keine genügende Ursache für denselben nachwies. Die Gallenausführungsgänge sowie die grösseren Gallengänge innerhalb der Leber waren frei, nur waren die interlobulären Gallengänge vielfach geschwunden. Nimmt man hierzu die Thatsache, dass die im Innern der Leberinseln gelegenen Gallencapillaren comprimirt und beeinträchtigt waren, so würde dies immerhin einen Anhaltspunkt für das Zustandekommen des Icterus abgeben. Dagegen ist jedoch zu bemerken, dass die Leberzellen derjenigen Acini, in welchen die Ausdehnung der Blutcapillaren und dadurch bedingt die Compression der Gallencapillaren ihre grösste Höhe erreicht hatte, gerade am meisten gelitten hatten und sicherlich keine Galle mehr bildeten. Andererseits aber kann man den intensiven Icterus, der intra vitam bestanden hatte, auch nicht zurückführen auf den Untergang der Leberzellen, da immerhin noch eine ganz beträchtliche Anzahl der letzteren in ihrer Form völlig erhalten war und normal functionirte, wie die Galle bewies, welche wir in der Gallenblase vorfanden, und namentlich auch aus dem Umstand mit absoluter Sicherheit hervorgeht, dass trotz des intensiven Icterus niemals eine Decolorisation der Fäces bestand. Ausserdem waren während des Lebens niemals die Symptome der sogenannten „Acholie“ vorhanden gewesen.

[1]) Vergl. über diese Verhältnisse: Cohnheim-Litten, dieses Archiv Bd. 67.

Der mitgetheilte Fall gehört seinem anatomischen Verhalten nach zu den allerseltensten Vorkommnissen, deren in der Literatur bisher nur von sehr wenigen Autoren gedacht worden ist. Den ersten dieser seltenen Fälle von diffuser intracapillärer Infiltration der Leber mit Krebsmassen beschreibt, soweit ich sehe, Schüppel (Archiv der Heilkunde Bd. 9.). Dieselbe nahm im genannten Fall ihren Ausgang von einer Neubildung der Chorioidea, welche später nach der Milz metastasirte und von hier aus zu einer Transplantation der Krebszellen nach den Lebergefässen führte; demgemäss handelte es sich um ein melanotisches Carcinom. Aber abgesehen von diesem letzteren, ganz indifferenten Unterschiede, ähnt mein Fall dem von Schüppel in erschöpfender Weise beschriebenen so vollständig, dass sie einander fast decken. Später beobachtete Schüppel eine ähnliche Verbreitung der Neubildung in einem Fall von Gallertkrebs der Leber (cf. Ziemssen's Sammelwerk. VIII. 1. S. 293ff.). In ähnlicher Weise scheint sich namentlich nach Rindfleisch's Angaben auch der Strahlenkrebs oder das Radiärsarcom der Leber zu verbreiten. Auch Perls sah eine Verbreitung und Fortpflanzung des Carcinoms durch die Capillaren sowohl in der Chorioidea wie in der Leber (cf. dies. Arch. Bd. 56.). — Viel häufiger kommt es vor, dass von einem carcinomatösen Heerd aus ein Durchbruch in den Stamm oder einen grösseren Ast der Vena port. erfolgt, und dass von hier aus die carcinomatösen Massen dem Blutstrom folgend oder auch in entgegengesetzter Richtung (cf. Späth, dies. Arch. Bd. 35) fortwuchern und zur Verbreitung des Neoplasma beitragen. Auf diesem Wege kommt es zur Metastasenbildung vereinzelter Knoten, aber nicht zu der eben beschriebenen diffusen Infiltration der Capillaren. Letztere kommt übrigens, wie Waldeyer gezeigt hat (dies. Arch. Bd. 41.) auch in den Capillaren der Lymphgefässe zur Beobachtung.

Abgesehen von der ungewöhnlichen Verbreitung der Neubildung scheint mir der vorliegende Fall noch nach anderen Richtungen hin Bemerkenswerthes darzubieten:

1) Das gleichzeitige Vorkommen runder Magengeschwüre neben Carcinom der Verdauungsdrüsen (Pancreas und Leber). Als bei der Autopsie die beiden Geschwüre, welche an der grossen Curvatur ihren Sitz hatten, gefunden wurden, glaubte man den Ausgangspunkt der gesammten Erkrankung im Magen suchen zu müssen.

Sprach indess schon die strahlige Narbe, welche gleichfalls an der grossen Curvatur sass, gegen die carcinomatöse Natur der anderen Ulcera ventriculi, so verlor diese Anschauung vollends ihren Halt, als durch die mikroskopische Untersuchung der Nachweis geliefert wurde, dass jede Spur einer krebsigen Neubildung am Grunde oder den Rändern der Magengeschwüre fehlte. Mithin ist die krebsige Entartung des Pancreas als das Primäre, die der Leber als das Secundäre aufzufassen, während die Affection des Magens als eine davon unabhängige Complication zu betrachten ist.

2) Die Stauungen im Gebiet der Pfortader, welche sich bis zur tödtlichen Hämorrhagie steigerten. — Sämmtliche zum System der Ven. port. gehörigen Organe waren durch die Verlegung eines grossen Theils der intrahepatischen Pfortaderausbreitung in Mitleidenschaft gezogen worden. Dies äusserte sich während des Lebens nachweisbar in einer bedeutenden Schwellung der Milz und dem schnell wachsenden umfangreichen Ascites. Die Autopsie machte es ferner mehr als wahrscheinlich, dass die den Tod bedingende Gastroenterorrhagie ebenfalls mit den Stauungen im Stromgebiet der Ven. port. im engsten Zusammenhang stünde. Wie ich schon gelegentlich der Mittheilung des Sectionsbefundes hervorhob, konnte man nirgends an den Magengeschwüren eine Ursache für die Blutung auffinden; nirgends fand sich daselbst eine Gefässarrosion, ein Aneurysma oder auch selbst nur ein festanhaftendes Blutgerinnsel. Die Möglichkeit, dass es sich um eine Stauungsblutung gehandelt habe, liegt zweifellos vor, da man Aehnliches bei der Lebercirrhose und der Verlegung der Pfortader antrifft. So erwähnt Frerichs einen ähnlichen Fall von tödtlicher Magendarmblutung bei Obliteration der Ven. port., bei welchem sich nirgends Erosionen oder Ulcerationen der Darm- oder Magenschleimhaut vorfanden (Klinik der Leberkrankh. Bd. I. S. 280). Ich selbst beobachtete eine tödtliche, scheinbar aus dem Magen stammende Blutung bei einem an Cirrhosis hepatis leidenden Individuum, bei welchem die Section keine andere Quelle der Hämorrhagie nachwies, als enorme submucöse Varicen im untersten Theil des Oesophagus, die jedoch an keiner Stelle ulcerirt waren.

3) Das Auftreten eines tief dunkelbau-violetten Harns, welcher diese Farbe bereits unmittelbar nach der Entleerung darbot. Es kann keinem Zweifel unterliegen, dass die Blaufärbung zum gröss-

ten Theil auf dem Vorhandensein von Indican beruhte, welches z. Th. bereits gespalten war. Vielleicht concurrirte dabei auch das Auftreten von Oxydationsproducten des Phenols (Hydrochinon und Brenzkatechin). Bekanntlich hat man bei Magen- und auch bei Lebercarcinomen sowohl eine starke Ausscheidung von Indican wie von Phenol (Brieger) durch den Harn beobachtet. Indess scheint nicht das gesammte Phenol als solches ausgeschieden zu werden, sondern z. Th. als Oxydationsproducte desselben (Hydrochinon und Brenzkatechin), wie Baumann und Preusse gezeigt haben.

Wiederholt hat man im Harn von Individuen, welche an Pigmentkrebs litten, das Vorhandensein eines Farbstoffes nachgewiesen, welcher durch Oxydation beim Stehen an der Luft oder auf Zusatz von Salpetersäure schwarz wird. Leichtenstern erwähnt auch eines Falles von (nicht pigmentirtem) Krebs des Magens, bei welchem auffallend dunkler, schwarzbrauner Harn entleert wurde, welcher auf HNO_3-Zusatz ganz schwarz wurde (cf. Ziemssen's Sammelwerk. VIII. 1. S. 343). Ich selbst habe mehrere Male bei nicht melanotischem Leberkrebs das Auftreten eines dunkelviolett-blauen Harns beobachtet, welcher bereits unmittelbar nach der Entleerung diese Farbe zeigte. Nach langem Stehen an der Luft trat eine wesentliche Farbenveränderung ein, indem sich der violette Farbenton in einen tiefgrauen bis schwärzlichen umwandelte. Stets konnte ich dabei einen hohen Indicangehalt nachweisen. In einem Fall von gleichzeitig bestehendem intensiven Icterus konnte im Harn das Vorhandensein von Gallenfarbstoff nicht constatirt werden.

4) Die gleichzeitige Erkrankung so vieler Digestionsorgane ohne jede Spur einer Verdauungsstörung während des Lebens. Trotz der totalen Pancreasdegeneration, der weit verbreiteten Compression des secernirenden Lebergewebes durch das Neoplasma, ja selbst trotz des Vorhandenseins mehrerer Magengeschwüre fehlte jedes Symptom von Seiten des Digestionsapparates, so dass sowohl die Ulcera ventriculi als die Entartung des Pancreas während des Lebens nicht erkannt worden waren. Derartigen Fällen begegnet man nicht so ganz selten, und namentlich kann eine weit verbreitete Erkrankung, ja selbst totale Degeneration des Pancreas bestehen, ohne dass irgend eines der für Pancreaserkrankungen als charakteristisch angegebenen Symptome (Fettstühle, Lipurie, Broncehaut, Neuralgia coeliaca, Mellit-

urie, Salivatio pancreatica etc.) vorhanden wäre. Eine Reihe derartiger, klinisch genau beobachteter Fälle habe ich in den beiden letzten Bänden der Charité-Annalen (Bd. IV und V) beschrieben, wo der hier mitgetheilte Fall ebenfalls Berücksichtigung gefunden hat.

II.

Ueber embolische Muskelveränderung und die Resorption todter Muskelfasern.

Ein Beitrag zur Frage von der Ueberwanderung embolischen Materials bei offen gebliebenem Foramen ovale.

Pauline Schütz, 43 Jahre alt, aufgenommen auf die medicinische Klinik des Herrn Geh.-R. Frerichs am 20. Februar 1878, gestorben am 8. März dess. J.

Die ersten Klagen der Pat. datiren aus dem Sommer 1877, um welche Zeit starker Husten mit Auswurf aufgetreten sein soll. Derselbe bestand trotz ärztlicher Behandlung nicht nur fort, sondern nahm im Lauf der nächsten Monate an Intensität bedeutend zu und führte zu starker Entkräftung und Abmagerung. In den ersten Tagen des nächsten Jahres soll ein einmaliger Schüttelfrost aufgetreten sein, welchem bald neue Erscheinungen von Seiten der Brustorgane nachfolgten. Es traten heftige Schmerzen in beiden Seiten des Thorax auf, welche beim Athmen stärker wurden, ausserdem wurden gleichzeitig zum ersten Mal während der Krankheit blutige Sputa expectorirt. Die Athemnoth nahm bedeutend zu. Diese Affection ging zwar nach einigen Tagen vorüber, alsbald aber traten nach kurzen Prodromalerscheinungen von perversen Empfindungen im rechten Bein heftige Schmerzen in derselben Extremität auf, welche nach einigen Tagen in völlige Empfindungslosigkeit übergingen. Gleichzeitig bemerkte Pat. eine Beeinträchtigung der Functionsfähigkeit dieses Beines, welche sich binnen Kurzem bis zur völligen Unfähigkeit, die Extremität zu gebrauchen, steigerte. Anfangs bestand auch eine Schwellung der Extremität, welche sich nach einiger Zeit verlor. Drei Wochen nach Beginn der Gesammtaffection bemerkte die Kranke, dass die Haut des rechten Fusses zusammenschrumpfte und eigenthümlich runzlig wurde; einige Zeit darauf verfärbte sich die Haut des gesammten Unterschenkels und nahm einen grünlich-grauen Farbenton an. Trotz des Bestehens von Anästhesie und Analgesie in der nunmehr völlig ausser Function gesetzten Extremität sollen spontan häufig Anfälle von dumpfem Schmerzgefühl darin aufgetreten sein. Da gleichzeitig Husten und Auswurf intensiver wurden, suchte Pat. am 20. Februar die Klinik auf, wo folgender Status aufgenommen wurde:

Die sehr dürftig genährte, stark abgemagerte Kranke bietet bei der äusseren Besichtigung sehr intensive Veränderungen des rechten Unterschenkels dar. Die Haut des letzteren, welche in der gesammten Ausdehnung vom Knie an bis zum Fuss grau-grünlich verfärbt, stellenweise von stahlgrauem oder graphitartigem Farbenton ist, erscheint überall gerunzelt und gefaltet, als ob sie für die Unterlage viel zu weit sei. Dicht unterhalb des Kniegelenks beginnt eine bis etwa 2 fingerbreit unter die Tuberositas tibiae herabreichende feuchte Gangrän der Haut, welche sich namentlich nach oben hin mit scharfer Demarcation abgrenzt. Im Bereich dieses Bezirkes ist die Haut grünlich verfärbt und in Fetzen abgehoben. Darüber befinden sich am Knie einige Verschorfungen. An der Hacke bemerkt man ein umfangreiches Decubitalgeschwür. Der rechte Fuss, namentlich aber die Zehen sind mumienartig vertrocknet und machen vollständig den Eindruck eines getrockneten anatomischen Präparats. Der Oberschenkel derselben Seite lässt äusserlich keine Veränderungen erkennen. Hier ist normale Temperatur und normale Gefühlsempfindung, ja sogar eine leichte Hyperästhesie vorhanden. Dagegen ist die electrische Erregbarkeit der Muskeln deutlich abgeschwächt, ohne aber aufgehoben zu sein. Der Unterschenkel fühlt sich absolut kalt an, wie der einer Leiche. Hier ist jede Spur von Gefühlsempfindung sowie von electrischer Erregbarkeit definitiv erloschen; daneben besteht Anaesthesia dolorosa. Die Pat. hat das Gefühl, als ob die rechte Unterextremität fehle, nur zuweilen schiessen blitzartige Schmerzen durch dieselbe, welche ihrer Angabe nach vom Becken nach dem Fuss hin ausstrahlen. Der rechte Femoralpuls fehlt völlig; man fühlt die Arterie als einen dicken harten Strang unterhalb des Lig. Poupartii und daneben die thrombosirte Vene. Nirgends im Verlauf des Beins ist eine Pulsation zu fühlen, mit Ausnahme einer Stelle, welche der Grenze des oberen Drittels des Oberschenkels entspricht und sehr weit nach innen gelegen ist.

Die Untersuchung der übrigen Organe ergiebt mit Bezug auf das Herz, die abdominalen und Beckenorgane normale Verhältnisse. Dagegen lassen die Lungen vielfach Verdichtungen in den Oberlappen und in der rechten Spitze ausgedehnte Höhlenbildungen erkennen. Es werden massenhaft eitrige geballte Sputa entleert. Temp. 38,9°; leichte Albuminurie. Im weiteren Verlauf der Krankheit treten wesentliche Veränderungen nicht auf. Es bildete sich in den nächsten Tagen eine Thrombose der linken Schenkelvene aus, welche zu ödematöser Anschwellung der Extremität, namentlich des Fusses und Unterschenkels führte. Die Lungenerscheinungen blieben dieselben; die Temperatur war Morgens normal und erreichte Abends meist 39—39,3° C. Daneben bestanden hectische Nachtschweisse. Die Schmerzhaftigkeit der rechten Unterextremität war bisweilen sehr intensiv und erforderte die Anwendung von Narcoticis. Die Behandlung war im Uebrigen eine symptomatische; die rechte Extremität wurde mit warmen Kamillenthee-Umschlägen bedeckt, welchen etwas Carbolsäure zugesetzt wurde.

Die Demarcation der Gangrän begrenzte sich inzwischen schärfer und führte zu einer dissecirenden Eiterung in der Ausdehnung des vorhin beschriebenen Hautabschnittes, im Bereich dessen die Cutis sich in immer grösseren Fetzen loslöste.

Am 5. März trat grössere Dyspnoe auf, die Kranke klagte über Schmerzen in beiden Brusthälften und expectorirte intensiv blutige Sputa in mässiger Menge. Diese Erscheinungen hielten bis zu dem am 8. März eintretenden Tode unverändert an.

Die Section ergab in Betreff der rechten Unterextremität dieselben Erscheinungen, welche im Leben bereits constatirt waren: theils trockne, theils feuchte Gangrän der Haut, mit eitriger Schmelzung in der ganzen Circumferenz der letzteren, daneben Mumification des Fusses. Die Arteria und Vena femoralis dextra waren beide mit adhärenten, z. Th. organisirten, z. Th. geschmolzenen Thromben erfüllt. Während aber die Venenthrombose nur bis zur Schenkelbeuge verfolgt werden kann, reicht der Arterienverschluss durch die Iliaca dextra bis zum Promontorium (d. h. bis zur Theilungsstelle der Art. iliaca communis d. in die Iliaca und Hypogastrica) herauf und ist in seinem ganzen Verlauf ein völlig obturirender. Links ist die Arterie frei, die Vene dagegen vom Poupart'schen Band an abwärts in der Ausdehnung von 6—7 Cm. durch einen ziemlich festen Pfropf vollständig verschlossen.

Beide Lungen zeigen sehr ausgedehnte schiefrige Indurationen, einzelne käsige miliare Pneumonien, käsige Bronchitiden und zahlreiche z. Th. käsige Bronchiectasen, so dass im Oberlappen namentlich der rechten Lunge mehrere mit Bronchen communicirende Höhlen entstanden sind, deren bronchiectatischer Charakter sehr deutlich nachweisbar ist. Nebenbei finden sich in beiden Lungen multiple Embolien der Lungenarterie, welche überall ganz frisch sind und stellenweise zu hämorrhagischen Infarcirungen des Lungengewebes geführt haben.

Beiderseits sehr starke Synechien zwischen den Lungen und der Costalpleura. Leichtes Oedem des Lungenparenchyms. Die Lungenvenen überall frei und durchgängig.

Das Herz klein, blass, röthlich-braun gefärbt, im Zustand der braunen Atrophie. Der Klappenapparat lässt keine Veränderungen erkennen. Die Herzohren frei. Aorta im ganzen Verlauf eng und dünnwandig; die Intima vollständig intact; nirgends, auch nicht an den Stellen der Gefässinsertionen lassen sich Rauhigkeiten der Wand erkennen.

In der Milz und beiden Nieren fanden sich sehr zahlreiche ältere embolische Narben.

Hatte somit die Section den embolischen Charakter des verschliessenden Arterienpfropfes in der rechtseitigen Schenkelarterie durch den Nachweis des gleichzeitigen Vorhandenseins anderer, älterer embolischer Prozesse im Stromgebiet des grossen Kreislaufs auf's Unzweideutigste dargethan, so ergab dieselbe jedoch keinen näheren Aufschluss über den Ursprung des embolischen Materials. Die Lungenvenen, der Klappenapparat des linken Herzens, die Trabeculae carneae desselben, sowie das linke Herzohr, die Aorta mit den abgehenden Aesten — Alles war intact und dennoch fanden sich die sichersten Kennzeichen embolischer Gefässverstopfung in den von der Aorta abgehenden Aesten. Eine nähere Untersuchung der Organe, welche Herr Prof. Virchow auf meine Bitte vornahm, löste das Räthsel in einer freilich sehr unerwarteten Weise. Dieselbe ergab das Vorhandensein eines offenen Foramen ovale bei gleichzeitiger Thrombusbildung im rechten Vorhof. Nichts lag nach diesem Befund näher, als die rechtsseitigen Herzthromben, welche das Material für die Lungenemboli und -Infarcte abgegeben hatten, auch für die Embolien im grossen Kreislauf verantwortlich zu machen. War doch in dem Offenbleiben des Foramen ovale das vermittelnde Glied für diesen Prozess gegeben!

Eine genauere Untersuchung der rechten Unterextremität und deren Gefässe ergab folgendes Verhalten: Die rechte Art. hypogastrica sammt ihren Aesten, welche vermittelst der Art. sacralis lateralis, Glutaea und Ischiadica die Glutaealmuskeln versorgen, waren völlig durchgängig geblieben, desgleichen die von der Art. femoralis abgehende Profunda femoris sammt der Art. circumflexa femoris. Dadurch aber war, wie ich später nachweisen werde, ein genügender Collateralkreislauf für die Adductoren hergestellt, welcher auch genügte, um die übrigen Muskeln des Oberschenkels einigermaassen zu ernähren. Diese letzteren zeigten im ganzen Umfang bis zur Grenze der Gangrän abwärts reichend, eine fast durchgehend intensiv gelbe, stellenweise an die Farbe des Honigs erinnernde Färbung. Vom Knie abwärts dagegen fanden sich nicht nur die Art. poplitea der rechten Seite sammt ihren Endästen, den beiden Art. tibiales völlig durch festhaftende Gerinnsel verstopft, sondern auch sämmtliche grösseren Muskeläste, soweit dieselben verfolgt werden konnten. Im ganzen Bereich des Stromgebietes dieser Arterien war die Musculatur von braun-rother, an die Farbe des Rauchfleisches erinnernder Färbung und stellenweise mit Blut durchtränkt. Die Musculatur des Fusses war völlig vertrocknet, wie mumificirt.

Die mikroskopische Untersuchung der frischen Muskeln ergab, soweit dieselbe den Oberschenkel betraf, stellenweise sehr wohl erhaltene Zeichnung, an anderen Stellen intensive Verfettung neben einer gleichmässigen Trübung der Muskelfasern, von deren feinerer Structur an gewissen Stellen nichts erkennbar war. Neben Fetttropfen fanden sich hier zahlreiche intensiv braungelb gefärbte Körnchen, wie sie bei der braunen Atrophie des Herzens angetroffen werden.

Viel intensiver gestalteten sich die Verhältnisse an der Musculatur des Unterschenkels, wo die genannten Veränderungen einen ungleich höheren Grad erreicht hatten. Während man auch hier stellenweise noch die Querstreifung deutlich erkennen konnte, sah man an den meisten Stellen zwar die Form der Muskelfasern erhalten, aber anstatt der contractilen Substanz eine homogene, eigenthümlich glänzende, manchmal fein granulirte Substanz, welche den Eindruck hervorrief, als ob sie aus Talg bestände. Daneben sah man grosse Mengen von freien Fettkörnchen und braunes Pigment zu mächtigen Haufen angesammelt. — Die Muskelkerne konnten auch durch $\bar{A}$ an den meisten Stellen nicht dargestellt werden.

Aus den verschiedenen Muskelgruppen wurden kleine Stückchen zum Theil direct, zum Theil nach vorangegangener Chrombehandlung in absolutem Alkohol erhärtet und alsdann mikroskopisch untersucht. Hierbei ergaben sich in den Muskeln des Unterschenkels folgende Veränderungen:

Zunächst fanden sich die sogenannten Muskelzellschläuche in grosser Anzahl, sowohl in den Muskeln des Ober- wie des Unterschenkels. Bekanntlich repräsentiren dieselben Sarcolemmschläuche, welche ganz mit gewucherten Kernen erfüllt sind und keine Querstreifung erkennen lassen. Dieselben unterschieden sich in unserm Fall in Nichts von den oft genug beschriebenen Gebilden, wie sie in den betroffenen Muskelgruppen bei Bleilähmung, der spinalen Kinderlähmung, den peripheren Lähmungen (Erb), nach Nervenexcision, bei der Pseudohypertrophie der Muskeln, ferner beim Typhus, bei Trichinose, in den Kehlkopfsmuskeln bei Phthise und sonst häufig angetroffen werden, und verdienen nur ein erhöhtes Interesse gegenüber der Frage, ob ihnen eine atrophische oder eine regenerative Bedeutung zukomme, wie Letzteres unter den neueren Autoren, namentlich von Kraske[1]), auf Grund experimenteller Untersuchungen behauptet wurde. Dass die Muskelzellschläuche unter Umständen ausschliesslich das Product einer atrophischen Wucherung darstellen und somit den Ausdruck der Atrophie repräsentiren, kann meiner Ansicht nach keinem Zweifel unterliegen. Hierfür sprechen ausser den früheren auch meine eigenen Beobachtungen. Ich sah diese Zellschläuche wiederholt in den Muskeln von ödematösen Extremitäten, bei welchen die an und für sich sehr atrophische Musculatur noch durch den Druck der ödematösen Flüssigkeit in hohem Grade gelitten hatte und durchweg mit Oedem durchtränkt war; ferner an Muskeln, welche von äusserst heruntergekommenen Phthisikern stammten. In diesen Fällen zeigten die Muskeln, welche zur Untersuchung gelangten, so sehr das Bild der Atrophie, dass man an regenerative Vorgänge unmöglich denken konnte, und dies um so weniger, als nirgends Spuren regenerativer Prozesse nachweisbar waren. Dass andererseits neben den Zellschläuchen Spu-

[1]) Experimentelle Untersuchungen über die Regeneration der quergestreiften Muskeln. Halle 1878.

ren regenerativer Thätigkeit an denselben Stellen des Muskels angetroffen werden können, will ich damit keineswegs bestreiten, ja vielmehr besonders betonen, da ich dieselben bei der Untersuchung der in diesem Aufsatz beschriebenen Muskeln wiederholt sah. Niemals allerdings kam etwas Derartiges am Unterschenkel zur Beobachtung, während sich zwischen den Zellschläuchen, die sich zwischen den atrophischen Muskeln des Oberschenkels fanden, häufig spindel- und bandartige Elemente erkennen liessen, welche sehr schmal waren und eine deutliche, sehr enge Querstreifung besassen. Diese Gebilde, welche wohl allgemein für junge Muskelfasern gehalten werden, lässt Kraske von den alten Muskelelementen ausgehen, wobei eine Vermehruug der Kerne stattfindet (ebenfalls von den alten ausgehend), die contractile Substanz in verändertem Zustande sich um dieselbe gruppirt, und endlich die Kerne mit ihrer protoplasmatischen Umhüllung sich als Muskelzellen von der alten Faser abspalten. Indem nun die jungen, meist spindelförmigen Muskelzellen zu jungen, quergestreiften Muskelfasern auswachsen, wobei übrigens ein Zusammenwachsen mehrerer nicht stattfinden soll — ist der Prozess der Regeneration vollendet.

Ferner zeigten die Muskeln des Unterschenkels sehr intensive Veränderungen ihrer Primitivbündel, welche in einer Opacität und Körnelung der contractilen Substanz und in Verlust der Querstreifung bestand, Veränderungen, wie sie unter den verschiedenartigsten pathologischen Verhältnissen angetroffen werden. Derartige veränderte Muskelfasern, welche in ihrem Aussehen am meisten an diejenigen erinnerten, welche Zenker unter dem Namen der „wachsartig degenerirten“ beschrieben hat, fanden sich am Unterschenkel so ausserordentlich zahlreich, dass man häufig mehrere Gesichtsfelder durchmustern musste, ehe man wohlerhaltenen Muskelfasern mit deutlicher Querstreifung begegnete. Sie waren ausgezeichnet durch ihre homogene Beschaffenheit und ihren matten Glanz, welch' letztere Eigenschaft sie allerdings von den wachsig-degenerirten Muskeln Zenker's unterscheidet, da Zenker bei seinen Muskeln ausdrücklich den „stark wachsartigen Glanz“ hervorhebt. Soweit die Muskelfasern diese Veränderungen darboten, hatten sie ihre Querstreifung verloren und waren kernlos geworden; nirgends im Bereich dieser beschriebenen Muskelfasern gelang es, mit kernfärbenden Mitteln die Muskelkerne darzustellen, nur fanden sich stellenweise kleinere Kernkrümel, welche sich in Anilinfarben etc. intensiv färbten. Daneben waren die Muskelfasern äusserst brüchig geworden und erschienen in ungleiche klumpige Massen zerfallen. An den Muskeln des Oberschenkels fanden sich diese Veränderungen, soweit sie die Homogenität der contractilen Substanz betrafen, nur ganz vereinzelt, während ein Untergang der Kerne daselbst nirgends zu beobachten war.

Ganz besonders interessant aber waren noch Veränderungen, welche sich in weiter Verbreitung in der Musculatur des Unterschenkels vorfanden, und die ich am passendsten als „röhrenförmige Degeneration der Muskelfasern" bezeichnen möchte. Es handelte sich dabei um röhrenförmige Aushöhlungen derjenigen Muskelfasern, welche die kurz vorher beschriebenen Veränderungen erlitten hatten. Diese Aushöhlungen stellten sich in ihren extremsten Fällen als vollständige centrale Defecte vor, so dass die einzelne Muskelfaser sich auf dem Querschnitt als Hohlcylinder präsentirte, wobei die Aushöhlung zuweilen als eine vollständig centrale, andere Male mehr excentrisch gelegene erschien[1]): der den Defect umgebende Muskelring bestand aus einer durchweg gleichmässigen homogenen Masse, an welcher man keine Spur von Kernen oder Structur erkennen konnte. Sehr deutlich liessen sich diese Veränderungen, sowie namentlich das Zustandekommen und die Entwickelung dieser Substanzverluste auf Längsschnitten studiren, wobei man zuerst Einbuchtungen in die Substanz der Muskelfasern wahrnahm, welche allmählich immer tiefer wurden und sich schliesslich als vollständige Defecte des Muskels darstellten. Diese Einbuchtungen und Substanzverluste der Muskelfasern gingen, soweit meine Beobachtungen reichen, stets von der Peripherie der Faser aus. In diesen Muskellacunen oder Höhlungen fand ich regelmässig grosse runde, mit reichlichem, feinkörnigem Protoplasma versehene, fein chagrinirte Zellen, welche in der grossen Mehrzahl der Fälle vielkernig waren. Die Kerne, welche häufig deutliche Kernkörperchen erkennen liessen, sassen meist ganz regelmässig peripher gruppirt. Die Grösse dieser mehrkernigen Zellen betrug je nach dem Durchmesser der sie beherbergenden Muskelfasern 10—20 μ und weit darüber. Während man in den Muskellücken auf Querschnitten nur je eins dieser riesenzellartigen Gebilde wahrnehmen konnte, gelang es auf Längsschnitten sehr häufig innerhalb des röhrenförmigen Muskeldefectes ganze Reihen derselben zu erkennen.

[1]) Cf. Tafel VII. 1 und 2.

Das interstitielle Bindegewebe zwischen den einzelnen Muskelfasern war fast im ganzen Bereich der Unterschenkelmusculatur, soweit dieselbe zur Untersuchung gelangte, leicht vermehrt und zellreicher als normal.

Resümiren wir kurz die mikroskopischen Veränderungen, welche die erkrankten Muskeln erkennen liessen, so fanden wir:

1) eine Kernvermehrung (Muskelzellschläuche) innerhalb der degenerirten Muskelfasern;

2) eine Opacität und Körnelung der einzelnen Muskelfasern, welche eine deutliche Verschmälerung erlitten hatten, neben Undeutlichkeit und theilweisem Verlust der Querstreifung;

3) einen weitverbreiteten Verlust der Muskelkerne im ganzen Bereich der sub 2) veränderten Muskelfasern;

4) eine röhrenförmige Degeneration vieler Muskelfasern nebst Einwanderung riesenzellartiger Gebilde mit vielen Kernen;

5) kernreiche Wucherung des interstitiellen Bindegewebes zwischen den Muskelfibrillen.

Wenn man die sub 1), 2) und 3) erwähnten Veränderungen betrachtet, welche theilweise an diejenigen erinnern, welche Zenker unter dem Namen der wachsigen Degeneration beschrieben, und welche man nach Traumen, bei peripherischen Lähmungen und unter den allerverschiedensten Verhältnissen in gleicher oder wenigstens ähnlicher Weise angetroffen hat, so drängt sich zunächst die Frage auf, ob diese Muskelfasern, welche in eine mattglänzende homogene kernlose Masse verwandelt waren, als histologisch todt zu betrachten sind. Die Ansichten darüber sind noch getheilt; während einzelne Autoren in den beschriebenen Veränderungen den Tod des Muskels erkennen, halten Andere[1]) dieselben für den Ausdruck der Todtenstarre oder eines der Todtenstarre ähnlichen, wenn nicht mit ihr identischen Gerinnungsvorganges, von welchem Kühne[2]) gezeigt hat, dass derselbe während des Lebens eintritt, wenn der Zufluss des Blutes zu dem betreffenden Muskelgebiet aufgehoben ist. Wie dem auch sei, so kann im vorliegenden Fall darüber kein Zweifel obwalten, dass die Muskeln, welche die beschriebenen Veränderungen darboten, in ihrer Totalität als lebend betrachtet werden müssen, da sich in ihnen bis zum Tode des Gesammtorganismus unbestreitbar vitale Vorgänge abspielten. — Hieher gehören ausser den sub 4) und

[1]) Erb, Dieses Archiv Bd. 43. S. 124.

[2]) Kühne, Reichert's u. du Bois' Archiv. 1859.

5) beschriebenen Prozessen noch der früher erwähnte Kernschwund, auf den ich sehr bald näher eingehen werde. Diese letzterwähnten Prozesse sprechen mit unzweideutiger Sicherheit dafür, dass noch eine Circulation — wenn auch minimaler Art — in den Muskeln der Unterextremitä stattfand. Dagegen stehe ich nicht an, den grössten Theil der histologischen Muskelelemente — die Primitivfibrillen — für necrotisch zu halten und in den sub 4) beschriebenen Veränderungen nichts Anderes zu sehen, als eine Resorption todter Muskelfasern.

Die Ursache dieser degenerativen Prozesse in den Muskeln kann im vorliegenden Fall naturgemäss nur in der Anämie gesucht werden, welche aus der umfangreichen und ausgedehnten Embolisirung der Unterschenkelarterien (Art. popl. und deren Aeste) resultirte. Wenn daneben auch die Hauptarterie des Oberschenkels bis weit hinauf absolut undurchgängig geworden war, so waren die daraus entspringenden Folgen doch relativ sehr gering, da die Art. hypogastrica frei geblieben war und vermittelst ihrer Aeste, der Art. sacralis lateralis, glutaea und ischiadica mit der ebenfalls offen gebliebenen Art. circumflexa fem. und prof. fem. communicirte. Hierdurch hatte sich ein Collateralkreislauf entwickelt, welcher den Verschluss der Art. iliaca und fem. fast vollständig compensirte. Anders lagen die Verhältnisse am Unterschenkel; hier war durch die ausgiebige Verstopfung aller zuführender grösserer Arterien ein derartiger Ausgleich unmöglich geworden, und daher sahen wir hier viel intensivere Veränderungen eintreten, als dort. Indess kann trotz der eingetretenen Gangrän der Haut des Unterschenkels, wie bereits angeführt, von einem absoluten Aufhören der Circulation nicht die Rede sein, da sich an demselben gewisse Prozesse abspielten, welche zu ihrem Zustandekommen nothwendigerweise einer, wenn auch minimalen Circulation bedürfen. Für die Richtigkeit dieser Anschauung sprechen Versuche, welche ich vor mehreren Jahren an Hunden und Kaninchen anstellte, indem ich diesen eine Aufschwemmung von Chromblei in Wasser in die Schenkelarterien spritzte, um so eine totale Embolirung aller Gefässe, auch der kleinsten collateralen, zu erzielen, welche hierdurch auch stets gelang. Es kam auf diesem Wege nicht nur zur vollständigen, theilweise feuchten Gangrän der Haut und zur völligen Nekrose der Muskeln, sondern auch zur Nekrose des Knochens, Beweis genug, dass das Injectionsmaterial auch die Knochengefässe (namentlich die Art. nutr.) verstopft und für das

Blut undurchgängig gemacht hatte. Die Veränderungen indess, welche die Schenkelmusculatur derjenigen Versuchsthiere darbot, welche die Operation einige Tage überlebt hatten, waren wesentlich verschiedene von denjenigen, welche ich im vorliegenden Fall gefunden und beschrieben habe. Schon makroskopisch sahen die experimentell gewonnenen Muskeln durchaus verschieden von letzteren aus, insofern als sie in eine ölig-fettige, schmierige Masse verwandelt war, welche makroskopisch eher an Adipocire als an Kaninchen- resp. Hundemuskel erinnerte. Wollte man diese Masse mikroskopisch untersuchen, so liess sich dieselbe nur schwer und mühsam zerzupfen, während sie sich ausserordentlich leicht zwischen 2 Gläschen zerreiben oder durch die geringste Gewalt zerdrücken liess, wobei man sehr gute mikroskopische Bilder erhielt. Hiebei zeigte es sich nun, dass die Muskelfasern, soweit sie dem embolisirten Bezirk angehörten, in ungleich grosse und unregelmässig begrenzte Schollen zerfallen waren, welche theils noch die Querstreifung in geringerer oder grösserer Deutlichkeit erkennen liessen, theils aber aus einer mattglänzenden homogenen Masse bestanden, der man ihren musculären Ursprung nicht mehr ansah. Behandelte man indess diese hochgradig veränderten Muskelfasern mit $\bar{A}$ oder kernfärbenden Mitteln, so gelangten nicht nur die Capillar-, sondern auch die Muskelkerne vielfach auf's Deutlichste zur Wahrnehmung. Die Erhaltung der Kerne in abgestorbenen Geweben hängt auf's Innigste mit der totalen Unterbrechung der Circulation zusammen; überall da, wo Organe oder Organabschnitte in Folge absoluter Ischämie zu Grunde gehen, findet sich einfache Nekrose ohne Kernschwund und ohne sonstige weitere histologische Veränderungen, falls der Prozess ohne Fäulniss verlief. Ganz anders liegen die Verhältnisse, wenn die Anämie eine vorübergehende war und nur so lange eingewirkt hatte, dass die Gewebsbestandtheile in ihrer Ernährung sehr schwer geschädigt wurden, ohne definitiv abzusterben. In diesen Fällen vollziehen sich unter der Einwirkung der mit dem Nachlass der Anämie wieder eintretenden Circulation intensive Gewebsveränderungen, welche je nach der Structur des ergriffenen Organs verschieden sind, alle aber das Gemeinsame haben, dass die Kerngebilde zu Grunde gehen, indem sie wahrscheinlich von dem wiederzutretenden Lymph- oder Blutstrom aufgelöst werden, nachdem sie vorher durch die Anämie in die dazu erforderlichen Bedingungen versetzt worden waren. Die Kenntniss dieser in's Gebiet der Coagulationsnekrose fallenden Veränderungen sowie namentlich des Kernschwundes verdanken wir Weigert[1]), welcher sie zuerst beschrieb und die Bedingungen zu ihrer Entstehung nachwies. Experimentell wurden dieselben für den Muskel von Heidelberg[2]) in Cohnheim's Laboratorium einer näheren Untersuchung unterzogen und von Kraske[3]) bestätigt. Es ergiebt sich aus diesen Untersuchungen auf's Deutlichste, dass in Muskeln, welche vorübergehend (7—10 Stunden) ligirt gewesen waren, einige Zeit nach der wiederhergestellten Durchströmung mit Blut, die Kerne zerbröckeln und untergehen, bis man nach einiger Zeit fast völligen Kernschwund antrifft. — Da die gleichen Verhältnisse in den vorhin beschriebenen Muskeln des Unterschenkels vorlagen, so werden wir schon dadurch zu dem Schluss gedrängt, dass eine — sei es auch noch so geringe Circulation bestanden haben müsse[4]). Dies wird im vorliegenden Fall noch durch zwei andere Erscheinungen unzweifelhaft bewiesen: einmal durch die Wucherung des interstitiellen Bindegewebes und dessen Kerne, und ferner durch die Resorptionsvorgänge, auf welche ich demnächst eingehen werde. Vorher erübrigt die Bemerkung, dass man wiederholt interstitielle Bindegewebswucherung mit massenhafter kleinzelliger Infiltration, welche später zur „Cirrhose des Muskels“ führte, auch bei traumatischen Lähmungen und verschiedenen Nervenaffectionen, peripherischen und centralen Ursprungs in Muskeln vorfand, welche gleich den unsrigen alle Charaktere atrophischer Degeneration (d. h. ungleichmässige Verschmälerung der Muskelfasern, Undeutlichkeit der Querstreifung mit wachsiger Degeneration, Auftreten von Muskelzellschläuchen etc.) darboten.

Wir kommen nunmehr zu derjenigen Veränderung der todten Muskelfasern, welche ich im vorliegenden Fall für die weitaus interessanteste halte, d. h. zur Resorption der abgestorbenen Muskelelemente. In wie weit man berechtigt ist, diese für histologisch todt zu betrachten, habe ich weiter oben auseinandergesetzt,

1) Dieses Archiv Bd. 70 und 72.

2) Zur Pathologie der quergestreiften Muskeln. Inaug.-Dissert. Leipzig 1878 und Archiv f. exper. Pathologie u. Pharmakol. Bd. VIII.

3) l. c.

4) Wie gering diese Circulation war, geht daraus hervor, dass sie gerade nur ausgereicht hatte, um das interstitielle Bindegewebe genügend zu ernähren, während die eigentliche contractile Substanz dabei einer anämischen Necrose verfallen und zu Grunde gegangen war. Vgl. über diese ungleichen Ernährungsverhältnisse: Litten, Zeitschrift f. klin. Medicin. Bd. 1.

hier erübrigt der Nachweis, dass jene röhrenförmige Einschmelzung der Primitivfibrillen als ein regressiver Vorgang aufzufassen ist.

In der Literatur finden wir ähnliche Vorgänge erwähnt, so namentlich von Volkmann in seinem Aufsatz „Zur Histologie des Muskelkrebses" (dieses Archiv Bd. 50). Hier findet sich die Angabe, dass die Muskelprimitivbündel von der Fläche her durch die Carcinomzellen zernagt und angefressen wurden; und weiter: „Ich habe in Fig. 4 und 5 eine Anzahl solcher Bündel in möglichst verschiedenen Stadien der Zerstörung abzubilden versucht. Die Uebereinstimmung dieser Bilder mit den bekannten Vorgängen bei der Knochencaries muss bei der ersten Betrachtung auffallen. Wie dort von den Markgranulationen die Tela ossea, so wird hier die contractile Substanz von den gegen sie anwachsenden Carcinomzellen förmlich verzehrt. Dabei zeigt der Zerstörungsgrad ganz die gleichen, aus lauter einzelnen Bogenstücken zusammengesetzten buchtigen Contouren, so dass man füglich auch für den Muskel am einfachsten die Ausdrücke der lacunären Einschmelzung oder Usur wird einführen können." In den durch die lacunäre Einschmelzung entstandenen Gruben lagen Haufen von Carcinomzellen. Dass diese letzteren nur von aussen eingedrückt waren, konnte an Präparaten nachgewiesen werden, an welchen die Zellen herausgefallen waren und der grubige Eindruck leer stand. Schliesslich macht V. noch auf das Verhalten des Sarcolemms aufmerksam, welches beim Einschmelzen der contractilen Substanz (i. e. der lacunären Corrosion) selbst einschmilzt und verzehrt wird.

Wir sehen in den soeben geschilderten Vorgängen einen ganz analogen Prozess der Muskeleinschmelzung durch Zellen, nur mit dem Unterschiede, dass beim Muskelkrebs die Einschmelzung lebende, im vorliegenden Fall bereits abgestorbene Muskelfasern betrifft. Hier wie dort wandern lebende Zellen in die Muskelfaser ein und zehren dieselbe auf; dadurch entsteht in denselben ein Hohlraum, welcher durch die eingewanderten und eventuell veränderten Zellen ausgefüllt wird.

„Sinusartige Einbuchtungen" sind ferner von Gussenbauer (Archiv f. klin. Chirurgie XII.) und Kraske (l. c.) beschrieben und abgebildet worden. — Beide fanden sie in solchen Muskelfasern, welche bereits in Muskelzellschläuche umgewandelt waren. Während aber Gussenbauer aus diesen Sinusbildungen, in welchen die Kerne der Zellschläuche lagen, den Schluss zieht, dass letztere von aussen eingedrungen sind und die Einbuchtungen zu Stande gebracht haben, sieht Kraske in der sinusartigen Einbuchtung den Ausdruck der Abspaltung junger Muskelzellen von den alten Muskelfasern. „An vielen Fasern sieht man, auf Quer- und Längsschnitten, solche Einbuchtungen in der contractilen Substanz, in die genau hineinpassend, nur durch einen schmalen Riss getrennt, die abgespaltenen Muskelzellen liegen.“ Wenn man diese sinusartigen Einbuchtungen auf Querschnitten sieht, so kann man nach Kraske Bilder erhalten, wo in der Mitte der Faser in einen Hohlraum eine diesen entsprechend geformte Muskelzelle liegt, während in der Peripherie die alte Muskelsubstanz mit ihren Kernen relativ unverändert ist.

Dass es sich im vorliegenden Fall unmöglich um derartige regenerative Prozesse handeln könne, wie in den Muskelzellschläuchen, geht schon daraus hervor, dass wir die beschriebenen Verhältnisse ausschliesslich an absolut kernlosen homogenen Muskelfasern beobachteten, welche als unzweifelhaft todt angesehen werden mussten. Ganz anders verhielt es sich in den Muskelfasern, welche Gussenbauer und Kraske untersuchten, und bei denen sie die „sinusartige Einbuchtung“ beobachteten und mit der Entstehung und Abspaltung neuer Muskelfasern in Zusammenhang brachten.

Der von mir beobachtete und als Resorption gedeutete Vorgang kam ausschliesslich an todten Muskelfasern — hier aber in weitester Verbreitung — zur Beobachtung, während niemals ein analoger Vorgang an denjenigen Muskelfasern wahrgenommen werden konnte, welche die Metamorphose zum Muskelzellenschlauch durchgemacht hatten. Wir fanden demgemäss auf den Querschnitten einen meist in der Mitte der Faser gelegenen, mehr oder weniger regelmässig runden Hohlraum, der von einer ganz gleichmässigen, kernlosen mattglänzenden Masse, dem Rest der ursprünglichen Muskelsubstanz umgeben war. In diesem Hohlraum befand sich fast ausnahmslos eine grosse vielkernige Zelle, welche die Charaktere der sog. Riesenzellen darbot. Auf Längsschnitten sah man in den lacunären Einbuchtungen des Muskels zuweilen ganze Reihen derartiger Zellen liegen. Dass diese letztere absolut nichts gemein haben mit jenen als „bandförmige Elemente, Muskelplatten, kernreiche Platten“ beschriebenen vielkernigen riesenzellartigen Gebilden, welche man bald als junge Formen sich neu bildender Muskelfasern, bald als im Zerfall begriffene Primitivbündel (was meiner Ansicht nach viel mehr Berechtigung hat) aufgefasst hat, liegt auf der Hand. Dafür spricht abgesehen von der Formverschiedenheit und der geringeren

Grösse meiner Zellen vorzugsweise der Umstand, dass diese Gebilde **stets und ausschliesslich** im Innern solcher Muskelfasern angetroffen wurden, welche die „röhrenförmige Atrophie“ darboten. Die Gleichmässigkeit und Regelmässigkeit meiner Bilder schützt überdies vor jeder möglichen Verwechselung. — Vielmehr glaube ich die beschriebenen Bilder folgendermaassen deuten zu müssen:

Ebenso wie in abgestorbene Gewebspartikel oder Fremdkörper, welche man in die Bauchhöhle eines lebenden Thieres deponirt, weisse Blutkörper einwandern, die zu Riesenzellen auswachsen und allmählich den Fremdkörper resorbiren, so wanderten im vorliegenden Fall aus dem intermusculären Bindegewebe ebenfalls weisse Blutkörper in die todten Muskelfibrillen ein, wandelten sich hier zu Riesenzellen um und leiteten eine Resorption des Muskels ein, welche sich im mikroskopischen Bilde auf's Deutlichste manifestirte. Andere Analogien hat der Prozess in der Arrosion von Knochensequestern und Elfenbeinstiften durch weisse Blutkörper; die letzteren, welche sich inzwischen ebenfalls zu Riesenzellen ausgebildet, finden sich in den Arrosionslücken der Knochen resp. des Elfenbeins wieder.

Sehr schön sah ich den nehmlichen Vorgang an Stückchen Amyloidnieren und Leber, welche ich Kaninchen in die Bauchhöhle brachte. Nach mehrwöchentlichem Verweilen in derselben waren sie vollständig abgekapselt und hafteten, von Bindegewebskapeln umgeben, dem Mesenterium oder Omentum fest an. Bei der mikroskopischen Untersuchung des ursprünglichen Versuchsmaterials fand ich dasselbe (Leber sowohl wie Nieren) durchsetzt von Riesenzellen, welche kleine Partikeln der genannten Organe in sich aufgenommen hatten. Brachte ich dieselben in amyloidfärbende Substanzen (Methylviolett), so färbten sich die im Innern der Riesenzellen gelegenen amyloiden Partikel intensiv burgunderroth. Einmal gelang es mir sogar, einen amyloid entarteten Glomerulus innerhalb einer Riesenzelle in charakteristischer Färbung anzutreffen.

Abgesehen von den mitgetheilten Veränderungen der Muskelsubstanz bietet der Fall noch nach einer anderen Richtung hin Interesse, und zwar für die Lehre von der Embolie. Jeder, dem ein einigermaassen reiches Leichenmaterial zur Untersuchung vorlag, wird auf scheinbar unerklärt gebliebene Fälle von linksseitiger Embolie bei Klappenfehlern des rechten Herzens, und häufiger noch auf Fälle von Embolie der Lungenarterien bei Klappenfehlern des linken Herzens gestossen sein. Auch Fälle embolischer Erkrankung, bei denen trotz scheinbar genauester Untersuchung gar keine Ursache für die Embolie gefunden wurde, gehören durchaus nicht in's Bereich der grössten Seltenheiten. Die Möglichkeit, dass Emboli kleinsten Kalibers, abgesehen von Microorganismen, gelegentlich aus dem grossen in den kleinen Kreislauf und umgekehrt überwandern könnten, liegt immerhin vor, seitdem nachgewiesen ist, dass an einzelnen Stellen des Körpers Arterien mässigen Calibers direct in Venen übergehen, ohne Capillaren zu passiren. Auf diese Weise schien die Frage einer experimentellen Untersuchung zugängig, welcher ich mich unterzog. Als Versuchsthiere benutzte ich ausschliesslich grosse Hunde, und als Embolisirungsmaterial gefärbtes Paraffin, welches ich zu kleinen ovalen Pfröpfchen knetete. Diese Emboli wurden in einer Versuchsreihe den Hunden in die Vena jugularis, in einer anderen in die Carotis eingeführt. Einige Wochen später wurden die Hunde getödtet, und sämmtliche Organe auf's Genaueste untersucht, wobei die arteriellen Gefässverzweigungen soweit wie möglich aufgeschnitten wurden. Niemals gelang es mir, eine Ueberwanderung der Pfröpfe, welche ich zum grossen Theil bei der Section wiederfand, nachzuweisen. Stets steckten die Paraffinpfröpfe in denjenigen Gefässgebieten, in welche sie eingeführt waren. Um so erfreulicher ist es, gegenüber diesen negativen Resultaten, eine neue Quelle für die Herkunft des embolischen Materials kennen gelernt zu haben; — ich meine die offene Communication der beiden Vorhöfe. Auf diesem Wege d. h. durch ein offen gebliebenes Foramen ovale können Herzthromben aus dem rechten Vorhof in den linken und umgekehrt hineingelangen. Es liegt ausser dieser Beobachtung, welche durch die Autorität Virchow's gestützt ist, in der Literatur noch eine andere frühere von Cohnheim[1]) vor, der auf die Möglichkeit der Ueberwanderung embolischen Materials bei offenem Formen ovale zuerst die Aufmerksamkeit gerichtet hat.

Erklärung der Abbildungen.

Tafel VI zeigt einen Schnitt durch die krebsig infiltrirte Leber, auf welchem man neben der gleichmässigen krebsigen Infiltration noch vereinzelte Krebsknoten wahrnimmt. In den durchschnittenen Pfortaderästen erkennt man die ebenfalls aus Krebszellen bestehenden Emboli.

Tafel VII. 1. Querschnitt durch necrotischen Muskel; an 4 Muskelfasern sieht man die S. 287 des Textes beschriebene „röhrenförmige Degeneration", und in den Muskellücken mehrkernige Riesenzellen.

Tafel VII. 2. Dasselbe Bild im Längsschnitt. Wucherung des interstitiellen Bindegewebes.

[1]) Cf. Vorlesungen über allg. Pathologie Bd. 1. S. 144. 5.

XIII.

Zur Discussion über die Aetiologie der Area Celsi.

Von Dr. P. Michelson in Königsberg i. Pr.

Im Jahre 1869 führte Pincus[1]) in einer Arbeit, deren sachliche Erwägungen bisher von keiner Seite angefochten sind, den Nachweis, dass alle vordem bekannt gegebenen Beobachtungen über die Existenz von pflanzlichen Parasiten als Ursache des Haarausfalls bei Area Celsi einer objectiven Kritik nicht Stich halten können.

Von da an erstanden der „Pilzhypothese" — es sei die Anwendung dieses, bereits von Hans Buchner[2]) eingeführten Ausdruckes gestattet! — eine Zeit lang fast gar keine Vertreter mehr in der dermatologischen Literatur und Jemand, der es unternahm, eine ausführliche Widerlegung dieser Hypothese zu versuchen, hätte dazumal leicht den Anschein eines Kampfes „gegen Windmühlenflügel" erwecken können.

Unter den obwaltenden Umständen ging auch meine, vor einigen Jahren verfasste Besprechung der Area Celsi[3]) über die in Rede stehende Hypothese mit wenigen Worten hinweg.

Neuerdings hat sich die Sachlage, wie die Arbeiten von Malassez[4]), Hans Buchner[5]) und Eichhorst[6]) zeigen, geändert und man wird sich die Frage vorzulegen haben, inwieweit das, von den genannten Autoren beigebrachte Material geeignet erscheint, die bereits todt geglaubte Lehre Gruby's[7]) neu zu beleben.

Für die im Nachfolgenden versuchte Erörterung dieser Frage ist eine Angabe des wesentlichen Inhalts der genannten Arbeiten unentbehrlich.

[1]) Ueber Alopecia areata und Herpes tonsurans. Deutsche Klinik Band XXI.
[2]) Dieses Archiv Bd. 74.
[3]) Ueber Herpes tonsurans u. Area Celsi. Volkmann's Sammlung klin. Vortr. No. 120.
[4]) Archives de physiol. norm. et pathol. 1874.
[5]) l. c.
[6]) Dieses Archiv Bd. 78.
[7]) Comptes rendus de l'Acad. franç. 1843. Bd. 17.

Malassez nimmt für sich die Wiederentdeckung des „Champignon de la pelade“ nicht in Anspruch, sondern weist dieselbe Herrn Courrèges, einem „hervorragenden Externe des hôpitaux“ zu. Der letztere untersuchte nicht blos die von der Peripherie der Plaques ausgezupften Haare, sondern auch die Schuppen, welche man erhält, wenn man die Kopfhaut im Niveau der Flecke leicht abschabt („mais aussi les pellicules que l'on obtient en râclant légèrement le cuir chevelu au niveau de ces plaques“). „Welch glückliche Idee!“ ruft Malassez aus, „denn grade dort ist, wie wir seitdem constatirt haben, der Parasit am reichlichsten und auch dann zu finden, wenn die Haare ganz pilzfrei sind.“ Die Hautschuppen und Haare wurden von Malassez zuvörderst mit Alkohol und Aether entfettet und dann in 1procentiger Phenylsäurelösung resp. in mit Essigsäure leicht angesäuertem, verdünntem Glycerin unter das Mikroskop gebracht. Auch einige, den Plaques entnommene und entsprechend präparirte Hautstückchen sind auf die Anwesenheit von Pilzen untersucht worden. Als Resultat ergab sich: Das Vorhandensein eines Pilzes, der seinen Sitz in dem oberflächlichsten Hornlager der Epidermis hat und die Lamellen desselben allmählich in Form von Schuppen loslöst. („Ces spores semblent donc se développer soit à la surface de l'épiderme, soit entre les lamelles les plus superficielles, qu'elles doivent finir par détacher mécaniquement sons forme de pellicules.“) Derselbe findet sich nur zufällig auf den Haaren vor und dann zwar auf den Epithelzellen, welche mit der Epidermis in Zusammenhang stehen. („Il ne se rencontre, qu'accidentellement sur les cheveux et encore siége-t-il sur les cellules épithéliales, qui proviennent de l'épiderme cutané.“) In den Haarfollikeln wurden, wie Malassez ausdrücklich hervorhebt, keine Pilzsporen gefunden.

Der Pilz besteht einzig und allein aus sehr kleinen sphärischen Sporen, von denen sich 3 Typen unterscheiden lassen: 1) doppeltcontourirte, zuweilen mit einem knospenartigen Auswuchs (bourgeon) versehene, 4—5 μ grosse Sporen; 2) kleinere von 2—2,5 μ Durchmesser ohne Doppelcontour, aber gelegentlich noch mit bourgeons; 3) ganz kleine (sporules) mit einem Durchmesser unter 2 μ, einfachem Contour und ohne bourgeons.

Rosenkranzartige Aneinanderreihungen von mehr als höchstens 5—6 Sporen fanden nicht statt; desgleichen sind fadenförmige Elemente nicht beobachtet.

Bei der Aehnlichkeit einzelner der beobachteten Formen mit Fetttröpfchen behandelte Malassez einige Präparate mit Osmiumsäure, durch welche jedoch eine Schwarzfärbung nicht herbeigeführt wurde.

Die kritischen Bemerkungen Hans Buchner's zur Aetiologie der Area Cesi führen sich schon ihrem Titel nach als eine vorwiegend theoretische Auseinandersetzung ein. Der Autor vertritt in derselben sehr beredt jene Richtung der Pathologie, welche den Pilzen als Krankheitserregern in der wissenschaftlichen Anschauung der Fachgenossen ein immer grösseres Feld zu erobern bestrebt ist.

Uns interessirt an dieser Stelle nur der Schluss-Abschnitt, den Verfasser der Wiedergabe seiner concreten Beobachtungen widmet.

„Auch ich habe in einem Falle von Area Celsi“ — so heisst es dort wörtlich — „in gleicher Weise gesucht, ohne dass ich im Stande war, irgend etwas in dem Objecte“ (den Haarwurzeln und deren Adnexen) „mit Sicherheit als Pilz zu bezeichnen. Durch vielfache Erfahrungen gewarnt, pflege ich jedoch ein derartiges Resultat unter den obwaltenden Verhältnissen nicht als ein negatives, sondern als gar kein Ergebniss zu betrachten, da ich es für möglich halten muss, dass trotzdem einzellige, nicht-colonisirte Spaltpilze, von anderen festen Theilen verdeckt, oder von leblosen Körnchen nicht unterscheidbar, im Präparate existiren können.

Glücklicherweise giebt es aber noch andere Mittel, die Pilzfrage bei Area Celsi weiter zu verfolgen und hoffentlich zur Entscheidung zu bringen; man kann nehmlich versuchen, durch Ausziehen der ergriffenen Haare mit einer ausgeglühten Pincette und Verbringen derselben in pilzfreie Nährlösung (Fläschchen mit Watte verschlossen, und im Dampftopf während 1—2 Stunden auf 110—120° C. erhitzt) die supponirten pathogenen Schizomyceten zu vermehren und auf diese Weise einem näheren Studium zugänglich zu machen. Selbstverständlich hängt diesem Verfahren der Uebelstand an, dass wohl immer am freien Theile des Haarschafts einige aus der Luft stammende gewöhnliche Spaltpilze sitzen mögen, die demnach in die Züchtungsflüssigkeit mit eingeführt werden. Da nun die supponirten Pilze der Area Celsi jedenfalls in den anhängenden Gewebstheilen der Haarwurzel grösstentheils feststecken würden, durch Schütteln in der Flüssigkeit sich also nicht vertheilen liessen, so wäre es in diesem Falle nicht wie sonst möglich, durch Verdünnung eine wirkliche Reincultur der pathogenen Pilze zu erlangen. Durch geeignete Wahl der Nährlösung, d. h. durch Anwendung einer den Schizomyceten im Allgemeinen möglichst günstigen, würde man jedoch, wenigstens für den Anfang der Vegetation sicher darauf rechnen dürfen, dass die supponirten pathogenen Pilze sich annähernd ebenso rasch vermehren als die zufällig hineingelangten gewöhnlichen Spaltpilze. Da nun aber die pathogenen Pilze anfangs in der Ueberzahl waren (ihre Anwesenheit überhaupt vorausgesetzt), so müssten dieselben wenigstens für die erste Zeit in überwiegender Menge in der Züchtung sich bemerklich machen.

Ich habe nun bei dem ‘einzigen von mir beobachteten Falle’ in dieser Weise Versuche angestellt und bei 8 maliger Wiederholung jedesmal die gleiche Pilzform in meiner Züchtung angetroffen, und zwar eine charakteristische, zu den Schizomyceten gehörige Form, wie ich sie niemals bei zufällig in der Luft vorkommenden Spaltpilzen resp. deren gezüchteten Abkömmlingen beobachtet habe.

Dieselbe bestand aus je einem kleinen glänzenden scharfbegrenzten Körnchen von kaum 0,001 Mm. Durchmesser mit zwei sehr dünnen und kurzen fadenförmigen Fortsätzen in entgegengesetzter Richtung, die unbestimmt, gleichsam abgebrochen endigen. Bemerkenswerthe Aehnlichkeit zeigte dieser Pilz mit gewissen verkümmerten Formen des sporenbildenden Milzbrandpilzes, wie man solche durch Züchtung desselben in ungünstigen Nährlösungen erlangen kann; auch aus den Heubacillen

(Cohn) liessen sich wohl durch geeignete Ernährungsweise ähnliche Formen erzielen. Man darf übrigens nicht schliessen, dass der Pilz grade in der hier beschriebenen Form schon in der Kopfhaut und Haarwurzel bei Area Celsi vorkommen müsse; die Erfahrung lehrt nehmlich, dass alle Pilze und namentlich auch die pathogenen, so z. B. jener des Milzbrandes, ihre Formen etwas verändern, namentlich in guten Nährlösungen auch etwas grösser werden, als sie an ihrem ursprünglichen Vegetationsorte zu sein pflegen.

'Trotz der Uebereinstimmung, welche bei meinen Befunden sich zeigte, möchte ich jedoch, da die Methode, wie oben erwähnt, keine untadelhafte ist, mir nicht getrauen, den beschriebenen Pilz als jenen der Area Celsi mit Sicherheit zu bezeichnen.'

Eichhorst[1]) hat unter neun Fällen von Area Celsi ein Mal Pilzsporen an den erkrankten Haaren gefunden. Obwohl der Ansicht, dass durch das Vorhandensein der später näher zu beschreibenden Elemente der parasitäre Ursprung der Krankheit in diesem einen Falle bewiesen wird, verwahrt sich Eichhorst davor, die betreffende Erfahrung schematisch auf alle Fälle übertragen zu wollen.

Nach der, mit aller Ausführlichkeit mitgetheilten Krankengeschichte, unterliegt es keinem Zweifel, dass es sich in dem beschriebenen Falle thatsächlich um Area Celsi gehandelt hat.

Die Mehrzahl der aus der Peripherie der erkrankten Stellen ausgezupften Haare unterschieden sich von den aus gesunden Partien der Kopfhaut entnommenen dadurch, dass das Bismarckbraun in gesättigter Lösung, mit welchem die Haare präparirt worden (s. u.) streckenweise nicht eingedrungen war. Die ungefärbten Haarstücke erschienen verdünnt und es machte den Eindruck, als ob das Haar von allen Seiten her durch irgend eine Kraft eingeengt und gedrückt worden wäre. Diese Verschmälerung („Druckatrophie") und der Verlust des Vermögens, sich an dieser Stelle mit Farbstoffen zu imbibiren, ist nach Eichhorst's Annahme erklärt durch den folgenden Befund, wie er an den spärlichen Haaren gewonnen wurde, an denen beim Ausziehen die obere Hälfte der Wurzelscheide hängen geblieben war. Während nehmlich an den anderen Haaren nicht die geringste morphologische Veränderung constatirt werden konnte, zeigten sich an diesen zwischen Haar und Wurzelscheide eine Unmenge von durchweg rund geformten Elementen eingelagert. Dieselben hatten das Bismarckbraun nicht aufgenommen und erschienen von gelblich-grüner Farbe. Ihre Grösse betrug im Durchschnitt 3,5 bis 4,0 μ, doch kamen auch ausnahmsweise Formen von 1,3 μ Durchmesser vor. Die kleinsten unter ihnen besassen das Aussehen glänzender, homogener Tröpfchen, von den äusseren (grösseren?) dagegen hob sich der Rand als ein leichter Doppelcontour ab, dessen innerer Rand jedoch ganz allmählich in die mattere Centralsubstanz überging. Sehr lebhaft erinnerten sie an die Gestalt rother Blutkörper-

[1]) l. c.

chen. In den grösseren Pilzsporen nahm man nicht selten ein kleines, glänzendes, homogenes Körperchen wahr, welches bald central, bald seitwärts in der Mutterzelle zu liegen kam. An vereinzelten Stellen kam neben einer grösseren eine sehr kleine Spore zu liegen und es liess sich oft auch nach Anwendung der stärksten Vergrösserungen nicht mit Sicherheit entscheiden, ob beide Körperchen mit einander in Zusammenhang standen, oder ob ein trennender Contour zwischen ihnen hindurchginge. Von ihrem Hauptansammlungsort zwischen Haar und innerer Wurzelscheide waren vereinzelte Pilzsporenmassen zwischen die Epithelien der Wurzelscheiden nach aussen gewandert. In ihrer Form zeigten hier die Pilze keine Abweichung, nur waren sie durchschnittlich kleiner als an dem zuerst beschriebenen Ort. In das Innere der Epithelzellen waren die Pilze an keinem Orte eingedrungen. Die gruppenförmige Anordnung, welche auf der Haaroberfläche schwierig zu erkennen war, trat bei den, den Epithelzellen auf- oder anliegenden Sporen deutlicher hervor. Ueber die Zahl der Sporen, welche eine solche Gruppe bildeten, ist nichts bemerkt; auf Zeichnung 3 setzen sich die Sporenhaufen jedoch aus höchstens 5 Einzelgliedern zusammen. — Von Mycelfäden fand sich auch bei sorgfältigster Durchmusterung nirgends eine Spur. — Die Pilzsporen wurden so weit am Haare nachgewiesen, so weit die Wurzelscheide haften geblieben war. Demnach traf man sie ausschliesslich in den, den beiden oberen Dritteln des Haarfollikels entsprechenden Partien an. Da sich die erwähnte Verschmälerung und der Verlust des Vermögens an dieser Stelle Farbstoff aufzunehmen, auf die obere Stelle der Haarwurzel beschränkten, so liegt, wie Eichhorst meint, die Vermuthung nahe, eine umfangreiche Ansammlung von Sporen in dem unteren Theil des Follikels nicht vorauszusetzen. Das Detail der Präparation bestand in: 1stündiger Maceration der Haare in 20procentiger Kalilauge, darauffolgender 1stündiger Erhärtung in absolutem Alkohol, 24stündigem Lagern in gesättigter Lösung von Bismarckbraun, Auswaschen in absolutem Alkohol und Aufbewahrung in verdünntem Glycerin.

Wenn unter denen, welche bis in die neueste Zeit hinein sich für den mycotischen Ursprung der Area Celsi ausgesprochen haben, Tilbury Fox, einer der angesehensten englischen Dermatologen mitangeführt worden ist[1]), so darf dieser Bericht nicht geschlossen werden, ohne den Nachweis zu liefern, dass die bezügliche Angabe auf einem Missverständniss beruht.

Die Tinea decalvans Tilbury Fox's ist nehmlich keineswegs identisch mit der Area Celsi resp. Alopecia areata der deutschen Dermatologie. Dies geht aus dem „Tinea decalvans" betitelten Journalartikel[2]) sowie aus dem gleichnamigen Abschnitt der „Skin Diseases"[3]) unzweideutig hervor.

[1]) Eichhorst, l. c. S. 199.

[2]) Practical notes on cutaneous subjects. XII. Tinea decalvans. The Lancet. Oct. 10. 1874. p. 510.

[3]) Skin Diseases. Third Edition. London 1873.

An beiden Orten unterscheidet Tilbury Fox den Krankheitsprozess der Alopecia areata nachdrücklichst von jener Hautaffection, welche er mit dem Namen Tinea decalvans belegt wissen will:

„And I shoud say that in the particular sequence of events here referred to lies the difference between tinea decalvans, a parasitic disease and alopecia areata, in which the disease is a pure and simple atrophy, in which atrophy occurs from the outset, and is, in fact, primary“ heisst es in dem Lancetartikel und im Lehrbuch beklagt Fox sich sogar darüber, dass man seine „Tinea decalvans“ irrthümlich mit der Alopecie identificirt hat:

„But my complaint is, that almost all writers have imagined, that tinea decalvans and alopecia are one and the same thing“

und bekennt sich dann als Anhänger der trophoneurotischen Theorie der Alopecia areata, wenigstens für einen Theil der Fälle:

„I have said, that localized baldness may be produced by other than parasitic causes and the confusion of parasitic and non-parasitic forms has led to great difference of opinion, which still exists. In any atrophy of the skin the tapering hairs (atrophied roots) may be found. I believe also that bald patches may be the result of a failure locally of the nerve-activity or an atrophy „pur et simple“.“

Zur Illustration des klinischen Charakters der Fox'schen Tinea decalvans mögen folgende Citate aus den oben angeführten Schriften dienen: Die Flecken zeigen im Beginne mässige Entzündungserscheinungen und oft diffuse Röthung und Schuppenbildung:

„There is often antecedent erythema with concomitant scaliness over the bald patch“ und „This disease is characterized by the presence of circular bald patches — —, which have been preceded by a certain amount of irritation.“

Im weiteren Verlauf kann es gelegentlich zu Pustelbildung durch Eiterung in den Haarfollikeln, sowie zu leichter Schorfbildung kommen:

„This pimple I saw; it was a pustulation of one of the hair-follicles, containing a hair loosened from its follicular walls and coming away with its sheath attached to it — —“ und „There may be slight scurfiness.“

Die Haare in der Umgebung der kahlen Stellen erscheinen mehr oder weniger trocken, sie lassen sich leicht auszupfen, die Haarzwiebel bleibt jedoch dabei im Follikel zurück:

„The hairs around the bald patches are more or less dry, come out readily, and are seen to be bulbless.“

[1]) l. c. S. 460.

Andere Haare überragen kurz abgebrochen die Oberfläche der erkrankten Hautstelle:

„But other broken off short hairs stud the surface.“

Ergiebt sich schon hieraus die Wahrscheinlichkeit, dass die Tinea decalvans Tilbury Fox's nichts Anderes sein kann, als ein bestimmtes Stadium oder, wenn man will, allenfalls auch eine bestimmte Form des Herpes tonsurans, so wird diese Wahrscheinlichkeit zur Gewissheit durch die Bemerkung des Autors, dass er gleichzeitig Tinea tonsurans und Tinea decalvans an dem Kopfe desselben Kranken gesehen habe:

„I have seen a patch of tinea decalvans, on a head affected at the same time with tinea decalvans.“

Zum Ueberfluss wird auch über Ansteckung unter Familienmitgliedern und über epidemische Ausbreitung des Leidens berichtet:

„I have seen more than one and more than two members of the same family affected at the same time with tinea decalvans; and the disease has occurred as an epidemic.“

Und dabei kann, wie gerade die in the Lancet publicirten Fälle lehren, gleichzeitig ein Mitglied der Familie oder eine Anzahl von Mitschülern an Tinea decalvans, andere wieder an Tinea tonsurans erkrankt sein:

„An the fact that it (tinea decalvans) occurred coincidently, in the present case, with the development of tinea tonsurans in two children of the parent is, to say the least, noteworthy“ und: „There were at my first visit some four or five and twenty cases of tinea tonsurans of varying degrees of severety. Amongst a batch of girls I found, at a second visit, no less than five cases, in which the disease answered in all particulars to tinea decalvans.“

Fox will nicht ein Mal die Berechtigung, überhaupt eine besondere Tinea decalvans von dem Krankheitsbilde der Tinea tonsurans abzuzweigen, als unanfechtbar hinstellen:

„The whole matter is one not for decision at present but for investigation, and especially in reference to the asserted existence of transitions between the disease and tinea tonsurans and their co-existence in the same subject.“

Auch Anderson ist unter den neueren Vertretern der parasitären Theorie citirt[1]). Seine Arbeit: „On the parasitic affections of the skin“[2]) habe ich mir zu meinem Bedauern nicht beschaffen

[1]) Eichhorst, l. c. S. 199.

[2]) London 1868.

können. In Hebra Kaposi's Lehrbuch heisst es[1]), Anderson habe in dieser Monographie Alopecia areata „nur aus Convenienz" unter den parasitären Hautaffectionen mitangeführt.

Auf die älteren Berichte über das Vorkommen von Pilzen bei der uns beschäftigenden Krankheit näher einzugehen, liegt nach Pincus' „klarer und sachlicher Kritik" keine Veranlassung vor. Es ist indess nicht überflüssig, festzustellen, dass die Ergebnisse der mikroskopischen Haaruntersuchung, wie sie sich aus der Darstellung Malassez', H. Buchner's und Eichhorst's ergeben, weder untereinander übereinstimmen, noch je für sich mit der Schilderung, die Gruby[2]) von seinem Microsporon Audouini entwirft.

H. Buchner nimmt das Vorhandensein von nicht ohne Weiteres erkennbaren, sondern erst nach Züchtung angetroffenen, zu den Schizomyceten gehörigen Organismen an. Malassez sowohl wie Eichhorst sahen nur Sporen, keine Mycelfäden; beide Autoren enthalten sich der botanischen Classification, aber während Malassez seine bei der „Pelade" gefundenen Sporen dem Microsporon furfur so ausserordentlich unähnlich findet, dass er sie nicht ein Mal in derselben Gruppe mit diesem untergebracht wissen will[3]), hält Eichhorst die seinigen — nach ihrem „haufenförmigen und gruppenweisen Auftreten, der annähernd gleichen Grösse der Sporen und dem Mangel an Mycelfäden" — für den Microsporon furfur so ausserordentlich ähnlich, dass er mit grosser Wahrscheinlichkeit eine völlige Identität oder doch wenigstens eine nahe Verwandtschaft annehmen möchte.

Malassez' „Champignon de la Pelade" siedelt sich nur in den oberflächlichsten Schichten der Epidermis an; in den Haarfollikeln wird er total vermisst. Eichhorst's Pilzsporen werden ausschliesslich in den, den beiden oberen Dritteln des Follikels entsprechenden Partien angetroffen und zwar entwickeln sie sich vorwiegend zwischen Haar und innerer Wurzelscheide; von hier aus wandern nur vereinzelte zwischen die Epithelien der Wurzelscheiden nach aussen.

[1]) Bd. 2. S. 591.

[2]) l. c.

[3]) „Je ferai remarquer seulement, qu'il est très-différent du microsporum furfur et qu'il me paraît difficile de le placer à côté de ce parasite et dans le même groupe que lui." l. c. p. 211.

In rosenkranzartiger oder gruppenweiser Anordnung stellen sich sowohl nach Malassez' als nach Eichhorst's Zeichnungen mit Deutlichkeit Häuflein von höchstens 5—6 aneinandergereihten Sporen dar. Beide Autoren können über ein Eindringen von Pilzen in die Haarsubstanz selbst nicht berichten und ebensowenig über ein Vorkommen derselben in der Circumferenz des freien Haarschafts.

Zur vergleichsweisen Beurtheilung seien nur einige Punkte des Gruby'schen Befundes angeführt[1]).

Gruby beschreibt das erkrankte Haar als umgeben von einer wahren Pilzscheide. Dieselbe überzieht den Haarschaft von der Mündung des Follikels an etwa 1—3 Mm. aufwärts und besteht in ihrem inneren Theile aus Verzweigungen, die im Haargewebe entspringen (prennent naissance dans le tissu des cheveux), ferner aus sich zuweilen unter einem Winkel von 30—50 Grad gabelförmig theilenden Mycelfäden (Tiges) und endlich aus den, den äusseren Abschnitt der Pilzscheide bildenden Sporen.

Bei diesem Mangel an Uebereinstimmung der neueren Autoren untereinander und jedes Einzelnen wiederum mit dem Entdecker des Microsporon Audouini hätte die Erörterung der etwaigen klinischen Gründe, welche die Annahme eines parasitären Ursprungs der Area Celsi unterstützen, zweifelsohne das vollste Interesse beanspruchen dürfen.

Leider tritt Eichhorst, der Erfahrungen über Area Celsi an einem verhältnissmässig nicht unbedeutendem Krankheitsmaterial gesammelt hat, in eine derartige Erörterung nicht ein, sondern begnügt sich mit der Notiz: „Wenn man die Geschichte der Aetiologie dieser Krankheit durchgeht, so ist es bemerkenswerth, zu lesen, dass alle Autoren den Eindruck gewonnen haben, dass man es mit einem parasitären Leiden zu thun hat und dass sich die Mehrzahl nur wegen des meist negativen Befundes zur entgegengesetzten Ansicht bekehrt hat“, eine Bemerkung, der man unter Anführung mehrerer nicht unwichtiger Arbeiten — es sei nur die von Hutchinson[2]) genannt — leicht widersprechen könnte.

[1]) Es wird dabei bemerkt, dass Verf. die Porrigo decalvans oder Phytoalopecie Gruby's ebensowenig identisch mit unserer Area Celsi hält, als die Tinea decalvans Tilbury Fox's. Bezüglich der Gründe ist auf Pincus (l. c. S. 141) zu verweisen.

[2]) Medic. Times and Gazette. 1858. Vol. XXXVII.

Auch bei Hans Buchner sucht man vergeblich nach zahlreichen klinischen Gründen zur Unterstützung der Pilztheorie. Das Einzige, was in dieser Hinsicht erwähnt wird, ist die „völlige Uebereinstimmung", in der sich die Area Celsi betreffs ihrer Ausbreitungsart, „des allmählichen Umsichgreifens", mit dem anerkannt parasitischen Herpes tonsurans befindet.

Malassez endlich verzichtet sogar darauf, uns auch nur mit wenigen Worten über die Art und über den Verlauf der Krankheitsfälle zu orientiren, die seinen Haaruntersuchungen zur Grundlage dienten. Er lässt es auch dahingestellt sein, ob der Pilz Ursache oder Folge der Krankheit ist und darf hiernach zu den Vertheidigern der parasitären Theorie nicht eigentlich gezählt werden.

Wenn man nun auf die klinische Seite der Frage eingeht, so kann kaum in Abrede gestellt werden, dass das Krankheitsbild der Area Celsi nicht unwesentliche Abweichungen von den, den anerkannten Dermatomykosen gemeinsamen Erscheinungen zeigt.

Kein Hautjucken, keine Anhäufung losgelöster Epidermisschollen, keine Schorf-, Bläschen-, Pustel- oder gar Knotenbildung innerhalb des afficirten Hautbezirks. — Unter der grossen Zahl der in der Literatur gesammelten Krankheitsfälle verschwindend wenige, deren Entstehungsursache allenfalls auf Ansteckung zurückgeführt werden könnte; nirgend ein Bericht über gelungene experimentelle Uebertragung!

Allmähliches Umsichgreifen, wie beim Herpes tonsurans allerdings, aber das Aussehen der Haut in den jüngsterkrankten peripherischen Partien nicht im Geringsten differenzirbar von dem der ersterkrankten centralen Bezirke. Und nicht die erstentstandenen Flecke beginnen zuerst auch ihren Haarwuchs zu restituiren, sondern — Hutchinson hat hierauf besonders aufmerksam gemacht[1]) — gleichzeitig meist erhalten alle kahlen Stellen ihre Bedeckung wieder.

Ein Dermatolog von der Erfahrung Kaposi's „wüsste keine Art allgemeiner Constitution oder Dyskrasie anzugeben, welche direct eine grössere Disposition zur Erkrankung durch Dermatophyten mit sich brächte"[2]). Area Celsi aber tritt, wenn nicht ausschliesslich,

[1]) l. c. S. 246.
[2]) l. c. Bd. 2. S. 588.

doch vorzugsweise bei Individuen mit herabgesetzter Gesammternährung auf.

Und, will man alle diese Momente als unerheblich bezeichnen: Wie vermag durch die parasitäre Theorie die Thatsache erklärt zu werden, dass in einer ausserordentlich grossen Zahl von Fällen das Initialstadium der Krankheit von den heftigsten Kopfschmerzen begleitet wird; wie: Die Beobachtung von der, mit Anbeginn des Leidens vorhandenen Blässe und Verdünnung der erkrankten Hautstellen? [1])

Auch im Sinne der Spaltpilzhypothese bleiben die Krankheitserscheinungen der Area Celsi ohne alle Analogie.

Die Annahme, dass das Erysipel ein durch Schizomyceten hervorgerufenes Hautleiden sei, findet heutzutage zahlreiche Vertreter. Wer indess würde es wagen dürfen, Erysipel und Area Celsi nach Symptomen und Verlauf in Paralle zu bringen?

Hans Buchner ist die Schwierigkeit, die hierin liegt, nicht entgangen; er glaubt ihr abzuhelfen, indem er eine fernere Hypothese zur Hülfe nimmt: Bei Area Celsi seien nicht, wie bei Erysipel, in Colonien angehäufte Spaltpilze die Krankheitserreger, sondern einzellige, nicht colonisirte, in weniger lebhafter Vegetation befindliche.

Es mag, den Vermuthungen Hans Buchner's gegenüber, an den Ausspruch seines berühmten Landsmanns C. v. Naegeli gedacht werden [2]): „Zunächst ist zu bemerken, dass die Spaltpilze

[1]) Für meine Arbeit über Herpes tonsurans und Area Celsi hatte ich den 37. Band der Medic. Times and Gazette weder in Königsberg, noch aus den Bibliotheken von Greifswald und Berlin erhalten können; in Königsberg und Greifswald war er nicht vorhanden; von Berlin aus wurde er nicht nach auswärts verliehen. — Nachdem ich nunmehr endlich der Göttinger Bibliothek die Möglichkeit verdanke, die Hutchinson'sche Abhandlung im Original einzusehen, gestatte ich mir, einen Satz dieser ausgezeichneten Arbeit, der sich auf die Haut-Verdünnung bei Area Celsi bezieht, hier wiederzugeben: „The thinning is no doubt due chiefly to the removal of the hairbulbs, but probably also in some measure to a general atrophy of the deeper layers of the skin itself with its secreting glands and to the absorption of its adipose tissue.“ Für Diejenigen, welche sich von der Verdünnung der erkrankten Haut nicht haben überführen können, ist die Bemerkung H.'s beachtenswerth, dass diese Hautverdünnung besonders deutlich hervortritt, wenn man die umgebende gesunde Kopfhaut abrasirt.

[2]) Die niederen Pilze etc. München 1877. S. 48.

auf der äusseren Haut sich schon wegen Mangel an hinreichender Feuchtigkeit nicht ansiedeln und vermehren können."

Eine etwaige Nachuntersuchung, welche übrigens specielle Erfahrungen auf dem schwierigen Gebiete der Spaltpilzkultur voraussetzt, wird Buchner erst beanspruchen können, sobald er weitere, auf ein grösseres Material gestützte, Mittheilungen beigebracht hat.

Auch Malassez' mikroskopische Befunde entziehen sich bei dem gänzlichen Mangel an Krankengeschichten einer eingehenderen Kritik. In zwei Fällen von Area Celsi, in welchen ich, den erkrankten Stellen entnommene Oberhautschüppchen genau nach Malassez' Vorschrift präparirt und mit gleich starken Vergrösserungen untersucht habe, wurden die, von dem genannten Autor beschriebenen Pilzsporen nicht aufgefunden.

So haben wir uns denn nur noch mit den Eichhorst'schen Pilzen näher zu beschäftigen, einem Untersuchungsergebniss, das klar und ausführlich geschildert ist und einem zweifellosen Fall von Area Celsi abgewonnen wurde.

Mancher, der Gelegenheit gehabt hat, die bei den Dermatomykosen vorkommenden Parasiten öfters einer mikroskopischen Besichtigung zu unterziehen, erhält gewiss aus Beschreibung und Zeichnung den Eindruck, dass Eichhorst's Pilze dem Achorion Schoenleinii, dem Trichophyton tonsurans und auch dem Microsporon furfur keineswegs besonders ähnlich erscheinen[1]). Was in specie das Microsporon furfur anbetrifft, so liegt — nach unserem Dafürhalten — eine greifbare Differenz des morphologischen Charakters beider Formen nicht allein in den, beim Microsporon furfur meist sehr reichlich vorhandenen Mycelien, sondern auch darin, dass jedes Microsporonpräparat eine grössere Zahl einzelner, sich gegen ihre Umgebung genau abgrenzender, aus je 30 und mehr Gliedern zusammensetzender rundlicher oder traubenartiger Conidienhaufen zeigt.

Während ausserdem Eichhorst von seinen Pilzsporen angiebt, dass sie das Bismarckbraun nicht annehmen, imbibiren sich die Sporen des Microsporon furfur — wenn man Fragmente der an Pityriasis versicolor erkrankten Oberhaut genau nach Eich-

[1]) M. vgl. auch Eichhorst's Abbildung mit den vortrefflichen Heitzmann'schen Zeichnungen der genannten Dermatophyten in Hebra-Kaposi's Handbuch.

horst's Methode präparirt hat — sehr schön mit dem genannten Farbstoff.

Für die Haaruntersuchung bei Area Celsi habe ich das von Eichhorst angegebene Verfahren vorläufig erst in zwei Fällen nutzbar machen können. Dass der Erfolg negativ war, beweist nichts, da ja Eichhorst unter 9 Fällen auch nur ein Mal Pilze entdeckte.

Wer mit Eichhorst's Präparationsmethode nachuntersuchen will, möge übrigens beachten, dass Weigert, welcher zuerst das Bismarckbraun in die mikroskopische Technik eingeführt hat, Cautelen angiebt, um die in der wässrigen Lösung „leicht erfolgende Schimmelbildung zu erschweren“ [1]).

Fetttröpfchen, welche gleichfalls zu Verwechslungen Anlass geben könnten [2]), dürften durch die vorgeschriebene Behandlung der Haare mit starker Aetzkalilösung und Alkohol meist beseitigt werden; zu mehrerer Sicherheit könnte man noch eine solche mit Aether folgen lassen.

Es erscheint ungehörig, einem erfahrenen und vorsichtigen Mikroskopiker, wie Eichhorst, die Möglichkeit der angedeuteten Verwechslungen zu insinuiren und wir verzichten gerne darauf, ihm gegenüber den gleichen Einwand zu erheben, den der Referent der Vierteljahrsschrift für Dermatologie und Syphilis [3]) gegen Malassez' Pilzfund geltend gemacht hat, dass nehmlich ein Zweifel an „der Pilznatur dieser „Sporen“ so lange erlaubt sei, als Mycelium und Ketten von Conidien nicht constatirt sind“.

Auf anderem Blatte aber steht die Frage, ob die von Eichhorst unter 9 Fällen von Area Celsi nur ein Mal und hier auch nur an wenigen Haaren gesehenen Pilzsporen die Aufstellung einer besonderen Form von Area Celsi, einer solchen „mit parasitärem Ursprung“ gestatten oder aber, ob die beobachtete Pilzwucherung als eine ausnahmsweise und rein zufällige zu betrachten ist.

Für die letztere Alternative scheint, ausser dem oben erörterten

[1]) Archiv f. mikroskop. Anatomie. Bd. 15 (1878).

[2]) „The greatest care must be taken on every occasion to distinguish between fatty cells and conidia and diffused molecular fat sporules or the nuclear form of fungus; indeed this is the important practical point requiring attention clinccally and really it is a difficult thing oftentimes fairly to get rid of the fatty matter.“ Fox, Skin Diseases p. 426.

[3]) 1874. S. 431.

klinischen Verhalten der Area Celsi die eigenthümliche, von Eichhorst geschilderte Localisation der Sporen zu sprechen. Was diese anbelangt, so hat es etwas sehr Auffälliges, wenn eine Vegetation, deren räumliche Verbreitung sonst ausschliesslich von der Beschaffenheit des vorgefundenen Nährbodens abhängig ist, immer nur einen bestimmten Theil des Follikels occupirt und nicht auch in die benachbarten Bezirke hineinwächst, welche sich aus denselben Gewebselementen constituiren und somit ganz die gleichen Ernährungsbedingungen darbieten.

Dass die Ansammlung von Sporenmassen zwischen Haar und innerer Wurzelscheide zu einer Lockerung des Zusammenhangs zwischen Haar und Follikel führen und das Ausfallen des atrophischen Haars begünstigen muss, erscheint ohne Weiteres plausibel. Des Beweises aber bedarf wohl noch die als sicher hingestellte Annahme: Diese Pilzvegetation sei im Stande, ein Mal die beobachtete Verschmälerung im Follicularabschnitt des Haares herbeizuführen und desgleichen den Verlust des Vermögens, sich an dieser Stelle mit Farbstoffen zu imbibiren.

Eine solche „Druckatrophie" spielte dereinst schon eine Rolle in der Litteratur der Area Celsi und Pincus begleitete den Bericht darüber [1]) mit der Aeusserung:

„Wer die Widerstandsfähigkeit des Haares gegen Druck und Reagentien kennt, wird sich nach meinem Erachten eine solche Wirkung der Cryptogamen kaum vorstellen können."

Es sei erlaubt, hier daran zu erinnern, dass gelegentliche Verschmälerung im Wurzeltheile des Haarschafts in Verbindung mit einer spindelförmigen Anschwellung des dicht darüber befindlichen Schaftstücks bei Area Celsi von mir früher beschrieben und gezeichnet wurde [2]).

Mässigere Schwankungen des Durchmessers zeigt jedes Haar an verschiedenen Stellen seiner Länge [3]).

All' diese Erwägungen führen zu der Schlussfolgerung, dass durch die neuen, ebensowenig wie durch die einschlägigen älteren

[1]) l. c. S. 3.
[2]) l. c. S. 20 u. Fig. XIII g u. Fig. XIV d.
[3]) Henle, Handbuch d. system. Anatom. d. Menschen. 2. Aufl. S. 31.

Beobachtungen eine ätiologische Beziehung pflanzlicher Parasiten zur Area Celsi erwiesen wurde.

Leider sind wir ausser Stande über die Pathogenese der Krankheit auch nur eine, genügend fundirte, hypothetische Erklärung aufzustellen.

Dass der, längere Zeit hindurch fast allseitig acceptirten, trophoneurotischen Theorie eine sichere Basis vorläufig vollkommen fehlt, ist an anderem Orte zu zeigen versucht[1]). Hans Buchner schliesst sich der Bekämpfung dieser Theorie an, wendet sich aber auch zugleich gegen den nachfolgenden, wie man sieht, in durchaus reservirter Form gegebenen Hinweis[2]):

„Wenn es nicht unfruchtbar wäre, eine unerwiesene Hypothese durch eine andere zu ersetzen, so könnte man sich jedenfalls unschwer vorstellen, dass der Verschluss der cutanen Gefässe ebensogut das letztere Resultat bewirken müsse, als eine Lähmung der Hautnerven.

Und für eine derartige Hypothese würde noch ein positives Symptom besonders sprechen, welches überall gefunden zu sein scheint, wo darauf geachtet wurde: das ist die Blutarmuth der erkrankten Haut; dieselbe erscheint auffallend blass, röthet sich erst auf intensivere Reize; Nadelstiche fördern nur Spuren von Blut zu Tage.

Hier an die Möglichkeit einer Erkrankung der Hautgefässe nach Art der Endarteriitis obliterans zu erinnern, erscheint vielleicht um so eher zulässig, als Esoff Bindegewebswucherungen ihrer Intima, welche schliesslich zu vollkommener Verstopfung des Lumens der Gefässe führten, bei verschiedenen chronischen Hautkrankheiten beobachtet hat."

Ueber die Irrthümlichkeit dieser Auffassung werde ich mich gerne durch Berichte über gründliche anatomische Untersuchung der erkrankten Haut belehren lassen. So lange dieselben nicht vorliegen, entbehrt die Discussion über die Aetiologie der Area Celsi — es ist nothwendig, das einzugestehen — leider des Ausgangspunktes, an den sie am ehesten anknüpfen sollte!

[1]) Volkmann's Sammlung klin. Vortr. No. 120. S. 22—30.

[2]) Ibidem S. 32.

XIV.

Zur Kenntniss der Mycosen bei Thieren.

Von Prof. C. J. Eberth in Zürich.

(Hierzu Taf. VIII.)

Im verflossenen Juni erhielt ich einen seit circa 6 Stunden verendeten grossen Papagei, dessen sofort ausgeführte Section folgenden Befund ergab.

Keine äussere Verletzung. Die Muskeln trocken und von dunkel blaurother Farbe. Bei aufmerksamer Betrachtung erkennt man in denselben zahlreiche kleine graue Pünktchen und Streifen.

Das Knochenmark von blaurother Injection.

Das Herz enthält eine ziemliche Menge dunkles Blut von theerartiger Beschaffenheit.

Die Lungen sind ödematös, lufthaltig, sehr blutreich und von blaurother Farbe.

Pharynx, Kehlkopf und Trachea sind frei, aber gleichfalls von cyanotischer Injection.

Leber, Nieren und Milz etwas trocken, dunkelkirschroth. Durchschnitte der Leber zeigen auf dunklem Grund sehr zahlreiche, theils nur punktförmige, theils nahezu hirsekorngrosse, graugelbe, unregelmässige Flecke.

Magen frei. Im Darm etwas gelblicher, dünnbreiiger Inhalt, die Schleimhaut durchweg etwas rosa injicirt. Da und dort fallen viele Zotten durch ihre hellgraue, etwas in's Gelbliche spielende Farbe auf. Wo mehrere neben einander stehende Zotten diese Veränderung zeigen, erscheint die Mucosa von kleinen miliaren graugelben Flecken unterbrochen.

Die Geschlechtsorgane frei.

Bei der mikroskopischen Untersuchung fanden sich im Blut eine grosse Zahl meist isolirter sehr kleiner Micrococcen. Schnitte der in Alkohol erhärteten Organe ergaben eine so hochgradige Anfüllung der Capillaren und selbst stärkerer Venen mit micrococcischen Massen neben interstitiellen kleineren und grösseren Micrococcenballen, wie ich dies selbst bei hochgradigster Pyämie des Menschen noch nicht gesehen habe. Die Zahl der Parasiten ist so beträchtlich, dass in jedem der mittelgrossen zahlreichen Schnitte der verschiedenen Organe dieselben immer in einigen grossen Colonien gefunden werden. Ihr Hauptsitz jedoch ist die Leber. Ausser den vereinzelt in den Capillaren und kleinen Venen vorkommenden Coccen sind die Lebercapillaren stellenweise oft zum Bersten dicht mit Micrococcen gefüllt, oder mit kleineren Ballen ausgestopft und varicös erweitert. Daneben sieht man durch die Gefässe ausgetretene Coccenballen in den Gewebsspalten. Selbst kleine Venen (Pfortader und Lebervene) zeigen oft eine ganz gleichmässige Ausfüllung mit den Parasiten. Fig. 1 Taf. VIII. ist die Abbildung eines Schnittes aus der Leber bei System 2 und Camera lucida nach einem mit Bismarckbraun gefärbten Präparat gezeichnet, die eine ungefähre Vorstellung von der Menge der Micrococcencolonien geben kann (a, b, c Micrococcen, d Leberparenchym). Die Serosa der Leber erscheint an einigen Stellen trüb und matt, und hier ist sie bedeckt und zum Theil auch durchsetzt von einem mächtigen Micrococcenlager. In geringerem Grade wiederholt sich der gleiche Befund auch in den übrigen Organen nur mit dem Unterschied, dass hier durchweg nur die Capillaren und etwa noch die kleinsten Venen an vielen Stellen dicht mit jenen Parasiten gefüllt sind. In den Nieren sitzen sie besonders in den Malpighi'schen Körperchen, in denen sie bald in einzelnen, bald in mehreren Schlingen als dichte Füllung getroffen werden. Auch da und dort kommen sie noch in anderen Capillaren vor.

In der Milz finden wir die Micrococcenballen wieder in kleinen Capillaren und venösen Gefässen und in Colonien frei im Parenchym. Die Capillaren der Stammesmuskeln sind mit dem micrococcischen Material stellenweise injicirt, aber oft ist dasselbe durch die Gefässwandungen durchgebrochen und durchsetzt auf grosse Strecken das Perimysium internum (Taf. VIII. Fig. 2 a). In der Muscularis des Magens und Darms sind die mit Micrococcen gefüllten Capillaren gleichfalls sehr häufig, wenn auch nicht so zahlreich wie in der Stammesmusculatur, auch sind mir daselbst keine freien Micrococcenhaufen vorgekommen.

Bemerkenswerth ist der Befund der Darmmucosa. Woher man auch die Präparate nimmt, man findet immer einige Darmzotten, deren Capillaren besonders in der Kuppe der Zotte förmlich von den Coccen ausgegossen sind, so prall oft, dass die Gefässschlingen sich berühren (Taf. VIII. Fig. 3). Mitunter ist es auch bereits zu kleinen Coccenextravasaten gekommen.

Die wesentlichen Veränderungen der Lunge sind lediglich auf die Gefässe beschränkt. Die Bronchien und zum Theil die Alveolen enthalten nur seröse, zellenarme Flüssigkeit, das Gerüst ist frei, dagegen finden sich viele Capillaren und die feinsten Anfänge der Venen durch Pfröpfe micrococcischen Materials verlegt.

Die Herzklappen sind unverändert, aber die Capillaren der Muskeln oft in der gleichen Weise wie die der Lunge verstopft. Dasselbe gilt von den Gefässen des Knochenmarks, welches viele fetthaltige Markzellen besitzt und sehr hyperämisch ist.

Was nun die Parasiten (Taf. VIII. Fig. 4b) selbst betrifft, so sind sie etwas kleiner als der Micrococcus der Pyämie und Diphtherie des Menschen, dagegen in der Grösse und dem ganzen Aussehen nicht verschieden von dem Micrococcus, welchen ich einige Male bei der croupösen Conjunctivitis und Pharyngitis der Hühner theils in der Hornhaut, theils auf und in dem croupösen Belag angetroffen habe.

Essigsäure und Alkalien verändern die Parasiten kaum, in Methylviolett (5 B) tingiren sie sich nur wenig, besser mit Bismarckbraun. Die in sehr geringer Menge vorhandene Gallerte der Colonien wird durch die genannten Farbstoffe nur wenig gefärbt.

Eine gewisse Aehnlichkeit der eben beschriebenen Parasiten mit denen der Pyämie und Diphtherie des Menschen lässt nun wohl auch eine Verwandtschaft in pathogenetischer Hinsicht vermuthen, der mikroskopische Befund jedoch liefert hierfür keinen sicheren Anhaltspunkt. Trotz der oft so bedeutenden Micrococcenmassen, besonders in der Leber und den Muskeln, fehlt die bei dem Diphtherie- und Pyämiemicrococcus des Menschen wenigstens auf der Höhe der Infection constante Eiterung in der Umgebung der Pilzheerde. Dass wir es aber auch bei dem Papagei nicht mehr mit einer ganz frischen, sondern bereits sehr entwickelten Mycose zu thun haben, dürfte schon aus der Grösse der freien Pilzcolonien geschlossen werden. Die Tendenz zur Eiterung ist allerdings bei Vögeln geringer wie bei den Säugethieren; aber ich habe mich doch bei Tauben und Hühnern überzeugt, dass kräftige Entzündungserreger auch eine starke Eiterung hervorrufen, wenn ich auch nie so bedeutende Eiterungen gesehen habe wie bei Säugern. Die Papageien dürften sich wohl annähernd ebenso wie die oben genannten Vögel verhalten. Immerhin kann man sich vorstellen, dass bei Gegenwart von Pilzen, die nicht sehr energische Entzündungserreger sind und, wenn nur geringe Neigung zur Eiterung besteht, diese selbst bei schon weit gediehener Mycose fehlen kann. Ich möchte dies gerade für den vorliegenden Fall annehmen, weil eine Veränderung, die wir bei den Entzündung erregenden Organismen immer antreffen, sehr ausgesprochen ist, ich meine nehmlich die Gewebsnecrose. Und zwar findet sich diese schon in der Umgebung verstopfter Capillaren der Leber, wo einerseits bei der Kleinheit der verstopfenden Pilzmassen und andererseits bei den zahlreichen Anastomosen der Capillaren eine nennenswerthe Behinderung der Circulation nicht sehr wahrscheinlich ist. In der Leber hat sich selbst um mittelgrosse Pilzheerde oft eine recht breite necrotische Zone gebildet innerhalb welcher die Leberzellen geschrumpft, glänzend, von leicht gelblicher Farbe und ohne Kern erscheinen, und jedem Färbungsversuch widerstehen.

Die Muskeln in der nächsten Nähe der Micrococcenhaufen zeigen beginnende glasige Entartung und das zellenreiche Gewebe der Darmzotten erscheint im Umkreis der mit Coccen ausgestopften

Capillarschlingen zellen- und kernlos, und wird durch keine der gebräuchlichen Tinctionsflüssigkeiten gefärbt.

Die grosse Häufigkeit der micrococcischen Massen in den Darmzotten lässt zunächst an eine von hier aus erfolgte Infection, in erster Linie der Leber denken. Dagegen könnte jedoch sprechen, dass die meisten inficirten Zotten noch unverändertes Epithel bedeckt und die Micrococcen überwiegend auf die Gefässe sich beschränken. Nur da und dort in der Umgebung der mit Pilzen gefüllten Capillaren finden sich einige im Gewebe. So viel steht fest, dass die Leber der Hauptheerd der Micrococcen war. Von da breiteten sich dieselben vermuthlich durch die Lungen hindurch im grossen Kreislauf aus, wo sie zahlreiche Embolien in allen übrigen Organen, darunter vermuthlich auch in den Capillaren der Darmzotten erzeugten.

Erklärung der Abbildungen.

Tafel VIII.

Fig. 1. Schnitt aus der Leber des Papagei. a Mit Micrococcen gefüllte Capillargefässe, b grössere dicht mit Micrococcen ausgestopfte Gefässe, c zum Theil freie Micrococcenballen, d Leberparenchym. System 2 Camera lucida Hartnack.

Fig. 2. Ein Schnitt durch den Pectoralis. a Mit Micrococcen gefüllte und mitunter durch diese stark ausgedehnte Capillargefässe des Muskels. System 2 Camera luc. Hartnack.

Fig. 3. Darmzotte deren Capillargefässe dicht mit Micrococcen gefüllt sind. System 7 Ocul. 3 Hartnack.

Fig. 4. a Ein Blutkörperchen des Papagei, b die einzelnen Micrococcen. Zeiss 1:18. Oelimmersion, Ocular 5, Abbe'scher Condensor. Vergrösserung 1980 f.

XV.

Ueber das Vorkommen lymphatischen Gewebes in den Lungen.

Von Prof. Dr. Julius Arnold in Heidelberg.

(Hierzu Taf. IX.)

Seit einer Reihe von Jahren werden in dem hiesigen pathologisch-anatomischen Institut Untersuchungen über den Bau der Lungen unter normalen und pathologischen Bedingungen, sowie über den Lungenkreislauf und dessen Störungen angestellt. Das Resultat derselben ist zum Theil in den Mittheilungen Küttner's[1]), Ruppert's[2]) und Schestopal's[3]) niedergelegt. — Ich selbst bin seit längerer Zeit mit Versuchen über Staubinhalation beschäftigt; es soll durch dieselben ermittelt werden, welche Veränderungen verschiedene Arten trockenen Staubes in den Lungen hervorrufen, wenn diese nicht nur Wochen, sondern viele Monate lang der Einwirkung desselben ausgesetzt sind. — Bei dieser Gelegenheit machte ich die Wahrnehmung, dass in der Pleura mediastinalis und pulmonalis, sowie im Lungengewebe selbst aus lymphatischem Gewebe bestehende Knötchen in allerdings wechselnder Zahl gelegen sind und dass der Staub gerade an diesen Stellen in grösserer Menge und längere Zeit zurückgehalten wird. Um mir aber eine Anschauung darüber zu verschaffen, ob diese Gebilde ausschliesslich als Folgen der Staubinhalation somit als pathologische aufzufassen sind oder auch unter normalen Verhältnissen vorkommen, war ich zur Untersuchung gesunder Lungen genöthigt. Aus naheliegenden

[1]) Küttner, Beitrag zu den Kreislaufsverhältnissen der Froschlunge. Dieses Archiv Bd. 61. 1874. — Studien über das Lungenepithel. Dieses Archiv Bd. 66. 1876. — Beitrag zur Kenntniss der Kreislaufsverhältnisse der Säugethierlunge. Dieses Archiv Bd. 73. 1878.

[2]) Ruppert, Experimentelle Untersuchungen über Kohlenstaubinhalation. Dieses Archiv Bd. 72. 1878.

[3]) Schestopal, Ueber die Durchlässigkeit der Froschlunge für gelöste und körnige Farbstoffe. Dieses Archiv Bd. 75. 1879.

Gründen wählte ich dazu die Lungen derjenigen Thiere, welche am häufigsten Versuchsobjecte sind (Hund, Katze, Kaninchen und Meerschweinchen). Nachdem ich hatte feststellen können, dass bei diesen Thieren lymphatisches Gewebe nicht nur in Form solcher Knötchen, sondern auch in der Art weniger regelmässig gestalteter und begrenzter Gebilde in den Lungen vorkommt, schien es mir geboten zu untersuchen, ob die menschliche Lunge dieser lymphatischen Apparate entbehrt und ob diese im Falle ihres Vorkommens irgend welche Abweichungen in Bezug auf Zahl, Sitz und Bau darbieten. Es sei gleich an dieser Stelle bemerkt, dass dieselben auch in der menschlichen Lunge vorhanden sind und in den beiden ersten Beziehungen im Wesentlichen dieselben Verhältnisse zeigen wie in den Thierlungen, während hinsichtlich der Structur Differenzen bestehen, welche sich jedoch einfach erklären lassen. Aus dem Vergleich dieser Einrichtungen in der Lunge des Menschen und der genannten Thiere ergeben sich, wie gezeigt werden soll, wichtige Aufschlüsse über deren functionelle Bedeutung unter normalen und pathologischen Bedingungen.

Die Vorbereitung der Lungen zur Untersuchung war eine sehr einfache. Dieselben wurden von der Luftröhre aus unter Anwendung eines mässigen Druckes mit Alkohol ausgespritzt, nach 24 Stunden Stücke ausgeschnitten, zwischen Leberstücke eingeklemmt und möglichst feine Schnitte angefertigt. Bringt man letztere in Wasser, so breiten sie sich vollkommen wieder aus. Als Färbemittel habe ich mich des Carmins, Alauncarmins und Hämatoxylins bedient. Zur Darstellung der lymphatischen Knötchen ist es zweckmässig, gefärbte Schnitte in verdünnter Salzsäure (0,1—0,2 pCt.) längere Zeit zu schütteln[1]). Die Epithelien fallen dann wenigstens zum grösseren Theil ab und das bindegewebige Gerüste ist leichter auf seinen Gehalt an Zellen zu prüfen. Um sich über das Ver-

[1]) Ich bediene mich dazu eines sehr einfachen Apparates. Derselbe besteht aus einem eisernen Stativ, an welchem ein elastischer Stab mittelst Klammern federnd befestigt ist. Dieser trägt eine Korkplatte, in welcher die die Präparate enthaltenden Reagensgläser stecken. Der Stab wird durch einen an der Axe eines Wasserrades befestigten Hebelarm nach unten gedrückt. Beim Zurückschnellen desselben wird der Inhalt der Gläser mehr oder weniger schnell und stark je nach der Einstellung des Stabes und der Gangart des Rades geschüttelt.

halten der Gefässe in den lymphatischen Knötchen zu unterrichten, ist die Anfertigung von Schnitten an Injectionspräparaten erforderlich. Ohne künstliche Füllung der Gefässe ist es nicht möglich, dieselben zwischen den meistens dicht gelagerten lymphoiden Zellen zu erkennen.

Bei der Beschreibung der Befunde in den Lungen der genannten Thiere glaube ich auf eine ausführliche die Verschiedenheiten bei den einzelnen Arten berücksichtigende Darstellung verzichten zu sollen. Es scheinen mir diese nicht so bedeutungsvoll, dass sie eine eingehendere Besprechung erheischen. Dazu kommt, dass nicht nur bei den einzelnen Arten, sondern auch bei verschiedenen Individuen derselben Art Differenzen in der Vertheilung und dem Bau dieser lymphatischen Apparate sich finden.

In allen Fällen trifft man unter der Pleura pulmonalis Anhäufungen lymphatischen Gewebes. Dieselben sind im subpleuralen Bindegewebe gelegen und zwar namentlich an denjenigen Stellen, an welchen die oberflächlich verlaufenden interlobulären Bindegewebszüge unter Bildung breiterer Knotenpunkte sich vereinigen; seltener sind solche in den interalveolären Bindegewebszügen der oberflächlichen Alveolarsysteme eingebettet. Dieselben haben bald eine mehr rundliche, bald eine mehr unregelmässige zackige oder strahlige Gestalt (Taf. IX. Fig. 5). Bei den ersteren ist die Begrenzung gewöhnlich eine bestimmte, während sie bei den letzteren häufig sich verwischt. Auch ihre Grösse und Ausdehnung wechselt. Dagegen ist die Zusammensetzung bei allen Formen im Wesentlichen dieselbe; sie bestehen aus lymphoiden Zellen und einer bindegewebigen Zwischensubstanz. Das Verhältniss zwischen beiden variirt der Art, dass in manchen Fällen die letztere durch die dicht gelagerten Zellen verdeckt und dadurch schwer nachweisbar wird, während andere Male dieselbe mehr hervortritt und damit das ganze Gebilde eine derbere Beschaffenheit annimmt. Sind die Zellen zahlreicher, so bietet die Intercellularsubstanz eine reticuläre Anordnung dar, während sich diese immer mehr verliert, je stärker die Zwischensubstanz entwickelt ist. Wie Injectionspräparate lehren, werden sowohl die rundlichen Knötchen als die verästigten und strahligen Anhäufungen lymphoider Substanz von Gefässen durchzogen. Bei den letzteren sind es meistens nur einzelne Gefässe, welche dieselben durchsetzen. Zuweilen liegen die lymphatischen Anhäufungen den Gefässen seitlich an oder umscheiden sie in grösserer Ausdehnung. In manchen Knötchen sind die Gefässe in Form eines Netzes angeordnet, dessen Maschen aber sehr weit zu sein pflegen.

Ich darf diese kurze Beschreibung der subpleuralen lymphatischen Anhäufungen nicht abschliessen, ohne auf die Aehnlichkeit derselben mit den in der Pleura mediastinalis vorkommenden hingewiesen zu haben. Vor längerer Zeit hat zuerst Knauff[1]) auf dieselben aufmerksam gemacht, später sind sie auch von Walther[2]), Burdon-Sanderson[3]) und Klein[4]) erwähnt, beziehungsweise ausführlicher beschrieben worden. Auch ich hatte oft Gelegenheit, mich mit deren Erscheinung bekannt zu machen; besonders leicht und selbst mit unbewaffnetem Auge lassen sie sich bei Thieren nachweisen, welche längere Zeit in einer mit Staub erfüllten Atmosphäre verweilt haben, weil sie dann je nach der Qualität und Farbe dieses als schwarze oder braune Knötchen sich darstellen. Wie schon Knauff und Walther hervorgehoben haben, kann man mit Rücksicht auf den Bau verschiedene Formen unterscheiden. Die einen gleichen zottenartigen Auswüchsen und bestehen aus einem Geflecht ziemlich starker Gefässe; an der Oberfläche sind sie mit einer structurlosen Haut bekleidet. Die anderen erscheinen in der Art kleiner Gefässknäule, welche längs der Blutgefässe liegen und von einer homogenen Membran, sowie einem Endothel überkleidet werden. Die dritte Form ist endlich charakterisirt durch ihre Zusammensetzung aus lymphoiden Zellen; auch zu diesen Knötchen treten Gefässe aber in nicht so grosser Zahl wie zu den ersterwähnten; doch wird durch dieselben ein immer noch ziemlich enges Netz von Capillargefässen gebildet, in dessen Maschen die lymphoiden Zellen getragen von einem zarten Reticulum liegen.

Dass die in der Pleura pulmonalis beschriebenen Knötchen den letztgenannten Gebilden bezüglich ihres Baues am nächsten stehen, geht aus dem Mitgetheilten hervor. Es sei deshalb nur noch hervorgehoben, dass sie niemals ein so reiches Netz von Capillaren

[1]) Knauff, Das Pigment der Respirationsorgane. Dieses Archiv Bd. 39. 1867.

[2]) Walther, Beitrag zur Histologie des Brustfells. Landzerf's Beiträge zur Anatomie und Histologie. 1872.

[3]) Burdon-Sanderson, Recent reseaches on tuberculosis. Edinbourgh medical Journal Bd. XV. 1. 1870.

[4]) Klein, The anatomy of the lymphatic system. The lung. London 1875.

enthalten wie diese. Nichtsdestoweniger wird man beide als analoge Einrichtungen betrachten dürfen.

Was die im Lungengewebe selbst vorkommenden lymphatischen Apparate betrifft, so sind es namentlich die die Alveolargänge umhüllenden Bindegewebszüge, sowie die eigentlichen interalveolären Leisten, in welchen dieselben eingebettet liegen (Taf. IX. Fig. 4—6). Ihre Form ist bald eine rundliche, bald eine mehr strahlige oder verästigte. Die ersteren springen nicht selten in die Alveolarlumina vor, während die letzteren mehr als Auftreibungen der interalveolären Leisten erscheinen. Sehr häufig lässt sich bei diesen Anhäufungen lymphatischen Gewebes eine Beziehung zu Gefässen und zwar namentlich zu kleineren und mittelgrossen Aesten der Arteria pulmonalis der Art nachweisen, dass sie in der Umhüllung derselben oder im Adventitialraum eingebettet liegen (Taf. IX. Fig. 1 und 3). Auch diese perivasculären und adventitialen Gebilde zeigen die erwähnten Verschiedenheiten bezüglich ihrer Gestalt; es sind die Scheiden deshalb bald knotig aufgetrieben oder ihre Räume mit Anhäufungen lymphatischen Gewebes erfüllt, bald werden die Gefässe in grösserer Ausdehnung von solchem umscheidet. In dem letzteren Fall sind die Gefässe nur auf der einen oder auf beiden Seiten oder aber in der ganzen Circumferenz von strangförmigen und strahligen Anhäufungen umgeben, von denen aus Fortsätze mehr oder weniger weit zwischen die Alveolen eindringen. Die Zusammensetzung derselben ist im Wesentlichen die gleiche wie bei den subpleuralen; sie bestehen aus lymphoiden Zellen und einer bald spärlicheren, bald reichlicheren Zwischensubstanz, welche im Allgemeinen den Charakter eines Reticulum besitzt. Eigene Gefässe habe ich in ihnen nur in spärlicher Zahl gefunden; in den kleineren scheinen sie sogar ganz fehlen zu können.

Den zuletzt beschriebenen perivasculären Formen sehr ähnlich sind die peribronchialen. Dieselben liegen entweder in der bindegewebigen Umhüllung der Bronchien oder zwischen dieser und der Bronchialwand (Taf. IX. Fig. 2 und 6). Auch bei ihnen ist die Gestalt bald eine mehr rundliche, bald eine strangartige oder verästigte. Während die rundlichen Knötchen meistens ziemlich deutlich begrenzt sind, setzen sich die letzteren häufig in der Richtung der interalveolären Scheidewände fort. An den kleinsten Bronchien nehmen diese Gebilde diejenigen Stellen ein, an welchen jene unter spitzen Winkeln sich theilen; bei den grösseren sitzen sie seitlich und umscheiden zuweilen dieselben in ihrer ganzen Circumferenz.

Bezüglich der in der Bronchialwand selbst gelegenen lymphatischen Gebilde ist hervorzuheben, dass sie meistens eine rundliche Form besitzen und mehr oder weniger scharf umschrieben sind; oft werden sie von dem benachbarten Gewebe durch spaltförmige Räume begrenzt[1]). Dieselben liegen bald in den äusseren Schichten nächst und zwischen den Knorpeln oder aber in der Mucosa selbst, manchmal unmittelbar unter dem Epithel. Ihr wesentlichster Bestandtheil sind lymphoide Zellen; die reticuläre Zwischensubstanz ist meist sehr spärlich. Die Gefässe bilden ein weitmaschiges Netz.

Diese in der Bronchialwand und im peribronchialen Zellgewebe gelegenen lymphatischen Knötchen erwähnen schon Burdon-Sanderson[2]), C. A. Ruge[3]), Klein[4]), Friedländer[5]), Schottelius[6]) und neustens Frankenhäuser[7]). Die Deutung derselben ist eine verschiedene gewesen; sie sind als Bestandtheile normaler Bronchien, als pathologische Producte oder aber als mehr zufällige und unwesentliche Gebilde betrachtet worden.

Aus der oben gegebenen Darstellung hat, so hoffe ich, der Leser die Ueberzeugung gewonnen, dass nicht nur diese bronchialen und peribronchialen Knötchen, sondern auch die perivasculären und subpleuralen Anhäufungen lymphatischen Gewebes Erscheinungen sind, welche regelmässig in den normalen Lungen der genannten Thiere vorkommen und eine Gesetzmässigkeit in ihrer Anordnung erkennen lassen. Ich glaube aber ferner einige Thatsachen beibringen zu können, welche meines Erachtens einen Schluss auf die

[1]) Durch eine solche Anordnung spaltförmiger Räume werden diese Gebilde folliculären Apparaten ähnlich.

[2]) Burdon-Sanderson, l. c. und Report of the Medical Officer of the Privy Council 1868 u. 1869.

[3]) Carl Arnold Ruge, Einige Beiträge zur Lehre von der Tuberculose. Berliner Dissertation 1869.

[4]) Klein, l. c.

[5]) Friedländer, Experimentelle Untersuchungen über chronische Pneumonie und Lungenschwindsucht. Dieses Archiv Bd. 68. 1876.

[6]) Schottelius, Experimentelle Untersuchungen über Wirkung inhalirter Substanzen. Dieses Archiv Bd. 73. 1878.

[7]) Frankenhäuser, Untersuchungen über den Bau der Tracheo-bronchialschleimhaut. Dorpat. Dissertat. 1879.

Bedeutung dieser Einrichtung zulassen. Das Verhalten dieser Gebilde gegenüber den Vorgängen der Pigmentablagerung in den Lungen dünkt mir in dieser Beziehung besonders bemerkenswerth.

Bei jungen Thieren findet man weder in den mediastinalen und subpleuralen Knötchen, noch in den perivasculären, peribronchialen und bronchialen Anhäufungen lymphatischen Gewebes Pigment (Taf. IX. Fig. 1—5). Auch bei älteren Thieren pflegen die Lungen pigmentfrei zu sein, vorausgesetzt, dass dieselben nicht längere Zeit in geschlossenen Räumen gefangen gehalten wurden; im anderen Falle findet sich aber in ihnen Pigment, wenn auch in viel geringerer Menge wie beim Menschen. Dasselbe ist namentlich an denjenigen Stellen gelegen, an welchen lymphatische Knötchen oder Anhäufungen lymphatischen Gewebes vorhanden sind (Taf. IX. Fig. 6). Ist die Menge des Pigments eine geringe, so zeigen sich nur einzelne rundliche Zellen mit demselben erfüllt; bei stärkerer Pigmentirung können fast alle Zellen in diesem Zustande sich befinden, so dass es schwer ist von dem lymphatischen Charakter solcher Gebilde sich zu überzeugen. Zuweilen ist das Pigment nicht nur in rundlichen Zellen enthalten, sondern man trifft auch spindelförmige und verästigte pigmentirte Figuren sowie freies Pigment.

Dass es sich bei diesen Vorgängen der Pigmentirung wesentlich um Ablagerung von Farbstoffen handelt, welche von aussen her in die Lungen eingeführt und an diesen Stellen zurückgehalten worden sind, dafür scheinen mir die Resultate folgender Inhalationsversuche beweisend. Setzt man Kaninchen oder Hunde in einen Kasten, in den Schmirgel oder andere gefärbte Substanzen in Form eines feinen trockenen Staubes übergeleitet werden, so dringen diese Farbstoffpartikelchen nicht nur in die Lumina der Bronchien und Alveolen, sondern auch in das Gewebe der Lungen selbst ein. Da ich demnächst über die Ergebnisse dieser Experimente ausführlicher berichten werde, will ich an dieser Stelle nur hervorheben, dass es gerade die peribronchialen, perivasculären, subpleuralen und mediastinalen Knötchen sind, welche grössere Mengen des Staubes enthalten als andere Lungenpartien. Entfernt man die Thiere aus dem Staubkasten und tödtet dieselben erst nach längerer Frist, so sind die Lungen im Allgemeinen wieder vom Staub befreit; nur die lymphatischen Knötchen pflegen dieselben längere Zeit zurückzuhalten und erscheinen deshalb als rundliche, längliche oder strahlige in dem

Mediastinum, unter der Pleura pulmonalis, um die Gefässe und Bronchien gelegene Gebilde, welche durch ihre Färbung sich kenntlich machen, so dass sie manchmal schon mit unbewaffnetem Auge nachweisbar sind.

Aus diesen Versuchen ergiebt sich die meines Erachtens bedeutungsvolle Thatsache, dass die in die Lungen in Form trockenen Staubes eindringenden Körper in den beschriebenen lymphatischen Gebilden in grösserer Menge und längere Zeit zurückgehalten werden, als an anderen Stellen der Lunge. Daraus darf aber weiter geschlossen werden, dass wir diese lymphatischen Knötchen als Einrichtungen zu betrachten haben, welche einen wichtigen Bestandtheil des lymphatischen Apparates der Lunge darstellen. Dass die in das Lungengewebe eindringenden corpusculären Stoffe wesentlich in den Bahnen der Lymphwege vorrücken, zu diesem Ergebniss haben alle derartigen Versuche geführt. Auch ich habe bei meinen Experimenten Beobachtungen gemacht, welche diese Auffassung zu stützen geeignet sind und gedenke bald noch weitere Belege dafür beizubringen. Wem eigene Erfahrungen in dieser Richtung nicht zu Gebote stehen, weil solche Untersuchungen mühevoll und zeitraubend sind, für den dürfte die leicht festzustellende Thatsache, dass schliesslich die Bronchialdrüsen den grössten Theil der inhalirten Stoffe beherbergen, in dem angedeuteten Sinne maassgebend sein. Ich erwähne dieses Umstandes, weil meiner Ansicht nach die lymphatischen Knötchen zum Lymphgefässapparat in einer ähnlichen Beziehung stehen wie die Lymphdrüsen; sie sind wie diese in die Lymphbahnen als Filter eingeschaltet; allerdings mag ihre Function entsprechend ihrer einfacheren Zusammensetzung eine weniger vollständige sein. Die Resultate der gründlichen Untersuchungen Klein's über das Verhältniss der peribronchialen Knötchen zu den Lymphgefässen können nur geeignet sein, eine solche Anschauung über den functionellen Werth der in den Lungen überhaupt vorkommenden lymphatischen Gebilde zu rechtfertigen.

Nachdem ich bezüglich der Bedeutung dieser Einrichtung zu diesem Resultate gekommen war, so lag darin die Aufforderung zu untersuchen, ob auch in der menschlichen Lunge eine solche sich nachweisen lasse. Mit Rücksicht auf die oben berichtete Erfahrung, dass bei älteren Individuen die lymphatischen Knötchen wegen ihres Pigmentgehaltes schwer aufzufinden sind, begann ich mit der Untersuchung der kindlichen Lunge, die, wie bekannt, gewöhnlich sehr arm an Pigment ist. Das Ergebniss war, dass auch in dieser unter der Pleura pulmonalis, in den Bindegewebszügen zwischen den Alveolargängen und Alveolen, sowie in den Scheiden der Gefässe und Bronchien Anhäufungen lymphatischen Gewebes vorkommen.

Die subpleuralen Knötchen liegen auch hier vorwiegend in den Knotenpunkten der interlobulären Bindegewebszüge und in den angrenzenden interalveolären Leisten. Ihre Form ist bald eine rundliche, bald eine mehr verästigte. Dieselben bestehen hauptsächlich aus Zellen; die bindegewebige Zwischensubstanz tritt wenig hervor und hat einen reticulären Habitus. Die Begrenzung dieser Gebilde wird dadurch ein weniger deutlicher als bei ausgewachsenen Thieren, dass das interlobuläre und interalveoläre Bindegewebe im Allgegemeinen viel reicher an runden Zellen ist.

Im Lungengewebe selbst sitzen die Anhäufungen lymphatischen Gewebes in den Bindegewebszügen zwischen den Alveolargängen und Alveolen. In ihrer Beziehung zu den Gefässscheiden zeigen sie dasselbe Verhalten wie bei den genannten Thieren. Bald erscheinen sie nur als rundliche Auftreibung der Adventitia, bald als strangförmige Verdickung oder partielle Umscheidung des Gefässes, von der strahlige Ausläufer in das Lungengewebe sich fortsetzten.

Im Wesentlichen dieselben Verhältnisse bieten sich bei den peribronchialen Knötchen dar. Dagegen ist es mir nicht gelungen in der Bronchialwand selbst solche lymphatische Anhäufungen zu finden weder in den äusseren noch in den inneren Schichten.

Bei älteren Kindern (6—10 Jahre) wird die Anordnung derselben in verschiedener Beziehung eine andere. Sie scheinen mir weniger zahlreich aber deutlicher begrenzt, weil das übrige Gewebe ärmer an Zellen geworden ist. In manchen Fällen enthielten die Zellen schon dunkle Pigmentkörnchen in wechselnder Menge. Die Pigmentzellen hatten meistens eine runde, seltener eine spindelförmige oder verästigte Gestalt.

Ganz ähnliche Verhältnisse lassen sich in den Lungen Erwachsener darstellen, wenn sie pigmentarm sind. In diesem Falle hat es keine Schwierigkeit sich von der Existenz subpleuraler, perivasculärer und peribronchialer Anhäufungen lymphatischen Gewebes zu überzeugen. Dieselben pflegen aber etwas ärmer an zelligen

Elementen zu sein als bei jugendlichen Individuen. Die Zwischensubstanz tritt mehr hervor und dadurch erhält das ganze Gebilde mehr einen fibrösen Charakter. Das Pigment fehlt an diesen Stellen niemals vollständig, obgleich das Lungengewebe sonst pigmentfrei oder mindestens pigmentarm ist. Bezüglich des Vorkommens der lymphatischen Knötchen an den genannten Stellen sind individuelle Verschiedenheiten sehr häufig. In der einen Lunge schienen mir die subpleuralen, in der anderen die perivasculären und peribronchialen Formen häufiger zu sein. Bei dem einen Individuum sind die Knötchen überhaupt spärlicher, bei dem anderen zahlreicher, bei dem einen von zelliger, dem anderen mehr fibröser Structur.

In pigmentreichen Lungen hat der Nachweis dieser Gebilde grössere Schwierigkeiten, weil die Zellen durch das in ihnen angehäufte Pigment verdeckt werden und so der Wahrnehmung sich entziehen (Taf. IX. Fig. 7—9). Untersucht man aber die unter der Pleura gelegenen Knotenpunkte der interlobulären Bindegewebszüge, so wird man auch hier rundliche und verästigte Figuren, bei denen allerdings das Auffallendste eine starke Pigmentirung ist, treffen (Fig. 9). Das Pigment ist in rundlichen, spindelförmigen und verästigten Zellen enthalten oder liegt scheinbar frei zwischen diesen. Ist die Pigmentablagerung eine sehr hochgradige, so sind alle Zellen mit dem Farbstoff erfüllt; im anderen Falle findet man neben den pigmentirten Zellen noch solche von lymphoidem Charakter in oft ziemlich grosser Zahl. Andere Male sind die Knötchen sehr derb und arm an Zellen.

Um die Gefässe und Bronchien findet man gleichfalls solche Anhäufungen, die zunächst durch ihre Pigmentirung sich bemerklich machen, bald eine rundliche, bald eine längliche oder strahlige Form besitzen und Ausläufer in das Lungengewebe entsenden (Fig. 7 u. 8). Dieselben sitzen den Gefässen und den Bronchien auf einer oder mehreren Seiten an oder umscheiden sie auf längere oder kürzere Strecken. Bezüglich ihres Gehaltes an Pigment, an Zellen und Intercellularsubstanz zeigen sie dasselbe Verhalten wie die subpleuralen Knötchen. Dass es auch bei pigmentreichen Lungen an individuellen Abweichungen betreffs der Zahl der Vertheilung und des Gehaltes an Pigment nicht fehlt, ist selbstverständlich und wird wohl kaum anders zu erwarten sein. Der lymphatische Charakter dieser Gebilde und die Entstehung der Pigmentanhäufungen durch Ablagerung von Farbstoff in den Zellen derselben lässt sich aber oft genug selbst noch unter diesen ungünstigen Verhältnissen nachweisen.

Das Ergebniss unserer Untersuchungen ist, dass auch in den menschlichen Lungen subpleurale, perivasculäre und peribronchiale Anhäufungen lymphatischen Gewebes sich finden. Die Annahme, dass diese Gebilde zum Lymphgefässsystem in Beziehung stehen und dass ihnen dieselbe Bedeutung zukommt wie den in den Lungen der genannten Thiere nachgewiesenen lymphatischen Knötchen, darf gewiss als zulässig bezeichnet werden. Insbesondere berechtigen aber zu einer solchen Anschauung die beschriebenen Vorgänge der Pigmentablagerung in diesen Gebilden. Es ist oben nachgewiesen worden, dass die in den Lungen der Versuchsthiere in Form trocknen Staubes eingeführten Farbstoffe von dem lymphatischen Knötchen nicht nur in grösserer Menge, sondern auch längere Zeit zurückgehalten werden. Gehen wir von der gewiss berechtigten Voraussetzung aus, dass ein grosser Theil des Pigmentes in der menschlichen Lunge gleichfalls von aussen eingeführt ist, so würde dessen Ansammlung gerade an diesen Stellen in erwünschtem Einklang stehen mit den Ergebnissen der oben erwähnten Versuche. Ferner wird aber auch damit die Beziehung dieser Gebilde zum Lymphgefässsystem einerseits und die Berechtigung des Vergleiches mit den Bronchialdrüsen, die ja das Lungenschwarz mit Vorliebe und für lange Zeit zurückhalten, andererseits dargethan.

Nachdem in den obigen Zeilen das Vorkommen und die Bedeutung des lymphatischen Gewebes in den Lungen unter normalen und zum Theil auch pathologischen Bedingungen besprochen worden sind, läge es nahe zu untersuchen, welche Rolle dasselbe bei anderen pathologischen Vorgängen, z. B. der chronischen Lungenverstaubung, den verschiedenen Formen der chronischen Pneumonie, der arteficiellen und der spontan auftretenden Tuberculose spielt. Dennoch glaube ich heute auf diese für den Leser und mich gleich interessante Erörterung verzichten zu sollen, weil ich, wie bereits in der Einleitung bemerkt worden ist, bei anderer Gelegenheit ausführlicher darüber zu berichten haben werde. Für dieses Mal hatte ich mir nur die Aufgabe gestellt, die Aufmerksamkeit der Fachgenossen auf diese Einrichtung zu lenken, die, das sei zum Schluss noch bemerkt, keineswegs nur der Lunge zukommt, vielmehr auch in anderen Organen getroffen wird.

Erklärung der Abbildungen.

Tafel IX.

Sämmtliche Figuren sind bei circa 150facher Vergrösserung gezeichnet.

Fig. 1. Normale Kaninchenlunge. Schiefschnitt durch einen Ast der Arteria pulmonalis. In der Scheide desselben ist ein Knötchen gelegen, das aus lymphoiden Zellen besteht.

Fig. 2. Normale Kaninchenlunge. Durchschnitt durch einen Bronchus. In der Wand desselben nächst einem Knorpelblättchen ist ein rundliches Knötchen eingebettet von derselben Zusammensetzung wie das in Fig. 1 abgebildete.

Fig. 3. Normale Lunge einer jungen Katze. Bronchus und Gefässe sind querdurchschnitten. In der Scheide des ersteren findet sich eine Anhäufung lymphatischen Gewebes.

Fig. 4. Normale Lunge einer jungen Katze. Anhäufung lymphatischen Gewebes in einem zwischen Alveolargängen gelegenen Bindegewebszug.

Fig. 5. Normale Lunge einer jungen Katze. Subpleurale lymphatische Anhäufung.

Fig. 6. Normale Lunge eines alten Hundes. Querschnitt durch einen Bronchus, an dessen Wand eine umschriebene Anhäufung lymphatischen Gewebes sich anhäuft, das ziemlich stark pigmenthaltig ist.

Fig. 7. Normale Lunge eines 50jährigen Mannes, stark pigmentirte perivasculäre Knötchen.

Fig. 8. Normale Lunge von demselben Individuum. Durchschnitt durch einen Bronchus, dem ein lymphatisches mässig pigmentirtes Knötchen anliegt.

Fig. 9. Normale menschliche Lunge. Subpleurale Knötchen, von denen das eine sehr stark pigmentirt ist, während das andere weniger Pigment enthält, so dass die lymphoiden Zellen leicht nachweisbar sind.

XVI.

Zur Lehre von den Wirkungen des Blitzes auf den thierischen Körper.

Experimentelles und Klinisches.

Von Prof. Dr. H. Nothnagel in Jena.

Vor einiger Zeit hatte ich Gelegenheit einen Krankheitszustand zu beobachten, welchen der Träger desselben auf die Einwirkung eines Blitzschlages zurückführte. Auf das höchste überraschte die reissende Heilung der monatelang bestehenden Störungen durch die Anwendung des Hufeisenmagneten; ein ebenso grosses Interesse bot aber auch das klinische Bild als solches dar — der Fall folgt unten mit seinen Einzelheiten.

Da eine befriedigende Deutung der bei dem Kranken nachweislichen, anscheinend sehr sonderbaren Störungen durch die klinische Analyse des Falles selbst nicht zu gewinnen war, da ich eine gleiche Beobachtung in der Literatur des Blitzschlages, deren Casuistik ebenso merkwürdig wie leider in der Mehrzahl wegen der lückenhaften und klinisch oberflächlichen Beschreibungen nur nothdürftig verwendbar ist, nicht auffinden konnte, musste selbstverständlich das Thierexperiment herangezogen werden. Auch dieses Mal brachte es, wie so oft, ein besseres Verständniss der Erscheinungen.

A. Experimentelles[1]).

Experimentelle Untersuchungen, in der Absicht angestellt, die Einwirkung des Blitzes auf den thierischen Körper und die dadurch hervorgerufenen pathologischen Zustände zu studiren, liegen in auffällig geringer Menge vor. Die vorhandenen datiren Jahrzehnte, zum Theil in das vorige Jahrhundert zurück, und knüpfen entweder

[1]) Die Untersuchungen habe ich im physikalischen Cabinet unserer Universität angestellt. Meinem verehrten Collegen Herrn Prof. Schaeffer, welcher mir die Apparate mit grösster Liberalität zur Verfügung stellte, herzlichen Dank auszusprechen ist mir eine angenehme Pflicht.

an die therapeutischen Bestrebungen an, welche der Vervollkommnung der Reibungs-Electrisirmaschinen sich anschlossen, oder waren der Erforschung der Thatsache zugewendet, dass der Blitz Menschen und Thiere zu tödten vermag. In letzterer Beziehung sind vor allem die Mittheilungen von Fontana[1]) bemerkenswerth. Von erneuten Versuchen hierüber habe ich abgesehen, weil die Thatsache, dass der Blitz zu tödten vermag, keiner Erhärtung bedarf, und über das Wie des hierbei geschehenden Vorganges beim gegenwärtigen Stand unserer Untersuchungsmethoden genauere Aufklärungen mir kaum erreichbar schienen. Das Wenige, was in ersterer Beziehung ermittelt ist, findet sich bei Duchenne[2]). Man hatte festgestellt — überwiegend wohl durch Beobachtungen am Menschen — dass der Entladungsschlag einer Leydener Flasche die Muskeln energisch zur Zusammenziehung bringt, und dass, wenn die Electrode im Niveau eines Nervenstammes steht, eine Empfindung eintritt, welche gleich ist der durch starke Contusion des Nerven erzeugten und welche von einer Erstarrung gefolgt ist, „die sich fast bis in die letzten Verzweigungen verbreitet“. Ferner giebt Duchenne an, dass anfänglich die Capillarcirculation aufgehoben werde, die betreffende Hautstelle wird blass, ihre Temperatur nimmt ab, und darauf folgt dann der umgekehrte Zustand.

Weitere Untersuchungen an Thieren, welche wegen der hier möglichen Veränderbarkeit der Versuchsbedingungen vor allem geeignet wären, die oft so bizarren klinischen Bilder zu erklären, wie sie uns in den durch Blitzschlag erzeugten krankhaften Zuständen entgegentreten, liegen wenigstens meines Wissens und in der mir zugänglichen Literatur nicht vor. Die ärztlichen Abhandlungen über den Blitzschlag bewegen sich nur auf dem klinischen, zum geringen Theil noch auf dem physikalischen Gebiet. —

Dass der Blitz nur ein electrischer Funke ist, qualitativ vollständig analog demjenigen, welchen man durch die gewöhnlichen Reibungs-Electrisirmaschinen erhält, und welchen man aus einer geladenen Leydener Flasche ziehen kann, ist seit Franklin's Unter-

[1]) F. Fontana's Beobachtungen und Versuche über die Natur der thierischen Körper. Uebers. v. Hebenstreit. Leipzig 1785. S. 147—154.

[2]) Duchenne, Electrisation localisée. 2me éd. 1861. p. 2—8.

suchungen erwiesen. Man weiss ferner, dass die Gewitterwolken bald mit positiver, bald mit negativer Electricität geladen sind.

Demnach kann es wohl keinem Bedenken unterliegen, die Ergebnisse, welche man durch Versuche mit den soeben genannten Apparaten am thierischen Körper erhält, unmittelbar in Vergleich zu stellen mit den Störungen, welche der Blitz erzeugt. Quantitativ mögen beide verschieden sein, qualitativ sind sie zweifellos gleich.

Vielleicht könnte man von streng physikalischem Standpunkt aus ein Bedenken darin sehen, dass der Entladungsmodus bei der Leydener Flasche und der Gewitterwolke ein etwas verschiedener ist. Dass jedoch diese Verschiedenheit in der Art der Entladung keine wesentliche ist, wenigstens nicht die physiologischen Wirkungen auf den Thierkörper beeinflusst, ergiebt sich aus unseren Versuchen selbst, deren Ergebnisse qualitativ durchaus mit den vom Blitz hervorgerufenen Veränderungen übereinstimmen.

Die Versuchsanordnung, deren ich mich bediente, war folgende:

Mit der positiven Electricität einer gewöhnlichen Scheiben-Electrisirmaschine wurde eine grosse Leydener Flasche (wenige Male auch deren drei mit einander verbunden) geladen, indem ihr Knopf mit dem Conductor der Maschine, die äussere Belegung mit dem Boden in leitende Verbindung gebracht war.

Das Thier — es wurden ausschliesslich Kaninchen verwendet — lag, mit leinenen Bändern befestigt, auf einem ganz gewöhnlichen kleinen hölzernen Kaninchenbrett. Dieses selbst ruhte auf Glasröhren, welche wieder auf einem gewöhnlichen hölzernen Tisch lagen.

Die leitende Verbindung zwischen dem Thier und der äusseren Belegung der Leydener Flasche wurde durch einen überzogenen kupfernen Leitungsdraht hergestellt, welcher in seiner dem Thier zugewandten Hälfte in eine lange Glasröhre mit Siegellack eingekittet war. Die metallene Spitze des Leitungsdrahtes, welche direct auf die betreffende Stelle des Thieres aufgesetzt wurde, überragte die isolirende Glasröhre bezw. den Siegellack an derselben nur um 1—2 Millimeter. Diese Verbindung war natürlich schon vor dem Laden der Flasche hergestellt. — In ganz gleicher Anordnung war die Leitung zwischen einer zweiten Hautstelle und dem Knopfe der Flasche bewerkstelligt, mit dem Unterschiede natürlich, dass diese

Verbindung während des Ladens der Flasche unterbrochen war. Dieselbe wurde erst behufs der Entladung der Flasche geschlossen und zwar durch einen gewöhnlichen Auslader, dessen einer Arm vorher mit dem Leitungsdraht verknüpft war.

In jedem Versuche wurde die Leydener Flasche, nachdem sie durch eine Reihe von Umdrehungen geladen war, entladen, sofort wieder geladen und abermals durch den Thierköper entladen und so 2—4mal hintereinander. Eigentlich, sollte man meinen, müsste die erste Entladung zur Erzeugung der im concreten Falle überhaupt erreichbaren Wirkung genügen, und die wiederholte Entladung sei überflüssig. Indessen man weiss, wie eine Menge von kleinen zufälligen Nebenumständen die Intensität jedes einzelnen Entladungsschlages zu modificiren vermag. Um deshalb das Resultat möglichst sicher zu machen, um die Menge Zeit zu sparen, welche verloren ging, wenn ich nach jeder einzelnen Entladung die ganze Versuchsanordnung auseinandergenommen, das Ergebniss geprüft hätte und bei ungenügender Entladung erst zwei, drei Male wieder hätte zusammenstellen müssen; endlich weil ich glaubte bemerkt zu haben, dass in der That der physiologische Effect der Summe mehrerer Entladungen grösser sei als derjenige einer einzelnen, verfuhr ich immer in der Weise, dass ich 2, 3, 4 Entladungen unmittelbar auf einander folgen liess.

Anfänglich versuchte ich die Enden der metallenen Leitungsdrähte auf die geschorene, sonst aber unversehrte Haut aufzusetzen. Indessen ist der Widerstand, welchen die Oberhaut darbietet, ein so bedeutender, dass die Ausgleichung zwischen den beiden Drähten, selbst bei ziemlich weiter Entfernung derselben auf der Körperoberfläche, zum grössten Theil durch die Luft geschah, indem ein sehr starker Funke über die Haut entlang fuhr. Nur ein Bruchtheil des Entladungsschlages ging, wie die Beobachtung der physiologischen Wirkungen ergab, durch das Innere der zwischen den Electroden befindlichen Körperstrecke. Da ich nun aber nicht etwaige Verbrennungseffecte auf der Haut studiren wollte, sondern die Erscheinungen, welche auftreten wenn der Funke eine bestimmte Körperstrecke in ihrer Masse durchschlägt, so verfuhr ich stets so, dass an den Stellen, wo die Electroden (die Spitze der Leitungsdrähte) aufgesetzt wurden, umschrieben die ganze Haut oder auch nur die Oberhaut eingeschnitten wurde. Man konnte sich dann immer überzeugen, dass entweder der ganze Entladungsschlag durch die Masse der betreffenden Körperstrecke schlug, oder doch nur ein minimaler Funke daneben durch die Luft übersprang.

Es würde nun noch wichtig sein, die Quantität der bei den einzelnen Versuchen verwendeten Electricität anzugeben. Indessen ist dies für genauere Maasse äusserst schwierig. Man weiss, dass die von dem Reibzeug gelieferte Electricitätsmenge verschieden ist nach dem wechselnden Verhalten der atmosphärischen Luft, nach der Amalgamirung des Leders u. s. w. Ich beschränke mich deshalb, um wenigstens einen ungefähren Anhaltepunkt zu geben, auf die Bemerkung, dass die von mir benutzte Leydener Flasche eine äussere Belegung von 0,42 □Meter hat, und dass anderthalb Umdrehungen des Reibzeuges gewöhnlich einen lebhaften Funken an der Lane'schen Maassflasche gaben; die Zahl der Umdrehungen des Reibzeuges ist bei den einzelnen Versuchen erwähnt.

Störungen der Sensibilität.

Ich halte es für unnöthig, die ganze Summe der angestellten Versuche mitzutheilen, und gebe deshalb nur Paradigmata.

Experiment a.

Zwischen zwei Zehen der linken Hinterextremität und an der Innenfläche des linken Oberschenkels unter dem Lig. Poupartil, entsprechend dem Verlaufe des N. cruralis, wird eine kleine Hautwunde zur Aufnahme der Zuleitungsdrähte gemacht; die letztere Stelle wird mit dem Knopf der Leydener Flasche, die erstere mit dem Beleg in Verbindung gebracht, letztere ist also die Einsprungs-, erstere die Aussprungsstelle des Entladungsschlages. Unmittelbar nacheinander geschehen 3 Entladungen, jede von 75 Umdrehungen des Reibzeuges.

Bei jeder Entladung zuckt das durchschlagene linke Bein heftig; nicht unmittelbar, sondern jedesmal, in diesem wie bei allen anderen Versuchen, mehrere Secunden nach dem Schlage schreit das Thier.

Die Sensibilitätsprüfung sofort hinterher ergiebt[1]):

[1]) Zur Sensibilitätsprüfung bediente ich mich **stets** des Inductionsstromes: Du Bois'scher Schlittenapparat (dessen Scala 0 übereinandergeschobene Rollen bedeutet, und die steigende Ziffer abnehmende Stromstärke), kräftiges Grennetsches Element, und als Electroden zwei isolirt nebeneinander befindliche Platindrähte. An den Stellen, wo die Sensibilität geprüft werden sollte, wurde die Haut entweder angefeuchtet oder angeschnitten — selbstverständlich stets symmetrisch in gleicher Weise.

1. links zwischen den Zehen (Einsprungsstelle) vollständige Anästhesie, bei 0 d. h. bei übereinander geschobenen Rollen und stärkstem Strom nicht die geringste Reaction; rechts an der entsprechenden Stelle schon bei 100 Mm. Rollenabstand Schmerzensäusserungen, d. h. das Thier macht Bewegungen des ganzen Körpers, welche den zweifellosen Eindruck willkürlicher Abwehrbewegungen hervorrufen.

2. links an der oberen Grenze des Fussrückens, dicht unterhalb des Fussgelenkes ebenfalls vollständige Anästhesie; rechts bei 60 Mm. Schmerzensäusserungen.

3. am unteren Ende des Unterschenkels, dicht oberhalb des Fussgelenkes, links wie rechts gleiche Empfindlichkeit, schon bei 75 Mm. Schmerz; ebenso am Knie, am Oberschenkel und selbst an der Einschlagsstelle links die gleiche Empfindlichkeit wie an den entsprechenden Stellen rechts.

Unmittelbar nach dem Abnehmen hüpft das Thier munter herum, es ist keinerlei Störung der Motilität zu bemerken.

Als Resultat dieses Versuches, welcher bei einer Reihe von Thieren mit unwandelbar demselben Erfolg wiederholt wurde, ergiebt sich also: wenn der Funke die untere Extremität in der Richtung von der Innenfläche des Oberschenkels nach den Zehen hin durchschlägt, zeigt sich hinterher keinerlei motorische Störung im durchschlagenen Bein, dagegen eine vollständige Anästhesie selbst gegen die stärksten Inductionsströme. Höchst überraschend ist aber, dass diese Anästhesie mit der Gegend des Fussgelenkes scharf abschneidet; selbst an der Einsprungsstelle des Funkens ist keine deutliche Verminderung der Sensibilität nachzuweisen.

Experiment b.

Anordnung des Versuches umgekehrt, dergestalt dass die Einsprungsstelle links zwischen den Zehen und die Aussprungsstelle an der Innenfläche des Oberschenkels liegt, sonst dieselben Verhältnisse. Drei Entladungen, jede von 85 Umdrehungen. Darnach:

1. links zwischen den Zehen bei 0 Rollenabstand — Anästhesie,
   rechts bei 120 Mm. Rollenabstand — Schmerz.
2. links oben am Fussrücken dicht unterhalb des Gelenkes bei 0 — Anästhesie,
   rechts bei 150 Mm. — Schmerz.
3. links dicht oberhalb des Fussgelenkes bei 70 Mm. — Schmerz,
   rechts bei 70 Mm. — Schmerz.
4. links am Knie bei 40 Mm. — Schmerz.
   rechts bei 40 Mm. — Schmerz.
5. links an der Aussprungsstelle 50—60 — Schmerz.
   rechts an der entsprechenden Stelle 50—60 — Schmerz.

Also genau dasselbe Ergebniss, wie in der Gruppe a. Daraus geht hervor, dass die Richtung, in welcher der Funke das Bein durchschlägt, bei den in Rede stehenden Ein- und Aussprungsstellen ohne Bedeutung ist für die Hervorbringung des auffälligen Effectes: eine genau auf den Fuss beschränkte Anästhesie.

In weiteren Versuchen (Exp. c) wurde festgestellt, dass wieder ganz dasselbe Resultat, d. h. eine auf den Fuss beschränkte Anästhesie ohne weitere Erscheinungen, namentlich auch ohne motorische Störungen, eintrat, wenn der Schlag von den Zehen des Hinterbeines zur Bauch- oder Brustseite durchging.

Wie vorauszusetzen, ergab sich ferner (Exp. d), dass, wenn man die eine Electrode zwischen die Zehen des einen Vorderbeines, die andere an die Brustseite oder über den N. cruralis an die Innenseite des Oberschenkels anbringt, wieder dasselbe Ergebniss folgte: Anästhesie, welche sich diesmal auf den betreffenden Vorderfuss beschränkte, und wieder mit dem (Hand-) Gelenk abschnitt.

Experiment e.

Die eine Electrode wird zwischen den Zehen des linken Vorderfusses, die andere zwischen denen des linken Hinterfusses aufgesetzt; zweimalige Entladung von je 80 Umdrehungen. Danach:

rechts zwischen den Zehen des Vorder- und Hinterfusses, ebenso auf dem Handrücken bezw. Fussrücken dicht unterhalb des Gelenkes überall bei 100 Mm. Rollenabstand Schmerzensäusserung;

links an eben denselben Stellen bei 0 Rollenabstand vollständige Anästhesie.

Dicht oberhalb der Gelenke und an allen übrigen Stellen der vier Extremitäten gleiche Empfindlichkeit.

Wenn man also als Einsprungsstelle den einen, und als Aussprungsstelle den anderen Fuss wählt, so werden diese beiden anästhetisch bis zum Fuss- und bezw. Handgelenk hinauf, während alle dazwischen liegenden Partien keine Veränderung zeigen. —

Eine weitere Versuchsreihe (f) stellte das Verhalten der Anästhesie genauer fest. Nach Durchschlagung des Beines wurde die Haut des ganzen Fusses und des unteren Drittels am Unterschenkel ringsum abgetrennt und nun geprüft. Bei übereinandergeschobenen Rollen des Schlittenapparates und Prüfung mit Platinelectroden, also bei enorm schmerzhaften Strömen kann man den ganzen Fuss ringsum reizen, ohne dass die mindeste Reaction folgt; ebenso kann man einen isolirten Nervenast am Fuss ohne jede Reaction reizen. Ich durchstach mit einem Messer die ganze Dicke des Fusses, führte die Platinspitzen der Electroden durch diese Wunden hindurch — immer dieselbe Anästhesie. Es ist also nicht blos die Haut, sondern der ganze Fuss in seiner vollen Dicke durchaus empfindungslos. — Geht man nun mit den reizenden Electroden bis an das Fuss- bezw. Handgelenk hinauf, so zeigt sich Folgendes: die Gelenkfläche des Unterschenkelknochens (beim Kaninchen verwächst bekanntlich die Fibula etwa in der Mitte mit der Tibia) ist noch anästhetisch, ebenso das Periost über den Condylen und die im selben Niveau liegenden Weichtheile; unmittelbar darüber aber — die Grenze schwankt in einer Breite von 3—5 Mm. — beginnt plötzlich die Empfindlichkeit. Die fühlende und gefühllose Zone umgeben, soweit ich habe feststellen können, die Extremität ziemlich ringförmig; jedenfalls handelt es sich nur um kleine Zacken, die sich in einander einschieben.

Wie kommt diese höchst merkwürdige Beschränkung der Anästhesie auf den Fuss bezw. die Hand zu Stande? Man könnte folgende Ueberlegung anstellen: sobald der Funke an die langen Röhrenknochen des Schenkels kommt, geschieht die Leitung vielleicht in diesen, weil dieselben eine gleichmässige Bahn abgeben. Es wird sich dann die Wirkung der Electricität in den Weichtheilen und der Haut nicht bemerkbar machen, das hiesse, die Anästhesie bliebe auf den Fuss beschränkt. Diese Vorstellung hat von vornherein keine grosse Wahrscheinlichkeit für sich, auch würde gegen dieselbe schon der Umstand sprechen, dass das Periost der Tibia etwas oberhalb der Condylen empfindlich ist, indessen sie musste doch der Vollständigkeit wegen experimentell geprüft werden.

Experiment g.

Einem Kaninchen wird um $2\frac{1}{2}$ Uhr in Narkose die ganze Tibia und Fibula exstirpirt, so dass Oberschenkel und Fuss nur mittelst der Weichtheile zusammenhängen. Um $3\frac{1}{4}$ Uhr, nachdem das Thier aus der Narkose vollständig erwacht ist, ergiebt sich bei der Prüfung an allen symmetrischen Punkten beider Unterextremitäten die Sensibilität durchaus gleich. Jetzt wird in gewöhnlicher Weise der Funke von den Zehen des linken Fusses zur Inguinalbeuge, entsprechend dem N. cruralis, durchgeleitet, dreimal hintereinander Entladungsschlag von je 85 und einmal von 50 Umdrehungen. Danach:

am ganzen linken Fuss bis zur Grenze des (früheren) Gelenkes absolute Anästhesie; am ganzen linken Unterschenkel, trotz des Fehlens seiner Knochen, ebenso am ganzen Oberschenkel keine Anästhesie, die Empfindlichkeit hier ist wie vorher und wie an den entsprechenden Punkten der rechten Extremität. Die Empfindlichkeit beginnt ein wenig oberhalb der Fusswurzelknochen in den Weichtheilen; die Gelenkfläche des Femur ist ebenfalls stark empfindlich.

Durch diesen Versuch ist also die angedeutete Vermuthung endgültig widerlegt.

Man konnte nun ferner folgende umgekehrte Ueberlegung anstellen: die Knochen leiten den Funken sehr schlecht, vielmehr wird die Electricität sich hauptsächlich in den Weichtheilen verbreiten. Da nun am Fuss viel knöcherne Theile von nur wenig Weichtheilen bekleidet existiren, so wird in diesen letzteren die Wirkung der Electricität sich intensiv geltend machen. Wenn diese Vorstellung in dieser rohen Fassung richtig ist, so kann man vielleicht ebenso wie am Fuss auch an Stellen des Rumpfes, wo dasselbe Verhältniss besteht, d. h. viel knöcherne von wenig weichen Theilen bedeckt, Anästhesie erwarten.

Experiment h.

Die eine Electrode zwischen den Zehen des rechten Hinterfusses, die andere grade mitten auf dem Kreuzbein aufgesetzt. Die Maschine giebt heut ziemlich wenig Electricität her; zweimal 150 Umdrehungen. Danach:

am rechten (durchschlagenen) Fuss bei 40 Mm. Rollenabstand Schmerz, am linken bereits bei 120 Mm.; am Unter- und Oberschenkel beiderseits gleich, bei 120 Mm. Schmerz; auf dem Kreuzbein an der Stelle der Electrode und ringsherum keine Anästhesie oder Abnahme der Empfindlichkeit, vielmehr schon bei 120 Mm. Rollenabstand Schmerz.

Also auch diese zweite Vorstellung ist in dieser Fassung unhaltbar. Ehe ich mich zu den Versuchen wende, welche meines Erachtens die Entscheidung liefern, mögen noch die Resultate einiger anderer (Exp. i) erwähnt werden, welche zur Vervollständigung des Gesammtbildes beitragen.

Wenn man die eine Electrode über der Musculatur oberhalb des Fussgelenks am Unterschenkel, und die andere an der gewöhnlichen Stelle (s. o.) über dem N. cruralis an der Innenseite des Oberschenkels aufsetzt, so tritt gar keine Verminderung der Sensibilität weder im Bereich der durchschlagenen Strecke noch an dem Fuss des betreffenden Beines ein. Dasselbe negative Ergebniss besteht, wenn man den Schlag z. B. von der Innenfläche des Oberschenkels zur Brustseite durchgehen lässt. Bei sämmtlichen bisher erwähnten Versuchsanordnungen war demnach das einzige positive Resultat eine Anästhesie im Bereich des Fusses in dem Falle, dass dieser selbst vom Funken mit durchschlagen war.

Experiment k.

Die Haut des vorher geschorenen Schwanzes wird der Länge nach gespalten; die Prüfung in der Hautwunde ergiebt Empfindlichkeit bei 130 Mm. Rollenabstand. Jetzt die eine Electrode von der Leydener Flasche zwischen die Zehen des Vorderfusses, die andere auf den Schwanz etwa der Mitte seiner Länge entsprechend gesetzt. Viermal hintereinander Entladung, von 80, 65, 60, 50 Umdrehungen. Danach Anästhesie des Fusses (mit einer von dem sonst immer bestehenden Verhalten abweichenden Modification, auf welche ich nachher zurückkomme) und ebenso vollständige Anästhesie des Schwanzes — bei übereinander geschobenen Rollen gar keine Reaction.

Die genauere Prüfung zeigte in diesem wie in anderen Versuchen, dass die Anästhesie des Schwanzes, unabhängig von der Applicationsstelle der Electrode an ihm, rumpfwärts immer bis zu einer bestimmten Zone reichte, welche der Insertionsstelle der an der Schwanzwurzel sich anheftenden Muskeln entspricht. Von Bedeutung für die Auffassung der Erscheinungen dürfte auch noch der Umstand sein, dass an einem Tage, als das Reibzeug in Folge starker Abnutzung der Amalgamirung sehr schwach wirkte, nach 2mal 100 Umdrehungen die sonst immer und ausnahmslos eintretende Anästhesie des Fusses ausblieb, während diejenige des Schwanzes noch eintrat.

Dieses Ergebniss, Anästhesie des Schwanzes, wenn derselbe vom Funken durchschlagen wird, scheint mir, zusammengehalten mit allen bisher mitgetheilten Versuchsresultaten, den Schlüssel für die anfänglich so paradoxe Erscheinung der auf den Fuss beschränkten Anästhesie zu liefern.

Arago[1]) hat folgenden „Lehrsatz" (wie er sich ausdrückt) aus einer Reihe von Thatsachen gefolgert (l. c. 39. Capitel, § 2): „wenn der Blitz Menschen oder Thiere trifft, die in grader Linie oder in einer nicht geschlossenen krummen Linie neben einander stehen, so sind seine Wirkungen an den beiden Enden der Reihe stets am häufigsten und verderblichsten". Aus den von ihm mitgetheilten Beispielen führe ich nur folgende zwei an. Der Bilz schlug in ein Stallgebäude, in welchem 32 Pferde in einer einzigen Reihe standen. 30 Pferde wurden mit einem Schlage niedergeworfen. Ein einziges blieb auf der Stelle todt; es bildete das eine Ende der Reihe; ein anderes sehr schwer verletztes, das auch starb, stand an dem entgegen-

[1]) Arago's sämmtliche Werke, herausgeg. von Hankel. Leipzig 1854. Ueber das Gewitter, 4. Bd.

gesetzten Ende. — In einem Zimmer eines Hauses, in welches der Blitz einschlug, sassen 5 Kinder auf einer Bank und lasen. Das erste und das letzte fielen auf der Stelle todt nieder; die drei übrigen kamen mit einer heftigen Erschütterung davon.

Es möchte nahe liegen, diese Erfahrungen in Analogie zu bringen mit den Erscheinungen in obigen Versuchen. Immerhin wäre es nur eine Analogie, keine Erklärung; und auch die Analogie ist eine nur theilweise: denn warum erscheint die Anästhesie so scharf auf den Fuss und Schwanz begrenzt, warum fehlt sie an der anderen Electrode, wenn man dieselbe am Oberschenkel, am Rumpf aufsetzt, warum fehlt sie sowohl an der Ein- wie an der Aussprungsstelle, wenn man die Electroden am Oberschenkel und oberhalb des Fussgelenks aufsetzt? —

Unzweifelhaft gelten die bekannten physikalischen Gesetze für die Leitung und Verbreitung der Electricität auch für den Fall, dass der Funke in den thierischen Körper eindringt, und die hervorgerufenen Wirkungen, so bizarr sie erscheinen mögen, können nur beurtheilt werden unter Berücksichtigung jener Leitungs- und Vertheilungsgesetze. Die Schwierigkeit liegt allerdings darin, dass wir diese letzteren für den thierischen Körper, dessen Masse aus Theilen von ganz verschiedenartiger Leitungsfähigkeit sich zusammensetzt, ziemlich wenig kennen. Indessen kann man einige bekannte Gesetze wohl ohne weiteres auch für die bei unseren Versuchen in Betracht kommenden Verhältnisse verwerthen.

Für unseren vorliegenden Fall muss die Thatsache berücksichtigt werden, dass die Dichtigkeit der Electricitätsmasse am grössten ist an der Einsprungs- und an der Aussprungsstelle, dass sie geringer ist während der Vertheilung über den mehr oder weniger breiten Querschnitt des Leiters. Noch unmittelbarer wichtig ist die daran sich anschliessende Thatsache, dass die mechanischen oder sonstigen Wirkungen, welche der electrische Schlag hervorbringt, um so bedeutender sind, je geringer der Querschnitt und die Leitungsfähigkeit des Körpers ist, welchen er durchdringt.

Nehmen wir nun an, dass die Electricitätsmasse am Schwanze ein- und an der Brustseite ausdringt, so haben wir dort einen sehr geringen Querschnitt des Leiters, nehmlich nur den des Schwanzes, hier einen sehr grossen, nehmlich die ganze Dicke des Rumpfes. Daraus wird selbstverständlich folgen, dass die physiologischen Wirkungen — Functionslähmung der sensiblen Nerven — im Schwanz viel bedeutendere sein müssen als am Rumpf; und bei schwächeren Schlägen können sie am letzteren ganz fehlen.

Hiermit steht auch gut im Einklang, dass die Anästhesie am Schwanze scharf abgesetzt da aufhört, wo sich die Muskeln an demselben ansetzen, d. h. da wo der Querschnitt sich plötzlich bedeutend verbreitert.

Dieselbe Betrachtungsweise gilt auch für den Fuss, bei welchem ganz dieselben Verhältnisse vorliegen wie bei dem Schwanz, wenn man eine Annahme zugiebt, die nehmlich, dass die Knochen erheblich schlechter leiten als die Weichtheile. Ohne diese Annahme dünken mich die in Frage stehenden Erscheinungen kaum erklärbar; andererseits ist dieselbe aber auch keine rein willkürliche. Denn da es ja feststeht, dass die Knochen und die Oberhaut sehr viel schlechtere Leiter des constanten electrischen Stromes sind als die Weichtheile, so ist dieselbe Annahme sicher auch für die Leitung der Reibungselectricität zutreffend. Steht die schlechtere Leitungsfähigkeit der Knochen fest, so ergeben sich folgende Verhältnisse für die oben im Experiment a benutzte Versuchsanordnung: am Fuss hat man viel Knochen und wenig Weichtheile, d. h. der Querschnitt des eigentlichen Leiters, der Weichtheile, ist ein geringer, die physiologische Wirkung der Electricität wird also hier eine bedeutende sein — Anästhesie. Dicht oberhalb des Fussgelenkes (bezw. Handgelenkes) kehrt sich das Verhältniss um, wenig Knochen und viel Weichtheile, d. h. der Querschnitt des guten Leiters wird ein relativ grosser, die Dichtigkeit und damit die physiologische Wirkung der Electricitätsmasse erheblich geringer — mangelnde Anästhesie.

Von dem jetzt gewonnenen Standpunkt aus werden auch die anderen oben erwähnten Befunde verständlich, namentlich auch der, dass bei Application der einen Electrode über dem Kreuzbein hier keine Anästhesie auftritt. Es kommt eben nicht blos auf das Verhältniss zwischen Knochen und Weichtheilen im Allgemeinen an, sondern auf die Gesammtdicke des leitenden Querschnittes; und da diese in der Gegend des Kreuzbeins von der Dicke des Rumpfes gebildet wird, so ist hier der physiologische Effect null.

Wenn bei einer relativ schwachen Entladung die mangelnde Anästhesie, d. h. der geringere physiologische Effect am Unter- und

Oberschenkel durch die geringere Stromdichte bei dem grösseren Querschnitt des Leiters bedingt ist, so dürfte es vielleicht gelingen, bei starken Entladungsschlägen eine auch über den Fuss hinaus sich erstreckende Sensibilitätsabnahme zu erreichen.

Experiment l.

Reibzeug neu amalgamirt, wirkt sehr kräftig. Vor dem Experiment am ganzen linken Bein bei etwa 100 Mm. Rollenabstand Schmerzensäusserungen. Jetzt Versuchsanordnung wie in Experiment a; 2 Entladungsschläge, jeder von 50 Umdrehungen, durch das linke Bein geschickt. Danach am linken Fuss bis zum Gelenk vollständige Anästhesie; am Unterschenkel und am Knie erst bei 40 – 30 Mm. Schmerz; am Oberschenkel an der Einschlagsstelle jedoch keine Veränderung. Auch wird das Bein hinterher geschleppt, es besteht also ein gewisser Grad von motorischer Paralyse.

Experiment l 1.

Bei derselben ungemein starken Wirkung des Reibzeuges Anordnung in der Art, dass der Funke am Schwanz ein- und zwischen den Zehen des linken Vorderfusses ausspringt. Vier Entladungen von je etwa 60 Umdrehungen. Vorher Sensibilität überall etwa 120 Mm.; nach den Entladungen am Schwanz vollständige Anästhesie, ebenso am linken Fuss wie gewöhnlich. Ausserdem aber ist auch die untere Hälfte des linken Unterarms vollständig empfindungslos bei übereinander geschobenen Rollen; dicht über dem Ellenbogengelenk erst bei 50 Mm. Abstand Empfindung, in der oberen Hälfte des Oberarms bei 100 — 120.

Diese Versuche beweisen, was man von vornherein erwarten durfte und musste — dass bei stärkerer Heftigkeit des Entladungsschlages die Wirkung desselben auch bei einem grösseren Querschnitt des Leiters sich bemerkbar machen würde.

Es fragt sich nun noch, wie es komme, dass, wenn die Electroden am Rumpf, über der Muskelmasse des Ober- oder Unterarmes aufgesetzt sind, nicht einmal an der Applicationsstelle selbst eine umschriebene Sensibilitätsabnahme eintritt? Meines Erachtens dürfte sich dies vielleicht so erklären. Unmittelbar und sofort nach dem Uebergang der Electricitätsmasse aus dem dünnen metallenen Zuleitungsdraht verbreitet sich dieselbe in dem ganzen dicken Querschnitt des sich ihm darbietenden guten Leiters (Muskelmasse u. s. w.), dergestalt, dass ihre Dichtigkeit nirgends, auch in nächster Nähe des Zuleitungsdrahtes bedeutend genug ist, um nachweisliche physiologische Effecte zu erzeugen. Entsprechend dem kleinen Punkte selbst, wo die Electrode steht, wird vermuthlich Anästhesie bestehen, aber dieser ist zu klein, um den Platindrähten des prüfenden

Schlittenapparates Platz zu gewähren. Ein Versuch würde vielleicht entscheiden, den ich allerdings nicht angestellt habe: man müsste dem Zuleitungsdraht eine solche Breite geben, dass die prüfenden Platinelectroden innerhalb der Ein- oder Aussprungsstelle selbst Platz hätten. Doch besitze ich einige Versuche, welche vielleicht eine Ergänzung dieser Lücke bieten.

Experiment m.

Das Reibzeug wirkt sehr kräftig. Die Zuleitungsdrähte werden an der Hinterfläche der Oberschenkel aufgesetzt. Dreimaliger Entladungsschlag von je 50 Umdrehungen. Abgesehen von anderen Erscheinungen findet sich an beiden Electrodenstellen im Durchmesser von 8—10 Mm. eine bedeutende Verringerung der Sensibilität, so dass das Thier erst bei einem Rollenabstand von 20—10 Mm. Empfindung verräth. 1—2 Cm. weiter entfernt ist die Sensibilität schon wieder normal.

Bei sehr bedeutender Stromdichte scheint also in der That auch an jeder beliebigen Ein- oder Ausschlagsstelle eine umschriebene Anästhesie vorzukommen.

Experiment n.

Reibzeug sehr kräftig wirkend. Die Prüfung der Sensibilität ergiebt vor dem Versuch: in einer kleinen Hautwunde entsprechend dem Verlaufe des N. cruralis bei 100 Mm., entsprechend dem Verlaufe des N. ischiadicus bei 70 Mm., zwischen den Zehen bei 130 Mm. Rollenabstand Schmerzäusserung. — Einsprungsstelle über dem rechten Ischiadicus, Aussprungsstelle über dem rechten Cruralis; 4 Entladungen von je 50 Umdrehungen. Danach: rechts zwischen den Zehen bei 30 Mm. Rollenabstand Empfindung, am Fussrücken und am Knie bei 0 Mm. Anästhesie, Einsprungsstelle über dem Ischiadicus bei 10 Mm., Aussprungsstelle über dem Cruralis bei 60 Mm. Empfindung.

Vollständige Lähmung des rechten Beines.

Dieser Versuch zeigt, dass, wenn ein starker Entladungsschlag einen Nervenstamm selbst trifft, im Verbreitungsbezirk desselben eine Herabsetzung der Sensibilität bis zu vollständiger Anästhesie folgt. Beachtenswerth ist, dass im vorliegenden Falle die Sensibilitätsstörung im Fuss geringer ist wie höher hinauf. Man vergleiche dazu die Eingangs mitgetheilten Sätze Duchenne's.

Welches ist der Verlauf und die Dauer der Anästhesie? Auf das höchste überraschte es, zu finden, dass eine so vollständige Empfindungslosigkeit, wie sie oben geschildert worden, immer schon nach kurzer Zeit, 1—2 Stunden, wieder verschwunden war. Nur in einem Experiment war sie noch nach 2½ Stunden unverändert da, d. h. um 6 Uhr noch, nachdem das Experiment um $3\frac{1}{2}$ Uhr angestellt war. Leider konnte ich später am Abend nicht weiter untersuchen, und am nächsten Morgen war das Thier todt, auffälliger Weise, denn alle anderen Thiere, abgesehen von den wegen grösserer Verletzungen absichtlich getödteten, waren hinterher vollkommen wohl, boten nicht die mindeste Störung dar. Die Rückkehr der Sensibilität erfolgte allmählich, d. h. wenn am Fuss nach dem Versuch bei übereinander geschobenen Rollen keinerlei Empfindungsäusserung festzustellen war, so erfolgte eine solche nach $\frac{1}{2}$—$\frac{3}{4}$ Stunden z. B. bei 30—40 Mm. Rollenabstand, und so weiter bis zur Norm. Eine gleichmässige Curve scheint nicht zu bestehen, in einem Falle erfolgte die Wiederherstellung rascher, im anderen langsamer. Zuweilen schien es, als ob hinterher eine gewisse Hyperästhesie folgte, wenigstens gaben die Thiere mitunter nach Wiederkehr der Sensibilität Schmerzensäusserungen schon bei einem Rollenabstande, welcher vor dem Versuch dieselben noch nicht hervorgerufen hatte.

Diese rasche, vollständige, spontane Wiederherstellung erhebt es wohl über allen Zweifel, dass die durch den Entladungsschlag erzeugte Anästhesie, so hochgradig sie auch sein mag, nur als eine functionelle Störung anzusehen ist. Denn es ist mit unseren gegenwärtigen Vorstellungen unvereinbar, unter diesen Verhältnissen gröbere anatomische Läsionen anzunehmen. Weil meiner Ueberzeugung nach eine mikroskopische Untersuchung in diesem Falle ebenso wenig ein Ergebniss erwarten liess, wie die makroskopische ein solches ergab, habe ich von vornherein von jener Abstand genommen.

Das Schreien der Thiere, welches fast regelmässig nach dem ersten Entladungsschlag, zuweilen auch noch nach den folgenden auftrat (merkwürdiger Weise, wie bereits eben bemerkt, immer erst einige Secunden nach dem Schlage), beweist, dass die Entladung im ersten Moment eine heftige Erregung des Nerven bedingt, welcher dann sofort die Functionsunfähigkeit folgt.

Da ich mir nicht die Aufgabe gestellt hatte, die Erscheinungen zu studiren, welche auftreten, wenn der electrische Schlag in genügender Dichtigkeit das Gehirn oder Rückenmark durchdringt, sondern da es mir grade darauf ankam, zu sehen, was erfolgt, wenn der Schlag einen anderen Körpertheil trifft, so brach ich diese Versuchsreihe hier ab. Als wesentliches Ergebniss derselben betrachte ich die Feststellung folgender Sätze:

1) Der Entladungsschlag kann locale Störungen peripherischer sensibler Nerven hervorrufen.

2) Der Grad und die Ausbreitung derselben hängt einmal von der Stärke des Schlages, dann von der Oertlichkeit der Ein- und Aussprungsstellen ab.

3) Diese sensiblen Störungen können sich nach kurzer Zeit spontan zurückbilden und beruhen sehr wahrscheinlich nicht auf gröberen anatomischen Läsionen.

4) Wie von vornherein zu erwarten war und jetzt durch das Experiment erwiesen ist, erklärt sich die Localisirung der zuweilen höchst sonderbaren sensiblen Störungen, welche der Entladungsschlag im Thierkörper veranlasst, einfach gemäss den bekannten physikalischen Gesetzen für die Leitung, Verbreitung und Wirkung desselben überhaupt.

Störungen der Motilität.

Gelegentlich mehrerer Versuche des vorigen Abschnittes wurde bereits auf das Vorkommen von motorischen Störungen hingewiesen. In dem Augenblicke der Entladung tritt stets ein heftiges Zucken der durchschlagenen Extremität ein (das Schreien, wie schon bemerkt, erfolgte immer etwas später), daneben auch eine geringere zuckende Bewegung des übrigen Körpers. Es ist mir nicht ganz klar geworden, ob letztere auch direct von dem Entladungsschlage abhängig oder nur secundär durch die heftige Zuckung des durchschlagenen Beines veranlasst ist, letzteres aber wohl wahrscheinlicher.

Wenn die Electroden die im Experiment a. angegebene Stellung haben, ist in der Regel keine motorische Lähmung vorhanden. Nur in einem Versuche, als das Reibzeug sehr kräftig wirkte, wurde das durchschlagene Bein hinterher geschleppt.

Dagegen tritt gewöhnlich eine Parese des durchschlagenen Beines ein, wenn eine starke Entladung von den Zehen nach der Hinterfläche des Oberschenkels entsprechend dem Verlaufe des Ischiadicus durchgeht.

Am stärksten ist die Wirkung, wenn wie im Experiment n die Electricität den Oberschenkel in seiner oberen Hälfte, in der Richtung vom N. ischiadicus zum N. cruralis quer durchdringt. Darauf folgt bei kräftiger Entladung eine vollständige Paralyse des

Beines, so dass dasselbe schlaff herunterhängt und beim Hüpfen nachgeschleppt wird.

Wenn die Versuchsanordnung (Experiment o) derartig ist, dass die Electricität an der Hinterfläche des einen Oberschenkels, entsprechend dem Verlaufe des Ischiadicus ein- und an der entsprechenden Stelle des anderen Beines austritt, so lässt sich bei schwächeren Entladungen keine motorische Störung, bei stärkeren eine Parese beider Hinterextremitäten constatiren.

Bei anderen Versuchsanordnungen, z. B. Durchleitung von den Zehen zum Kreuzbein, oder vom Schwanz zu den Zehen, oder von den Zehen des Vorder- zu denen des Hinterfusses habe ich keine motorische Parese beobachten können, wenigstens nicht bei der von mir verwendeten Stärke des Entladungsschlages.

Der weitere Verlauf der motorischen Lähmung ist vollständig entsprechend dem der Anästhesie. Wie diese, so war auch jene nach derselben kurzen Zeit wieder verschwunden; ja die Thiere hüpften schon wieder, so weit sich dies durch die Besichtigung feststellen lässt, vollkommen normal, während die Sensibilität noch nicht ganz wieder die normale Schärfe erreicht hatte. Es scheint also die Ausgleichung der motorischen Functionsstörung noch rascher zu erfolgen, wie die der sensiblen.

Dieses Verhalten unterstützt ebenfalls die bereits bei der Anästhesie ausgesprochene Annahme, dass die durch den Entladungsschlag der Leydener Flasche veranlassten Functionsstörungen im Bereich der peripheren Nerven nicht auf gröberen anatomischen Veränderungen beruhen können.

Von Interesse war es nun noch, das Verhalten der electrischen Erregbarkeit in den Nervenstämmen kennen zu lernen, welche der Entladungsschlag getroffen hat.

Experiment p.

Es wird der rechte N. ischiadicus in der Mitte des Oberschenkels insoweit blospräparirt, dass der Muskelspalt, durch welchen man ohne directe Verletzung der Muskeln zu ihm vordringen kann, auseinandergelegt wird, so dass man den Nerven in der Tiefe liegen sieht. Dann wird er höher oben am Becken noch einmal freigelegt.

Vor dem Versuch ergiebt die Prüfung, dass die Zehenspreizung — diese wurde hauptsächlich in's Auge gefasst — bei Reizung des blossgelegten Nerven schon bei 200 Mm. Rollenabstand deutlich eintritt.

Jetzt wird der eine Zuleitungsdraht der Leydener Flasche in den Muskelspalt hinten an der Mitte des Oberschenkels oberflächlich eingelegt, so dass der Nervenstamm selbst etwa nach 1—1½ Cm. von demselben entfernt bleibt; der andere kommt an die Vorderfläche des Oberschenkels, etwas oberhalb des Kniees. Dreimalige Entladung von je 50 Umdrehungen.

Danach ergiebt die Prüfung der faradischen Erregbarkeit bei unmittelbarem Aufsetzen der Electroden auf den Nervenstamm (also die Prüfung wie vor dem Versuch angestellt):

1. bei Reizung der Nervenstrecke, welche dem Zuleitungsdrahte gegenüberlag (Mitte des Oberschenkels), erfolgt bei 130 Mm. Rollenabstand noch keine Zehenspreizung;

2. dasselbe ist der Fall bei Reizung der höher hinauf (centralwärts) am Becken gelegenen Nervenstrecke. Grössere Stromstärken konnten nicht genommen werden, weil sonst das Thier anfing zu empfinden und mit dem ganzen Körper sich bewegte, so dass die Prüfung unzuverlässig wurde.

Nachdem so eine Verminderung der Erregbarkeit sicher festgestellt war, wurde das Thier durch Stich in die Medulla oblongata getödtet und nun der ganze rechte durchschlagene Ischiadicus bis zur Kniekehle rasch freipräparirt. Jetzt lässt sich feststellen, dass bei Reizung an der durchschlagenen Stelle selbst, oberhalb und auch etwas unterhalb, erst bei 50 Mm. Rollenabstand Zehenspreizung eintritt. Dagegen tritt am linken Ischiadicus, der jetzt nach dem Tode freipräparirt wird, immer noch bei 200 Mm. Rollenabstand Zehenspreizung ein.

Es ist also zweifellos, dass in dem vom Entladungsschlage getroffenen motorischen Nerven eine Verringerung der faradischen Erregbarkeit eintritt.

Die Muskeln der durchschlagenen Extremität, auch diejenigen, welche in unmittelbarer Nachbarschaft der Einschlagsstelle lagen, zogen sich bei directer Reizung immer energisch zusammen. Fontana (a. a. O.) fand ein anderes Verhalten, und er bringt damit sogar den Tod durch Blitzschlag in unmittelbaren Zusammenhang, indem er sagt: „Die nächste Ursache des Todes bei Thieren, welche die Electricität getödtet hat, ist demnach unstreitig der Verlust der Reizbarkeit des ganzen Muskelsystems.“ Ich kann die Angaben Fontana's über das Verhalten der Muskelreizbarkeit auf Grund meiner Versuche weder bestätigen noch bestreiten, und zwar deshalb nicht, weil die Versuchsbedingungen ganz verschieden sind. Der berühmte italienische Forscher wandte ganz andere, viel gewaltigere Electricitätsmengen an, hinreichend, um Lämmer und Ziegen mit einem einzigen Schlage zu tödten. Er bediente sich „einer Batterie von 50 Quadratschuh Belegung“.

B. Klinisches.

Nachstehender Krankheitsfall gab die Veranlassung zu den obigen Versuchen.

Am 23. Januar 1880 wurde in die Klinik der 36jährige Schmied L. Machts aufgenommen. Derselbe erzählt folgende Anamnese:

Am 22. Juni 1873 Abends 10 Uhr kam er in Gesellschaft von Genossen aus einem Vergnügungslocal während eines Gewitters. Da wurde er von einem Blitzschlage getroffen. Morgens um 3 Uhr kehrte sein Bewusstsein wieder, er fühlte sich im Allgemeinen ganz wohl und stand auf, konnte aber seine rechte Hand nicht gebrauchen. Dieselbe war ganz empfindungslos, fühlte sich kühl an und konnte fast gar nicht bewegt werden. Auf dem rechten Handrücken war ein reichlich thalergrosser bräunlicher Fleck, welcher vorher nicht bestanden hatte. Pat. schildert den damaligen Zustand als durchaus übereinstimmend mit dem gegenwärtig bestehenden. Er wurde 10 Wochen lang „electrisirt" (von einem Heilgehülfen, der Beschreibung nach örtlich mit dem Inductionsstrom), nebenbei noch mit Einreibungen u. s. w. behandelt, ohne dass die mindeste Veränderung im Zustande eingetreten wäre, bis plötzlich — unter steter Fortsetzung des Electrisirens — im Verlauf zweier Tage Empfindung und Bewegung wiederkehrte, und er dann durchaus gesund und vollständig arbeitsfähig war, bis zum 24. October 1879. Als er an diesem Tage bei seiner Schmiedearbeit einen Hammer emporheben wollte, war dieselbe plötzlich wieder gelähmt und ebenso empfindungslos wie im Jahre 1873. Er liess sich nun wieder electrisiren; da aber gar keine Veränderung erfolgte, trat er am 23. Januar 1880 in die Klinik ein.

Status praesens. Die Untersuchung des grossen, sehr kräftig gebauten und sehr musculösen Mannes ergiebt keinerlei Abnormität im Respirations-, Circulations-, Digestions-, Harnapparat. Das Sensorium ganz frei. Im Bereich sämmtlicher Hirnnerven, beider unteren und der linken oberen Extremität keinerlei Abnormität.

Die pathologischen Erscheinungen beschränken sich fast ausschliesslich auf die rechte Hand.

Inspection und Palpation. Die Finger sind rechts etwas bleicher als links, die Haut fühlt sich an der Hand und am unteren Theil des Vorderarms etwas kühler an. Es besteht rechts eine bedeutende Atrophie sämmtlicher Musculi interossei, ferner der Musculatur des Kleinfinger- und des Daumenballens [1]). Die Muskeln an der Beugeseite des rechten Vorderarms fühlen sich ein wenig schlaffer an, doch ist hier keine Atrophie vorhanden; an zwei entsprechenden Stellen misst der Umfang des linken Vorderarms 30½ Cm., des rechten 31½ Cm.

Motilität. Im Schulter- und Ellenbogengelenk sind die Bewegungen rechts und links normal, doch erscheinen die im Ellenbogengelenk etwas träger. Pro-

[1]) Pat. erzählt, dass diese Atrophie ebenso vor 7 Jahren bestanden habe und nach eingetretener Heilung der motorischen und sensiblen Störungen wieder verschwunden sei. Seine Angabe, dass dieselbe sofort am Morgen nach dem Blitzschlag von ihm bemerkt und vorher bestimmt nicht dagewesen sei, berichte ich nur, ohne derselben Gewicht oder Vertrauen beizumessen.

und Supination geht rechts deutlich träger von statten als links, aber noch ziemlich gut. Bei horizontaler Streckung des ganzen Armes leichte Flexionsstellung in Hand- und Fingergelenken, und der ganze Arm zittert etwas dabei — Pat. behauptet, dass er dieses Zittern schon seit langen Jahren habe, dasselbe sei Folge seines Berufes, des Schmiedens mit dem rechten Arm, Hebens schwerer Eisenmassen u.s.w. Alle Bewegungen im Handgelenk sind beschränkt und wenig energisch, noch bedeutender ist die motorische Parese der Finger, deren Streckung und Spreizung nur sehr wenig möglich ist. Auch kann Pat. keine feste Faust machen, Händedruck, Bewegungen des Daumens sind gar nicht möglich.

Electrisches Verhalten. Sowohl bei directer als indirecter Reizung, sowohl bei faradischem als galvanischem Strom contrahiren sich die Muskeln am Vorderarm rechts ebenso wie links, nur die Handmuskeln fallen aus, so dass z. B. bei Reizung des N. radialis die Hand im Handgelenk gestreckt wird, doch die Finger die Klauenstellung annehmen. Wenn die Anode des galvanischen Stromes auf das Sternum, die Kathode entsprechend dem N. ulnaris am Ellenbogengelenk aufgesetzt wird, so ist das Ergebniss:

KSZ	R 12 E	L 14 E
ASZ	- 18 E	- 14 E
AOZ	- 18 E	- 20 E
KOZ	- 26 E	- 28 E.

Die electromusculäre Sensibilität fehlt an der Hand vollständig, am Vorderarm ist sie vorhanden.

Sensibilität. Dieselbe ist an sämmtlichen Punkten des Körpers normal, mit Ausnahme der rechten Hand. Diese ist in ganzer Ausdehnung vollständig anästhetisch; Pat. fühlt absolut gar nichts. Man kann eine Nadel durch die Dicke der Hand stechen, mit dem stärksten Inductionsstrom und Pinselelectrode reizen, Eis oder heisses Wasser appliciren, mit dem Hacken des Stiefels und der ganzen Körperlast sich auf die Hand stellen — bei geschlossenen Augen hat er gar keine Vorstellung, ob überhaupt seine Hand berührt worden.

Höchst charakteristisch ist die Begrenzung der Anästhesie. Dieselbe geht ringförmig um die Extremität herum und schneidet mit einer scharfen Linie dicht oberhalb des Handgelenks, über beide Processus styloidei der Vorderarmknochen hinweglaufend ab.

Pat. vermag bei geschlossenen Augen nicht anzugeben, welche Stellung man passiv seinen Fingern gegeben hat. Subjectiv klagt er über Taubheit und Kältegefühl in der rechten Hand.

Der Kranke wurde nun bis zum 28. Januar mit dem galvanischen und faradischen Strom behandelt, letzterer wurde örtlich auf die Hand, ersterer auf die Nervenstämme am Arm und auf das Rückenmark gesetzt, ohne dass eine Aenderung im Zustande eintrat.

Am 28. Mittags hatte ich grade bei einem Falle von cerebraler Hemianästhesie mit einem Hufeisenmagneten Versuche angestellt. Es kam mir der Gedanke, denselben auch einmal bei dem in Rede stehenden Kranken anzulegen; ich gestehe, dass ich nicht das Geringste erwartete.

Mittags 12¾ Uhr wurde der grosse aus 6 Platten bestehende Magnet mit seinen beiden Polen gegen fast die Ulnarhälfte des Handrückens gelegt, während die Finger nicht berührt wurden. Um 1½ Uhr gab der Kranke an ein Kriebeln an der Stelle zu verspüren, wo der Magnet lag. Als ich um 5¼ Uhr, bis dahin hatte der Magnet beständig gelegen, wieder untersuchte, ergab sich, dass der Kranke im Bereich dieser Stelle einigermaassen starke Nadelstiche wieder fühlte. Abends 7½ Uhr hatte, ohne dass der Magnet weiter applicirt war, der 4. und 5. Finger auf der Dorsalfläche denselben Grad von Sensibilität wieder erlangt.

Am nächsten Morgen war die Empfindlichkeit in der gestern bezeichneten Ausdehnung und in noch etwas grösserer Schärfe vorhanden, der 4. und 5. Finger waren besser beweglich, ihr Druck stärker.

Durch die täglich mehrere Stunden währende Application des Magneten an verschiedenen Stellen der Hand kehrte nun im Verlauf weniger Tage, bis zum 1. Februar, die Sensibilität überall in der Hand vollständig bis zur Norm zurück; in gleichem Maasse auch die Beweglichkeit, so dass am 2. Februar Bewegungs- und Empfindungsvermögen wieder durchaus normal erschienen. Eine Verminderung der Sensibilität an der linken Hand (transfert) war nicht vorhanden.

Am 5. Februar konnte auch zuerst mit Sicherheit festgestellt werden, dass die Spatia interossea am rechten Handrücken nicht mehr so vertieft erscheinen; am deutlichsten trat dies zwischen Daumen und Zeigefinger hervor.

Da Patient sich ganz wiederhergestellt fühlte und zu seiner Arbeit zurückkehren wollte, wurde er am 7. Februar entlassen.

Der vorstehende Fall bietet nach mehrfacher Richtung ein eigenartiges Interesse. Bemerkenswerth ist zunächst der Verlauf. Die Richtigkeit der Angaben des Patienten vorausgesetzt, an denen zu zweifeln kein stichhaltiger Grund vorlag, hätten das erste Mal die durch den Blitz veranlassten Störungen mehrere Monate in gleicher Beschaffenheit bestanden und wären dann während zweier Tage vollständig zurückgegangen. Dann sechs Jahre lang verschwunden, kehrten sie eines Tages ohne jede Veranlassung in ganz derselben Art und Stärke plötzlich wieder, um dann nach dreimonatlichem Bestehen abermals zu verschwinden (auf die etwaigen therapeutischen Einflüsse komme ich nachher zurück).

Eine Erklärung für diese Erscheinung zu geben bin ich durchaus ausser Stande, man kann nur auf eine Analogie hinweisen, und an die Erscheinungen selbst einen Wahrscheinlichkeitsschluss knüpfen. Die Analogie drängt sich auf bei der Betrachtung des Verlaufes hysterischer Erscheinungen; diese Andeutung wird genügen, ohne dass eine Ausführung nöthig ist. Der Wahrscheinlichkeitsschluss ist der, dass die hier bestandenen Störungen „functioneller“ Art waren, d. h. nicht auf gröberen anatomischen Läsionen beruhten. Denn anders ist ihr plötzliches Entstehen und rasches Vergehen nicht gut begreiflich. Bei den hysterischen Lähmungen und Anästhesien ist man ja auch zu der gleichen Annahme gezwungen. Dabei brauche ich übrigens wohl kaum zu betonen, dass von Hysterie bei unserem urkräftigen Schmied nicht die Rede war.

Für die Auffassung des Verlaufes erscheint dann auch die Berücksichtigung unserer Experimente wichtig — auch bei diesen bildete sich die hochgradige Anästhesie rasch wieder zurück. Warum dieselbe freilich bei dem vom Blitze getroffenen Manne monatelang, bei den Versuchsthieren nur stundenlang andauerte, kann ich nicht angeben.

Das klinische Bild setzt sich zusammen aus sensiblen, motorischen, trophischen Störungen, und gewinnt ein sehr merkwürdiges Aussehen insbesondere durch die auffällige Begrenzung der Anästhesie. Mir wenigstens ist keine Form einer solchen bekannt, möge man den anatomischen oder ätiologischen Gesichtspunkt berücksichtigen, bei der eine totale Anästhesie der Hand scharf ringförmig etwas oberhalb des Handgelenks plötzlich abschnitte. Dass die hier vorliegende Form nur als peripherische Störung aufgefasst, nicht von einer centralen Affection abhängig gedacht werden könnte, erschien allerdings von vornherein sehr wahrscheinlich. Ich will jedoch den Leser nicht behelligen mit den verschiedenen Ueberlegungen und Hypothesen, welche man aufstellen könnte. Sie alle werden durch die Ergebnisse der oben mitgetheilten Versuche, welche eine überraschende Uebereinstimmung mit dem Bilde unseres Krankheitsfalles erkennen lassen, erledigt. Gestützt auf diese Experimente glaube ich folgende Auffassung des Falles vertreten zu können:

Die Einsprungsstelle des Blitzes ist auf dem Rücken der rechten Hand zu suchen, wofür auch die anamnestisch (allerdings etwas oberflächlich) berichtete Hautverletzung an dieser Oertlichkeit spricht. Ob die Aussprungsstelle an den Füssen zu suchen, ist nicht mit Sicherheit zu sagen. Denn wenn der Mann auch, was wir nicht wissen, sofort zu Boden fiel, so müsste doch die Electricitätsmasse längst vor der Vollendung des Hinfallens den Körper wieder verlassen haben, d. h. der Weg musste, falls sie in den Boden fuhr, durch die Füsse gehen. Gegen diesen Weg würde vielleicht, im Hinblick auf unsere Versuche, der Umstand sprechen, dass an den Füssen die Anästhesie fehlte. Es wäre aber auch denkbar, dass sie von irgend einer anderen Stelle der Körperoberfläche aus direct wieder in die Luft übersprang, und dann ist es ja wenigstens nicht nöthig, wie die Versuche lehren, dass an dieser Aussprungsstelle functionelle Störungen bemerkbar waren. Dass die Electricität jedenfalls nicht an einer Stelle des Armes selbst wieder austrat, sondern sich noch weiter durch den Körper verbreitete, wird durch die Bewusstlosigkeit bewiesen.

Es liegen also Verhältnisse vor, wie in den ersten Versuchsgruppen (a — d) und für die Deutung der beschränkten Anästhesie können wir uns einfach auf das im experimentellen Theil Ausgeführte berufen.

Ob die motorische Parese in unserem Falle abhing von einer Functionsstörung der Muskeln selbst oder der letzten Nervenendigungen oder der motorischen Nervenstämme, das möchte ich nicht mit Bestimmtheit zu entscheiden wagen. Beachtenswerth und gegen die dritte Möglichkeit vielleicht sprechend möchte das Verhalten der electrischen Erregbarkeit sein, welche bei directer Reizung des Nervenstammes nach Experiment p verringert ist, hier jedoch fast normal sich verhielt. Immerhin halte ich das wenigstens für zweifellos, dass die Parese von einer localen Einwirkung auf die Extremität und nicht von einer centralen Läsion abhängt. Das ganze klinische Bild zusammengehalten mit der Gesammtheit unserer Versuchsergebnisse lässt eine andere Auffassung nicht zu.

Die meisten Schwierigkeiten für die Auffassung bereitet die Atrophie der Handmusculatur. Ist sie die Folge einer directen Einwirkung des Blitzes auf die Muskelsubstanz? oder ist sie nur eine Ruheatrophie? Persönlich neige ich der erstgenannten Ansicht zu, freilich ohne zwingende oder überzeugende Gründe dafür beibringen zu können.

Es liegt mir fern, an vorstehende Experimente und Beobachtung den ganzen Ballast der in der Literatur zerstreuten Casuistik anzuhängen, oder auch nur diejenigen Fälle hervorzuheben, welche dem meinigen ähnlich sind[1]). Ersteres erfordert eine monographische

[1]) Das Meiste der Casuistik findet sich zusammengestellt bei **Arago** a. a. O.; **Boudin**, Histoire médicale de la foudre et de ses effets sur l'homme, les animaux, les plantes, les édifices, les navires. Annal. d'hygiène publique et de méd. légale. II. Série, T. II. p. 395 — 421; T. III. p. 241 — 290; T. IV.

Bearbeitung, letzteres ist überflüssig. Es genügt mir zu betonen, dass die Anschauungen und Sätze, welche wir durch das Experiment für die Deutung gewisser durch den Entladungsschlag einer Leydener Flasche erzeugter Störungen gewonnen haben, in der gleichen Weise verwerthbar sind auch für die analogen durch den Blitzschlag bedingten pathologischen Zustände.

C. Therapeutisches.

Die Casuistik lehrt, dass, wenn ein vom Blitze Getroffener erst aus der Betäubung erwacht ist, dann auch alle Störungen im Bereich des Nervensystems in der Regel wenigstens zurückgehen, und zwar meist überraschend schnell. Selbst nach monatelangem Bestehen sehr schwerer Erscheinungen kann noch eine vollständige Genesung wieder eintreten, wofür ein gutes Beispiel der (bei Boudin und Leyden citirte) von Bernard mitgetheilte Fall, einen Herrn Marie betreffend, darbietet. Nur sehr selten und ganz ausnahmsweise ist eine vom Blitz erzeugte Störung im Bereich des Nervensystems dauernd und irreparabel — die Prognose dieser Zustände ist also im Allgemeinen eine günstige.

In verschiedenen Berichten wird erzählt, dass die Erscheinungen, z. B. eine starre Contractur des einen Musc. sternocleidomastoideus, oder die heftigsten Schmerzen in den Gliedern, oder Lähmung und Taubheit einer Extremität im Verlaufe weniger Stunden ohne therapeutische Einwirkungen zurückgegangen seien. Berücksichtigt man dazu das Verhalten in unseren Experimenten, wo die Störungen ebenfalls ausnahmlos binnen kurzer Zeit sich zurückbildeten, so lernt man über den Nutzen der Medication skeptisch denken, wenn z. B. erzählt wird: ein Concierge wird vom Blitz getroffen; er erwacht bald wieder aus der Bewusstlosigkeit, aber seine Beine sind gelähmt. „Cependant une médication prompte et energique" bringt in einigen Stunden die Sensibilität und „Capillarcirculation" in den kalten und gefühllosen Gliedern zurück.

p. 241—297, 1854—1855; Stricker, dieses Archiv Bd. 20 S. 45—79, 1861; Dillner, Ueber die Wirkungen des Blitzes auf den menschlichen Körper. Inaug.-Diss. Leipzig 1865, 40 S.; Leyden, Klinik der Rückenmarkskrankheiten, Berlin 1875, Bd. II, S. 110—114. Die spätere Casuistik in Virchow-Hirsch's Jahresberichten.

Das einzige therapeutische Mittel, welches bei lange bestandenen Störungen in der That zuweilen von einem directen Einfluss gewesen zu sein scheint, ist die Electricität. So berichtet Leroy de Méricourt[1]), dass eine motorische Parese des rechten Arms und beträchtliche Sensibilitätsverminderung am Unterarm, welche nach einem Blitzschlage bereits 9 Monate bestanden hatten, nach einigen Sitzungen einer Faradisation mit dem Ruhmkorff'schen Apparat verschwanden. In dem oben angezogenen Fall des Herrn Marie wurde 7 Wochen nach dem Unfall ein einziges Mal „ein electro-magnetischer Apparat applicirt" und zwar neben einer vom Blitz erzeugten Brandwunde am Knie. Danach verschwanden von den vielen beim Kranken bestehenden Erscheinungen wenigstens die Schmerzen in der Wunde „wie durch Zauber", die Krämpfe in den Beinen und der Kopfschmerz waren weniger lebhaft, und der Kranke genoss in der folgenden Nacht zum ersten Mal einen erquickenden Schlaf.

Die örtliche Faradisation hatte bei unserem Kranken das erste Mal gar keinen Erfolg; denn man wird derselben bei genauerer Ueberlegung keinen Antheil an der plötzlich eintretenden Genesung beimessen dürfen, nachdem sie vorher 10 Wochen vergeblich geübt war. Und dass ein Heilgehülfe electrisirt habe (was man einwenden könnte), scheint insofern für die Vergleichung in diesem Falle ohne Bedeutung, als nach einigen literarischen Berichten die ärztliche electrische Behandlung auch nicht wissenschaftlicher oder methodischer geschah. Ebenso wenig hatte das zweite Mal das „Electrisiren" einen Erfolg; auch als er in der Klinik möglichst sorgfältig mit dem galvanischen und faradischen Strom in der angegebenen Weise behandelt wurde, zeigte sich keine Aenderung.

Man wird demnach nicht umhin können, den sofortigen Erfolg, wie ich ihn oben geschildert, mit der Anwendung des Hufeisenmagneten in Verbindung zu bringen. Dr. Heer (angeführt bei Dillner, S. 38) hat ebenfalls eine Beobachtung mitgetheilt, in welcher der Hufeisenmagnet die heftigsten Schmerzen, welche ein vom Blitz Getroffener, als er aus der Bewusstlosigkeit erwacht war, in beiden Vorderarmen verspürte, sofort beseitigte.

Der Einfluss der Application des Magneten dürfte auch wohl

[1]) Gaz. d. hôpit. 1860, 14. Août.

daraus hervorgehen, dass grade immer nur die Stelle bezw. der Nervenbezirk, in welchem die Haut berührt wurde, wieder zur Norm zurückkehrte. Von hohem Interesse ist auch der Umstand, dass in demselben Maasse wie die sensible so auch die motorische Lähmung zurückging.

Ich will hier nicht auf die neuerdings so viel verhandelte Frage von den „ästhesiogenen Agentien", wie man sie in Frankreich nennt, zu denen auch der Magnet gehört, eingehen. Es wäre vor allen Dingen nöthig festzustellen, ob in unserem besonderen Falle die Wirkung auf das Metall als solches, oder auf dessen Temperatur, oder ob sie wirklich auf den Magnetismus zurückzuführen ist. Ganz unbestreitbare Resultate würde man bekommen haben, wenn es geglückt wäre in dieser Richtung an Thieren zu experimentiren. Leider ist mir dies noch nicht gelungen, da ja die Anästhesie in Folge des Entladungsschlages immer rasch spontan verschwand. Doch behalte ich mir vor, später weitere Mittheilungen in dieser Richtung zu machen. Zunächst beschränke ich mich, ohne weitere Schlüsse daran zu knüpfen, auf die Mittheilung der Thatsache, für deren Richtigkeit ich eintrete, dass in dem oben berichteten Falle die Anästhesie nach Anlegung eines Hufeisenmagneten verschwand.

XVII.
Ueber die Gelbsucht der Neugeborenen und die Zeit der Abnabelung.

Von Dr. Georg Violet in Berlin.

Wenn ich es unternehme, der noch immer nicht beantworteten Frage nach der Ursache und dem Wesen des sogenannten Icterus der Neugeborenen näher zu treten und mich dabei der kleineren Partei zuzugesellen, welche ihn als hämatogen auffasst, so fühle ich mich dazu veranlasst durch die Untersuchungen und die Worte meines hochverehrten Lehrers Virchow, der am 24. November 1846 in der Gesellschaft für Geburtshülfe zu Berlin den Satz aussprach: „Als den Ausdruck der Veränderung der Blutkörperchen erkläre ich die Gelbsucht der Neugeborenen“[1]).

Diesen Satz möchte ich unverändert aufrecht erhalten wissen, denn meine Untersuchungen und Beobachtungen führen mich zu dem Schlusse, dass die eigentliche Gelbsucht der Neugeborenen weder ein Stadium der normalen Entwickelung des Kindes ist[2]) noch auch ein Symptom irgend einer Krankheit, sondern das auffälligste Zeichen der Heilung von Blutüberfüllung; und ich behaupte, Virchow hat in den Fällen, welche ihn später „immer mehr zu der Ansicht geführt haben“, wie er[3]) sagt, „dass die einzige ganz sichere Ursache (der Gelbsucht der Neugeborenen) in mechanischen Hindernissen des Gallenabflusses zu suchen sei“, keinen wirklichen Icterus neogonorum, wie ich ihn nennen will, vor sich gehabt.

Man muss nehmlich unterscheiden zwischen einem Icterus in neogono (einer Gelbsucht bei einem Neugeborenen) und dem Icterus neogonorum (der Gelbsucht der Neugeborenen); ersterer ist durchaus gleich einem Icterus in adulto und kann natürlich aus

[1]) Verhandlungen der Gesellschaft für Geburtshülfe zu Berlin. Bd. II. S. 194.

[2]) Vgl. Schröder, Lehrbuch der Geburtshülfe 1879. S. 232.

[3]) Virchow, Gesammelte Abhandlungen zur wissenschaftlichen Medicin. 1856. S. 858.

ebenso vielen, ja aus noch mehr (z. B. Phlebitis umbilicalis) Ursachen entstehen (ich wage nicht, zu entscheiden, ob stets hepatogen), letzterer entsteht nach der Ansicht, die ich verfechte, nur aus dem Untergange von rothen Blutkörperchen (also hämatogen). Auch in practischer Hinsicht ist diese Unterscheidung von höchstem Interesse: bei einem Icterus in neogono ist die Prognose ungünstig, mehr oder weniger, je nach der Aetiologie, der Icterus neogonorum bietet an sich stets eine Prognosis faustissima dar; bei ersterem können sehr verschiedene Heilmittel nothwendig werden, letzterer ist selbst ein Heilmittel wie die Periostitis ossificans bei totaler Nekrose des Knochens und die Hypertrophia myocardii.

Ich kann mir auch gar nicht vorstellen, dass Virchow bei jedem icterischen Neugeborenen mechanische Hindernisse des Gallenabflusses argwöhnt; und dies liegt auch nicht in den oben wiedergegebenen vorsichtigen Worten. Am Ende desselben Absatzes sagt er: „Ich wage es daher kaum noch, die primär dyskrasische Natur des Icterus der Neugeborenen aufrecht zu erhalten, obwohl ich glaube, dass, wenn irgendwo Grund existirt, eine solche Form der Gelbsucht zuzulassen, es bei Neugeborenen der Fall ist: nirgends treffen wir so zahlreiche Extravasate und so constante Umwandlungen derselben in Pigment an."

Ich will nun versuchen, das thatsächliche und sogar sehr häufige Vorhandensein dieser Form der Gelbsucht bei den Neugeborenen darzuthun.

Wenn wirklich der Untergang von rothen Blutkörperchen den Icterus neogonorum hervorruft, dann muss die Gelbfärbung um so intensiver sein, je mehr von ihnen zu Grunde gehen. Wir müssen also, um den Beweis zu liefern, einmal einem Kinde recht viel Blut in seine Adern einspritzen. Nun, dieser Versuch wird an jedem Tage millionenfach angestellt. Schücking[1]) hat nehmlich mit der Waage nachgewiesen, dass besonders bei solchen Geburten, in denen die Austreibungsperiode lange dauert, „fast sämmtliches Blut der fötalen Placenta durch einen sehr einfachen physiologischen Vorgang dem Kind mit auf den Lebensweg gegeben wird", wenn man mit der Abnabelung wartet, bis die Placenta ausgestossen wor-

[1]) Schücking, Zur Physiologie der Nachgeburtsperiode. Untersuchungen über den Placentakreislauf nach der Geburt des Kindes. Berliner klinische Wochenschrift. 1877. No. 1 u. 2.

den ist. Nach Schücking haben sich Friedländer[1]), Illing[2]), Zweifel[3]), Leopold Meyer[4]), Hofmeier[5]), Ribemont[6]), Mayring[7]), besonders aber Porak[8]) der Frage angenommen, und ich habe mich jetzt seit einem halben Jahre damit beschäftigen können, da Herr Professor Gusserow die Güte hatte, anzuordnen, dass alle in der geburtshülflichen Klinik der Charité geborenen Kinder erst nach der Ausstossung der Placenta abgenabelt würden. Ich erlaube mir, demselben hierfür sowie für die Erlaubniss, meine Untersuchungen in dem dortigen Laboratorium anzustellen, hiermit öffentlich meinen aufrichtigsten Dank auszusprechen. Nicht minder bin ich Herrn Dr. Runge zu grossem Danke verpflichtet, da er mir in gar vielen Dingen mit Rath und That zur Seite gestanden hat. —

Schon im Jahre 1875 rieth Budin[9]), mit der Abnabelung bis eine oder zwei Minuten nach dem gänzlichen Aufhören des Nabelschnurpulses zu warten, um dem Kinde recht viel Blut aus der Placenta zuströmen zu lassen. Noch grösser aber ist die Gewichtszunahme (d. h. der Gewinn an Blut seitens) des Kindes bei dem Schücking'schen Verfahren. Obwohl dies ganz selbstverständlich erscheint, sind die Gelehrten über die eigentliche Ursache dieser „Transfusion" noch nicht einig. Ich bin mit Schücking fest davon überzeugt, „dass sowohl der Einfluss der fötalen Circulationsverhältnisse wie der der eingetretenen Respiration des Kindes verschwindend und völlig bedeutungslos ist gegenüber der Auspressung

[1]) Friedländer, Ueber die Placenta- und Lungenblutcirculation nach der Geburt des Kindes. Ebendaselbst No. 27.

[2]) Illing, Ueber den Einfluss der Nachgeburtsperiode auf die kindliche Blutmenge. Dissertation. Kiel. 1877.

[3]) Zweifel, Wann sollen die Neugeborenen abgenabelt werden? Centr.-Blatt für Gynäkologie. 1878. No. 1.

[4]) L. Meyer, Ueber die Blutmenge der Placenta. Ebendaselbst. No. 10.

[5]) Hofmeier, Ueber den Zeitpunkt der Abnabelung. Ebendaselbst. No. 18. — Der Zeitpunkt der Abnabelung in seinem Einfluss auf die ersten Lebenstage des Kindes. Zeitschrift für Geburtshülfe und Gynäkologie. IV, 1. 1879.

[6]) Ribemont, Archive de tocologie. 1879. octobre.

[7]) Mayring, Ueber den Einfluss der Zeit des Abnabelns der Neugeborenen auf den Blutgehalt der Placenten. Dissertation. Erlangen. 1879.

[8]) Porak, Revue mensuelle de médecine et de chirurgie. 1878. No. 5, 6, 8.

[9]) De la section du cordon ombilical. Gazette des hôpitaux. Année 1875. p. 1165.

der Placenta durch den intrauterinen Druck". Und ich kann demselben Forscher durchaus nicht Recht geben, wenn er an einer anderen Stelle seiner Arbeit behauptet, die Athmung des Kindes befördere die Transfusion. Allerdings wird ja die erste Inspiration „Platz für das einströmende Blut schaffen", wie er sich ausdrückt. Aber der „Platz" verschwindet ja bei der nächsten Exspiration zum allergrössten Theile wieder. Das Volumen des Kindes wird doch nicht etwa dauernd in einigermaassen bedeutendem Grade vergrössert; also auch nicht das Lumen seiner gesammten Gefässe, falls nicht die Gefässwandungen sehr gespannt, und andere Theile dadurch comprimirt werden. Wenn man daher die Respiration des Kindes auch noch für die Blutüberfüllung verwerthen wollte, so müsste man am Schlusse einer Inspiration abnabeln.

Ich weiss nicht, ob das Experiment bereits angestellt worden ist, durch welches man die bleibende Vergrösserung des kindlichen Volumens infolge der Athmung messen kann; ich weiss nicht einmal, ob es sich überhaupt practisch ausführen lässt. Theoretisch denkbar ist es aber sicherlich: Das Neugeborene wird (sofort abgenabelt und) bis an den Kopf in ein graduirtes enges Gefäss mit badwarmem Wasser getaucht. Noch ehe das Kind geathmet hat, muss der Wasserstand abgelesen werden. Derselbe wird am Schlusse einer Exspiration noch einmal abgelesen. Die Differenz giebt die bleibende Vergrösserung an, wenn man noch das Quantum der „rückständigen Luft" in den Lungen subtrahirt hat. Ich glaube, wie gesagt, nicht, dass der Rest einigermaassen bedeutend ist.

Ebenso bestimmt muss ich mich gegen Friedländer aussprechen, der aus seinen Beobachtungen schliesst, „dass die Stärke der Pulsationen der Nabelschnur nach der Entbindung sowie das mehr oder weniger schnelle Aufhören derselben, kurz die fötale Circulation der wesentlichste Factor (jener Blutübertragung) ist, und dass der intrauterine Druck wohl während einer Contraction der Gebärmutter, aber nicht gerade zur Zeit der Unthätigkeit derselben, eine bis zwei Minuten nach Ausstossung der Frucht in Betracht kommen kann. — Sind die Pulsationen der Nabelschnur unmittelbar nach der Geburt noch sehr stark", fährt er fort, „so können sie dem Kinde noch mehr Blut entziehen, als die durch die letzten Wehen leer gewordene Nabelvene ihm zuführt." Freilich scheint auch mir aus letzterem Missverhältnisse die anfängliche Gewichtsabnahme in den drei Fällen bei Schücking erklärt werden zu müssen. Aber dieses Missverhältniss ist doch nur ganz ausnahmsweise vorhanden; denn fast immer wird der Druck im Uterus (selbst während der „Unthätigkeit") den Druck des kindlichen Herzens übertreffen und seinerseits „der wesentlichste Factor" sein. Dieser Ansicht ist auch Hofmeier; er macht besonders darauf aufmerksam, „dass bei frühzeitiger Abnabelung im Moment des Durchschneidens der Nabelschnur aus den offen gelassenen Gefässen (von der Placenta her) das Blut fussweit herausspritzt". Dagegen lässt Ribemont wieder die „aspiration thoracique" für gewöhnlich überwiegen und hält das Gegentheil für sehr selten.

Der während der Nachgeburtsperiode hinüberfliessende Theil des Blutes, welches in dem fötalen Antheil der Placenta und in der Nabelschnur enthalten war, für welches übrigens Schücking „der Kürze wegen den unschönen, aber practischen Namen Reserveblut" vorschlägt, schwankte bei Schücking zwischen 30 und 110 Grm., bei Illing betrug er im Durchschnitt 100 Grm., bei Mayring 95 Grm., bei Budin 92 Grm., bei Hofmeier in seiner ersten Arbeit 63,6 Grm., in seiner zweiten 62,3 Grm.

(Aus Zweifel's Untersuchungen folgt das von Hofmeier mit Recht als „recht unwahrscheinlich" bezeichnete Resultat, „dass bei der gewöhnlichen Art der Abnabelung [nehmlich nach dem Aufhören der Nabelschnurpulsationen] dem Kinde ca. 100 Grm. Blut weniger zugeführt werden, als es bei längerem Zuwarten [bis die Placenta durch den Credé'schen Handgriff exprimirt ist] bekommt"; denn Schücking und Illing haben gefunden, dass gerade in den ersten Minuten nach der Geburt des Kindes das Gewicht desselben am meisten zunimmt.)

Trotzdem bleibt in den Blutbahnen der fötalen Placenta ein Rest zurück, den der Uterus nicht auszutreiben vermag. Dieser Rest betrug in den Schücking'schen Fällen gewöhnlich 8 bis 12 Grm., einmal 24 Grm.; in den Illing'schen „bis zu circa 50 Grm.". Freilich kann auch dieses Blut durch Druck auf die geborene Placenta und Ausstreifen der Nabelschnur dem Kinde noch bis auf einen minimalen Rest zugeführt werden. Schücking hat es einige Male gethan und empfiehlt es noch am Schlusse seiner Arbeit ganz besonders für Fälle von heftiger Uterusblutung. Ebenso räth Mayring, den Credé'schen Handgriff stets anzuwenden, dann die Placenta in die Höhe zu halten und einen leichten Druck auf dieselbe auszuüben. Da aber Illing in einem seiner Fälle einen Exitus letalis hat darauf folgen sehen, obwohl er, wie er versichert, „mit aller Vorsicht und ohne jegliche Gewalt“ verfahren ist, und da die betreffende Autopsie „die enorme Blutüberfüllung des Herzens als Todesursache nur zu wahrscheinlich gemacht hat“, so habe ich mich durchaus nicht veranlasst gefühlt, dieses Experiment zu wiederholen. Auch Hofmeier hält es „für falsch und gefährlich, durch Auspressen der geborenen Placenta und wiederholtes Ausstreichen des Nabelstrangs das Gefässsystem des Kindes auf eine bedenkliche Probe zu stellen“.

Vielmehr habe ich mir die Frage vorgelegt, ob das doch sicherlich auffallend und widersinnig erscheinende Verfahren, das vollkommen geborene Kind geradezu zu ignoriren und es noch eine Zeit lang zwischen den Schenkeln der aufgeregten und erwartungsvollen Mutter liegen zu lassen, nur weil man es mit Blut überladen will, ob dies nicht schon allein dem Kinde gefährlich werden kann. Denn erstens kann ich mir durchaus nicht denken, dass sich das Kind bei der Verdunstung des Fruchtwassers nicht erkälten sollte, wenngleich von wissenschaftlicher Seite die Unmöglichkeit der Erkältung eines Neugeborenen behauptet wird; durch Bedeckung kann man es doch nur nothdürftig schützen. Aber wäre es denn nicht zweitens möglich, dass der riesige Blutdruck (das Kind hat zu den 170 Grm. Blut, welche es nach Welcker [$\frac{1}{19} = \frac{170}{3230}$] [1]) besitzt, etwa 100 Grm. hinzubekommen) allerlei Verheerungen in den Organen, z. B. im Gehirn anrichtete? Kann nicht der Druck intra uterum wenigstens annähernd ebenso wirken wie der Druck der Hand auf die geborene Placenta in Illing's Fall gewirkt hat?

Ich weiss nicht, ob es zufällig ist, dass unter den acht Sectionen von icterischen Kindern, welche E. Neumann 1868 in Wagner's Archiv aus Gründen, auf die ich nachher zurückkommen werde, veröffentlicht hat, die meisten derselben Blutextravasate im Schädel, theils zwischen, theils in den Hirnhäuten ergaben.

Jedenfalls möchte ich nicht so unbedingt zu Budin's und Schücking's Fahne schwören, die selbst bei tief asphyktischen Kindern das warme Bad und die Schultze'sche Belebungsmethode

[1]) Vgl. Schücking's Arbeit.

der Blutüberführung und -Ueberfüllung opfern; hierin stimme ich ganz mit Illing überein, welcher es für Pflicht erklärt, in solchen Fällen sofort abzunabeln. Porak empfiehlt (auf Erfahrungen gestützt) bei blauer Asphyxie einen Aderlass aus der Nabelschnur nach alter Sitte. Friedländer dagegen räth, das Verfahren der Natur dadurch nachzuahmen, dass man „sogleich nach der Geburt die Nabelarterien comprimire und dann eine bis zwei Minuten nach dem Aufhören der Pulsationen (je nach der Art der Asphyxie und der speciellen Verhältnisse überhaupt früher oder später) die Unterbindung der ganzen Nabelschnur folgen lasse". Ob das möglich und von den Hebammen zu verlangen ist, lasse ich dahingestellt.

Der Hauptfehler der Ansichten von Budin, Schücking, Illing, Mayring und Zweifel besteht meiner Meinung nach darin, dass sie das Blut, dessen Niessbrauch dem Fötus gestattet gewesen ist, nun ohne Weiteres dem Neugeborenen als Eigenthum zuerkennen, gerade als ob durch die Geburt des Kindes das Blutgefässsystem diesseit seines Nabels plötzlich fast doppelt so gross geworden wäre, was, wie ich schon oben angedeutet habe, höchstens auf Kosten der anderen Organe geschehen könnte. Und dies finde ich auch in Schröder's neuem Lehrbuch der Geburtshülfe auf Seite 208 ausgesprochen; daselbst heisst es ungefähr folgendermaassen: Ohne Zweifel kommt nicht das gesammte Blut, welches vom Herzen der Frucht in Umlauf gesetzt wird und im Kindeskörper, in der Nabelschnur und in dem so blutreichen Mutterkuchen enthalten ist, dem abgenabelten Kinde zu.

Trotzdem vergleichen die genannten Forscher diesen Nichtgewinn an Blut stets mit einem Aderlass von 1700 Grm. (Budin) Blut beim Erwachsenen. Viel richtiger kann man das durch späte Abnabelung blutüberfüllte Neugeborene mit dem Stamm eines Erwachsenen vergleichen, dem alle vier Extremitäten mit Esmarch'schen Binden umwickelt worden sind. Schücking nennt jenen Niessbrauch ja selbst ein „eigenthümliches Verhältniss", er nennt „diese Blutzufuhr" selbst „ein physiologisches Paradigma der Transfusion"; trotzalledem behauptet er sogar, dass man „durch das sofortige Abnabeln beim Neugeborenen künstlich [!] eine so hochgradige Anämie erzeuge, dass dieselbe beim Erwachsenen sofortigen Tod herbeiführen würde." Das erinnert fast an Mesmer, für den die Unterbindung der Nabelschnur bekanntlich ein naturwidriger Act war.

Schücking und Illing fragen überhaupt nur nach dem „Nutzen“ und den „Vortheilen“, die die späte Abnabelung mit sich bringt, und halten dieselben für ganz selbstverständlich. Dagegen Porak, Hofmeier und Schröder äussern sich nicht so einseitig. Porak giebt an, er habe mehrere Male „des écoulements sanguins par le vagin“ und „des vomissements noirâtres“ nach später Abnabelung beobachtet. Diese scheine ihm daher in Ausnahmefällen für Hämorrhagien zu prädisponiren. Hofmeier sagt, er „habe niemals eine directe Schädigung des kindlichen Organismus durch jene Vermehrung seiner Blutmenge beobachten können.“ Und ich muss ihm nach meinen Erfahrungen beipflichten. Mithin sei „entweder das grössere Quantum Blut unnütz im Körper, dann wird durch raschen Untergang der rothen Blutkörperchen und Ausscheidung des überflüssigen Serums der Ueberschuss wieder ausgeglichen“ [dies hoffe ich nachher beweisen zu können]; „oder es ist dem Organismus förderlich, dann dient es dem während der ersten Zeit auf eigene Kosten lebenden Kinde gleichsam als Reserveblut und verringert so den Gewichts- und Kraftverlust der ersten Tage“.

Der Werth der späten Abnabelung muss unstreitig am besten aus dem Einfluss zu erkennen sein, welchen sie auf das Körpergewicht des Kindes ausübt.

Die 90 Wägungen, die Hofmeier vor der Veröffentlichung seiner zuerst genannten Arbeit angestellt hatte, ergaben, „dass die spät, also nach der Placenta-Expression abgenabelten Kinder etwa 1 pCt. ihres Gewichtes weniger verloren als die früh, also nach dem gewöhnlichen Modus abgenabelten“. Er fügt hinzu: „Man kann wohl nicht bezweifeln, dass dies einen directen Gewinn an Blut und Kraft bedeutet. Auch scheint der Zeitpunkt des Beginns der Körpergewichtszunahme bei den spät abgenabelten etwas ($\frac{1}{3}$ bis $\frac{1}{2}$ Tag) früher zu liegen als bei den früh abgenabelten.“

Bei Zweifel „betrug die durchschnittliche Abnahme bei den 11 spät Abgenabelten 156,7 Grm. (zwischen 70 und 265), bei 25 gewöhnlich Abgenabelten 211,0 Grm. (zwischen 65 und 335).“

Auch Schücking hat derartige Wägungen angestellt; er sagt: „Früh Abgenabelte“ [nehmlich wohl verstanden „sofort post partum Abgenabelte“] „haben gewöhnlich ihr Geburtsgewichts erst am 10. bis 16. Tage wieder erreicht, dagegen mehrere der spät Abgenabelten bereits am 4. bis 6. Tage.“

Bei Porak's erster Beobachtungsreihe war umgekehrt der Gewichtsverlust der 25 spät Abgenabelten grösser als der der 25 früh Abgenabelten. Bei seiner genaueren und umfangreicheren zweiten Reihe hatten nach 8 bis 10 Tagen die früher Abgenabelten ein durchschnittliches Plus von 84 Grm., die später Abgenabelten ein solches von 15 Grm.; dabei sind alle Verluste über 200 Grm. ausser Rechnung gelassen worden.

Ich habe mich ebenfalls daran gemacht, die Differenz zwischen dem Gewicht sogleich nach dem Geburtsbade und dem beim Verlassen der Anstalt am elften Tage zu berechnen, und zu untersuchen, ob dieselbe anders ausfällt, je nachdem das Kind nach der gewöhnlichen Methode oder nach der Schücking'schen abgenabelt wird. Ich glaube, ich kann diese Frage mit Nein beantworten, obwohl mir für derartige statistische Zusammenstellungen ein viel zu kleines Beobachtungsfeld zugänglich war. Denn erstens wurden in der Charité aus äusseren Gründen nur relativ wenige Wägungen dieser Art vorgenommen; und zweitens musste ich natürlich von diesen wenigen noch alle nachweisbar kranken und unreifen Kinder aus der Berechnung ausschliessen. So konnte ich nur 73 früh und 63 spät Abgenabelte in Rechnung ziehen. Da nun eine Durchschnittszahl nur dann Werth hat, wenn sie aus einigermaassen gleichen Grössen gezogen ist, so hielt ich es für besser, alle Gewichtsverluste über 350 Grm. (die übrigens, wie man sogleich sehen wird, ziemlich selten waren und wohl grösstentheils auf übersehene Krankheitszustände zurückzuführen sind) einzeln neben der Durchschnittszahl, also nicht berechnet, anzugeben. Leopold Meyer sagt sehr richtig: „Um sich in dieser Hinsicht eine Meinung bilden zu können, ist ja ein häufiges Wägen einer grossen Menge Kinder erforderlich." Und Hofmeier äussert sich in seiner zweiten Arbeit folgendermaassen: „Um hier Positives zu eruiren, muss man, glaube ich, sehr vorsichtig vorgehen und nur unter Verwendung möglichst grosser Durchschnittsziffern, die wieder unter möglichst gleichen äusseren Verhältnissen gewonnen sind." Bei allen diesen Schwierigkeiten wollte ich wenigstens das liefern, was zu liefern mir möglich war; und so ergab sich denn, dass die spät abgenabelten Kinder während der 10 bis 11 Tage durchschnittlich 36 Grm., die früh abgenabelten durchschnittlich 33 Grm. verloren, dass aber ausserdem bei spät abgenabelten als einzelne Verluste über 350 Grm.

zu verzeichnen waren: 410, 425, 460, 710, 1090 Grm., dagegen bei früh abgenabelten: 365, 420, 460, 510, 520, 530, 540, 650, 920, 930. Das giebt für sich im Durchschnitt genommen bei den spät abgenabelten Kindern 619, bei den früh abgenabelten 585 Grm.

Ich bin, wie gesagt, wegen der geringen Anzahl der Wägungen weit davon entfernt, hieraus irgend welche bindenden Schlüsse ziehen zu wollen, nur scheint mir der Nutzen der späten Abnabelung nicht gar zu handgreiflich zu sein.

Das Aussehen der spät abgenabelten Kinder schildert Schücking folgendermaassen: „auffallend rothe Hautfärbung"; „Kind hyperämisch aussehend mit unregelmässiger, fleckiger Blutvertheilung im Gesicht"; „stark cyanotisch" u. s. w. Diese Beobachtungen stimmen vollkommen mit den meinigen überein: die meisten der von mir beobachteten Neugeborenen sahen himbeerrosig, „hochroth" (Illing), „krebsroth" (Zweifel) aus, häufig waren die Hände und Füsse, etwas seltener die Arme und Beine, noch seltener (aber auch noch recht häufig) war das Gesicht cyanotisch. Diese Blaufärbung bestand höchstens 24 Stunden lang. Andererseits habe ich aber sehr viele Kinder gesehen, welche sogleich nach der Geburt trotz später Abnabelung zart hellrosig aussahen, ja sogar manche, allerdings nicht viele, die recht blass waren. Die Erklärung ist eine sehr einfache: der Zusammenhang zwischen Kind und Placenta kann natürlich nur dann dem Kinde viel Blut verschaffen, wenn mindestens eine der folgenden Bedingungen erfüllt ist:

a. lange Austreibungsperiode,

b. kräftige Wehen oder wenigstens gute Contractur des Uterus während der Nachgeburtsperiode,

c. manuelles Reiben des Uterus während der Nachgeburtsperiode und Credé'scher Handgriff,

(d. künstliches Hinüberpressen des Blutes aus der geborenen Placenta.)

Ist dagegen die Austreibungsperiode kurz, wie es ja bei Pluriparis ganz gewöhnlich ist, und folgt auch die Nachgeburt auf dem Fusse ohne Thätigkeit der Gebärmutter oder der Hebamme, so hat das Kind kein Blut bekommen.

Ich will hier wenigstens zwei Beispiele für die kurze Austreibungsperiode anführen.

Die II para Rhinow. (Erffp. [Eröffnungsperiode] 10 n M [nach Mittag] bis 10,30 v M [vor Mittag];) Austp. [Austreibungsperiode] 10,30 bis 11,30 v M; (Ngbp. [Nachgeburtsperiode] 5 Min.) Knabe hellrosig.

Die II para Garn. (Erffp. 3 v M bis zum nächsten Tag 7 v M;) Austp. 7 bis 7,15 v M; (Ngbp. 20 Min.) Mädchen hellrosig.

Keineswegs sind also alle spät abgenabelten Kinder hochroth. Aber ebenso wenig sind alle früh abgenabelten blass oder gar „anämisch" (Schücking). Denn selbst das sofort nach seiner Geburt, ja sofort nach der Geburt seines Nabels abgenabelte Kind kann ja durch eine lange Austreibungsperiode sehr viel Blut aus der stärker comprimirten Placenta empfangen haben; diese liegt gewöhnlich noch im Corpus uteri, während das Kind zum grossen Theil (z. B. Kopf) sich schon in der Vagina befindet.

Auch hierfür könnte ich aus der grossen Zahl der von mir beobachteten Kinder manche Beispiele anführen, in denen aus gewissen Gründen früher abgenabelt werden musste. Eins mag genügen.

Die I para Hiller. (Erffp. 2 v M bis zum nächsten Tag 3,30 v M:) Austp. 3,30 bis 10,30 v M, Zange, sogleich nach der Geburt abgenabelt; (Ngbp. 5 Min.) Knabe hochrosig, die Arme cyanotisch. —

Was das Verhalten der Neugeborenen gegen die Aussenwelt betrifft, gleichsam das Temperament der Neugeborenen, das Schücking und Illing ziemlich gleichmässig beschreiben, nehmlich „spät abgenabelte pflegten kräftig zu schreien und auf Reize zu reagiren, ungestüm zu saugen, früh abgenabelte dagegen wenig zu schreien, sich apathisch zu verhalten, viel zu schlafen und schlecht zu saugen", so kann ich nur wiederholen, dass die Zeit der Abnabelung durchaus nicht allein die Menge des übergeführten Blutes bestimmt, sondern dass ein sehr wesentlicher Factor die Dauer der Austreibungsperiode ist. Aber selbst abgesehen davon (wenn ich also die Frage so formulire: Sind hyperämische Kinder lebhafter als andere?), wage ich nicht, jener Behauptung beizustimmen, da bei meinen Visiten relativ viele Mütter mir mittheilten, ihre (spät abgenabelten) Säuglinge schliefen Tag und Nacht, wären so still und wollten gar nicht trinken. Könnte nicht Hyperaemia cerebri die Ursache dieses Zustandes sein?

Auch Porak bestätigt die von Schücking aufgestellte Behauptung nicht, er sagt kurz und einfach: „Je n'ai pas observé ces différences." — —

Wir hatten die Blutüberfüllung des Kindes vorgenommen, um zu erfahren, ob durch sie eine besonders starke Gelbfärbung der Haut hervorgerufen würde; falls dies geschähe, hatten wir uns gesagt, müsste der Icterus neogonorum höchst wahrscheinlich aus dem Untergange der überschüssigen rothen Blutkörperchen erklärt werden. Und es fragt sich jetzt, wie es sich damit verhält.

Nun, Schücking sagt gegen das Ende seiner Arbeit: „Auffallend ist die intensive Färbung, die wir beim Icterus der später abgenabelten Kinder beobachteten.“ Allerdings, die Gelbfärbung kann nach später Abnabelung sehr intensiv sein, zum Schrecken der Mütter; und sie ist es sogar gewöhnlich, jedoch keineswegs immer. Noch auffallender aber ist es, dass mit ganz vereinzelten Ausnahmen alle Kinder, welche seit dem Edict der späten Abnabelung in der geburtshülflichen Klinik der Charité geboren sind, dass sie alle icterisch geworden sind, während sonst (nach Porak) nur 79,9 pCt. vom Icterus befallen werden[1]). Wieder treten hier jene 3 (beziehlich 4) Bedingungen in Kraft, unter welchen das Blut durch die Nabelschnur zum Kinde fliesst; denn ich konnte häufig beobachten, wie diejenigen Kinder, welche sogleich nach der Geburt die stärkste Röthung gezeigt hatten, einige Tage darauf den intensivsten Icterus darboten, während die anfangs hellrosigen oder blassen gewöhnlich gar nicht (das sind die vereinzelten Ausnahmen), höchstens ganz gering icterisch wurden.

Dass der Icterus der Neugeborenen ebenso wie der der Erwachsenen bei Gaslicht kaum wahrnehmbar ist, gehört zu den bekanntesten, freilich oft vergessenen Thatsachen. Aber darauf muss ich ganz besonders aufmerksam machen, dass die Gelbfärbung nur dann ohne Weiteres sogleich zu sehen ist, wenn entweder die betrachtete Stelle der Haut augenblicklich relativ wenig geröthet, oder die Gelbfärbung eine ziemlich bedeutende ist. In ersterem Falle sieht man ein schönes Citronengelb, bald mehr bald weniger gesättigt. In letzterem Falle ein gesättigtes Orange. In jedem anderen Falle ist es rathsam, durch einen leichten Fingerdruck das Blut aus der zu betrachtenden Stelle der Haut zu entfernen. Dann erscheint dieselbe (entweder weiss oder) gelb. Ausser gelb und

[1]) Kehrer, der nur solche Kinder als icterisch anerkennt, deren Conjunctivae gelb sind, zählt 68,9 pCt.

orange gehört noch eine eigenthümliche Farbe dem Icterus neogonorum an, welche augenscheinlich aus dem Rosig der blutführenden Haut und jenem Gelb zusammengesetzt ist, und die ich nicht anders und nicht passender als mit Gelbrosig zu bezeichnen weiss; beim Fingerdruck erscheint das Gelb; wenn dagegen später der Icterus verschwindet, bleibt das Rosig zurück.

Wir haben mithin folgende Farbentabelle nach der Intensität der Gelbfärbung und der augenblicklichen Blutanwesenheit, welche letztere sich natürlich beim Schreien, beim heftigen Saugen und dergleichen sehr bedeutend ändert.

		Gelbfärbung		
		intensiv	gering	nicht vorhanden (kein Icterus)
Blut	viel	orange	dunkelrosig	dunkelrosig
	wenig	gelbrosig	hellrosig	hellrosig
	keins (Fingerdruck)	gesättigt gelb	blass gelb	weiss

Da ich täglich etwa 40 Kinder auf das Vorhandensein von Icterus neogonorum zu untersuchen hatte, war es mir unmöglich, sie alle zu entkleiden oder entkleiden zu lassen, ich musste mich daher in den meisten Fällen auf die Betrachtung der sichtbaren Körpertheile beschränken, also Kopf und Arme. Man wird mir nun einwenden, dies sei eine unverantwortliche Oberflächlichkeit. Darauf möchte ich erwidern, dass diese Untersuchungsstellen fast vollkommen genügen; die Gelbfärbung beginnt stets an den Backen und der Nase; etwas später werden Brust und Rücken gelb; dann folgt der Bauch und der Kopf, ziemlich gleichzeitig damit färben sich Oberarme und Oberschenkel; endlich werden die Unterarme und Unterschenkel sammt den Händen und Füssen ergriffen. Ich habe also das Vorschreiten der Färbung verfolgen können, indem ich erstens Backen und Nase, zweitens Stirn und Arme und drittens die Hände betrachtete.

Die Bindehaut der Augen, auf deren Gelbfärbung Kehrer so viel Gewicht legt, liess ich aus verschiedenen Gründen unberücksichtigt. Wie Porak sehr richtig sagt, ist es gewöhnlich ausserordentlich schwierig, sie überhaupt zu Gesichte zu bekommen, da die Neugeborenen die Augenlider nicht nur gern geschlossen halten, sondern sie auch bei jeder Berührung derselben besonders heftig und kräftig zusammenpressen. Hätte ich sie nun aber gewaltsam öffnen wollen, so würden die Ekchymosen an der Conjunctiva sclerae, welche ich relativ häufig gefunden habe, mir vielleicht ebenso, wie dies Kehrer von Porak vorgeworfen wird, einen Icterus vorgetäuscht haben. Dagegen bilden die sogenannten Bednar'schen Aphthen ein vortreffliches Erkennungsmittel der etwaigen Gelbfärbung.

Porak unterscheidet drei Grade des Icterus neogonorum nach seiner Ausdehnung; ich fand jedoch, dass dieselben fast regelmässig in der oben genannten Reihenfolge in einander übergehen; der Typus ist also folgender:

Sogleich nach der Geburt: himbeerrosig bis krebsroth, vielleicht theilweise cyanotisch; Fingerdruck Backe, Stirn und Unterarm weiss.

Später: Backengegend orange, sonst himbeerrosig; Fingerdruck Backe gelb, Stirn weiss, Unterarm weiss.

Später: orange; Fingerdruck Backe gelb, Stirn gelb, Unterarm weiss.

Später: gelbrosig; Fingerdruck Backe gelb, Stirn gelb, Unterarm gelb.

Später: gelbrosig; Fingerdruck Backe gelb, Stirn gelb, Unterarm weiss.

Später: hellrosig; Fingerdruck Backe gelb, Stirn weiss, Unterarm weiss.

Später: hellrosig; Fingerdruck Backe, Stirn und Unterarm weiss.

Zuweilen findet man den Säugling jedesmal an dem folgenden Tage in dem folgenden dieser Stadien; gewöhnlich aber dauern dieselben nicht gerade 24 Stunden, dann findet man natürlich Uebergangszustände.

Sehr häufig gewinnt aber die Gelbfärbung nicht die Ausdehnung über den ganzen Körper, dann fallen eben die mittleren Stadien aus; es kann z. B. vorkommen, dass die Unterarme überhaupt nicht gelb werden. Ich glaube jedoch, dass die Eintheilung in verschiedene Grade des Icterus nach der Ausdehnung desselben nur dann zu rechtfertigen wäre, falls mit grösserer Ausdehnung stets proportional grössere Intensität und längere Dauer verbunden wäre, was Porak freilich behauptet hat, wovon ich mich aber keineswegs überzeugen konnte. Ich habe sowohl geringe Gelbfärbung mehrere Tage lang über den ganzen Körper ausgedehnt beobachtet wie auch intensive Gelbfärbung von kurzer Dauer auf die Backen beschränkt gesehen, kurz alle möglichen Permutationen zwischen Raum, Zeit und Quantität.

Die beiden Zeitpunkte des Anfangs und des Endes der Gelbfärbung der Haut fand ich ziemlich übereinstimmend mit den bisherigen Angaben. Dieselbe trat fast ausnahmslos am ersten oder zweiten Tage auf und verschwand gewöhnlich am fünften, sechsten oder siebenten Tage. Das Maximum der Dauer kann ich nicht angeben. Denn ich habe einerseits nicht wenige Fälle gesehen, in welchen der Fingerdruck auf der Backe bereits wenige Stunden nach der Geburt schwach oder sogar intensiv gelb war, und andererseits manche Kinder, die am elften Tage bei ihrer Entlassung noch etwas gelb aussahen. —

Im Harn der icterischen Neugeborenen fand ich constant das diffus vertheilte gelbe und das körnige und krystallisirte goldgelbe und rothe Blutpigment, welches Virchow in seiner Arbeit über „die pathologischen Pigmente“[1]) im Jahre 1847 beschrieben hat.

Da jedoch jene Schilderungen so vollkommen in Vergessenheit gerathen sind, dass im Jahre 1878 J. Parrot und Albert Robin[2]) dieselben Körper als „des masses jaunes“ im Harne der icterischen Neugeborenen wieder entdeckten, so möchte ich alle diejenigen, welche sich für diese Frage interessiren, auffordern, dieselben nachzulesen. Ich habe dieser Beschreibung nichts hinzuzufügen.

Auch die Untersuchungen Virchow's an dem Harne icterischer Neugeborener habe ich wiederholt und kann nur Weniges hinzufügen. Während die Leber frei von Icterus ist, die Fäces die normale Gallenfärbung zeigen, bietet der Harn der icterischen Kinder diese goldgelben Pigmente dar, und zwar nicht etwa in jedem dritten oder vierten mikroskopischen Präparate ein Körnchen, sondern, falls der Icterus einigermaassen stark ist, fast in jedem Gesichts-

[1]) Archiv von Virchow und B. Reinhardt. Bd. 1. 1847. S. 379.

[2]) Parrot et A. Robin. — Note sur la présence de masses jaunes dans l'urine des nouveau-nés atteints d'ictère. Revue mensuelle de médecine et de chirurgie. 1879. No. 6.

felde eins. Schon diese Massenhaftigkeit des Vorkommens macht es höchst unwahrscheinlich, dass dieses Pigment aus der Galle stammt, da diese eben in ganz normaler Menge in den Darmentleerungen vorhanden ist. Vergebens hat man im Harn nach Gallensäuren gesucht, obwohl die Gelbfärbung bei Icterus neogonorum häufig viel intensiver ist als bei einem Icterus eines Erwachsenen. Aber auch darüber sind, soviel ich weiss, alle Forscher einig, dass der Harn beim Icterus neogonorum keine Gallenfarbstoffreaction giebt. Porak hat den Harn von 248 Neugeborenen, unter denen 198 icterisch waren, darauf geprüft und dieselbe nur bei 3 Kindern gesehen. Diese hatten also einen hepatogenen Icterus. —

Bekanntlich werden Hämatoidin und Bilirubin jetzt als identische Körper betrachtet[1]). Ich musste mich daher vor jeder Vermischung des Harns mit Meconium hüten, zumal da Zweifel[2]) in dem letzteren Hämatoidin- beziehlich Bilirubin-Krystalle in grosser Zahl nachgewiesen und ihre Reaction beschrieben hat. Dies erreichte ich dadurch, dass ich den Harn der weiblichen Kinder durch einen Katheter entleerte. Für die männlichen bedient man sich am besten eines Beutels aus Goldschlägerhäutchen, den man um Penis und Scrotum befestigt.

Was das Fehlen der grünen Farbe in der Reaction betrifft, so kann ich mich leider nicht mit Bestimmtheit darüber aussprechen. Virchow, der sie stets vermisst hat, und Orth, der sie (bei Salpetersäure) gesehen hat, konnten ihre Untersuchungen an den Nieren selbst anstellen. Ich aber hatte bei dem relativ guten Gesundheitszustande, dessen sich die Säuglinge in der Charité erfreuen, nur sehr selten Gelegenheit, die inneren Organe icterischer Kinder post mortem zu untersuchen; ich war daher auf die Untersuchung des Harnes angewiesen. Wie schwierig dieselbe in dieser Hinsicht ist, davon kann sich nur derjenige einen Begriff machen, der es selbst versucht hat, die frei umherschwimmenden Pigmentkörperchen unter dem Mikroskope mit hinzufliessenden Säuretröpfchen in Berührung zu bringen und sie dennoch im Gesichtsfelde zu behalten. Ich muss offen gestehen, dass es mir trotz sehr häufiger stunden-

[1]) Vgl. Städeler, Ueber die Farbstoffe der Galle. Vierteljahrsschrift der naturforschenden Gesellschaft in Zürich. VIII. 1863. S. 241.

[2]) Zweifel, Untersuchungen über das Meconium. Archiv für Gynäkologie. Bd. 7. 1875. S 475.

langer Bemühungen nicht ein einziges Mal gelungen ist, die ganze Farbenreihe an demselben Körperchen zu verfolgen; stets wurden die Körperchen nach einiger Zeit so schnell vom Säurestrome fortgerissen, dass es unmöglich war, ihnen durch das Schieben des Objectträgers zu folgen. Niemals jedoch habe ich eine Grünfärbung derselben gesehen. —

Ich komme nun zu den Veränderungen der inneren Organe beim Icterus neogonorum.

Die wichtigsten sind offenbar die der Nieren; denn an der Leber nebst ihren Ausführungsgängen ist ja zum Leidwesen der Hepatogenisten beim wirklichen Icterus neogonorum nichts zu entdecken. In den Nieren findet man nun dasjenige gleichsam in situ, was man beim Lebenden nur im Harne sehen kann. Virchow sagt[1]: „(Bei Neugeborenen) finden sich kleinere, durch die Nieren zerstreute Extravasate so häufig und unter solchen Verhältnissen vor, dass sie zu einer Verwechselung mit dem Harnsäure-Infarct führen können. . . . Diese kleinen Extravasate, welche vorwaltend in die Höhlung der Harnkanälchen geschehen, gehen nun bald Veränderungen ein, welche eine gewisse Annäherung an die Constitution des Gallenfarbstoffes darstellen können . . . . . eine Art Pigment. . . . Man sieht die Nierensubstanz schmutzig röthlich, in's Gelbliche ziehend, und erkennt oft schon mit blossem Auge schmutzig dunkelrothe Streifen, den Harnkanälchen entsprechend. Das Mikroskop zeigt dann die Epithelzellen der Harnkanälchen häufig bräunlich oder gelblich gefärbt, von dem diffundirten Hämatin durchdrungen, und ausserdem grössere oder kleinere, discrete, körnige, kuglige und klumpige Haufen von dunkelbräunlichem, röthlichem oder gelblichem Aussehen. Zuweilen sind besonders die Kerne der Epithelzellen intensiv braun gefärbt, zuweilen finden sich kleine Pigmentkörner in dem Zelleninhalt.“ Diese „Pigment-Infarcte“, wie Virchow sie genannt hat, theilt Orth[2]) ein in Hämatoidin-Infarcte und Bilirubin-Infarcte; er behauptet, letztere seien „jedenfalls viel häufiger (sie) möchten sich dadurch unterscheiden, dass sie meist gleichmässig alle Papillen beträfen“. Er lässt das Bilirubin in allen den Formen vorkommen, welche Virchow für die pathologischen Blutpigmente angegeben hat, und sagt: „Mit der Gegeneinander-

[1]) Gesammelte Abhandlungen. 1856. S. 853.

[2]) Orth, Compendium der pathol.-anat. Diagnostik. 1878.

setzung . . . soll die chemische Frage nach der Identität beider Körper durchaus nicht präjudicirt werden; es soll vielmehr durch den Namen nur zugleich die Entstehung bezeichnet werden: das Hämatoidin entsteht an Ort und Stelle aus ergossenem Blut, das Bilirubin durch Ausscheidung von Gallenfarbstoff, welcher als solcher bereits im Blute vorhanden war.“

Schon in seiner früheren Arbeit über diesen Gegenstand[1]) spricht sich Orth in dieser Richtung aus. Daselbst giebt er noch einige andere chemische Reactionen an, welche jedoch in noch viel höherem Grade nur an den Nieren selbst auszuführen sind; daher waren auch sie meinen Untersuchungen am Harn unzugänglich. —

Auch Klebs[2]) unterscheidet Hämatoidin- und Bilirubin-Infarcte beim Neugeborenen.

Zweifel[3]) sagt: „Es ist höchst wahrscheinlich, dass Bilirubin und Hämatoidin identische Farbstoffe sind, dass also der Btutfarbstoff ausserhalb der Leber in Gallenfarbstoff übergehen kann.“ —

Ausser und neben diesen Pigment-Infarcten finden sich bei den Kindern Harnsäure-Infarcte in den Nieren, d. h. Ablagerungen von harnsauren Salzen, ganz besonders harnsaurem Ammoniak in die Harnkanälchen. Gewöhnlich ist es ein „feinvertheiltes, krystallinisches Pulver“ (Virchow), also morphologisch den Pigmentmassen sehr ähnlich, aber „das chemische Reagens zeigt sehr bald den Unterschied. Während das harnsaure Ammoniak sich in Kali schnell auflöst, werden jene Bildungen nur langsam davon angegriffen“ (Virchow).

Bemerkenswerth ist es, dass „sowohl der Harnsäure-Infarct wie die vermehrte Ausscheidung der Harnsäure durch den Harn sich überwiegend häufig vom 2. bis zum 14. Tage findet; in dieselbe Zeit, namentlich gegen das Ende der ersten Woche fällt auch gewöhnlich der Icterus der Neugeborenen, und um dieselbe Zeit, speciell vom Abende des 6. bis zum 8. Tage findet sich eine leichte Steigerung der Körpertemperatur“ (Virchow).

Diese Gleichzeitigkeit ist gewiss keine Zufälligkeit; Virchow

[1]) Orth, Ueber das Vorkommen von Bilirubin-Krystallen bei neugeborenen Kindern. Dieses Archiv Bd. 63. 1875.

[2]) Klebs, Handbuch der pathol. Anatomie. 1876. Bd. 1. S. 626.

[3]) Zweifel, Der Uebergang von Chloroform und Salicylsäure in die Placenta u. s. w. Archiv für Gynäkologie. Bd. 12. 1877.

sagt: „Harnstoff, Hippursäure, Harnsäure, besonders harnsaures Ammoniak bedeuten uns die Zerstörung stickstoffhaltiger Substanz; es sind die Trümmer von vernichtetem Eiweiss, Faserstoff etc. — wenn man will, die unbrauchbar gewordenen Theile des Blutplasmas. ... So, meine ich, bedeutet auch der Harnsäure-Infarct der Neugeborenen die Zersetzung der stickstoffhaltigen Theile des Körpers, den Umsatz des Blutplasmas," und ich füge hinzu: von demjenigen Blute hauptsächlich, welches das Neugeborene aus der Placenta als Ueberschuss bekommen hatte.

„Allein es ist nicht wahrscheinlich," fährt Virchow fort, „dass diese Veränderung nur das Blutplasma betrifft, die farbigen Theile des Blutes, die Blutkörperchen, müssen gleichfalls darunter leiden, ... (und) als den Ausdruck der Veränderung der Blutkörperchen erkläre ich die Gelbsucht der Neugeborenen." Wieder füge ich hinzu: Veränderung derjenigen Blutkörperchen hauptsächlich, welche das Neugeborene aus der Placenta als Ueberschuss bekommen hatte.

Harnsäure-Infarct und Icterus neogonorum sind also nach dieser Theorie zwei parallele Producte, zwei Zeichen der Heilung von Blutüberfüllung; nur ist das erstere während des Lebens ausschliesslich durch mikroskopische Untersuchung des Harns, das letztere häufig beim ersten oberflächlichen Anblicken des Kindes zu entdecken. —

Da uns die Virchow'schen Behauptungen auf das Blut hinweisen, so müssen wir jetzt zunächst nachforschen, was an und in demselben vorgeht.

Wie Porak mittheilt, hat Hayem nach später Abnabelung per Kubikmillimeter 489000 rothe Blutkörperchen mehr gezählt als nach früher (d. h. unmittelbarer) Abnabelung, wenn er sogleich nach der Geburt die Zählung vornahm. Dagegen nach 48 Stunden betrug diese Differenz nur noch 432000. Ein entsprechendes Resultat erhielt Hélot bei Zählungen während der neun ersten Lebenstage. Am ersten Tage betrug die Differenz 900000, am neunten nur noch 300000. Der Untergaug einer so ungeheueren Menge von Zellen kann doch unmöglich symptomlos verlaufen. Das Symptom ist der sehr intensive Icterus neogonorum.

E. Neumann machte in den Jahren 1867 und 1868 zwei kleine Mittheilungen [1]), „dass das Vorhandensein von Bilirubin-Nadeln

[1]) Archiv der Heilkunde von E Wagner. 1867. 1868.

und -Körnern im Blute Neugeborener in einem gewissen Zeitraume nach der Geburt ein sehr gewöhnliches ist, ja . . . dass die Krystalle hier nur ausnahmsweise fehlen". Dieser Zeitraum ist wieder ungefähr derselbe, der so viele Affectionen der Neugeborenen umfasst; und alle acht Fälle von Neumann, „welche Bilirubin-Krystalle im Blute" darboten, zeigten ausserdem auffallenden Blutreichthum, Icterus und Harnsäure-Infarcte, während die ihnen entgegengehaltenen acht Fälle, welche keine Krystalle aufwiesen, auch weder Hyperämien, noch Icterus, noch Harnsäure-Infarcte erkennen liessen; jedoch mit scheinbarer Ausnahme eines Falles, und gerade dieser ist sehr interessant, bei ihm handelt es sich nehmlich nicht um den Icterus neogonorum, sondern um einen pyämischen Icterus in neogono, und das Blut war „frei von Krystallen". Diese „Krystallabscheidung" ist auffälliger Weise ein „postmortales Phänomen" (Neumann).

Im Jahre 1875 veröffentlichte Orth seine schon mehrmals von mir erwähnte Arbeit; er fand in 26 seiner 37 Nierenpigmentfälle „auch im Blute" der Leichen das Pigment vor, und zwar „im Blute mit alleiniger Ausnahme zweier Fälle stets nur Nadeln, in den Nieren . . . meist vorwiegend . . . Täfelchen und Säulchen". In seiner Diagnostik von 1878 heisst es auf S. 122: „Nadelförmige, spiessige, braunrothe Bilirubin-Krystalle (kommen) nach dem Tode im Blute von icterischen Neugeborenen sowie an acuter gelber Leberatrophie gestorbenen Erwachsenen vor. Im ersteren Falle sind die Krystalle oft so massenhaft, dass man ihr Vorhandensein schon makroskopisch an der rothgelben Färbung der in Wasser tüchtig ausgewaschenen Fibringerinnsel zu erkennen vermag."

Ich muss hier wiederholen, dass ich fast niemals Gelegenheit hatte, Kindesleichen im Alter von 2 Tagen oder etwas darüber zu sehen, geschweige denn zu untersuchen. So oft es mir jedoch möglich war, fand ich auch die Nadeln im Blute vor, häufig sternförmig angeordnet, gewöhnlich in Berührung mit weissen Blutkörperchen.

Orth kommt zu der Ueberzeugung, dass „der Icterus (neogonorum) an und für sich als alleinige Ursache für die Abscheidung des Pigmentes anzusehen" ist.

Dass nur der Icterus neogonorum, und nicht jeder beliebige Icterus die Anwesenheit der Krystalle im Blute bedingt, geht daraus hervor, dass, wie Orth selbst hervorhebt, „bei Erwachsenen etwas Aehnliches nicht beobachtet wird". ... „Einen Grund ... (dafür) vermag (er) nicht anzugeben," wie er sagt.

Am Schlusse seiner Arbeit theilt er den für meine Theorie sehr wichtigen Sectionsbefund eines ganz intensiv icterischen zweitägigen Kindes mit; in den Gefässen aller Organe fanden sich die Krystalle, jedoch „einen höchst auffallenden und beachtenswerthen Gegensatz zu dieser Ueberfülle des Pigmentes in den übrigen Organen bildet der fast vollständige Mangel jeglicher icterischer Färbung in der Leber. Nur hier und da sassen in den Acinis zerstreut einige kleine Pigmentklümpchen oder Krystalle; diffuse Gelbfärbung, die man doch so oft findet, war gar nicht zu bemerken." ... „Sehr auffallend ist," fügt er hinzu, „dass eine so enorme Menge von Gallenfarbstoff innerhalb so kurzer Zeit (das Kind war bei der Geburt nicht icterisch gewesen) sich im Körper angesammelt hat. Es ist schwer denkbar, dass das einfach resorbirter Gallenfarbstoff gewesen sei, man muss sich vielmehr, wenn irgendwo, so gewiss hier die Frage vorlegen, ob nicht ein aus unbekannter Ursache entstandener hämatogener Icterus vorliege." Ob die „unbekannte Ursache" die Blutüberfüllung bei der Geburt gewesen ist, wie ich es behaupte, lässt sich leider nicht ermitteln, da alle Angaben über die Geburtsgeschichte fehlen. —

Wir gelangen mithin zu dem Resultate, dass einerseits nach der späten Abnabelung während der Gelbsucht der Neugeborenen eine ungeheure Anzahl rother Blutkörperchen zu Grunde geht, dass andererseits im Blute und im Harn eine grosse Menge Pigment sichtbar wird, während die Leber nachher wie vorher ungestört bleibt, und die Fäces ihre gewohnte Menge Galle empfangen. Ich denke, dass man sich da nicht sträuben darf, das Pigment als früheres Eigenthum der rothen Blutkörperchen zu betrachten, den Icterus neogonorum als einen hämatogenen aufzufassen. Ich will übrigens durchaus nicht behaupten, dass nur durch Blutüberfüllung bei der Geburt Icterus neogonorum hervorgerufen werde; es liegt auf der Hand, dass er auch ohne dieselbe entstehen kann, wenn nehmlich die der Regel nach untergehenden Blutkörperchen nicht in genügendem Maasse aus dem Körper geschafft werden. Porak sagt: „Les éléments du sang foetal sont détruits chez tous les nouveau-nés pour être remplacés par d'autres éléments plus stables. Si les voies émonctoires sont en rapport avec la production du pigment, il n'y a pas de jaunisse;“ aber auch nur unter dieser Bedingung.

Dass ohne Blutüberfüllung Icterus auftreten kann, lehren mit Bestimmtheit diejenigen Fälle, in denen die Kinder durch den Kaiserschnitt geboren sind, also keine der drei (beziehentlich vier) weiter vorn aufgezählten Veranlassungen der Blutüberfüllung vorliegt. In diesen Fällen müssen wir eben zu der genannten Porak'schen Erklärung unsere Zuflucht nehmen. —

Die Thatsache, dass die Zerstörung rother Blutkörperchen Gelbfärbung der Haut, der Schleimhäute und der Organe zu erzeugen vermag, kennen wir ja von den berüchtigten Lammblut-Transfusionen her. Bekanntlich ergab es sich[1]), dass das Blutserum mancher Säugethiere die Blutkörperchen anderer Säugethiere auflöst. Die Producte dieser Auflösung sind unseren Pigment-Infarcten in den Nieren Neugeborener sehr ähnlich. Daher ist es von Interesse, bei Ponfick[2]) den Nierenbefund nach Transfusion von Blut einer anderen Species zu lesen.

Es ist mir freilich nicht gelungen, in der Literatur bei irgend einer Section nach Transfusion von Blut eines Thieres, das derselben Art angehört, eine Bemerkung über einen ähnlichen Nierenbefund zu entdecken, auch scheinen weder Blutkörperchen-Zählungen noch Icterusbeobachtungen vorhanden zu sein. Dennoch halte ich es für unzweifelhaft, dass die durch Transfusion zugeführten Blutkörperchen nicht minder zu Grunde gehen, als Hayem und Hélot dies für die durch Nabelschnur-Zufluss addirten nachgewiesen haben.

Es wäre mir daher von der grössten Wichtigkeit gewesen, wenn ich durch Einspritzen von Kaninchenblut in das Gefässsystem eines gesunden Kaninchens Gelbfärbung der Haut und Vorhandensein von Pigmentkörperchen im Harne hätte erzielen können. An vier Kaninchen habe ich diesen Versuch in folgender Weise angestellt: in eine isolirte Vena jugularis des Thieres, welche peripheriewärts unterbunden war, führte ich ein entsprechend dünnes Röhrchen ein und spritzte durch letzteres das gesammte Blut eines Kaninchens ein; natürlich war das Blut vorher gequirlt und filtrirt

[1]) Panum, Zur Orientirung in der Transfusionsfrage. Dieses Archiv Bd. 63. 1875. S. 83.

[2]) Ponfick, Experimentelle Beiträge zur Lehre von der Transfusion. Dieses Archiv Bd. 62. 1875. S. 305.

worden. Das eine dieser vier mit Blut überfüllten Thiere starb während des Einspritzens; vermuthlich war trotz aller Behutsamkeit Luft in die Vene eingetreten. Die anderen drei zeigten weder in der Hautfärbung noch im Harn irgend etwas Bemerkenswerthes; ich glaube jedoch, die Quantität des eingespritzten Blutes mag nicht genügend gewesen sein. Ein fünftes Kaninchen, welchem ich Meerschweinchenblut einspritzte, starb während der Operation, wahrscheinlich wie das zuerst genannte an Lufteintritt in die Vene.

Ich habe die feste Ueberzeugung, dass der Versuch einmal gelingen muss, und dass die Gelbsucht der Neugeborenen mindestens sehr häufig aus Blutüberfüllung entsteht.

Es fragt sich nun nur noch, ob es nicht eine andere Quelle bei neugeborenen Kindern giebt, aus welcher ebenso häufig Icterus entspringen kann. Und ich bin ganz sicher, dass man diese Frage mit Nein beantworten muss. Alle die physiologischen Veränderungen und pathologischen Affectionen, welche als Ursachen des Icterus neogonorum aufgestellt worden sind, haben entweder gar nichts mit Icterus zu thun, oder sie veranlassen bei Neugeborenen in ebenso seltenen Fällen wie bei Erwachsenen Icterus, d. h. sie erzeugen einen Icterus in neogono, wie ich ihn genannt habe.

Ich halte es für einerseits unmöglich, andererseits unnöthig, hier das ganze Heer von Hypothesen namhaft zu machen, welche bis jetzt behufs Erklärung der Häufigkeit der Gelbsucht bei den Neugeborenen aufgebaut worden sind. Sie finden sich theils in den von mir genannten Werken erwähnt oder entwickelt, theils in Donop's Dissertation vom Jahre 1828, theils in Gerhardt's Handbuch der Kinderkrankheiten von 1877 auf S. 197 des zweiten Bandes aufgezählt. Ich will daher hier nur einige Haupttypen herausgreifen und widerlegen.

Meiner (beziehentlich Virchow's ursprünglicher) Theorie am nächsten steht, wenn ich von Porak, Parrot und Robin absehe, Zweifel's Ansicht[1]), dass „capilläre Blutaustritte unter die Haut" dadurch entständen, dass „die gesammte Körperoberfläche beim Durchgange durch die Geburtswege einen sehr erheblichen Druck" erlitte, und letzterer „mit der Ausstossung der Frucht plötzlich" aufhörte, wodurch „der Zufluss zu der Haut mit einem Schlag viel stärker sein" müsste. Dagegen muss ich einwenden, dass erstens

[1]) Archiv für Gynäkologie. Bd. 12. 1877.

überhaupt keine Blutaustritte erfolgen; der Fingerdruck befreit die gedrückte Stelle von allem Blute, sie wird vor und nach dem Bestehen des Icterus rein weiss, dagegen während desselben gelb; also nicht Blut ist aus den Gefässen getreten, sondern Pigment. Zweitens kann der Druck, den die Haut erlitten hat, nicht die Gelbfärbung der Schleimhäute (z. B. am harten Gaumen), des Gehirns u. s. w. erklären. —

Peter Frank[1]) hat für die Röthung und Gelbfärbung der Körperoberfläche die Erklärung, dass dieser krankhafte Hautzustand bei vielen Neugeborenen durch ungewohnte reizende Einwirkung der Atmosphäre auf die so empfindliche, lax organisirte Haut sich ausbilde. Der Icterus ist aber, wie gesagt, kein Hautzustand, sondern eine Affection aller Organe. —

Schultze[2]) leitet die Gelbfärbung „zum Theil" davon ab, „dass während der lange dauernden Hauthyperämie Blutkörperchen in ziemlicher Menge ausser Circulation (wohl verstanden nicht aus den Gefässen, sondern nur zum Stagniren) gekommen und zerfallen sind. Wir werden," fährt er fort, „die dem Auftreten des Erythems folgende Gelbfärbung gewiss mit Recht von modificirtem Blutfarbstoff, der so in die Haut gelangte, zum Theil ableiten." Soweit stimmt Schultze also völlig mit mir überein. Aber erstens schreibt er dieses „Erythem, welches die Hautoberfläche in den ersten Stunden, oft Tagen zeigt, den gänzlich veränderten Aussenbedingungen zu," nehmlich „der relativ trockenen Atmosphäre" gegenüber dem Fruchtwasser und den „sehr viel grösseren" Temperaturschwankungen; diese „Veränderungen der Aussenbedingungen" können aber nimmermehr den Icterus der inneren Organe erklären. Zweitens lässt er den „gewöhnlichen", „gutartigen", „normalen" „Icterus der Neugeborenen" „zum anderen Theil höchst wahrscheinlich durch Aufnahme von Gallenfarbstoff in's Blut und Absetzung desselben (des Farbstoffs) in die Gewebe bedingt" sein. Es bleibt da nur die schwierige Frage unbeantwortet, warum denn die Leber so viel Gallenfarbstoff produciren soll, dass nicht nur die Fäces in normaler

[1]) Johann Peter Frank, Behandlung der Krankheiten des Menschen. Aus dem Lateinischen übersetzt von Sobernheim. Berlin 1830. Vierte Klasse. § 373. 5. Biliöse, atrabilarische Einwirkungen. S. 11 bis 12.

[2]) Handbuch der Kinderkrankheiten. 1877. Herausgegeben von Gerhardt. Zweiter Band. Icterus der Neugeborenen von B. S. Schultze.

Weise, sondern auch alle Gewebe, jedoch gerade die Leber selbst am wenigsten, in abnormer Weise gefärbt werden. Schultze ist also neutral, „zum Theil“ hämatogen gesinnt, „zum Theil“ hepatogen.

Fast alle Uebrigen kämpfen für den Leberursprung des Icterus neogonorum. Entweder erklären sie ihn durch Retention der Gallenbestandtheile im Blute, so Morgagni, welcher[1]) sagt: „A veri similitudine non alienum est, respici oportere venam umbilicalem, quae sive ut incisa filoque constricta inferat in continuatam portarum venam contractionem quandam, sive ut orbata sanguine a placenta reduce non juvet hoc additamento reliquum per se convectum a novo alimenti genere fortasse crassiorem utrolibet aut utroque modo retardet bilis in hepate secretionem, donec viscus hoc, cessante contractione, paulatim assuescat aptumque iterum fiat ad bilem separandam. Veruntamen haec, ut vides, intra conjecturam sunt.“ Diese Hypothese wäre wohl im Stande, einen Icterus nach sofortiger Abnabelung zu erklären, aber gerade den so viel häufiger und intensiver auftretenden nach später Abnabelung erklärt sie nicht.

Oder man leitet den Icterus von Resorption der bereits abgesonderten Galle her. Frerichs[2]) stützt sich dabei ebenso wie Morgagni auf unmittelbar nach der Geburt bestehende Verminderung des Blutdruckes in der Pfortader. Infolge derselben soll die Galle aus den Gallengängen in die Blutcapillaren zurückfiltriren. Porak und Zweifel haben diese Ansicht eingehend widerlegt. Ich möchte aber nochmals darauf hinweisen, dass dann bei den spät abgenabelten Kindern kein Icterus auftreten könnte; denn „nur in den Fällen, in welchen durch zu frühes Unterbinden des Nabelstranges dem Kinde viel Blut abgesperrt wird, kann das Sinken des Blutdruckes so stark und anhaltend sein, dass dabei an eine Resorption von Gallenfarbstoff zu denken ist“ (Zweifel). — Andere stützen sich bei der Gallenresorption auf mechanische Behinderung des Ergusses der Galle in den Darm, lassen sie aber wie Frerichs vom Blute resorbirt werden. Als Repräsentanten möchte ich Virchow, Bamberger und Kehrer nennen. Letzterer stellt sogar drei Hypothesen dazu auf: a) congenitales Engsein des Endes des Gallenganges, b) nach der Geburt beginnende oder gesteigerte Secretion der Henle'schen Schleimdrüsen, c) ungenügende Contractio-

[1]) Morgagni, De sedibus et causis morborum. (Lib. III.) Epist. 48. Art. 60.

[2]) Frerichs, Klinik der Leberkrankheiten I. Braunschweig 1858. S. 198.

nen des Ductus choledochus. Hinzuzufügen wären noch: Verschliessung der Gallengänge durch Concremente, Verdickung der Glisson'schen Kapsel und Cirrhosis hepatis congenita. Es ist klar, dass bei Anwesenheit derartiger mechanischer Hindernisse Icterus entstehen muss. Aber ich kann mir nicht vorstellen, dass jeder Neugeborene, der icterisch wird, ein solches Hinderniss beherbergt. Zweifel sagt: „Der gutartige und rasche Verlauf (des Icterus neogonorum) spricht entschieden dagegen." Und die Färbung der Fäces spricht gewiss nicht dafür.

Ein ganz besonderes mechanisches Hinderniss möchte ich hier anführen, das der Gallenabfluss findet nach der Ansicht mancher doctorum virorum, qui, wie Morgagni sagt, „omnes recens natos ictericos fieri arbitrantur, quod ex primo lacte in ventriculo acescente coagulum fiat, a quo mox duodenum intestinum distendatur, bilisque, obturata in hoc via, in hepar et sanguinem regurgitet, quae res hinc dignoscantur, quod rhabarbari aut saponis pauxillo is paulatim solvatur icterus".

Doch nicht nur das Blut, sondern auch der Darm sollte die bereits secernirte Galle wieder resorbiren, und zwar nach Peter Frank die Galle selbst, weil die Weiterbeförderung derselben in dem von Meconium erfüllten Darm ein Hinderniss finde; nach Anderen dagegen die Gallenbestandtheile des Meconiums. Falls auf diese Art Icterus entstehen könnte, müsste jede Verstopfung Icterus hervorrufen. Dass letzteres nicht stattfindet, ist allgemein bekannt. Ein von mir beobachtetes Beispiel von einem Neugeborenen möge es zum Ueberfluss noch besonders demonstriren. Das Kind entleerte am fünften Tage seines Lebens zum ersten Male eine geringe Menge dunkelgrünes Meconium und zeigte bei der Visite niemals auch nur die leiseste Andeutung einer Gelbfärbung.

In früherer Zeit sind nun freilich noch ganz andere Hypothesen über den Ursprung des Icterus erdacht worden; so erzählt Morgagni: „(Icterum) leviorem (recens natorum) audivi qui repeterent a materno lacte, quod statim a partu subflavum sit." Sie haben natürlich nur den Werth historischer Curiositäten. —

So ist keine einzige der anderen Erklärungen des Icterus neogonorum für die grosse Mehrzahl der Fälle haltbar, um die es sich doch allein handeln kann. Und ich wiederhole meinen Satz: Der Icterus neogonorum entsteht ausschliesslich aus dem Untergange rother Blutkörperchen; diese gehen in grösserer Anzahl zu Grunde, wenn ein Theil des Blutes, das mit Placenta und Nabelstrang hätte entfernt werden müssen, in die kindlichen Gefässe diesseit des Nabels eingetreten war. Er ist keine Krankheit, sondern ein Heilungszeichen.

Zum Schlusse spreche ich Herrn Professor Gusserow und Herrn Dr. Runge meinen aufrichtigsten Dank aus.

XVIII.

Kleinere Mittheilungen.

1.

Ueber Schrumpfniere.

Offener Brief an Herrn Professor Heller in Kiel.

Von Dr. P. Grawitz und Dr. O. Israel,
Assistenten am pathologischen Institute zu Berlin.

Seit dem Erscheinen unserer experimentellen Untersuchungen über den Zusammenhang zwischen Nierenkrankheiten und Herzhypertrophie (Dieses Archiv Bd. 77) sind bereits mehrfache diese Frage berührende Publicationen zu unserer Kenntniss gekommen, welche rein sachlichen Inhalts, in einer Fortsetzung unserer Abhandlung Berücksichtigung finden werden. Dagegen nöthigt uns Ihr in No. 5 der „Mittheilungen des Vereins schleswig-holsteiner Aerzte" enthaltener Artikel: „Ueber Schrumpfniere" sofort zu einer Aeusserung, da der Angriff, welcher sich unter jenem harmlosen Titel verbirgt, auf Anschauungen begründet ist, die von dem Gebiete wissenschaftlicher Streitfragen für immer verbannt werden sollten.

Wir haben es an vielen Stellen unserer Arbeit für angezeigt gehalten, auf diejenigen Punkte hinzuweisen, in denen unsere Versuche Resultate ergeben hatten, welche von den bisherigen auf anderem Wege gewonnenen Ansichten abwichen. Wir haben unter Anderem in ganz kurzen Andeutungen, in durchaus ernster objectiver Form hervorgehoben, dass wir bei Kaninchen Schrumpfnieren (glatte wie granuläre Atrophie) nach denselben Eingriffen entstehen sahen, welche bei anderen Versuchsthieren chronische parenchymatöse Nephritis hervorbrachten, und dass wir hierin in Widerspruch mit der Lehre von Bartels ständen, welcher die genuine Schrumpfniere gleich von ihrem Beginn als eigenartige, von der parenchymatösen Nephritis verschiedene Affection aufstellt. Wir glaubten der Bedeutung des grossen Kieler Klinikers diese Rücksicht schuldig zu sein, obgleich uns nicht unbekannt war, dass noch viele andere gewichtige Autoren andere Ansichten als die unsrigen verkünden. Es liegt darin auch formell kein Angriff, und wir hätten für die der Frage ferner stehenden Leser hinzufügen sollen, dass unsere Experimente die seit einigen Jahrzehnten von Virchow vertretene Lehre über die Granularatrophie durchaus bestätigen. Wir können es deswegen nicht als eine Widerlegung ansehen, wenn Sie, geehrter Herr Professor, uns die Lehrbücher der pathologischen Anatomie entgegenhalten, und müssen Ihnen jede Berechtigung absprechen, bei der Discussion über so schwierige Dinge uns öffentlich die mikroskopische Untersuchung einer Schrumpfniere an's Herz zu legen. Wir haben mit besonderem Nachdruck diejenigen Differenzen hervorgehoben, welche zwischen den Granularnieren der Menschen und denen der Kaninchen bestehen, wir haben die nehmliche relativ grosse Integrität der Glomeruli auch in Fällen von starker interstitieller Wucherung gefunden, und uns so jedem gerechtfertigten Vorwurf überhoben; denn dass die Verödung der Glomeruli nicht zum Wesen der Schrumpfniere gehört, beweisen hinlänglich die bis Haselnussgrösse verkleinerten Organe erwachsener Thiere. Dass wir nur geringe Grade von Veränderungen der Glomeruli constatiren konnten (vgl. S. 322), beruht wohl nur auf einer quantitativen Differenz zwischen den Vorgängen beim Menschen und Kaninchen, bedingt durch die rel. kurze Dauer unserer Versuche gegenüber den in Frage stehenden Krankheitsfällen.

„In nicht besserem Lichte“ sagen Sie, geehrter Herr Professor „erscheint ein zweiter solcher Angriff“ . . ., den Sie in der Frage finden, welche wir an einen S. 337 citirten Fall aus der Bartels'schen Arbeit knüpfen: Sollte man nicht in einem solchen Falle (von plötzlicher Urämie bei verhältnissmässig wenig vorgeschrittener Nierenschrumpfung) vor allem das Herz auf degenerative Veränderungen untersuchen? Wir halten die Frage für vollauf berechtigt, weil wir entgegen der Ansicht von Bartels in diesen Fällen nach unseren Untersuchungen nicht der Verstopfung der Harnkanälchen durch Fibringerinnsel, sondern der Insufficienz des Herzens eine ganz besondere Wichtigkeit einräumen müssen, wofür wir unmittelbar darauf an einem Beispiel aus Bartels Schrift unsere Gründe dargelegt haben. Aus dieser Frage schliessen Sie, geehrter Herr Professor, dass wir nicht gewusst hätten, mit welcher Sorgfalt Bartels die Veränderungen des Herzens bei Nierenkrankheiten im Allgemeinen berücksichtigt hat! Da Sie hieran anknüpfend sogar auf unsere persönlichen Beziehungen zu Bartels eingehen, so bestätigen wir Ihnen hiermit, dass der Eine von uns allerdings „persönlich Gelegenheit hatte, sich von der eifrigen Theilnahme zu überzeugen, welche Bartels den Sectionen zuwandte“, aber gleichzeitig benutzte derselbe die Gelegenheit, um Kenntniss zu nehmen von der ruhigen, ohne Voreingenommenheit und mit reinem Eifer für die Sache vorgehenden Methode seines hochverehrten Lehrers, und er glaubt gerade dem dort genossenen Unterricht die erste bewusste Vorstellung von der über persönliche Differenzen erhabenen Natur wahrhaft wissenschaftlicher Thätigkeit zu danken.

Wir protestiren Beide gegen den Vorwurf „unbegründete Angriffe auf den verdienten verstorbenen Forscher“ unternommen zu haben, wir appelliren an die Leser dieses Archivs, ob es möglich war, aus unseren Erörterungen einen Mangel an Pietät herauszulesen, und lehnen es mit Entschiedenheit ab, bei der Discussion auf sachlichem Gebiete einen Unterschied zuzulassen zwischen den Ansichten zeitgenössischer und verstorbener Autoren.

2.

Die Todesursachen nach Verbrennungen.

Eine Erwiderung an Herrn Dr. L. von Lesser.

Von Dr. E. Sonnenburg,
Docent der Chirurgie in Strassburg.

In diesem Archiv (Bd. LXXIX) ist eine Arbeit, betitelt „Ueber die Todesursachen nach Verbrennungen" von Herrn von Lesser erschienen, in der speciell auch gegen meine Ansichten (Deutsche Zeitschrift für Chirurg. Bd. IX. S. 138) angekämpft wird, und die daher zu den folgenden Zeilen Veranlassung gegeben hat.

Herr v. L. wendet sich hauptsächlich deswegen gegen meine Reflexhypothese, weil (S. 4 des S. A.) die einzigen Unterschiede, die er zwischen meinen Versuchen ohne und denen mit Rückenmarksdurchschneidung aufzufinden vermag, nach ihm in der hochgradigen Blutdruckssteigerung nach den Verbrühungen in der ersten Reihe gegenüber dem Ausfall der Blutdruckssteigerung in der zweiten Reihe bestehen soll. Ebenso sagt Herr v. L. (S. 6): „Wir können der Rückenmarksdurchschneidung bei Verbrühungen keinen anderen Einfluss zuerkennen als dass durch Wegfall der reflectorischen Steigerung des Blutdrucks der Verlauf der Blutdruckcurve modificirt wird, ein Ergebniss, das, wie bereits bemerkt wurde, einer erneuten experimentellen Nachprüfung kaum bedurft hätte." Nun muss ich gestehen, wenn dieses die einzigen Ergebnisse meiner Experimente gewesen wären, so hätte ich sie nicht veröffentlicht. Der Ausfall der Blutdrucksteigerung nach Verbrühung und vorangegangener Rückenmarksdurchschneidung ist nicht das merkwürdige Ergebniss, sondern das Ausbleiben des raschen Sinkens des Blutdrucks in diesen Fällen, ein Symptom, das bei normalen Thieren, wenn man die untere Körperhälfte derselben verbrüht, sich sofort zeigt und als Todesursache von uns aufgefasst wurde. Diesen wichtigen Unterschied scheint mir Herr v. L. nicht richtig zu würdigen.

Verbrüht man den unteren Körperabschnitt von Thieren mit siedendem Wasser, so zeigt sich nach jeder Verbrühung (vorausgesetzt dass dieselbe intensiv genug erfolgt und die Resistenzfähigkeit des betreffenden Thieres keine zu grosse ist, so dass es in der That auch in Folge des Eingriffs zu Grunde geht) ein Sinken des Blutdrucks unter die Norm und wiederholt man die Verbrühung, so sinkt der Blutdruck vollständig herab, das Thier stirbt. Dem Sinken des Blutdrucks geht jedes Mal eine kurz andauernde Steigerung voraus. Ich habe damals (Deutsche Zeitschr. f. Chir. Bd. IX) dieses Verhalten des Blutdrucks durch Abbildung einiger derartiger Curven illustrirt und auch Herr v. L. hat offenbar ganz dieselben Beobachtungen gemacht, ich erinnere z. B. an seinen Versuch 3 (S. 8), der einen typischen derartigen Fall darstellt. Gehen die Thiere also in Folge der Verbrühung rasch zu Grunde, so zeigt sich als auffallendstes Symptom ein rasches Sinken des Blutdrucks unter die Norm, nachdem jedes Mal eine Blutdruckssteigerung vorangegangen ist. Die Erklärung, die wir damals gegeben haben, lautet: Die zunächst eintretende Verengerung in den Gefässen (die Blutdruckssteigerung) ist Folge der reflectorischen

Reizung des Rückenmarks. Es folgt der Verengerung auf reflectorischem Wege eine allgemeine Erweiterung. Diese nachfolgende Erweiterung ist aufzufassen als durch Ueberreizung entstandene Erschlaffung. Sie ist wiederum kein einfacher mechanischer Ausgleich, da der Blutdruck vollständig herabgeht.

Unterbricht man die Leitung, indem man das Rückenmark der Thiere an der Grenze der Brust- und Lendenwirbel durchschneidet, so kann, wenn man nun die untere Körperhälfte dieser Thiere verbrüht, die allgemeine auf reflectorischem Wege zu Stande kommende Verengerung selbstverständlich nicht mehr zu Stande kommen. Aber wenn andere Einflüsse, als die von mir angenommenen, das rasche Sinken des Blutdrucks bedingen sollten, etwa Veränderungen des Bluts und der Blutkörperchen, so müssten diese Einflüsse selbstverständlich auch nach Durchschneidung des Rückenmarks sich geltend machen und der Blutdruck müsste gleichfalls schnell unter die Norm sinken. Ich habe aber grade gezeigt und betont, und Versuch 8 und 10 A des Herrn v. Lesser zeigen dasselbe, dass nach Rückenmarksdurchschneidung trotz der Verbrühung der Blutdruck ganz unverändert und unbeeinflusst bleibt, die Thiere mithin das auffallendste und gleich nach der Verbrühung sich darbietende, unmittelbar an letztere sich anschliessende Symptom, das rasche Sinken des Blutdrucks nicht zeigen. Ich wiederhole hier noch einmal, was ich bereits in meiner Abhandlung bemerkt habe, dass es nehmlich durchaus keine Bedeutung hat, dass in Folge der Rückenmarksdurchschneidung der Tonus der Gefässe in den unterhalb gelegenen Bezirken (zum Theil) aufgehoben ist, mithin die Gefässe schon erweitert sind, da die oberhalb gelegenen Gefässbezirke sich in ganz normalem Zustande befinden. — Es kann daher die nächste und in die Augen springende Wirkung der Verbrühung, das rasche Sinken des Blutdrucks nur durch Nerveneinfluss bedingt sein, und wir müssen die Herabsetzung des Tonus der Gefässe als Todesursache ansehen.

Weiter wirft Herr v. L. mir vor, dass meine (sowie auch seine) Versuchsthiere trotz der Rückenmarksdurchschneidung nach der Verbrühung starben. Ich habe damals den Tod dieser Versuchsthiere auf andere Ursachen zurückführen zu müssen geglaubt und zwar auf den operativen Eingriff selber oder auf eine Ueberhitzung des Bluts (auf diesen Punkt komme ich noch weiter unten zu sprechen). Die Art des Todes hatte mich unter anderen Momenten im Wesentlichen bestimmt, andere Ursachen als die Verbrühung selber für diese Todesfälle aufzustellen, und ich glaube darin die Zustimmung des Herrn v. L. doch haben zu müssen. Denn Herr v. L. sagt selber bei Gelegenheit der Besprechung des Ueberganges grösserer Mengen Salz in das Blutserum (S. 56): „Freilich unterscheidet sich schon die Art des Todes nach Verbrennungen wesentlich von der nach acuter Kalivergiftung. Vor Allem fehlt der primäre Herzstillstand. Im Gegentheil schlägt das Herz noch längere Zeit, nachdem die Athmung sistirt hat, wie wir es öfters bei unseren Versuchen constatirt haben.“ Herr v. L. wird mir wohl Recht geben, wenn ich aus der Art des Todes einen Rückschluss auf die Ursache desselben machte. Den plötzlichen Herzstillstand in solchen Fällen habe ich damals z. B. auf Curve 5 meiner Abhandlung durch eine allerdings nicht ganz steile Linie angedeutet, die Herr v. L. offenbar nicht richtig gedeutet hat. Den plötzlichen Tod nach Rückenmarksdurchschneidung ohne weitere Eingriffe habe ich bei Thieren damals oft zu beobachten

Gelegenheit gehabt. Der Tod braucht allerdings nicht immer einzutreten, manche Thiere überstehen den operativen Eingriff ganz gut, wie auch Herr v. L. (überflüssiger Weise) noch zeigen zu müssen glaubt (Vers. 12). Aber angenommen selbst, ich zeigte dem Herrn v. L. eine grosse Reihe von Curven von Thieren, die trotz Rückenmarksdurchschneidung und trotz Verbrühung am Leben geblieben wären, so könnte Herr v. L. immer noch einwenden, dass in diesen Fällen die Verbrühung nicht intensiv genug oder in nicht genügender Ausdehnung stattgefunden habe, wenn er nehmlich durchaus nicht den wichtigen Umstand, das Gleichbleiben der Blutdruckscurve anerkennen will. Die Resistenzfähigkeit der Thiere spielt ebenso wie auch bei Menschen nach Verbrennungen und Verbrühungen eine nicht zu leugnende eminente Rolle. So geht auch nicht jedes Kaninchen ohne Rückenmarksdurchschneidung nach Verbrühung des unteren Körperabschnittes unfehlbar zu Grunde unter typischem Sinken des Blutdrucks, und eben dieser Umstand erklärt ohne Weiteres eine Reihe von Abweichungen in einer Anzahl von Versuchen des Herrn v. L. Aber es kommt ja darauf an, die Ursachen des rasch eintretenden Todes nach ausgedehnten Verbrennungen festzustellen und dabei hat nur das Verhalten derjenigen Versuchsthiere Interesse, die in Folge des Eingriffs (der Verbrühung) zu Grunde gehen. — Für eine ganze Reihe von Fällen muss ich daher, wie früher, meine Theorie als die einzige, die uns den raschen Tod erklären kann, aufrecht erhalten.

Ich füge noch hinzu, dass ich als weitere Stütze meiner Ansicht gezeigt habe, dass Hunde, denen man das Rückenmark an der unteren Grenze der Brustwirbel durchschneidet und denen man nach vollständiger Ausheilung der Operationswunde den unteren gelähmten Körperabschnitt verbrüht, keine unmittelbaren Folgen dieses Eingriffs zeigen, sondern erst später an Sepsis zu Grunde gehen, resp. sogar den Eingriff vollständig gut überstehen. Dagegen führte ich als Gegenstück einen Fall an, in welchem ein kräftiger Hund, durch mehrmaliges Eintauchen des Hinterkörpers in siedendes Wasser verbrüht, bereits 36 Stunden nach diesem Eingriffe starb. Herr v. L. behauptet, dieser Hund sei gleichfalls an Sepsis gestorben. Warum denn? und warum starb denn keiner der anderen Hunde, bei denen das Rückenmark vorher durchschnitten war, nach der Verbrühung ebenso rasch an Sepsis? Ich muss meine Ansicht aufrecht erhalten, dass die eigenthümlichen Collapserscheinungen, die der Hund darbot, und auf der anderen Seite das verhältnissmässig gute Ertragen der Verbrühung von Seiten der gelähmten Hunde einzig und allein durch meine Theorie zu erklären sind.

Herr v. L. wendet sich endlich auch gegen die von mir aufgestellte Ansicht, dass in manchen Fällen der unmittelbar nach der Verbrühung eintretende Tod zurückzuführen sei auf eine durch Ueberhitzung des Bluts bedingte Herzlähmung. Herr v. L. führt an, dass wenn auch in den verbrühten Abschnitten enorme Temperatursteigerung zu constatiren sei, dennoch von einer Ueberhitzung des Gesammtbluts keine Rede sein könne, weil die Achselhöhlentemperaturen keine wesentliche Steigerung zu gleicher Zeit erleiden. Es hat aber eine Temperaturmessung in der Achselhöhle bei Verbrühung des Hinterleibes gar keine Bedeutung. Eine Ueberhitzung des Blutes muss bei ausgedehnter Verbrennung der Hautoberfläche ganz nothwendig eintreten, da das Blut von diesen Abschnitten aus mit viel höherer Temperatur als die der inneren Theile zu den grossen Venenstämmen und zum Herzen zurückgelangt und dieses Blut sollte nach meiner Ansicht unter gewissen Verhältnissen sofort Herzlähmung bedingen können. Herr Prof. Hoppe-Seyler, der diese Ansicht theilt, meint man könne nur die Temperatur im Herzen selber messen und dürfe nur Thermometer mit sehr feiner Wandung und sehr geringem Quecksilberinhalt verwenden, am besten thermoelectrisch untersuchen, da es sich um schnelle und schnell vorübergehende Erhitzungen handle, ein Vorschlag, den ich Herrn v. Lesser dringend ersuche zu beherzigen, falls ihm meine Deductionen nicht genügen.

Nachdem Herr von Lesser meine Theorie zurückgewiesen zu haben glaubt, nimmt er die übrigen etwa in Betracht kommenden möglichen (und unmöglichen) Todesursachen nach Verbrennungen durch (Herr Ponfick hat unterdessen bereits Reclamationen wegen seiner Ansichten erhoben s. Centralblatt für d. m. W. 1880. No. 11) und kommt schliesslich zu der Ueberzeugung, dass keine einzige derselben irgendwie als genügend bezeichnet werden könne. Um aber doch schliesslich etwas Positives zu bringen, verfällt er auf einen nicht grade gut gewählten Lückenbüsser, nehmlich die zu geringe Menge functionirender Blutkörperchen. Was diese Theorie anbelangt, so erlaube ich mir statt meiner eignen Ansicht, das competente Urtheil des Herrn Prof. Hoppe-Seyler anzuführen, der sich mir gegenüber folgendermaassen geäussert hat: „Was die Theorie Lesser's anbetrifft, dass die zu geringe Menge functionirender Blutkörperchen als Todesursache nach Verbrennungen anzusehen sei, so hat v. L. dabei nicht allein gar keine Bestimmungen ausgeführt, wie viel functionirende Blutkörperchen noch vorhanden sind (es hätte sich dieses annähernd durch colorimetrische Bestimmung des Hämoglobingehaltes im Plasma ausführen lassen), sondern seine eigenen Versuche beweisen die Unhaltbarkeit dieser Hypothese. S. 59 beschreibt er einen Versuch 50, in welchem einem Kaninchen 6 Ccm. Blut entzogen sind und 3 Ccm. Blut von einem verbrühten Thier injicirt werden; das Thier stirbt — wie in aller Welt kann dieses Thier an Blutkörperchenmangel gestorben sein?" — Ausserdem wissen wir aus einer Reihe von Erfahrungen und durch Experimente genügend, wie wenig Einfluss derartige Injectionen auf das Leben der Thiere haben.

Endlich erlaube ich mir noch hinzuzufügen, dass die Hypothese Lesser's durchaus nicht mit den klinischen Erfahrungen in Einklang zu bringen ist. Denn wenn Herr v. L. behauptet, dass es in erster Linie auf die Dicke und Resistenzfähigkeit des Hautorgans im Allgemeinen, sodann auf die Dauer der Einwirkung der verbrennenden Stoffe ankomme, die Rückwirkung einer Verbrennung auf den Gesammtorganismus nicht direct abhänge von der Höhe der auf die Haut einwirkenden Hitze und erst in zweiter Linie von der Ausdehnung der verbrannten Bezirke, so widerspricht diese Anschauung einfach den klinischen Thatsachen. Wie erklärt denn Herr v. L. die Todesfälle nach Verbrennung, in denen letztere ausgedehnte Flächen betraf, dabei nur geringen Grades war und die Dauer der Hitzeeinwirkung sehr kurz? Dagegen wird das Kind, das Herr v. L. anführt, das nur mit dem Gesäss in einen Eimer mit siedendem Wasser hineinfällt', und nur eine Minute in dieser Lage bleibt, gewiss nach allgemeiner Erfahrung eine viel bessere Prognose haben, als Herr v. L. annimmt. Ich erlaube mir auf die mannichfachen Krankengeschichten in meiner Monographie (Deutsche Chirurgie, Lief. 14) Herrn v. Lesser aufmerksam zu machen, besonders auch auf den Fall, den ich habe abbilden lassen. Hier hätte doch der Tod sofort nach der Theorie des Herrn v. L eintreten müssen, denn hier haben lange Zeit hindurch immer neue Blutmassen die weit über die Norm erhitzten Haut- und Muskelbezirke durchströmen können und müssen. —

Dass wir natürlich in Rücksicht auf die Theorie des Herrn von Lesser seinen therapeutischen Vorschlag der „Transfusion" für ganz unberechtigt halten, versteht sich von selbst.

So finden wir denn zum Schluss, dass trotz der Experimente und trotz der Bemühungen des Herrn von Lesser die von uns aufgestellte „Reflextheorie" für eine ganze Reihe von Fällen noch immer die einzige ist, welche zur Erklärung des rasch eintretenden Todes nach ausgedehnten Verbrennungen genügen dürfte, und wir können daher das Bedauern des Herrn von Lesser nicht theilen, dass diese Theorie in die Monographie über Verbrennungen und Erfrierungen (Deutsche Chirurgie, Lief. 14) mit aufgenommen ist.

Archiv
für
pathologische Anatomie und Physiologie
und für
klinische Medicin.

Bd. LXXX. (Siebente Folge Bd. X.) Hft. 3.

XIX.

Beobachtungen an rothem Knochenmark.

Von Dr. Rudolf Arndt,
Professor in Greifswald.

(Hierzu Taf. X. Fig. 1—4.)

Ich suchte nach Hämatoblasten. Zu dem Zwecke hatte ich mir Rückenwirbel, Brustbein und Rippen frisch geschlachteter junger Schweine, Kälber und Hammel verschafft und präparirte das rothe Mark derselben in einer Kochsalzlösung von 0,75 pCt., in einer Lösung des Ammonium chromic. von 1 pCt., in Jodserum. Der Hämatoblasten kamen nur wenige zum Vorschein. Dagegen zeigten unter der Menge der in die Kategorie der weissen Blutkörperchen gehörigen Gebilde und der mannichfach gearteten Riesenzellen sich in grosser Zahl die merkwürdigen, grosszelligen Elemente, auf die erst neuerdings wieder Rindfleisch[1]) aufmerksam gemacht hat.

Diese Zellen sind im Durchschnitt 10,0—12,0 μ grosse Gebilde und bestehen aus einem an Elementarkörperchen bald reicheren bald ärmeren Protoplasma mit einem oder mehreren Kernen in ihrem Inneren. Die Elementarkörperchen sind von verschiedener Grösse, punktförmig bis 1,0 μ gross, sind zum Theil leicht gelblich gefärbt, zum Theil fettig glänzend und dürften in der That, wie

[1]) Rindfleisch, Ueber Knochenmark und Blutbildung. II. Archiv f. mikrosk. Anat. Bd. XVII. S. 26.

Rindfleisch angiebt, dies Beides auf Grund einer regressiven Metamorphose sein, die sie erfahren haben. Die Kerne erschienen mir durchgängig von einer gelblichen oder gelblich-röthlichen Farbe. Dieselbe war allerdings vielfach nur sehr schwach, vielfach aber auch so intensiv, dass über ihr Vorhandensein kein Zweifel bestehen konnte. Sie waren von verschiedener Grösse und Gestalt und Letzteres unter Anderem blos in Folge der Lagerung, die sie, wo ihrer mehrere vorhanden waren, zu einander eingenommen hatten. Die kleinsten maassen 2,0—2,5, die grössten 6,0—8,0 μ im Durchmesser. Jene hatten ein fast homogenes Aussehen, diese besassen eine sehr feine, aber oft ganz deutliche Körnelung. In einigen dieser zelligen Gebilde hatten die Kerne, nachdem sie eine gewisse Grösse erlangt, das Protoplasma vollständig auseinander gedrängt. Als schmaler, anscheinend häutiger Saum umgab es dann dieselben, die, wenn sie zu mehreren zusammen lagen, oft wunderbare Figuren bildeten. Es war vollständig homogen. Denn auch das letzte Elementarkörperchen, wie das bei atrophischem Protoplasma zu geschehen pflegt, war aus ihm verschwunden, und es selbst nur noch in seiner Grundsubstanz vorhanden. Aber auch diese schien endlich zu Grunde zu gehen. Eine Anzahl von gelblich oder gelblich-röthlich gefärbten Körpern, den eben beschriebenen Kernen vollständig gleich, trieb sich wenigstens hier einmal häufiger, dort einmal sparsamer im Gesichtsfelde umher, und das schien denn doch sehr bestimmt darauf hinzuweisen, dass das Protoplasma der in Rede stehenden Zellen unter Umständen gänzlich schwände und die von ihm umschlossenen Kerne dabei frei würden. Uebrigens konnte man auch dann und wann die Auflösung des Protoplasmas einzelner unserer Zellen direct beobachten. Es waren das aber nicht gerade die letztbeschriebenen, die das zu erkennen gaben, sondern die an Protoplasma noch reichen. Vom Rande her fing dieses letztere an einzureissen, faserte dann mehr und mehr auf und in dem Maasse als das geschah, trennten sich von ihm einzelne lappen- und faserartige Stückchen und mit diesen oder auch allein die Elementarkörperchen. Je älter die Präparate wurden, um so mehr tauchten darum auch solche Körperchen, einzeln oder zu Gruppen vereinigt, in dem Gesichtsfelde auf und, während zu Anfang ihrer nur wenige zu sehen waren, wimmelte es nach Verlauf einer halben Stunde von ihnen. Sie befanden sich in der oft beschriebenen tänzelnden Bewegung, die einen mehr, die anderen weniger, einen Haufen von Coccen, Vibrionen, Bakterien darstellend wie in einer in Zersetzung begriffenen Materie.

Die meisten Elementarkörperchen, ob gross, ob klein, waren auch hier isolirt, etliche ganz glatt, etliche von einem lichten Saume umgeben, diese und jene wie geschwänzt. Von den letzteren hatten manche einen Schweif, der drei-, vier-, sechsmal länger war als sie selbst und sich wie spiralig drehte (Fig. 2); andere hatten deren zwei, die unter einem Winkel auseinander wichen oder auch sich gegenüber angebracht waren. Alles offenbar Fäden von Grundsubstanz, die ihnen noch anhafteten. Durch solche Fäden von Grundsubstanz waren da und dort zwei, drei und noch mehr Elementarkörperchen zu längeren oder kürzeren Reihen mit einander verbunden. Die Körper, welche auf solche Weise entstanden, glichen feinen Schnüren, die in unregelmässigen, aber meist weiten Abständen dickere oder dünnere Knoten tragen. In anderen Fällen war die Grundsubstanz, welche die Elementarkörperchen mit einander verband, nicht so ausgesprochen fadenförmig verlängert. Die Elementarkörperchen sassen darum in ihnen dicht an einander und die Grundsubstanz stellte nur einen sie verbindenden Kitt dar. Am häufigsten waren auf diese Art blos ihrer zwei mit einander verbunden und, wenn das ein grosses und ein kleines war, so sah es aus, als ob dieses aus jenem sich herausgebildet, als ob eine Sprossung stattgefunden hätte. Sonst konnte man auch an einen Theilungsvorgang denken oder auch an Bildungen, wie sie der Diplococcus Billroth's darstellt. Waren mehrere Elementarkörperchen mit einander in dieser Weise verbunden, so kamen den Zoogloea- oder Torulaformen des Micrococcus ähnliche Formen zur Erscheinung oder auch solche, welche an die Uebergänge zwischen beiden erinnerten (Fig. 1, 2, 3). Waren die Elementarkörperchen sehr klein, die in torulaähnlicher Weise mit einander verbunden waren, so dass die charakteristische Rosenkranzform nicht in die Augen sprang, so konnte selbt das Bild von Vibrionen entstehen und das um so mehr, als die betreffenden kleinen Gebilde sich ganz analog denselben bewegten. Mitunter waren drei der Elementarkörperchen zu einem Dreieck verbunden, mitunter vier zu einem Viereck: Modificationen zu zooglöaartigen Verbindungen. Es präsentirten sich dieselben alsdann, und namentlich im letzteren Falle, wie Stücke einer Merismopedia (Fig. 1, 2). Gar nicht selten und, nachdem die Aufmerksamkeit darauf gerichtet war, öfter zeigten sich auch feine, dem Anscheine nach nur aus Grundsubstanz bestehende Fäden, die gekräuselt oder auch geschlängelt sich zu bewegen schienen. Mit einem Worte, die in verschiedener Weise aus den in Rede stehenden Zellen frei gewordenen Elementarkörperchen verhielten sich sogenannten Bakterien gleich, verhielten sich wie Coccen in ihren verschiedenen Formen, wie gewisse Fadenbakterien. Und doch konnte von allen diesen keine Rede sein. Es handelte sich ja lediglich um Theile gesunder, frisch geschlachteter Thiere, von denen die bezüglichen Präparate herstammten, und in diesen selbst wieder konnte es sich darum nur um eigenartige Verbindungen handeln, welche die kleinsten organisirten Bestandtheile jener eingegangen waren, als sie als Ganze untergingen und zerfielen.

Es dürfte sich hieraus sowohl, als auch aus den Beobachtungen an den Eiern der Fische und Frösche, welche ich im ersten Hefte dieses Bandes mitgetheilt habe — von denen an Spirochaete denticola in Bd. LXXIX dieses Archivs und an Eiterkörperchen, in der Berliner klinischen Wochenschrift 1876 No. 19 veröffentlichten sehe ich für jetzt ab, weil es sich da nach Ansicht Vieler bei den in Betracht kommenden Elementen nicht mehr um gesunde, sondern um inficirte Objecte handeln dürfte — aber aus den eben mitgetheilten und aus den an Fisch- und Froscheiern gemachten dürfte sich um so unzweifelhafter ergeben, dass man in Bezug auf das, was man als Coccen oder Bakterien, überhaupt als Bakterien schlechtweg zu bezeichnen hat, recht vorsichtig sein sollte. Denn nachweisbar ist Vieles, selbst unter den täuschendsten Formen und Bewegungen nichts Anderes, als eine Ansammlung normaler Bestandtheile untergegangener Gewebselemente, zerfallener Zellen, und giebt sich auch ohne Weiteres als solches zu erkennen, sobald man nur wagt, es darauf hin einmal ernstlich anzusehen. Man muss nur das Vorurtheil fallen lassen, dass Alles, was lebt, auch etwas von vornherein nur zu einem bestimmten Leben Gewordenes, etwas Individuelles ist und sich in so engen Schranken bewegt, dass dieses Individuelle unter allen Umständen erhalten bleibt. Leben ist Bewegung einer bestimmten Materie, des Protoplasma oder, wenn wir wollen, des Plasson, und alle Entwickelung, ob progressive, ob regressive, alle Gestaltung, welche das Plasson, das Protoplasma jemals annehmen kann, ob aus sich als einem noch ursprünglichen oder bereits vielfach modificirten heraus, gleichviel, es ist das Alles nichts weiter, als eine Modification der ursprünglichen oder bis dahin in ihm bestandenen Bewegung durch die Bewegung der Aussenwelt, des Lichtes, der Wärme, der Electricität und all der tausendfachen Lösungen und Bindungen, welche die chemischen Actionen darstellen.

Ich wiederhole darum hier nicht, was ich in dieser Beziehung gelegentlich der Mittheilung meiner Beobachtungen an Fisch- und Froscheiern auszuführen gesucht habe, dass, was wir Leben nennen, der Ausdruck der chemisch-physikalischen Vorgänge im Protoplasma sei und dass darum auch die mannichfachen Erscheinungsweisen seiner geformten Bestandtheile, soweit dieselben sich auf Bewegung zurückführen lassen, und jede Form könne auf solche zurückgeführt werden, dass diese darum auch als Ausdruck von Leben, das den Theilchen noch inne wohnt, anzusehen seien. Die Bewegungen, welche die Elementarkörperchen allein oder in Verbindung mit Theilen der Grundsubstanz, welche anscheinend auch blos solche Theile dieser letzteren vollführen, nachdem die Zellen zu Grunde gegangen, denen beide angehörten, diese Bewegungen sind darum auch kaum anders, denn als lebendige zu beurtheilen. Die Elementarkörperchen, die anscheinend blos aus Grundsubstanz des ehemaligen Zellenprotoplasma gebildeten Fäden, stellen sogenannte überlebende Theile dar und wie diese, was ihr Name schon besagt, für die Erscheinungen, welche sie an den Tag legen, als Träger von noch lebendigen Vorgängen angesehen werden, so können, so müssen das auch die Elementarkörperchen, die etwaigen Fäden blosser Grundsubstanz.

Wir haben darum kein durchschlagendes Kriterium, um gegebenen Falles zu entscheiden, ob wir es mit Bakterien, fremdartigen Wesen eigener Art, zu thun haben, die in einen Körper eingewandert sind und in ihm parasitengleich sich eingenistet haben, oder ob es nur Bestandtheile des eigenen Körpers sind, Bestandtheile untergegangener Zellen, die uns entgegentreten und blos der eigenartigen Verbindungen und Formen wegen, unter denen sie sich darstellen, als Wesen sui generis erscheinen. Von vornherein wird immer die Präsumption Etwas für sich haben, dass Letzteres der Fall ist und nur da, wo sonst alle Umstände dafür sprechen, wird es gerechtfertigt sein, das Erstere anzunehmen.

Man hat gesagt, dass zu solchen Umständen das Verhalten der Bakterien schlechtweg zu gewissen Farbstoffen gehöre, und dass sie insbesondere zu Anilinfarben und deren Verwandten, namentlich Methylviolett, in auffallend nahen Beziehungen stehen. Dieselben sollen so innig sein, dass nicht blos sehr leicht durch jene Stoffe ganz ausserordentlich tiefe Färbungen der Bakterien eintreten, sondern auch, dass die eingetretenen Färbungen dieser letzteren, also sowohl Coccen wie auch Bakterien im engeren Sinne, selbst der Einwirkung von Alkalien Trotz bieten und noch lebhaft fortbestehen, wenn z. B. durch kohlensaures Kali, durch Aetzkali, Alkohol sie in anderen Gewebsbestandtheilen längst vernichtet worden sind. Ebenso sollen die Coccen, die man auch als Kugelbakterien bezeichnet hat, eine grössere Verwandtschaft zu Hämatoxilinverbindungen haben, als andere ähnlich aussehende Körper und in Folge dessen mittelst Färbung durch Hämatoxylinverbindungen auch leicht von solchen zu unterscheiden sein. Allein ich halte Beides für irrig. Alle Elementarkörperchen des Protoplasma, die Einen allerdings mehr, die Anderen weniger verhalten sich den genannten Farbstoffen gegenüber, wie es die Bakterien, die Coccen thun sollen, und aus dem Umstande schliessen zu wollen, dass gewisse Gewebsbestandtheile, welche z. B. mit Hämatoxylin-Alaun oder mit Anilinverbindungen beziehungsweise Methylviolett gefärbt und in den beiden letzten Fällen nachträglich in der angegebenen Weise behandelt worden sind, sich von einer auffallend grossen Anzahl kleiner Kügelchen, oft in höchst merkwürdigen Verbindungen durchsetzt zeigen, aus diesem Umstande also schliessen zu wollen, dass Bakterien überhaupt, d. h. Coccen und Wesen, welche den Namen Bakterien im engeren Sinne führen, ihr Heim darin aufgeschlagen und sich vermehrt und ausgebreitet hätten, das wäre, weil von falschen Prämissen ausgehend, ein Fehlschluss. Nicht Alles, was wie ein Coccus aussieht und sich verhält, wie ein solcher sich verhalten soll, ist auch ein Coccus. Nicht Alles, was für ein Bakterium ausgegeben wird, hat auch als solches zu gelten. Unter der echten Münze coursirt viel falsches Geld.

Aber weiter! Ein Kalbswirbel, den ich in ganz frischem Zustande benutzte, hatte danach ein paar Tage in Papier eingewickelt an einem kühlen Orte gelegen, dessen sehr gleichmässige Temperatur nicht über 5° C. stieg. Seine Bruchfläche war betrocknet, sein Knorpelüberzug, das anhängende Bindegewebe trüb und welk. Ein leichter, an den Fingern häringslakenähnlicher Geruch zeigte an, dass er in Zersetzung übergegangen wäre. Wie verhielten sich wohl seine feineren Bestandtheile, namentlich die besprochenen zelligen Elemente und ihre frei gewordenen Elementarkörperchen und etwaigen Partikel von Grundsubstanz?

Der Wirbel oder vielmehr das Wirbelstück wurde gespalten. Sein Inneres erwies sich feucht glänzend, dunkelroth von Farbe und mit dem eigenthümlichen Geruch behaftet, den frisches Fleisch oder frischer Knochen an sich hat. Der darüber gestrichene Finger liess nichts von dem eigenthümlichen Geruche verspüren, den er von der betrockneten Oberfläche annahm. Die Präparate aus diesem Inneren liessen dem entsprechend auch nichts Besonderes im Vergleich mit den Präparaten erkennen, welche von dem ganz frischen Wirbel und seinem Marke angefertigt worden waren. Dieselben zelligen Gebilde, derselbe Zerfall dieser letzteren! Dann das nehmliche Tänzeln der Elementarkörperchen und die nehmlichen Verbindungen derselben! Und wie in den Präparaten aus den oberflächlichsten, betrockneten Schichten des Wirbels? Merkwürdig, von wirklich fremdartigen Bestandtheilen vermochte ich auch in ihnen Nichts wahrzunehmen. Aber Alles erschien viel grösser, als in den früheren. Die Elementarkörperchen sahen fast noch einmal so gross aus. Maassen sie in den Präparaten aus dem Inneren des Wirbels höchstens bis 1,0 μ, so maassen sie hier bis 1,5 μ, wohl bis 2,0 μ. Zudem war eine Anzahl derselben von eigenthümlichem Glanze erfüllt. Ob einzeln oder zu Reihen und Häufchen mit einander verbunden, hatten sie etwas Transparentes und dabei mehr oder minder Opalisirendes. Oftmals erschienen sie als deutliche Bläschen mit einem Inhalte, der in diesem oder jenem ein unzweifelhaft feinkörniges Aussehen besass und sich in einer offenbaren, höchst merkwürdigen, aber noch nicht näher zu bestimmenden Gruppirung befand. Von Zellen war indessen nur wenig zu sehen. Meist trieben sich blos gelblich oder gelblich-röthlich gefärbte Körperchen von der Beschaffenheit der oben näher beschriebenen Kerne umher. Dieselben waren sicherlich auch nichts Anderes als solche Kerne; nur dass sie bei dem Untergange ihrer Zellen diese überdauert hatten und danach als freie Kerne, gewissermaassen selbständige Bildungen, in die Erscheinung traten.

Nach allem Dem schien es, dass die zelligen Gebilde, vornehmlich die näher charakterisirten in grosser Masse untergegangen waren und, dass ihre Elementarkörperchen, nachdem sie ein mehr selbständiges Dasein gewonnen, sich weiter entwickelt hatten. Die Grundsubstanz des Zellprotoplasma, dem sie, die Elementarkörperchen einst angehört, das sie erzeugt hatte, schien dabei von ihnen aufgezehrt worden zu sein und das Ernährungsmaterial für sie abgegeben zu haben. Denn nirgend war Etwas, ausgenommen zwischen den zu Reihen oder Häufchen mit einander verbundenen Elementarkörperchen von ihr zu sehen. Nirgend ein freies Fädchen mehr, selbst nicht einmal an den einzelnen Elementarkörperchen, wo sie als solches in frischen Präparaten doch öfter beobachtet werden konnte. Und waren die Elementarkörperchen etwa nicht mehr dieselben? Durch die Continuität der Beobachtung ist das allerdings nicht festgestellt worden. Aber wo sollten die alten hingekommen sein, sie, die wie alle Ihresgleichen doch so resistent sind? Und warum sind es ihre Formen, in und unter denen die gegenwärtigen sich uns darstellen? Zudem sind ja eine grosse Anzahl derselben, alle kleineren, ihrem Aussehen nach ihnen auch vollkommen gleich und besteht zwischen diesen und allen, welche sich anders zeigen, also allen grösseren, eine so ausgesprochene Reihe allmählicher Uebergänge, dass an ihrem Zusammenhange unter einander und mit den Elementarkörperchen aus den bekannten zelligen Elementen kaum zu zweifeln ist. Und wenn das doch noch der Fall sein könnte, woher sollten die neueren Elementarkörperchen, die in so offenbar nahen verwandtschaftlichen Verhältnissen zu denen, die uns zuerst beschäftigt haben, stehen, gekommen sein? Der Wege und Möglichkeiten sind dazu allerdings viele. Aber warum sind es gerade dieselben Formen, in denen sie sich zeigen, welche jene an den Tag legten? Stricte bewiesen ist es nicht, dass die vergrösserten und sonst noch mehr oder weniger veränderten Elementarkörperchen aus den sich zersetzenden Partien des Knochenmarkes mit den kleineren in den noch wohl erhaltenen mittleren Partien desselben verwandt seien, und dass sie von ganz gleich gearteten, bis zu einem gewissen Grade identischen abstammen; allein jede gegentheilige Annahme beruht auf noch schwankenderer Grundlage. Alles in Allem spricht mehr dafür, dass jenes der Fall sei. Und wenn dem so ist, was dann?

Ich habe die Präparate aus den anrüchigen Stellen des Knochenmarkes mit Hämatoxylin-Alaun, mit Methylviolett behandelt. Die Elementarkörperchen erschienen darnach lebhaft gefärbt, in letzterem Falle auch die Grundsubstanz in den Reihen oder Häufchen, zu denen sie mit einander verbunden waren. Doch war die Färbung eine keinesweges gleichmässige, sondern trotz aller Lebhaftigkeit doch das eine Mal stärker, das andere Mal schwächer. Allein was dabei am meisten auffällig wurde, das war der Inhalt in den grösseren, zu deutlichen Bläschen entwickelten Körperchen, der, wie es in ungefärbten Präparaten schon den Anschein hatte, sich in besonderen Gruppen anzuordnen strebte.

In einigen dieser grösseren Elementarkörperchen, die eine längliche Form angenommen hatten, waren gewisse Inhaltsmassen vorzugsweise an den beiden Enden angehäuft. Der Gesammtinhalt erschien deshalb, je nach der Einstellung des optischen Apparates, an ihnen hell oder dunkel und in seiner Mitte tauchte da und dort eine Art Scheidewand auf, die ebenfalls je nach der besagten Einstellung hell oder dunkel war. Es machten solche Elementarkörperchen den Eindruck, als ob sie sich theilten, und in der That muss man daran denken, dass es sich auch um einen Theilungsvorgang bei ihnen gehandelt habe; weil man nicht selten Formen begegnete, in denen zwei Elementarkörperchen halb mit einander verschmolzen oder auch blos einfach verklebt zu sein den Anschein erweckten. In den zu Reihen verbundenen und bisweilen durch eine grössere Masse von Grundsubstanz in solchen zusammengehaltenen Elementarkörperchen trat das mitunter besonders deutlich hervor. In einer solcher Reihen waren alle Elementarkörperchen verhältnissmässig gross und anscheinend noch individuelle Gebilde, blos von einer Scheidewand durchsetzt. In einer zweiten Reihe dagegen schienen deren zwei, wovon jedes etwa die Hälfte eines der eben erwähnten maass, besonders eng mit einander verbunden zu sein, so dass die ganze Reihe aus einer Anzahl eng verbundener Paare solcher Elementarkörperchen bestand. In einer dritten Reihe endlich lagen die Elementarkörperchen alle vereinzelt, indessen doch immer je zwei näher zusammen, so dass alle drei Reihen zusammen den Eindruck machten, als beruhten sie in ihrer Eigenartigkeit auf Theilungsvorgängen, die in der ersten anhüben, in der zweiten sich vollendeten und in der dritten bereits zur vollständigen Entfernung der Theilproducte von einander geführt hätten (Fig. 4). Einige Male sah ich aber auch Bilder, welche auf gerade entgegengesetzte Art der Theilung der Elementarkörperchen hinzuweisen schienen. In Reihen nehmlich von grösseren solcher Körperchen hatte sich der Inhalt der einzelnen Körperchen so vertheilt, dass mit Bezug auf die ganze Reihe ein Theil desselben nach den beiden Seiten gerückt war und der andere die Mitte einnahm. Erschien bei einer gegebenen Einstellung jener dunkel, so war dieser hell; erschien dagegen umgekehrt jener hell, so war dieser dunkel. In beiden Fällen jedoch gewann man den Eindruck, die ganze Elementarkörperchenreihe sei in zwei Hälften gespalten (Fig. 4). Ja es schienen sich sogar in manchen Reihen beide Theilungsarten zu vereinigen. Die Elementarkörperchen zerfielen dann in vier Stücke, die Anfangs noch sehr innig zusammenhingen, später indessen mehr und mehr aus einander rückten und deutliche, quaternär verbundene, helle oder dunkle Gebilde darstellten.

Wenn nun alle diese Formen aus den einfachen Elementarkörperchen der oben näher beschriebenen zelligen Elemente des rothen Markes eines Kalbswirbels hervorgegangen waren, und dass sie einen anderen Ursprung gehabt, ist nicht nur nicht wahrscheinlich, sondern den mitgetheilten Thatsachen nach, sogar höchst unwahrscheinlich, was dann? Mussten da nicht diese Elementarkörperchen, nachdem sie nach dem Untergange ihrer Zellen als überlebende Theile derselben ein besonderes Dasein gewonnen hatten, auch besonders entwickelungsfähig geworden sein und befähigt, eine Nachkommenschaft zu erzeugen, die in vielen und wesentlichen Merkmalen ganz und gar von ihnen abwich und somit den Charakter einer besonderen Vegetation an den Tag legte? Diese Vegetation würde aber nicht den Werth einer durch Zellen vertretenen haben, sondern lediglich den einer durch blosse Elementarkörperchen, Corpuscula primigenia protoplasmatis, bedingten, einer Vegetation, die, wenn sie auch aus einer höheren, durch Zellen gebildeten hervorging, dennoch tief unter dieselbe herabsank, auf die Stufe des Moners, das einstens der Zelle zum Ausgangspunkte diente, um Grundlage aller höheren Organisation zu werden.

Wie verhält sich nun diese Vegetation zu dem, was wir als Coccen oder Bakterien, oder auch blos als Bakterien schlechtweg bezeichnen? Die Antwort ergiebt sich aus unserer Darstellung von selbst. Wenn wir unter Coccen und Bakterien oder auch Bakterien schlechtweg specifische Lebewesen verstehen, so existirt unter dem, was als solche gilt, viel falsche Waare, und Niemand hat ein Recht, aus jeder Anhäufung von Elementarkörperchen, wie gestaltet, wie verbunden unter einander sie auch sein mögen, ohne Weiteres auf die Anwesenheit solcher Lebewesen zu schliessen. Das Protoplasma ist ein sehr bieg- und schmiegsamer Körper. Es passt sich ausserordentlich leicht den verschiedenartigsten Verhältnissen an und zeigt sich ihnen gemäss so oder so. Ein Product dieser seiner Anpassungsfähigkeit ist die Zelle. Fallen die Bedingungen, unter denen sie geworden ist, unter denen sie bestanden hat, weg, so hört auch die Zelle auf zu sein, und das Protoplasma, das sie bildete, tritt in einer anderen Form zu Tage. Eine davon ist die, unter welcher uns Coccen und Bakterien erscheinen und zwar in allen den Entwickelungsmoden, deren diese fähig sind. Will man trotzdem Alles, was sich in dieser Form zeigt, auch noch als Coccen oder Bakterien bezeichnen, immerzu. Man vergesse aber dabei niemals, woher diese Coccen und Bakterien stammen können und dass sie vor allen Dingen keinesweges die Nachkommen ganz gleichgearteter, gewissermaassen identischer Wesen zu sein brauchen.

Erklärung der Abbildungen.

Tafel X.

Vergrösserung circa 1000mal. Seybert IX, à l'immers. Oc. 0 u. 1.

Fig. 1. a—h Zellen aus dem rothen Knochenmarke des Rückenwirbels eines Schweines. a b c d noch wohlerhaltene, e f g h zerfallende Zellen. x Elementarkörperchen aus zerfallenen Zellen in verschiedenen Verbindungen, mit und ohne anhaftende Grundsubstanz, die in längeren oder kürzeren Fäden erscheint.

Fig. 2. a—e Zellen aus dem rothen Knochenmarke des Rückenwirbels eines Kalbes. a—b noch wohl erhaltene, c d e in Zerfall begriffene Zellen. x Elementarkörperchen aus zerfallenen Zellen in verschiedenen Verbindungen, mit und ohne Fäden anhaftender Grundsubstanz, welche namentlich an den in der Mitte liegenden sehr lang ausgezogen und spiralig gedreht ist.

Fig. 3. Elementarkörperchen aus zerfallenen Zellen des rothen Knochenmarkes aus dem Brustbein eines Hammels. Weiteres wie in 1 x und 2 x.

Fig. 4. Elementarkörperchen aus zerfallenen Zellen des rothen Knochenmarkes eines sich zersetzenden Rückenwirbels des Kalbes. In der Mitte einige Reihen derselben mit verhältnissmässig viel Grundsubstanz. In α beginnen die Elementarkörperchen sich quer zu theilen, in β haben sie sich bereits quer getheilt, in γ sind sie weiter aus einander resp. mehr zusammen gerückt. In δ theilen sich die Elementarkörperchen der Länge nach in ε und ζ der Länge und Quere nach.

XX.

Ueber hypertrophische und atrophische Lebercirrhose.

Von Prof. Ackermann in Halle.

(Hierzu Taf. XI.)

Jene bekannte und vielbesprochene Form der fibrösen Hepatitis, welche seit Laennec den Namen Lebercirrhose führt, ist zwar nicht, wie zuweilen irrthümlich angegeben wird[1]), von dem genannten Autor entdeckt worden, wohl aber ist er es gewesen, der zuerst hervorgehoben hat, dass die Grösse der Leber in dieser Krankheit abnehme und dass die Atrophie eine constante Eigenthümlichkeit der cirrhotischen Leberentartung sei. Le foie est toujours atrophié quand il contient des cirrhoses sagt Laennec[2]), und anscheinend mit Recht, denn zahllose Beobachtungen haben gezeigt und zeigen noch täglich, dass Cirrhose und Atrophie der Leber zusammenfallen; ja es hat diese Thatsache in dem auch für diese Krankheit gebräuchlich gewordenen Namen der Granularatrophie einen bezeichnenden Ausdruck gefunden.

In dem Maasse jedoch, wie unsere Kenntnisse von der Histogenese dieses Krankheitsprozesses wuchsen, und die Ueberzeugung sich befestigte, dass derselbe wesentlich in der Neubildung eines nach und nach schrumpfenden Bindegewebes bestehe, machte sich auch die Vermuthung, und später selbst die bestimmte Behauptung geltend, dass die Lebercirrhose mit einem Stadium der Hypertrophie beginnen müsse, weil, wie man voraussetzte, das neu sich entwickelnde Bindegewebe zu der intacten Parenchymmasse des erkrankenden Organes hinzukomme. Diese, also weniger auf directen Wahrnehmungen, als auf theoretischen Schlüssen basirende, zuerst von Becquerel[3]) vertretene Vorstellung, schien in der Folge durch

[1]) Wunderlich, Handb. d. Pathol. u. Therapie. 1. Ausgabe. Bd. 3. S. 1104.
[2]) Traité d'auscultation médiate. Part. 2. Sect. IV. Obs. XXXV.
[3]) Recherches anat.-path. sur la cirrhose du foie. Arch. gén. de méd. Avril 1840. p. 405.

eine Reihe von Beobachtungen bestätigt zu werden, in denen die cirrhotische Leber sowohl bei der klinischen, wie auch bei der anatomischen Untersuchung eine zweifellose Hypertrophie erkennen liess. Einzelne Beobachter haben sogar Gelegenheit gehabt, den allmählichen Uebergang des hypertrophischen Zustandes der Leber in den atrophischen während des Verlaufes der Krankheit zu verfolgen. So Richard Bright, welcher bereits vor mehr als 40 Jahren, nach einer Angabe von Charcot[1]), Derartiges beobachtet haben soll, und in neuerer Zeit Dr. Stricker[2]), der in einem auf der Traube'schen Klinik behandelten, mit erheblicher Verfettung der Leberzellen complicirten Fall von Hepatitis interstitialis die Höhe der Leberdämpfung in der Parasternallinie während eines Monats von 24 Cm. auf 11 Cm. abnehmen sah und bei der Section dieses Falles eine weit unter der normalen Grösse liegende Atrophie der Leber constatirte.

Es ist aber auch durch Beobachtungen am Leichentisch festgestellt worden, dass die cirrhotische Leber ihre normalen Dimensionen erheblich überschreiten kann. Nicht etwa blos in einem Zustande, den man als den Ausdruck eines früheren Stadiums angesehen hat und auch gegenwärtig noch vielfach ansieht, sondern auch bei vorgeschrittener Schrumpfung, grobkörniger Oberfläche und äusserst derber, beim Durchschneiden ein knirschendes Geräusch bedingender Consistenz.

Ebenfalls schon Bright[3]) berichtet von einem 15jährigen Knaben, der während des Lebens die charakteristischen Erscheinungen der Cirrhose darbot und dessen Leber bei der Autopsie, trotz grosser Härte und Schwere und trotz tiefgefurchter, höckeriger Oberfläche und körniger Schnittfläche, eine den normalen Umfang und mehr als ein Drittel übertreffende Vergrösserung zeigte. Einzelne Beobachtungen von E. Wagner, Liebermeister, Cornil[4]) und Anderen scheinen ebenfalls hierher zu gehören. Indessen bilden alle solche Fälle, in denen die Leber hypertrophisch und da-

[1]) Leçons sur les maladies du foie. p. 225.
[2]) Charité-Annalen. Jahrg. 1874. S. 324.
[3]) Reports on medical cases. p. 93. Case XXVI.
[4]) E. Wagner, Arch. d. Heilk. Jahrg. III. S. 469. — Liebermeister, Beiträge z. pathologischen Anatomie und Klinik d. Leberkrankheiten. S. 59, 68. — Cornil, Arch. de physiologie. 1874.

neben hart und grob granulirt war, doch nur Ausnahmen. Denn in der grossen Mehrzahl der Befunde von cirrhotischen und zugleich hypertrophischen Lebern zeigten dieselben eine entweder nur mit undeutlichen, kleinen und flachen Granulationen versehene oder selbst vollkommen glatte Oberfläche. Solche Beobachtungen sind vor noch nicht sehr langer Zeit ganz allgemein auf frühere Entwickelungsstadien der cirrhotischen Degenerationen bezogen worden[1]), insofern man ohne Bedenken annahm, dass aus diesem hypertrophischen und zugleich wenig oder gar nicht granulirten Zustand der Leber erst allmählich, unter fortschreitender Schrumpfung des neugebildeten Bindegewebes, eine in der Regel mit gröberer Granulirung verbundene Consistenzzunahme der Leber hervorgehe. Die mit glatter oder fein granulirter Leberoberfläche auftretende Hepatitis interstitialis diente zum „Beweis, dass im Beginn der Cirrhose durch die Wirkung des interlobulären Gewebes eine sehr beträchtliche Vergrösserung des Organs bewirkt werden könne" (Liebermeister). Sie ist es gewesen, welche zusammen mit der Ueberlegung, dass durch die Bindegewebsproliferation nothwendig eine Volumenszunahme der Leber herbeigeführt werden müsse, den Grund abgegeben hat für die seit mehr denn 25 Jahren mit grosser Bestimmtheit, namentlich in den Lehr- und Handbüchern sich wiederholende Angabe von dem Vorkommen eines mit Hypertrophie verlaufenden Initialstadiums der Lebercirrhose, einer Hypertrophie, welche eben durch die Entwickelung des neoplastischen, succulenten, noch nicht geschrumpften Bindegewebes bedingt sein sollte[2]).

Diese Ansicht, nach welcher also die hypertrophische, mit glatter oder undeutlich granulirter Oberfläche versehene indurirte Leber das erste Stadium der Cirrhose repräsentiren sollte, hat indessen trotz ihrer allgemeinen Verbreitung eine allmählich immer grösser gewordene Zahl von Gegnern gefunden. Nachdem bereits

[1]) Liebermeister, a. a. O. S. 62.

[2]) Bamberger, Krankheiten des chylopoetischen Systems. Aufl. 1. S. 564. — Niemeyer, Lehrb. der speciellen Pathologie und Therapie. Aufl. 1. Bd. 2. S. 603. — Förster, Lehrb. d. path. Anatomie, Aufl. 9, herausgegeben von Siebert. S. 264. — Th. Thierfelder, Leberkrankheiten, in v. Ziemssen's Handbuch. Bd. 8. S. 158.

Réquin[1]), Gubler[2]), Grisolle und Jaccoud[3]) sich dahin geäussert hatten, dass diese Veränderung der Leber, weil man sie zuweilen an der Leiche beobachte, nicht als das erste Stadium, sondern als eine besondere Species der Lebercirrhose aufzufassen sei, trat zuerst R. B. Todd[4]) im Jahre 1857 mit der bestimmten Behauptung hervor, dass dieselbe überhaupt nichts mit der Lebercirrhose gemein habe, sondern vielmehr eine besondere, streng von ihr zu trennende Krankheit darstelle. Die Cirrhose erzeuge, wie Todd weiter ausführte, von Anfang an, wenn sie nicht etwa mit fettigen oder amyloiden Veränderungen complicirt sei, eine Atrophie; die indurative Hypertrophie der Leber (interstitielle hypertrophische Hepatitis) dagegen könne in späteren Stadien zwar ebenfalls in eine Volumensabnahme des Organs übergehen, bleibe aber gewöhnlich bis zum Tode persistent, oder führe doch mindestens niemals zu einer Atrophie, bei welcher die Leber sich bis auf ihr normales Volumen, geschweige denn bis unter dasselbe verkleinere. Auch unterscheide sich diese Hypertrophie durch regelmässigeren und intensiveren Icterus, sowie durch vollständiges Fehlen oder geringe Entwickelung des Ascites von der Cirrhose.

Damit waren, abgesehen von den noch zu erwähnenden histologischen Differenzen, bereits die wichtigsten Thatsachen hervorgehoben, welche den späteren Beobachtern als Unterscheidungsmerkmale zwischen der Cirrhose und der indurativen Hypertrophie dienen sollten, und es war daher kaum noch als ein Fortschritt in diesen Anschauungen aufzufassen, dass P. Ollivier[5]) 1871, gestützt auf im Wesentlichen dieselben Gründe wie Todd, jede der beiden Krankheiten als selbständige und unabhängig von einander verlaufende Vorgänge von Neuem bezeichnete.

Auf diese Weise war der früher einheitliche Krankheitsbegriff der Cirrhose in zwei verschiedene Krankheiten zerlegt worden, von denen die eine den Namen der atrophischen, die andere den der

[1]) Union méd. 1849.
[2]) Thèse d'agrégation sur la cirrhose du foie. 1853.
[3]) Traité de pathologie. Tome II. p. 429.
[4]) Abstract of a clinical lecture on the chronic contraction of the liver. Med. Times and Gaz. 1857. Decbr. 5.
[5]) Mémoire pour servir à l'histoire de la cirrhose hypertrophique. Union méd. 1871. No. 68, 71, 75.

hypertrophischen Cirrhose erhielt, und ich werde im Nachfolgenden diese Namen gleichfalls benutzen, ohne jedoch damit behaupten zu wollen, dass die atrophische Cirrhose, wie Todd meinte, in der That von Anfang an und während ihres ganzen Verlaufes atrophisch sein müsse.

Inzwischen hatte aber auch die histologische Forschung zu Ergebnissen geführt, welche wohl geeignet erschienen, der Trennung beider Krankheiten von einander einen noch bestimmteren Ausdruck zu verleihen. Von Charcot und Luys[1]) war 1859 in einer Mittheilung an die Société de Biologie hervorgehoben worden, dass bei der atrophischen Cirrhose die Bindegewebsneubildung in der Regel darauf beschränkt bleibe, die Acini zu umhüllen, während sie bei der hypertrophischen Cirrhose tiefer in das secernirende Parenchym der Leber eindringe und die einzelnen Zellen desselben umschliesse und einrahme. Erst 1874, also 15 Jahre später, wurden diese Angaben im Wesentlichen bestätigt durch G. Hayem[2]), der an zwei Fällen von hypertrophischer Cirrhose neben einer enormen Verdickung des interlobulären Bindegewebes auch eine sehr erhebliche Neubildung von Bindegewebe innerhalb der Läppchen beobachtete, durch welches die Leberzellenreihen zu unregelmässigen Gruppen aus einander gedrängt waren. Wenige Monate darauf hat Cornil[3]) in einem Falle, der höchst wahrscheinlich ebenfalls der hypertrophischen Cirrhose zugezählt werden muss, auf das von deutschen Beobachtern bei anderen Leberkrankheiten schon früher beschriebene Netz von „neugebildeten Gallenkanälchen“ im interlobulären Bindegewebe aufmerksam gemacht, von welchem Hanot[4]) dann später behauptete, dass es sich in der Regel nur bei der hypertrophischen Cirrhose entwickele, nicht dagegen, oder doch nur ausnahmsweise und spärlich, bei der atrophischen Cirrhose nachweisen lasse. Und endlich haben Charcot und Gombault[5]) die fundamentale Veränderung bei der hypertrophischen

[1]) Bei Hanot, Étude sur une forme de cirrhose hypertrophique du foie. Paris 1876. p. 15.

[2]) Contribution à l'étude de l'hépatite interstitielle chronique avec hypertrophie. Arch. de physiol. norm. et path. 1874. Janv. p. 126.

[3]) Note pour servir à l'histoire anatomique de la cirrhose hépatique. Arch. de physiol. norm. et path. 1874. Mai et Juin. p. 265.

[4]) A. a. O. S. 34.

[5]) Contribution à l'étude anatomique des différentes formes de la cirrhose du

Cirrhose, wenigstens bei derjenigen Form, die von Hanot als Cirrhose hypertrophique avec ictère bezeichnet worden ist, in einer Entzündung der Gallenwege gesucht, von welcher die zur Hypertrophie führende Neubildung des Bindegewebes unter gleichzeitiger, oft sehr excessiver Entwickelung neuer Gallenkanälchen ihren Ausgang nehmen sollte, um dann in systematischer Weise von der Peripherie der Acini gegen das Centrum vorzuschreiten.

Es war somit eine Reihe von klinischen, anatomischen und histologischen Thatsachen gesammelt, durch welche der Beweis erbracht werden sollte, dass die atrophische und hypertrophische Cirrhose zwei verschiedene Krankheiten seien. In Deutschland, dessen doch sonst nicht eben dürftige casuistische Literatur übrigens bis jetzt keinen als „hypertrophische Cirrhose" unterschiedenen Fall aufzuweisen hat, werden gleichwohl diese Beweismittel noch nicht allgemein als bindende betrachtet.

Th. Thierfelder hat zwar, obschon er ein hypertrophisches Stadium der gewöhnlichen Cirrhose zugesteht[1]), die hypertrophische Cirrhose als eine besondere Krankheit anerkannt[2]). Birch-Hirschfeld[3]) dagegen sieht die mit Vergrösserung der Leber verbundene Wucherung des interstitiellen Gewebes als das erste Stadium der cirrhotischen Schrumpfung an und weist die Existenzberechtigung der hypertrophischen Cirrhose als besondere Krankheit mit Bestimmtheit zurück. Und Küssner[4]), der neueste Autor in dieser Frage, glaubt ebenfalls nicht, dass die Annahme zweier grundverschiedener Formen der Cirrhose durch die bisherigen Beobachtungen mit genügender Sicherheit zu erweisen sei.

Folgenden, zur Entscheidung dieser Frage geeigneten Fall habe ich im vorigen Jahre secirt und genauer untersucht.

1. Er betrifft einen 30jährigen Mann, welcher etwa 4 Wochen vor seinem Tode in die innere Abtheilung der hiesigen stationären Klinik aufgenommen war[5]).

foie. Arch. de physiol. norm. et path. 1876. p. 463 und Charcot. Leçons sur les maladies du foie et des reins. Paris 1877. p. 213.

1) A. a. O. S. 158.

2) A. a. O. S. 196.

3) Lehrb. der path. Anat. S. 939.

4) Sammlung klin. Vorträge von Volkmann. No. 141. S. 10.

5) Die klinischen Notizen verdanke ich den gütigen Mittheilungen der Herren Weber und Kobert.

Zwei Jahre früher hatte derselbe, nachdem er im Winter in's Wasser gefallen war, Schmerzen in der rechten Seite, Fieber und Icterus, verbunden mit Stuhlverhaltung, bekommen. Das Fieber war bald geschwunden, die Obstruction aber hatte erst etwa 9 Wochen vor seinem Eintritt in die Klinik aufgehört und war in profuse und hartnäckige Diarrhöen übergegangen, welche, ebenso wie der Icterus und die Schmerzen im rechten Hypochondrium, bei seiner Reception noch andauerten.

Am 14. Februar (1879) reicht die Leberdämpfung in der Mamillarlinie vom unteren Rande der 4. bis zum unteren Rande der 6. Rippe, in der Sternallinie etwa bis zur Mitte des Schwertfortsatzes und erstreckt sich nach links bis in die vordere Axillarlinie. In der linken Mamillarlinie beginnt sie an der 5. Rippe und reicht bis zum Rippenbogen. Profuse Diarrhöen dauern trotz Anwendung verschiedener Medicamente fort, und das Körpergewicht nimmt im Lauf einer Woche um 17 Pfund (!) ab. Schmerzen in der Lebergegend haben ebenfalls fortbestanden und nehmen noch zu, steigern sich namentlich auch bei Berührung. Leberdämpfung bleibt dieselbe. Inanitionserscheinungen bei fortdauernden, wenn auch etwas verminderten Durchfällen. Im Urin Eiweiss und einige Cylinder. Galliges Erbrechen, Collapsus. Patient stirbt am 16. März.

Section am 17. März. Mittelgrosser, magerer männlicher Körper. Allgemeiner Icterus mässigen Grades. An der hinteren Körperfläche spärliche Todtenflecke. Bauch sehr stark eingesunken. Hautdecken äusserst atrophisch, ebenso die gesammte Musculatur, welche übrigens, mindestens am Rumpf, eine ziemlich rein rothe Farbe besitzt. Der linke Leberlappen überragt den Schwertfortsatz um etwa 8½ Cm. und liegt auch nach der Seite hin in entsprechendem Umfang zu Tage, ja er erstreckt sich bei seiner Ausdehnung nach links noch weiter nach unten, als in der Mitte, reicht sodann weit bis in's linke Hypochondrium hinein und bedeckt die Milz in ihren oberen und vorderen Theilen in einer Breite von etwa 4 Cm. Das Zwerchfell steht beiderseits am unteren Rande des vierten Rippenknorpels. In der Bauchhöhle befindet sich keine Flüssigkeit.

Die Lungen liegen beide ziemlich weit nach hinten, die linke ist etwas mit dem Herzbeutel verwachsen, übrigens frei, die rechte desgleichen. In den hinteren Abschnitten beider Lungen kleine atelectatische Heerde, sonst beide durchweg lufthaltig, ziemlich blutarm.

Das Herz mässig fest zusammengezogen, rechts eine grosse, links eine geringe Menge fester frischer Gerinnsel einschliessend. Herzfleisch blass, durchscheinend, nicht mürbe.

Der Magen wird vollständig durch den stark vergrösserten linken Leberlappen bedeckt und enthält eine grosse Menge grüngalliger Flüssigkeit. Seine Schleimhaut eben so wenig wie die des Duodenums geröthet, geschwollen oder sonst eine Spur von Katarrh zeigend. Im ganzen Darm ein gallig tingirter, dünnflüssiger Inhalt. Schleimhaut des Dünndarms und Dickdarms mehrfach in grösserer Ausdehnung leicht geschwollen, geröthet und mit einem trüben, zähen, mässig fest anhaftenden Secret bedeckt. Die Schleimhaut des Ductus choledochus in ihrer ganzen Ausdehnung weiss, glatt, mit einer ganz spärlichen Menge blassgelben Schleims bedeckt. Sein Lumen überall von normaler Weite, auch in der Portio intestinalis keine Spur eines Hindernisses für den Abfluss der Galle. Die Drüsen in der Porta hepatis nicht verändert. Pfortader nicht erweitert, enthält neben dunklem dünnflüssigem Blut ein kleines Speckhautgerinnsel.

Milz etwa doppelt so gross wie normal, 16 Cm. lang, 9 Cm. breit, 5 Cm. dick, derb, von mittlerem Blutgehalt, die Milzbläschen ausserordentlich deutlich, die Pulpa blassroth, etwas durchscheinend, homogen.

Die linke Niere ebenfalls ziemlich gross, 12 Cm. lang, 5 Cm. breit, 4½ Cm. dick, ihre Kapsel leicht abzulösen. Blutgehalt gering, in beiden Substanzen ziemlich gleich. Rechte Niere von gleicher Beschaffenheit wie die linke, nur etwas kleiner. Harnblase leer.

Aorta von mittlerer Weite, sehr vollkommen elastisch, nirgends eine Spur von Sclerose.

Die Leber wiegt 2600 Grm. Ihr rechter Lappen ist von annähernd normaler Form und Grösse, der linke dagegen ist ausserordentlich hypertrophisch und besitzt eine Breite von 17 Cm., eine Tiefe von 24 Cm. und eine grösste Dicke von 9 Cm. Der scharfe Rand der Leber ist in seiner ganzen Ausdehnung, also auch am rechten Lappen, etwas gerundet. Die Serosa zeigt an der ganzen Oberfläche der Leber mehrfache, jedoch nicht besonders zahlreiche, fleckige Verdickungen. Am linken Lappen ist sie stark gespannt, glänzend und sehr transparent, so dass man hier überall, mit Ausnahme der verdickten Stellen, die Acini als grosse, röthlich-braune, etwas verwaschene, in einer blassgrauen Grundmasse liegende Flecke sehr deutlich erkennen kann. Die Oberfläche der Leber ist am linken Lappen vollkommen glatt. Erst wenn man das Organ mit seiner concaven Fläche auf den Tisch legt und dadurch eine Abplattung desselben herbeiführt, entsteht an der convexen Fläche dieses Lappens eine feinhöckerige Beschaffenheit. Die prominirenden Stellen werden aber nicht etwa durch die Acini, sondern vielmehr, wenigstens hauptsächlich, durch das zwischen denselben befindliche Gewebe gebildet. Dieses wird durch den Druck in die Höhe gedrängt, welcher in Folge der Ausbreitung der concaven Fläche von den Seiten und von unten her auf die oberen Gegenden der Leber ausgeübt wird, und es verschwindet daher das granulirte, oder richtiger chagrinirte Aussehen der Oberfläche auch in demselben Augenblicke, wo man die Leber von ihrer ebenen Unterlage entfernt. Die convexe, und in noch höherem Grade die concave Oberfläche des rechten Lappens ist von einer Anzahl flacher Vertiefungen und schmaler, seichter Furchen unterbrochen, durch welche eine entsprechende Menge flachhügeliger Prominenzen theilweise begrenzt wird. Dieselben sind sehr umfangreich, bis zu einigen Centimetern und darüber im Durchmesser, treten wegen ihrer geringen Höhe und der oft sehr undeutlichen Entwickelung ihrer Grenzen nicht immer scharf hervor und haben nicht die geringste Aehnlichkeit mit den bekanntlich weit kleineren, meist scharf begrenzten und steileren Granulis an der Oberfläche einer Leber mit gewöhnlicher Cirrhose. Das Leberparenchym ist sehr fest, zäh und von mässiger Härte, welche im rechten Lappen, besonders in der Nähe seines äusseren Randes, noch etwas grösser ist, als im linken. Auf der Schnittfläche dieses letzteren ist die schon durch dessen Serosa deutlich erkennbare acinöse Zeichnung sehr bestimmt zu unterscheiden. Man sieht die Läppchen als grosse, dunkelbräunlichrothe, etwas verwaschene Flecke, umgeben von breiten zusammenhängenden Zügen eines weisslich-grauen Gewebes, oder richtiger, in Form von zum Theil mit einander verschmolzenen Inselchen in einer weisslichen Grundmasse liegend, welche letztere übrigens die ersteren im Niveau der Schnittfläche ein wenig überragt und klaffende Durchschnitte kleinerer Arterienzweige deutlich erkennen lässt. Auch die Durchschnitte der kleineren und kleinsten Lebervenen klaffen auf der Schnittfläche. So etwa ist das Verhalten des Leberparenchyms in der ganzen Ausdehnung des linken Lappens, indessen werden die Acini doch in seinen weiter nach rechts gelegenen Abschnitten schon etwas kleiner. Diese Verringerung ihres Umfanges nimmt im rechten Leberlappen noch zu, und zwar etwa in demselben Verhältniss, in welchem man von links nach rechts weiterschreitet. Demgemäss sind die Acini am rechten Leberrande von äusserster Kleinheit und mit blossem Auge schwer zu erkennen. Bei der Besichtigung feiner Schnitte auf weisser Unterlage sieht man sie als etwa sandkorngrosse Gebilde mit verwaschenen Grenzen und von hellbräunlichgrauer Farbe. Auch tritt im rechten Lappen, und besonders in der Gegend seines äusseren Randes, eine Differenz zwischen dem Niveau der Acini und des Zwischengewebes auf der Schnittfläche nicht deutlich hervor.

In der Gallenblase befinden sich etwa 30 Grm. dickflüssiger, schmutziggrüner Galle.

Mikroskopischer Befund. Als auffallendste Veränderung zeigt sich in der ganzen Leber eine ausserordentliche Masse neugebildeten Bindegewebes, welches nicht allein zwischen den Acinis, sondern auch innerhalb derselben zwischen den Reihen der Leberzellen und in der Umgebung der Centralvenen angehäuft ist. Es bildet breitere und schmälere, die Acini oder deren Reste trennende Strassen, welche zahlreiche Seitenzweige in die Substanz derselben abgeben. Diese letzteren sind ebenfalls von verschiedener Breite, häufig an ihrer Basis, d. h. da, wo sie von den interacinösen Zügen entspringen, am breitesten und allmählich in ihrem Verlauf gegen das Centrum zu sich mehr und mehr verschmälernd, überhaupt aber von sehr unregelmässiger Form, mit ihrer bald rasch, bald langsam sich verjüngenden Spitze den Rand des Acinus entweder nur wenig überschreitend, oder tiefer in ihn eindringend, ja zuweilen ihn vollständig durchbrechend und in einzelne Fragmente zerlegend. Entsprechend dieser Unregelmässigkeit in der Form und Grösse der in den Acinus übergreifenden zungen-, zacken-, pyramidenförmigen oder sonst wie gestalteten Bindegewebsfortsätze ist natürlich auch die Form und Grösse der zwischen den Bindegewebsmassen enthaltenen Reste des Leberparenchyms eine sehr verschiedene; die Grösse um so verschiedener, als in der That nicht jeder einzelne Acinus durch Bindegewebe von seinen Nachbaren getrennt ist, sondern hie und da zwei, auch wohl drei und mehr noch unter einander zusammenhängen und von gemeinsamen Bindegewebsstrassen umschlossen sind, welche dann gewöhnlich an den natürlichen Grenzen der Acini besonders breite und lange Fortsätze abgeben. Theils aus diesem partiellen Zusammenhang einzelner Acini unter einander, theils aus der Zerrissenheit derselben durch die mehr oder weniger tief in sie eindringenden, sehr verschieden geformten Bindegewebsfortsätze, erklären sich auch die äusserst mannichfaltigen Gestalten der von dem neugebildeten Bindegewebe umschlossenen inselförmigen Parenchymreste der Leber. Sie sind demgemäss bald klein, rundlich, bald von bedeutender Grösse, zackig, und senden ihrerseits ebenfalls zahlreiche Fortsätze in das umgebende Bindegewebe aus, welche in Grösse und Form natürlich ebenso sehr differiren, wie die zwischen ihnen sich einschiebenden Bindegewebszacken. In continuirlichem Zusammenhang mit diesen letzteren oder mit den breiten interacinösen Bindegewebsstrassen stehen schmälere, das Innere der Acini vorwiegend in radiärem Verlauf durchsetzende Bindegewebszüge. In der Richtung gegen die Centralvene zu erreichen sie diese sehr häufig und confluiren in grösserer oder geringerer Entfernung von derselben zu einer dickeren bindegewebigen, das Gefäss umgebenden, auf dem Querschnitt ringförmig sich darstellenden Scheide. Diese, vorzugsweise radiär, aber auch in anderen Richtungen verlaufenden Bindegewebszüge schieben sich ein zwischen die Leberzellenbalken, welche sie isoliren und natürlich in demselben Maasse von einander entfernen, in welchem sie selbst oder die in ihrer Substanz verlaufenden Capillaren voluminöser oder weiter sind, so dass also unter Umständen die einzelnen Leberzellenreihen auch sehr weit auseinander gerückt werden. Das gesammte hyperplastische Bindegewebsgerüst der Leber besteht somit aus einem, durch die dicken interacinösen Balken gebildeten Netzwerk, dessen einzelne Maschen noch wieder ein feineres Netz einschliessen, welches die Leberzellen trägt.

Im Ganzen scheint die Menge des Bindegewebes im rechten Lappen beträchtlicher zu sein, als im linken. Wenigstens sind dort in der Regel die interlobulären Strassen breiter, die im Inneren der Acini verlaufenden Züge dicker, als hier. Aber in demselben, ja in noch höherem Grade, wie die Menge des Bindegewebes wächst, nimmt die Menge des Leberparenchyms ab, dergestalt, dass also im rechten Lappen, und namentlich am rechten Rande desselben überhaupt nur noch spärliche Reste von demselben verbleiben.

Die Structur des neugebildeten Bindegewebes stimmt in beiden Leberlappen ziemlich vollständig überein. Sie ist vorwiegend feinfibrillär, und die einzelnen, in ihrer Dicke nicht erheblich differirenden und nicht zu Fascikeln geordneten Fibrillen verlaufen parallel oder unter spitzen Winkeln sich kreuzend und verbindend, hie und da von ganz vereinzelten schmalen, glänzenden Kernen unterbrochen. Häufig aber stösst man im Bindegewebe, und zwar sehr viel häufiger in dem des linken, als in dem des rechten Lappens auf umfängliche und dichte Anhäufungen von Lymphzellen, welche entweder in längeren, ein- oder mehrzeiligen Reihen angeordnet, oder mehr vereinzelt, in Maschenräumen der fibrillären Substanz zerstreut sind. Sie finden sich sowohl in den feineren, das Innere der Acini durchsetzenden Bindegewebszügen, wie auch in den breiten, dieselben äusserlich umschliessenden Massen und sind anscheinend ganz regellos und unabhängig von anderen, im Bindegewebe vorhandenen Gebilden aufgespeichert, d. h. man überzeugt sich nirgends mit Sicherheit, dass sie allein oder auch nur vorwiegend, etwa in der nächsten Umgebung der Blutgefässe oder der Gallenwege angehäuft seien.

Was aber bei der Untersuchung des neugebildeten Bindegewebes, namentlich an Tinctionspräparaten, besonders deutlich hervortritt, das sind eigenthümliche, zum Theil den interacinösen Gallenkanälen ähnliche Epithelröhrchen, welche an einigen Stellen nur spärlich, an anderen dagegen in sehr grosser Menge vorhanden sind. Sie finden sich überall im neoplastischen Bindegewebe. In den breiten Zügen zwischen den Acinis, innerhalb der Acini zwischen den Reihen der Leberzellen, und in der Umgebung der Centralvene. Ihre Anordung und ihr Verlauf zeigt bedeutende Verschiedenheiten. Zu einem Theil verlaufen sie gestreckt oder leicht gekrümmt, auch geschlängelt, oft in mehrfacher, selbst in grosser Anzahl neben einander und zuweilen nur durch sehr geringe zwischenliegende Bindegewebsmengen getrennt. Einige sind ausserordentlich lang und geben nur spärliche Seitenzweige ab, zeigen aber zuweilen kurze und dichte Windungen oder stark convexe hakenförmige Biegungen und scheinen hie und da, zusammen mit ähnlichen gekrümmt verlaufenden Kanälen knäuelförmige Anordnungen einzugehen. Zu einem anderen Theil erscheinen die Kanälchen flach bogenförmig gekrümmt und an vielen Stellen erhält man bei ihrer Untersuchung den Eindruck, als träten sie unter einander mittelst zahlreicher Verbindungen zu netzförmigen Figuren zusammen. Ihre Breite zeigt bedeutende, etwa zwischen 5 und 50 μ liegende Differenzen und an solchen Stellen, wo ein Kanal sich theilt oder einen Seitenzweig abgiebt, ist gewöhnlich eine bedeutendere und plötzliche Breitenzunahme erkennbar.

Neben und zwischen diesen Kanälchen, oft sich mit ihnen berührend und anscheinend auch hie und da mit ihnen anastomosirend, finden sich, ebenfalls vom neugebildeten Bindegewebe umgeben, theils mehr grade, theils gekrümmt verlaufende Schläuche, welche aus Reihen von deutlichen, wenn auch etwas atrophischen, ein Lumen umschliessenden Leberzellen bestehen.

Die Epithelien, welche jene anscheinend netzförmig zusammenhängenden Kanälchen auskleiden, sind je nach der Weite derselben von sehr verschiedener Grösse und Gestalt. In den engsten Kanälchen sind sie äusserst flach und haben stark abgeplattete, undeutliche, oft kaum erkennbare Kerne, ja in den allerfeinsten, etwa 5 μ breiten Gebilden dieser Art scheint zuweilen nur eine einfache Reihe kleiner kernloser Epithelplättchen enthalten zu sein. Aber in demselben Maasse, in welchem die Weite der Kanälchen zunimmt, tritt auch mit immer grösserer Deutlichkeit auf dem Längsschnitt eine Doppelreihe, auf dem Querschnitte ein Ring von 3—4 und mehr Epithelien hervor, durch welchen ein Lumen umgrenzt wird. Gleichzeitig mit der Erweiterung des Kanals und der Vermehrung seiner Epithelien nehmen diese letzteren auch an Grösse zu. Die Anfangs abgeplattete Zelle wird kubisch, ihr niedriger und flacher Kern, dessen Längsdurchmesser zuerst parallel der Axe des Kanälchens lag, wird, falls er überhaupt erkennbar ist, kuglig und nach und nach geht die Zelle vollständig in eine echte Cylinderzelle über, wie dieselbe die grösseren, in der Regel mehr gestreckt oder leicht gekrümmt verlaufenden Kanälchen dieser Art auskleidet.

Ausser diesen zahlreichen, in ihrer Anordnung, ihrem Verlauf und ihrer Breite so viele Verschiedenheiten zeigenden Kanälchen finden sich in dem neugebildeten Bindegewebe noch zahlreiche Röhrchen in Form von kurzen, meist rechtwinklig abgestumpften, isolirten, in verschiedenen Richtungen liegenden Stäbchen oder Bälkchen vor, welche theils gerade, theils einfach gekrümmt oder mehrfach kurz geschlängelt verlaufen und häufig kürzere oder längere, übrigens ihnen vollständig auch in ihrer Breite gleichende Seitensprossen besitzen. Diese Stäbchen und Bälkchen sind aber sicher nicht als eine besondere Form, sondern vielmehr als Theile der beschriebenen Kanälchen aufzufassen, welche durch den Präparationsschnitt aus ihrem Zusammenhang getrennt wurden.

Die Leberzellen besitzen kaum irgendwo ihre normale Grösse, bleiben vielmehr meistens sehr bedeutend unter derselben und befinden sich offenbar fast sämmtlich auf dem Wege einer progressiven Atrophie. Im Allgemeinen sind sie um so kleiner, je grösser die Masse des in ihrer nächsten Umgebung befindlichen Bindegewebes ist, also in der Gegend der Ränder der Acini, entsprechend der hier meistens stärkeren Bindegewebsentwickelung, von geringerer Grösse, als in der Nähe der Centra. Ihr Protoplasma zeigt nirgends eine Spur von Fett, ist aber in den grösseren von ziemlich grobkörniger Beschaffenheit. Gleichwohl sieht man in ihnen und auch in den mittelgrossen Zellen den auf Picrocarmin eine blassrothe Farbe annehmenden Kern meistens ziemlich bestimmt. In den kleinsten scheint er ganz zu fehlen. Auch zeigen diese letzteren bei mittelstarken Vergrösserungen ein homogenes, glänzendes Protoplasma, in welchem erst bei der Untersuchung mit sehr starken Systemen eine äusserst feine Granulirung erkennbar wird. Fast alle Leberzellen sind scharf begrenzt, einige wenige haben rauhe, wie ausgebröckelte Ränder oder zeigen in der Umgebung ihres Kerns spärliche, unregelmässig begrenzte Protoplasmareste, wahrscheinlich nur, weil der ohnehin schon brüchigere Zellkörper bei der Präparation leichter zu zertrümmern war.

Innerhalb der durch das neugebildete Bindegewebe vielfach zerklüfteten Acini zeigen sich die Leberzellen in sehr charakteristischen Gruppirungen. Sie bilden nehmlich längliche, gerade oder gebogen verlaufende, zuweilen unter einander zusammenhängende Figuren von vorwiegend radiärem Verlauf, welche in ihrer Anordnung sofort an Leberzellenbalken erinnern, sich aber von ihnen dadurch unterscheiden, dass sie in der Längsansicht gewöhnlich aus zwei neben einander verlaufenden Zellenreihen bestehen, während sie im Quer- oder Schrägschnitt eine Zusammensetzung aus drei bis fünf pyramidenförmigen Zellen erkennen lassen. Im Centrum dieser Zellcylinder kann man häufig einen feinen Kanal unterscheiden, der, wenn man den ganzen Cylinder als einen Drüsengang auffasst, das Lumen dieses Ganges darstellen würde. Doch ist zu bemerken, dass die Leberzellen zuweilen nicht allein mit ihrer gegen dieses Lumen zu gerichteten Seite, sondern auch mit ihren übrigen Flächen einander nicht unmittelbar berühren, vielmehr durch schmale Interstitien von einander getrennt sind, wie sie auch zwischen der Basis der Zellen und der ihr gegenüberliegenden bindegewebigen Kanalwand sich finden.

Was endlich noch die Blutgefässe der Leber anbelangt, so zeigte sich zunächst, dass die Verbindung zwischen Pfortader und Lebervenen intact war, da eine Injection (Berlinerblau in Leim) in die erstere die gesammten Capillaren der Acini vollkommen füllte und in die Centralvenen vordrang. Etwa in der Mitte der grossen interacinösen Bindegewebszüge sieht man die Pfortaderzweige verlaufen und einzelne kleinere Seitenästchen abgeben, aus denen sich dann zahlreiche, theils gestreckt, theils gewunden verlaufende, weite Maschen bildende Capillaren entwickeln, welche sich Anfangs noch im interlobulären Bindegewebe verbreiten, um sodann in das Gefässnetz im Inneren der Acini überzugehen. Dieses Gefässnetz unterscheidet sich aber in mehrfacher Beziehung von dem normalen. Zunächst sind die dasselbe bildenden Capillaren durchweg weiter, an manchen Stellen selbst viel weiter, als normal, ja man findet nicht selten, dass ein einzelnes weiteres, mit der Pfortader zusammenhängendes Gefäss den Acinus im radiären Verlauf durchsetzt, um direct in die Centralvene einzumünden. Eine derartige Gefässverbindung nimmt in ihrem

Verlauf zahlreiche erweiterte Capillaren des Acinus auf und darf aus diesem Grunde, sowie wegen ihrer Lage und ihrer Communication mit Lebervene und Pfortader ebenfalls als ein erweitertes Capillargefäss aufgefasst werden. Von den Leberzellen sind die den Acinus durchziehenden Capillaren durch das bereits beschriebene intralobuläre Bindegewebe getrennt, durch welches sie in bald dickeren, bald zarteren Anhäufungen umscheidet werden. Doch scheinen dabei Beziehungen zwischen der Weite der Gefässe und der Menge des sie umgebenden Bindegewebes nicht obzuwalten, in so fern enge Capillaren so gut wie weite bald nur von sehr geringen, bald von ausserordentlich grossen Bindegewebsanhäufungen umgeben sind.

Ueber das Verhalten der Leberarterienzweige konnte leider nichts Brauchbares constatirt werden, da eine Injection derselben versehentlich unterblieben war.

Zu der Beschreibung des obigen mikroskopischen Befundes vgl. Fig. 1.

Die unter dem Namen Cirrhose (im engeren Sinne) zusammengefassten Bindegewebshyperplasien der Leber zeigen gewisse, zuweilen sehr prägnante anatomische und histologische Differenzen. Zunächst ist der Sitz und die Ausbreitung des neugebildeten Bindegewebes sehr verschieden. Während es sich in den meisten Fällen vorzugsweise zwischen den einzelnen Läppchen oder Gruppen derselben befindet oder auch in das Innere der Acini übergreift, beschränkt es sich in anderen Fällen auf die Umgebung der mittelgrossen und grösseren Pfortaderzweige. Dieser letzteren Kategorie gehört eine in der Sammlung des hiesigen pathologischen Institutes befindliche Leber an, welche von einem 22jährigen, in der sächsischen Provinzialirrenanstalt verstorbenen Mädchen herrührt und das Bild der grobkörnigen Cirrhose in ausgesuchter Weise darbietet.

2. Die Leber ist von annähernd normaler Grösse. Ihr linker Rand ist scharf, ihr vorderer Rand etwas abgerundet, zum Theil höckerig. Ihre convexe und concave Oberfläche ist überall mit stark prominirenden, zum Theil halbkugeligen Höckern bedeckt, unter denen viele die Grösse von Haselnüssen erreichen und sogar noch übertreffen, manche aber auch einen weit geringeren Umfang, Erbsen- und selbst nur Linsengrösse besitzen. Häufig stehen die Erhebungen in unregelmässigen, oft länglichen Gruppen beisammen, und die zu einer Gruppe gehörigen sind dann gewöhnlich nur durch seichte und schmale Vertiefungen von einander getrennt, während die von ihnen gebildeten Gruppen selbst durch tiefere, hie und da auch sehr breite Furchen begrenzt werden. Entsprechend dieser Beschaffenheit der Oberfläche des Organs zeigt auch seine Schnittfläche runde und rundliche, bis haselnussgrosse Inseln von Lebersubstanz, welche durch schmälere und breitere fibröse Züge getrennt sind und sämmtlich die Schnittfläche etwas überragen. Die fibrösen Züge verlaufen gemeinschaftlich mit den grösseren und mittelgrossen Pfortaderzweigen, deren Lumina auf Durchschnitten häufig erkennbar sind. — Mikroskopisch erscheinen die Bindegewebszüge gegen die Ränder der Acini scharf ab-

gegrenzt, wohl aber senden sie schmälere Seitenzweige aus, welche die angrenzenden Acini oder zusammenhängende Gruppen derselben theilweise oder vollkommen umschliessen, ihrerseits aber keine, oder doch nur sehr spärliche Fortsätze in das Innere der Acini abzugeben scheinen. Innerhalb der breiten Bindegewebszüge finden sich jedoch einzelne grössere und kleinere Reste von Lebersubstanz in Form von meist rundlichen Anhäufungen kürzerer und längerer Reste von Leberzellbalken, die zuweilen zusammenhängen, oft kurze Seitenzweige abgeben und durch grössere oder geringere Bindegewebsmengen von einander getrennt sind. Ausserdem finden sich in den fibrösen Zügen an einzelnen Stellen ziemlich dicht, an anderen spärlich, oft aber auch auf weite Strecken hin gar nicht die in der Geschichte des ersten Falles bereits ausführlicher beschriebenen Epithelröhrchen, meistens von mittlerer Dicke mit glänzenden Zellen und deutlichem Lumen.

Fälle wie dieser, in denen die Bindegewebsneubildung ganz vorwiegend in der Umgebung der mittelgrossen oder grösseren Pfortaderzweige auftritt, gehören zu den Seltenheiten, während die gewöhnliche (atrophische) Cirrhose bekanntlich eine der häufigeren Krankheiten ist. Ihr mikroskopisches Verhalten ist in seinen gröberen Zügen oft genug beschrieben und abgebildet worden. Strassen fibrösen Gewebes von verschiedener Breite umziehen ganz oder theilweise einzelne Acini oder kleinere und grössere Gruppen derselben, und bei oberflächlicher Untersuchung, namentlich mit schwachen Vergrösserungen, erscheint die Grenze zwischen dem Rande des Acinus und dem neugebildeten Bindegewebe oft so scharf, dass man den Eindruck hat, als dringe dasselbe überhaupt nicht in sein Inneres ein. Für einzelne Acini wird dieser Befund auch durch die Untersuchung ausgepinselter Präparate mit stärkeren Vergrösserungen bestätigt. In der Regel aber sieht man dann doch, dass die Bindegewebshyperplasie nicht genau am Rande des Acinus abschliesst, sondern sich noch eine Strecke weit in das Innere desselben fortsetzt. Rokitansky[1]), Frerichs[2]), Liebermeister[3]) und Andere haben dies bereits hervorgehoben und Charcot und Gombault, welche die perilobuläre Cirrhose streng von der intralobulären unterscheiden, gestehen doch zu, dass schliesslich auch bei jener die Bindegewebswucherung in das Innere der Läppchen vordringe[4]).

[1]) Lehrb. der path. Anat. 3. Aufl. Bd. 3. S. 257.

[2]) Klinik der Leberkrankheiten. Bd. 2. S. 26.

[3]) A. a. O. S. 75.

[4]) Contributions à l'étude anatomique des différentes formes de la cirrhose du foie. Arch. de physiol. 1876. p. 480.

Den ersten Ausgangspunkt für die Entwickelung des neuen Gewebes hat man allgemein in dem die Acini normal theilweise trennenden, die feineren Verzweigungen der Pfortader, der Leberarterie und der Gallengänge einschliessenden Bindegewebe zu finden geglaubt. Nur E. Wagner[5]) glaubte annehmen zu müssen, dass die ersten Veränderungen bei der granulirten Leber stets oder fast stets in den Randzonen der Acini selbst vor sich gingen, nicht im interacinösen Gewebe, welches vielmehr nur scheinbar an Menge zunehme.

Zwecks weiterer Beleuchtung dieser Frage gebe ich im Nachstehenden zunächst die Beschreibung einer Leber, welche sich im ersten (hypertrophischen) Stadium der atrophischen Cirrhose befand.

3. Die Leber stammte von einem 49jährigen Manne, welcher kurze Zeit vor seinem Tode mit einer bereits mehrere Tage alten, doppelseitigen Pneumonie in das hiesige städtische Krankenhaus recipirt worden war. Die Section der (nicht icterischen) Leiche ergab neben ausgebreiteter Hepatisation beider oberer Lungenlappen eine sehr erhebliche Vergrösserung der Leber, welche mit ihrem linken Lappen bis etwas unterhalb der Nabelgegend herabreichte während der rechte sich sehr weit nach hinten erstreckte. Grösste Breite der Leber 29 Cm.; Höhe des rechten Lappens 22 Cm.; Höhe des linken Lappens 22 Cm.; grösste Dicke am rechten Lappen 9 Cm.; Gewicht der ganzen Leber 2520 Grm. Die Oberfläche der Leber fast vollkommen glatt bis auf einige, wenig ausgedehnte Verdickungen der Serosa an der convexen Fläche. Der vordere Rand stumpf, rundlich. Farbe, sowohl der Oberfläche als des Durchschnitts, röthlich-gelbbraun. Gefässe nicht besonders bluthaltig. Consistenz sehr derb, elastisch. Acini durch blassgraue Streifen von einander getrennt, wodurch jedoch die Schnittfläche keine unebene Beschaffenheit erhält. Grosse Gefässstämme nicht von besonders starken Bindegewebsscheiden umgeben. Gallengänge von gewöhnlicher Weite. Gallenblase enthält wenig dunkelbraune Galle. Ausführungsgänge der Leber vollkommen frei. In der Bauchhöhle ca. 250 Ccm. klare wässerige Flüssigkeit; auf der Serosa blieben einige sehr spärliche Gerinnsel zurück. Milz wenig vergrössert. Magenschleimhaut blass-röthlichgrau. Dünndärme enthalten wenig gallig gefärbten Schleim; ihre Serosa unverändert. — Mikroskopischer Befund: (Die Leber ist von der Pfortader aus injicirt.) Die einzelnen oder auch mehrere zusammenhängende Acini sind ganz oder theilweise, sehr gewöhnlich ganz, von schmalen Bindegewebsstrassen umschlossen, welche sich scharf, und ohne in ihre Substanz einzudringen, von ihnen abgrenzen. Dem entsprechend sind auch die Acini scharf gerandet und von annähernd normaler Grösse. Auch in ihrer Gestalt erscheinen sie im Ganzen nur wenig verändert, vielleicht zum Theil wie durch Druck etwas abgeplattet oder in andere, nicht ganz regelmässige Formen gepresst. Das die Acini oder deren Gruppen

[1]) A. a. O. S. 464.

einschliessende Bindegewebe ist fein-fibrillär, enthält in grosser Ausdehnung dicht infiltrirte Lymphkörperchen und ist, jedoch nicht überall, von sehr zahlreichen Epithelröhrchen in verschiedenen Richtungen durchzogen. Nirgends finden sich in ihm, vereinzelt oder in Gruppen, erhalten, oder in Resten, Leberzellen vor. Die Injectionsmasse ist fast überall aus den Pfortaderverzweigungen in die Centralvenen vorgedrungen und hat somit die intraacinösen Capillargefässe angefüllt, welche sehr gewöhnlich in der Peripherie der Acini viel enger sind als in ihren mittleren und inneren Theilen. In der Richtung gegen die Mitte der Acini nimmt ihre Weite allmählich zu, um in der Nähe der Centralvenen selbst die Norm etwas zu übertreffen. Auch ist hier das Bindegewebe häufig etwas hyperplastisch. Entsprechend dem Bezirk der engen Capillaren zeigen die Leberzellen in der Randzone der Acini eine sehr gedrängte Lagerung, so dass man die Verengerung der Capillaren als die Folge einer Compression Seitens der zusammengepressten Leberzellen auffassen kann. Dieser Eindruck wird noch verstärkt durch die Verschmälerung, welche viele am Rande der Acini liegende Leberzellen in senkrechter Richtung zu den Centris derselben erkennen lassen. Sämmtliche Leberzellen, namentlich die peripherisch gelegenen, körnig getrübt, nicht fettig; ihre Kerne erkennbar (Fig. 2).

Dass in diesem Falle die Bindegewebsentwickelung nicht auf Kosten der Acini stattgefunden haben kann, wie dies doch hätte geschehen müssen, wenn die Neubildung in der peripherischen Substanz derselben aufgetreten wäre, dass vielmehr zu der Parenchymmasse der Leber etwas Neues hinzugekommen sein muss ohne dass gleichzeitig die alte Substanz des Organes in entsprechender Ausdehnung zu Grunde gerichtet wurde, ergiebt sich zum Theil schon aus der erheblichen Hypertrophie der Leber. Es sprechen aber auch noch andere Thatsachen dafür. Zunächst fand sich in dem neugebildeten Bindegewebe nichts von Leberzellen oder deren Residuen vor, wie man sie doch in den späteren Stadien der atrophischen Cirrhose, wo die Bindegewebswucherung bereits in die Substanz der Acini vorgedrungen ist, regelmässig innerhalb der Bindegewebszüge bald vereinzelt, bald in Haufen beobachten kann. Sodann zeigten sowohl die Acini im Ganzen, wie auch die in ihrer Randzone gelegenen Zellen Veränderungen der Form und zum Theil auch der Lage, die sie offenbar in Folge eines Druckes Seitens des neugebildeten Bindegewebes erlitten hatten. Einzelne Acini waren nehmlich abgeplattet oder in anderer Weise, wie durch eine Compression, ihrer regelmässigen Form beraubt, und die in ihrer Peripherie gelegenen Leberzellen erschienen ebenfalls in der Richtung gegen das Centrum zu wie breit gedrückt und überhaupt in der ganzen Randzone der Acini so zusammengedrängt, dass dadurch die hier gelegenen Capillaren an ihrer Weite erheblich verloren hatten. Man wird daher die Neubildung nicht wohl an eine andere Stelle, als in das die interacinösen Pfortader- und Arterienzweige normal begleitende Bindegewebe verlegen können und annehmen müssen, dass von hier aus ein flächenhaftes Wachsen eintrat, welches allmählich zu einer completen Einkapselung (Cirrhosis capsularis oder, wie Charcot und Gombault wollen, C. annularis) einzelner Acini oder Gruppen derselben führen musste. Unverkennbar spielt bei diesem Neubildungsvorgang jenes zuerst von Frerichs[1]) beschriebene, charakteristische Gefässnetz eine Rolle, dessen langgestreckte, von der Arterie aus leicht zu injicirende Reiser in dem neugebildeten Bindegewebe ein unregelmässiges Maschenwerk bilden. Da bekannter Maassen jegliche Bindegewebsneubildung mit Vascularisation beginnt, so liegt es gewiss nahe, in diesem, mit der Arterie in einem so leicht nachzuweisenden Znsammenhang stehenden Capillarnetz die ersten Anfänge der interstitiellen Gewebswucherung zu suchen; um so mehr, da eine reichlichere Verästelung der Pfortaderzweige in dem proliferirenden Bindegewebe sicher nicht vorkommt. Demgemäss würde die gewöhnliche (atrophische) Cirrhose nicht, wie man anzunehmen pflegt, auf Ernährungsstörungen in den feineren und feinsten Pfortaderzweigen, sondern vielmehr auf entzündliche Veränderungen zurückzuführen sein, bei welchen die Leberarterie und ihre Capillaren die erste Rolle zu spielen hätten.

Nachdem, wie ich oben erwähnt habe, die hypertrophische Cirrhose bereits vom klinischen und anatomischen Gesichtspunkte aus als eine besondere, von der gewöhnlichen Cirrhose verschiedene Krankheit aufgefasst worden war, machten Charcot und Luys[2]) den Versuch, für diese Trennung auch eine histologische Grundlage zu schaffen. Ihrer Angabe nach sollte bei der atrophischen Cirrhose die Bindegewebsentwickelung sich vorzugsweise darauf beschränken, die Acini zu umhüllen, während sie bei der hypertrophischen auch in das Innere derselben eindringen und die einzelnen Zellen umschliessen und einrahmen sollte. Von den späteren Beobachtern hat zunächst Hanot[3]) diesen Unterschied ebenfalls,

[1]) Frerichs, a. a. O. Bd. 2. S. 28 und Atlas, Heft 2. Taf. III. Fig. 2. — Besonders naturgetreu ist dieser Gefässapparat abgebildet von Albert Thierfelder, Atlas der pathologischen Histologie, 3. Lieferung, Taf. XIV. Fig. 4.

[2]) Hanot, a. a. O. S. 15. [3]) Hanot, a. a. O. S. 34.

und zwar mit grosser Bestimmtheit, hervorgehoben. Bei der atrophischen Cirrhose ist, wie er behauptet, die Bindegewebsneubildung fast allein extralobulär, während sie bei der hypertrophischen Form sowohl ausserhalb wie innerhalb der Läppchen vorkommt. Kurze Zeit darauf ist dann wieder von Charcot und zwar gemeinschaftlich mit Gombault[1]) diese Verschiedenheit in der Verbreitung des Bindegewebes bei der atrophischen und hypertrophischen Cirrhose sehr scharf betont worden. „Es besteht", so heisst es bei Charcot und Gombault, „zwischen beiden Krankheiten ein radicaler Gegensatz. In der einen schliessen die Züge des neugebildeten Bindegewebes, mindestens im Anfang, eine mehr oder weniger erhebliche Zahl von Läppchen ein, in der anderen dagegen beginnt die Neubildung im Bezirk der interlobulären Räume in Form von abgerundeten Inseln, um sich später in unregelmässigen, serpiginösen und höckerigen Zügen auszubreiten, welche oft durch kleine Zungen von Lebergewebe unterbrochen sind. Jene (die atrophische Cirrhose) zerstört das Lebergewebe durch Compression der ganzen Läppchen, diese (die hypertrophische), indem die Wucherung systematisch in die einzelnen Läppchen eindringt und, den Leberzellenreihen folgend, von der Peripherie gegen das Centrum vorschreitet."

Die letztere ist nach Charcot und Gombault ausserdem dadurch ausgezeichnet, dass sie jedes Läppchen für sich ergreift (Cirrhose monolobulaire), während bei der ersteren Form die Bindegewebszüge stets mehrere Acini gemeinschaftlich umschliessen sollen (Cirrhose multilobulaire).

Diese Angaben kommen also darin überein, dass zwischen der hypertrophischen und atrophischen Cirrhose in Betreff der Verbreitungsweise des neoplastischen Bindegewebes ein wichtiger Unterschied vorhanden sein soll, welcher der Hauptsache nach darin bestehen würde, dass die Neubildung bei jener extra- und intralobulär, bei dieser nur, oder doch ganz vorwiegend extralobulär ist.

Mit besonderer Rücksicht auf diese Frage habe ich eine Reihe atrophisch-cirrhotischer Lebern untersucht, welche den verschiedensten Stadien dieser Veränderung, von der initialen Hypertrophie bis zu den höchsten Graden der Induration und Granularatrophie, angehörten. Meine Ergebnisse stimmen in einigen wesentlichen Thei-

[1]) Charcot et Gombault, a. a. O. p. 454. — S. auch Charcot, Leçons sur les maladies du foie et des reins. Paris 1877. p. 207, 245.

len der Frage mit denen der früheren Beobachter überein, unterscheiden sich aber von denselben in anderen, ebenfalls nicht unwichtigen Punkten.

Unverkennbar tritt im ganzen Verlauf der atrophischen Cirrhose eine scharfe Grenze zwischen den Zügen des neugebildeten Bindegewebes und der Mehrzahl der Acini hervor. Der Mehrzahl — denn schon in den früheren Stadien, zu einer Zeit, wo die Atrophie der Leber noch gering und die Sklerose des Bindegewebes noch unbedeutend ist, entdeckt man hin und wieder einen Acinus, in dessen Randzone die Leberzellen durch zwischenliegendes Bindegewebe aus einander gedrängt sind. Ja es kommen schon um diese Zeit einzelne Acini vor, deren peripherischer Abschnitt bereits untergegangen ist, während in dem noch erhaltenen Theil die Bindegewebsneubildung sich zwischen den Leberzellenreihen bis zur Centralvene hin ausbreitet. Dem entsprechend finden sich sehr gewöhnlich in den breiteren, und zuweilen selbst in den schmäleren, die Acini trennenden Bindegewebsstrassen Leberzellen vor, selten vereinzelt, häufiger in Gruppen beisammenliegend und in diesen noch eine reihenförmige Anordnung zeigend, welche ihren Ursprung aus Leberzellenbalken auf's Bestimmteste erkennen lässt. Derartige Befunde wiederholen sich bei sorgsamer Untersuchung cirrhotischer Lebern, welche den allerersten Anfang der Affection überschritten haben. Sie verbieten, der Angabe von Charcot und Gombault, nach welcher erst gegen das Ende des Prozesses die Bindegewebsentwickelung in das Innere des Acinus selbst vordringen soll, beizutreten und nöthigen dagegen zu der Annahme, dass, wenn auch nicht schon im ersten Beginn, so doch regelmässig bereits in den früheren Stadien der atrophischen Cirrhose eine Anzahl Acini durch die in ihnen von der Peripherie zum Centrum vorschreitende Bindegewebsneubildung vernichtet wird. Damit fällt denn auch, mindestens in ihrer Allgemeinheit, die weiter von den genannten Autoren ausgesprochene Behauptung, dass bei der atrophischen Cirrhose der Untergang des Leberparenchyms durch eine allseitige Compression (compression en masse) der Läppchen bedingt werde. Vielmehr erscheinen gerade die Zellen derjenigen Acini, welche sich scharf vom interstitiellen Bindegewebe abgrenzen, durchweg, also auch in der Randzone, im Ganzen unverändert, mindestens nicht atrophisch, während nur an solchen Leberzellen eine progressive

Atrophie nachzuweisen ist, die bereits vereinzelt oder in kleineren Gruppen durch die in das Innere der Acini vorgedrungene Bindegewebswucherung umschlossen und isolirt sind.

Obwohl also der zuerst von Charcot und Luys hervorgehobene Unterschied in der Verbreitungsweise des Bindegewebes bei der atrophischen und hypertrophischen Cirrhose nicht in seiner ganzen Strenge aufrecht erhalten werden kann, so muss ich doch nach den Ergebnissen meines unter No. 1 ausführlich beschriebenen Falles zugeben, dass derselbe in etwas modificirter Weise gleichwohl vorhanden ist. Während in der atrophischen Cirrhose regelmässig, auch in den vorgeschrittensten Fällen, die Mehrzahl der Acini sich scharf von dem umgebenden Bindegewebe abgrenzt, und immer nur bei einer geringeren Menge die Neubildung in deren Inneres vordringt, fand sich in dem obigen Fall auch nicht ein einziges Leberläppchen ringförmig eingeschlossen und scharf begrenzt, sondern überall sandten die interacinösen Strassen zahlreiche und zum Theil sehr breite, oft bis zur Centralvene vordringende Seitenzweige zwischen die Leberzellenbalken hinein. Aber nicht allein in dieser weit umfänglicheren Verbreitung des intralobulären Bindegewebes lag ein Unterschied zwischen jenem Fall und den Befunden bei der atrophischen Cirrhose, sondern es zeigte sich auch sehr deutlich, dass bei der letzteren Affection die Neubildung, falls sie überhaupt in das Innere der Läppchen eindringt, nur unter einem allmählich zu completem Untergang führenden Schwunde der von ihr umgebenen Leberzellen gegen das Centrum zu vorschreitet und dieses erst erreicht, wenn der grösste Theil des Acinus bereits untergegangen ist, während in dem sub No. 1 von mir beschriebenen Falle von hypertrophischer Cirrhose die intralobuläre Bindegewebsentwickelung oft schon im Centrum angekommen war, wenn die sämmtlichen, auch die ganz am Rande des Acinus gelegenen Zellen zwar atrophisch, aber doch der Zahl nach noch vollständig oder fast vollständig erhalten zu sein schienen. Hierin liegt der Grund für das eigenthümliche mikroskopische Bild in jenem sub No. 1 mitgetheilten Falle (vgl. Fig. 1). Radiäre, bis zur Centralvene vordringende Züge von Bindegewebe zerlegen die Acini bereits zu einer Zeit, wo deren Grösse noch wenig oder nicht gelitten hat, während bei der atrophischen Cirrhose der Acinus in demselben Maasse allmählich untergeht, in welchem die Bindegewebsneubildung von der Peripherie gegen das Centrum zu in seiner Substanz vorschreitet. Deshalb sind denn auch bei der atrophischen Cirrhose die Reste der atrophirenden Acini, welche natürlich immer aus dem centralen Theil derselben bestehen, oft noch ziemlich gut erhalten und nur wenig von Bindegewebe durchwachsen, zu einer Zeit, wo sie eben nur noch Reste sind, d. h. wo ihre peripherischen Theile überhaupt nicht mehr oder nur noch in spärlichen Trümmern existiren. Zuweilen sieht man den centralen Rest des Acinus noch von einem breiteren Bindegewebsgürtel umgeben, dessen einzelne Fasern vorwiegend netzförmig angeordnet sind und in dieser Anordnung das Bild des normalen intraacinösen Gefäss- und Bindegewebsnetzes noch wiedererkennen lassen. In den Maschen dieses Netzes kommen theils Fragmente von Leberzellenbalken, theils einzelne Leberzellen vor, welche letztere hier, entsprechend der Gestalt der Maschen, rundlich oder polygonal sind, während sie da, wo sie in den breiten interacinösen Zügen noch erhalten sind, in der Regel eine längliche Form und ausserdem eine dem Verlauf der Bindegewebsfibrillen parallele Lagerung zeigen.

Charcot und Gombault[1]) haben als einen weiteren Unterschied in dem histologischen Verhalten der hypertrophischen und atrophischen Cirrhose auch noch hervorgehoben, dass bei jener die Bindegewebsneubildung in den interlobulären Räumen ihren Anfang nehme und hier zuerst in der Form von Inseln auftrete (Cirrhosis insularis), während bei dieser das Bindegewebe gleich im Beginn die Acini, und zwar stets mehrere, ringförmig umschliesse. Auch diese Angabe kann ich nicht als eine allgemein gültige bezeichnen. Dass sie für manche Fälle richtig ist, dafür liefert die sub No. 3 von mir beschriebene Leber ein Beispiel, insofern dort die Acini bereits durch Bindegewebsringe eingeschlossen waren zu einer Zeit, wo die Substanz derselben noch frei von neugebildetem Gewebe und die Leber noch hypertrophisch war. Dass aber auch bei der atrophischen Cirrhose die Neubildung auf die nächste Umgebung der interacinösen Räume, oder, was dasselbe sagt, des normalen Bindegewebes zwischen den Leberläppchen lange, mindestens bis zur Entwickelung einer deutlichen Atrophie, beschränkt bleiben, in Form von „Inseln“ auftreten kann, dürfte wohl durch den nachstehenden Fall erwiesen werden.

[1]) A. a. O. S. 459.

4. Siebenzigjähriger Mann. Unbedeutender Icterus und mässiges allgemeines Oedem. Grosse Hämorrhagie des linken Sehhügels. Hypertrophie des linken Ventrikels. Arteriosclerose. Sehr starker Ascites. Leber klein, an ihrer ganzen Oberfläche theils mehr flach- und kleinhöckerig, theils breitere und höhere Prominenzen zeigend, schmutziggelb und von sehr zahlreichen breiteren und schmäleren, leicht glänzenden, theils mehr röthlich, theils weisslich gefärbten Streifen durchzogen, welche fast sämmtlich eine schwärzlich pigmentirte Beimischung besitzen. Consistenz der Leber schlaff und zäh. Im Stamme der Pfortader ein dunkelrother, lose adhärirender, mässig fester Thrombus. Milz an ihrer convexen Fläche sehr fest und in grosser Ausdehnung mit dem Diaphragma verwachsen, etwa auf das Dreifache ihres normalen Umfangs vergrössert, zäh, schlaff, dunkelblauroth. Darminhalt gallig gefärbt. — Mikroskopischer Befund. Das hyperplastische Bindegewebe bildet in der Umgebung der interacinösen Pfortaderzweige kleine Inseln von unregelmässig rundlicher, länglicher oder dreieckiger Form. Nirgends sieht man dasselbe einzelne Acini oder Gruppen von ihnen ringförmig umgreifen, wohl aber ist es von seinen inselförmigen Heerden aus bereits vielfach in die angrenzende Substanz der Acini eingedrungen und hat die Zellen theils einzeln, theils in unregelmässigen Gruppen isolirt. Aber keineswegs in alle Acini dringt das Bindegewebe von den Rändern her aus den an sie anstossenden Inseln oder Strassen ein, sondern es grenzt sich vielmehr bei einer grossen Anzahl derselben scharf ab und man sieht dann deutlich seine comprimirende Wirkung an der dichten Zusammenlagerung der benachbarten Leberzellen und an ihrer Abplattung in der Richtung gegen die Centra der Acini. In dem neugebildeten Bindegewebe zahlreiche Epithelröhrchen und kleine unregelmässige Schollen schwarzen Pigments. Die Wand der Centralvene etwas verdickt.

Dieser Fall beweist, dass die „inselförmige Cirrhose“, d. h. diejenige Form der interstitiellen fibrösen Hepatitis, bei welcher die Bindegewebsneubildung auf die nächste Umgebung der interacinösen Pfortaderzweige beschränkt bleibt, nicht allein, wie Charcot und Gombault behaupten, bei der hypertrophischen Cirrhose, und zwar in deren Beginn, vorkommt, sondern dass sie auch bei der atrophischen Cirrhose auftritt, und dass die Granularatrophie bei dieser Form der Bindegewebsentwickelung sogar einen sehr hohen Grad erreichen kann. Er zeigt ferner, dass bei der atrophischen Cirrhose eine ringförmige Umwachsung der Acini mit Bindegewebe gänzlich ausbleiben, wohl aber von den beschränkten inselförmigen Wucherungen des Bindegewebes aus ein Weiterwachsen desselben in die Substanz der Acini vorkommen kann.

Was endlich noch die nächste Umgebung der Centralvene anbelangt, so bleibt sie weder bei der atrophischen noch bei der hypertrophischen Cirrhose von der Neubildung vollkommen verschont, obwohl ich dieselbe so constant und so massenhaft, wie sie nach Brieger's[1]) Angaben in der Nachbarschaft dieses Gefässes bei der atrophischen Cirrhose vorkommen soll, nicht gefunden habe. Vielmehr habe ich sie in zahlreichen, auch sehr vorgeschrittenen Fällen von dieser Form der Cirrhose überhaupt vergeblich gesucht, andererseits aber auch in weniger entwickelten Fällen leicht erkannt und zuweilen sehr erheblich gefunden. Sie scheint vorzugsweise, ja vielleicht allein, in denjenigen Acinis vorzukommen, in welche von den Rändern her bereits proliferirendes Bindegewebe eingedrungen ist, hingegen da auszubleiben, wo der Acinus auch in seinen peripherischen Theilen nicht von neugebildetem Gewebe durchwachsen, sondern nur durch dasselbe comprimirt wurde.

In der Verbreitungsweise des neoplastischen Bindegewebes bei der hypertrophischen und der atrophischen Cirrhose ist somit, wie aus den obigen Beschreibungen hervorgeht, zwar nicht ein so scharfer und durchweg charakteristischer Unterschied vorhanden, wie dies nach den Angaben von Charcot und Gombault scheinen möchte; aber immerhin unterscheiden sich beide Arten der Veränderung doch in Betreff dieser Eigenschaft noch bestimmt genug von einander, um schon mittelst des Mikroskops eine Diagnose derselben leicht zu ermöglichen. Die hypertrophische Cirrhose ist vor Allem extra- und intralobulär — intralobulär in grösster und allgemeinster Verbreitung, so dass kein Acinus in seinem Inneren von ihr verschont bleibt, intralobulär bereits zu einer Zeit, wo die atrophische Cirrhose noch ganz oder fast ganz extralobulär ist. Aber es ist nicht richtig, dass diese letztere erst in den Endstadien der Veränderung intralobulär wird. Vielmehr werden auch bei ihr schon bald nach dem Beginn der Erkrankung einzelne Acini in ihrem Inneren ergriffen, immer jedoch nur einzelne, in denen dann auch die Neubildung bei der weiteren Entwickelung der Krankheit mehr und mehr vorschreitet, während eine grosse Zahl von Läppchen selbst bis zum Ende der Affection durch das neoplastische Gewebe nur comprimirt wird, ohne in ihrer Substanz von demselben etwas erkennen zu lassen. Es bleiben also bei ihr bis zum Schluss zahlreiche Acini vollständig frei von der intralobulären Neubildung, während bei der hypertrophischen Cirrhose die intralobuläre Hyperplasie

[1]) Beiträge zur Lehre von der fibrösen Hepatitis. Dieses Archiv Bd. 75. S. 93.

in ganz allgemeiner Verbreitung schon sehr früh zur Entwickelung gelangt. Ferner, was in der atrophischen Cirrhose an Lebersubstanz zu Grunde geht, das wird durch eine allmählich von der Peripherie zu den Centris der Acini vorschreitende Bindegewebsentwickelung vernichtet, und der Acinus kann in seinen centralen Theilen noch intact sein, wenn seine Peripherie bereits vollständig oder bis auf einige trümmerhafte Reste vernichtet ist. In der hypertrophischen Cirrhose dagegen können die Leberzellen des Acinus noch vollständig oder fast vollständig, mindestens der Zahl nach, erhalten sein, wenn die Bindegewebsentwickelung bereits bis in sein Centrum vorgedrungen ist. Nicht richtig ist weiterhin die Angabe von Charcot und Gombault, dass nur die hypertrophische Cirrhose im Anfange eine insuläre sei. Vielmehr kommen Fälle von atrophischer Cirrhose vor, in denen das neugebildete Bindegewebe auch noch in späteren Stadien der Erkrankung, wenn die Atrophie bereits sehr erheblich geworden ist, eine inselförmige Begrenzung zwischen den Acinis erkennen lässt, obwohl in anderen, und wahrscheinlich in den meisten Fällen von atrophischer Cirrhose, zuerst eine ringförmige, oder richtiger kapsuläre Entwickelung des Bindegewebes um die Acini oder deren Gruppen herum stattfindet, und zwar zunächst ohne irgend eine Betheiligung der Substanz des Acinus selbst. Diese annuläre oder kapsuläre Bindegewebsentwickelung soll nach Charcot und Gombault[1]) bei der atrophischen Cirrhose stets eine multilobuläre sein, d. h. das Bindegewebe soll bei ihr niemals die einzelnen Läppchen, sondern stets grössere oder kleinere Gruppen derselben umwachsen. Für die meisten Fälle mag dies richtig sein und ebenfalls, wie auch von Charcot und Gombault hervorgehoben wird, als ein weiteres Unterscheidungsmerkmal zwischen atrophischer und hypertrophischer Cirrhose dienen können. Aber sicherlich existiren auch manche Lebern mit vorgeschrittener oder beginnender Granularatrophie, in denen die Bindegewebsneubildung sich vorzugsweise in der Umgebung der einzelnen Acini vorfindet. Gerade in Betreff dieses Punktes finden sich bei der atrophischen Cirrhose die umfänglichsten Schwankungen, dergestalt, dass in manchen Fällen — No. 2 giebt dafür ein Beispiel — die interlobuläre Neubildung äusserst zahlreiche Läppchen, wohl hunderte, gemeinschaftlich umgreift, während wieder in anderen Fällen,

[1]) A. a. O. S. 459.

so in dem sub No. 3 beschriebenen, jeder einzelne Acinus seinen Bindegewebsring besitzt (vgl. Fig. 2). Zwischen diesen beiden Extremen kommen alle möglichen Uebergangsformen vor, und da die Grösse der Höcker und Inseln bei der atrophischen Cirrhose allein durch die Zahl der von gemeinsamen Ringen umschlossenen Läppchen bedingt wird, so kann man schon aus der Betrachtung der Ober- oder Schnittfläche des Organs mit blossem Auge auf die Verbreitungsweise des Bindegewebes einen sicheren Schluss ziehen. Freilich kommen auch häufig genug Mischformen vor, in denen die Leber an verschiedenen Stellen, entsprechend der grösseren oder kleineren Zahl der von gemeinsamen Kapseln umschlossenen Acini, entweder mehr grob- oder mehr feingranulirt ist; oder man sieht auch wohl, dass ein grosser, von seiner Umgebung durch eine tiefe Furche getrennter Höcker mit kleinsten Prominenzen dicht besetzt ist, deren jede dann einem einzigen Acinus entspricht, ähnlich, wie in den fein granulirten Lebern dies mehr gleichmässig im gesammten Parenchym des Organs sich findet.

Aber der wesentliche und charakteristische Unterschied zwischen dem Bindegewebe in der atrophischen und der hypertrophischen Cirrhose liegt weniger in seiner Verbreitungsweise, als vielmehr in gewissen inneren Eigenthümlichkeiten desselben, welche uns zwar als solche nicht bekannt sind, welche wir aber als die Ursachen der in dem einen Falle auftretenden, in dem anderen ausbleibenden Schrumpfung des Gewebes voraussetzen müssen. In der atrophischen Cirrhose wird das Bindegewebe allmählich derber, fester, von fast schwieliger Consistenz, und verliert gleichzeitig an Masse, in der hypertrophischen Cirrhose dagegen behält es während der ganzen Dauer der Krankheit, bis zum Ende unverändert sein Volumen und seine zähe, derbe und feste Beschaffenheit. Zwar sind einzelne Fälle von hypertrophischer Cirrhose mitgetheilt worden, in denen während des Verlaufs und ganz besonders gegen das Ende der Krankheit eine zuweilen recht erhebliche Verkleinerung der Leber nachzuweisen war [1]). Indessen ist dieselbe doch hier offenbar nicht auf eine Schrumpfung zu beziehen. Hanot [2]) will sie aus

[1]) Hayem, Bulletin de la soc. anat. séance du 4 juin 1875. Bei Hanot a. a. O. S. 142. — Pitres, Bulletin de la soc. anat. Juin 1875. Bei Hanot a. a. O. S. 35.

[2]) A. a. O. S. 19.

dem allgemeinen Marasmus erklären. Ob dies richtig ist, mag dahingestellt bleiben. Ich möchte mich nach dem Befunde in meinem sub No. 1 mitgetheilten Fall dahin entscheiden, dass die Verkleinerung vielmehr in einem fortschreitenden Untergange der Leberzellen bei gleichzeitigem Stillstande der Bindegewebsneubildung begründet sei. Mindestens war in diesem Fall die Grösse und auch wohl die Zahl der Leberzellen in dem kleineren rechten Lappen eine geringere, als in dem grösseren linken.

In der atrophischen Cirrhose dagegen beruht die Verkleinerung des Organs lediglich, oder doch mindestens der Hauptsache nach, auf Schrumpfungsvorgängen im Bindegewebe, welche mit den bekannten Atrophien der Narben übereinstimmen, in so fern auch bei ihnen die Gefässe untergehen, die Bindegewebsfibrillen dicker werden und die fixen Zellen mehr und mehr verschwinden. Angesichts einer solchen Uebereinstimmung drängt sich die Frage auf, ob das bei der atrophischen Cirrhose entstehende Bindegewebe nicht, ebenso wie bei der Narbenbildung, als die Folge einer entzündlichen Reizung und als das weitere Entwickelungsproduct einer Granulationsbildung aufzufassen sei. Wegner's[1]) bekannte Experimente über die Wirkungen des Phosphors haben bekanntlich gezeigt, dass durch eine längere Anwendung kleinerer Mengen dieses Giftes bei Kaninchen eine typische Granularatrophie der Leber hervorgerufen werden kann. Da nun sowohl bei der Phosphorvergiftung wie beim chronischen Alkoholismus körnige und fettige Degenerationen der Leberzellen und zwar zuerst der in den Randtheilen der Acini gelegenen, sehr gewöhnlich auftreten, so liegt es nahe, die interacinöse Bindegewebsentwickelung in diesen Fällen als die Folge einer chronischen Reizung Seitens der degenerirenden Leberzellen, d. h. als das Ergebniss einer demarkirenden indurativen Entzündung aufzufassen, mit welcher sie, mindestens in der Neigung zur Atrophie des neugebildeten Gewebes, durchaus übereinstimmt.

Anders bei der hypertrophischen Cirrhose. Die fettigen oder körnigen Entartungen der Leberzellen, welche bei der atrophischen Cirrhose einen constanten Befund bilden, fehlen bei ihr von Anfang bis zu Ende, und es liegt daher kein Grund vor, auch bei dieser Erkrankung die Bindegewebsneubildung auf eine Reizung Seitens der Leberzellen zu beziehen. Dazu kommt das Ausbleiben der

[1]) Dieses Archiv Bd. 55. S. 19.

Schrumpfung, als derjenigen Veränderung, welche für das demarkirende oder narbige Bindegewebe charakteristisch ist. Ueber die Berechtigung einer scharfen Trennung des neugebildeten Bindegewebes in der atrophischen und hypertrophischen Cirrhose kann daher nicht wohl ein Zweifel aufkommen. Bei jener besitzt es die Merkmale seiner Entwickelung aus indurativer Entzündung, bei dieser dagegen zeigt es in seiner völligen Unfähigkeit zur Atrophie eine Uebereinstimmung mit den nicht schrumpfenden Bindegewebshyperplasien, wie sie besonders bei der Elephantiasis und bei manchen Fibrom- und Sarcomformen, namentlich aber bei chronischen Stauungshyperämien vorkommen und am passendsten unter dem Namen der elephantiastischen zusammengefasst werden können.

Aber auch in seinem Verhältniss zu den Blutgefässen der Leber zeigt das neugebildete Bindegewebe bei der hypertrophischen und der atrophischen Cirrhose einen grossen Unterschied, und dies führt mich zunächst auf das Verhalten dieser Gefässe selbst in den beiden Krankheiten.

Die feineren Pfortaderverzweigungen erleiden bei der atrophischen Cirrhose eine unverkennbare Einbusse, welche, wie aus ihrem spärlichen Vorkommen im interacinösen Bindegewebe in Fig. 2 ersichtlich ist, schon im hypertrophischen Stadium der atrophischen Cirrhose vorkommt, um später, zugleich mit der fortschreitenden Schrumpfung, eine beträchtliche Höhe zu erreichen. Injectionen der Pfortader in den höchsten Graden der cirrhotischen Atrophie führen in der Regel nur zu ganz vereinzelten Anfüllungen kurzer, zuweilen aber noch ziemlich breiter interlobulärer Gefässstrecken. Nur hie und da gelangt von ihnen aus eine geringe Menge der eingespritzten Flüssigkeit bis in die Capillaren oder bis in die Centralvene des Acinus. Aber auch schon im hypertrophischen Stadium der atrophischen Cirrhose füllen die Capillaren der Acini sich schwer und unvollkommen, selbst an solchen Stellen, wo die Bindegewebsneubildung noch nicht auf Kosten der Substanz des Acinus zu Stande gekommen ist, sondern in Form einer kapsulären, nirgends zwischen seine Zellen eindringenden Umhüllung desselben auftritt. In zahlreichen und sehr ausgebreiteten Abschnitten des Leberparenchyms kann man dann die Beobachtung machen, dass durch Injectionen der Pfortader die Capillaren in den Centris und den mittleren Zonen der Acini, ebenso wie die Centralvenen, sich weit vollständiger anfüllen, als die Capillaren der Randzonen, welche die Injectionsmasse doch nothwendig passiren musste, um in die inneren Gegenden der Acini vorzudringen. Die Thatsache erklärt sich einfach aus dem Druck, welchen die Capillaren in der Peripherie der Acini Seitens des neugebildeten Bindegewebes erleiden, ein Umstand, auf den offenbar auch die bereits im hypertrophischen Stadium der atrophischen Cirrhose mehrfach beobachteten Stauungserscheinungen im Ursprungsgebiete der Pfortader zurückzuführen sind.

Ein ganz anderes Verhalten zeigen die interacinösen Pfortaderverzweigungen bei der hypertrophischen Cirrhose. In den breiten Bindegewebszügen, welche auch hier die Acini oder deren Reste umgeben, sieht man nicht allein, wie ein Blick auf Fig. 1 erkennen lässt, die hier normal vorkommenden Endverbreitungen des Gefässes, sondern ausserdem noch eine grosse Anzahl feinerer, mit jenen zusammenhängender Ramificationen von verschiedener Weite, in der Regel ein Netz darstellend, dessen einzelne Maschen nach Grösse und Gestalt erhebliche Variationen zeigen. Diese Gefässe hängen mit den Capillaren im Inneren des Acinus, so weit derselbe noch vorhanden ist, zusammen, und eine Injection in die Pfortader dringt leicht durch dieselben bis zur Centralvene vor; um so leichter, als die intraacinösen Capillargefässe in grosser Anzahl, und zuweilen sehr beträchtlich, erweitert sind. Oft findet sich diese Erweiterung in einem kleineren Abschnitt des Acinus oder in einem radiär verlaufenden Capillargefäss besonders stark entwickelt, dergestalt, dass von einem weiteren interacinösen Pfortaderzweige aus ein oft nur wenig engerer Gefässkanal durch den Acinus zur Centralvene verläuft. Aber eben so wenig, wie diese, nichts Anderes als erweiterte Capillaren darstellenden Gefässverbindungen als Neubildungen aufzufassen sind, darf auch das zwischen den Acinis oft in so dichter Verbreitung auftretende Gefässnetz als ein neugebildetes angesehen werden. Vielmehr geht dasselbe unverkennbar aus den Capillaren des Acinus hervor, oder richtiger, es ist nichts Anderes als ein Theil des Netzes dieser Capillaren, dessen Maschen nur nicht mehr durch Leberzellen, sondern durch neugebildetes Bindegewebe erfüllt sind, in welchem sich überdies auch noch oft genug Reihen von untergehenden Leberzellen und neugebildete Gallengänge in einer noch zu beschreibenden eigenthümlichen Form und Anordnung erkennen lassen.

Während also bei der atrophischen Cirrhose die Verbindung zwischen Pfortader und Lebervene schon von Anfang an verkleinert und später auf's Aeusserste beschränkt ist, bleibt dieselbe bei der hypertrophischen Cirrhose im ganzen Verlauf der Krankheit nicht nur vollkommen frei, sondern wird durch eine weit verbreitete und an manchen Stellen keineswegs unerhebliche Erweiterung der Lebercapillaren anscheinend sogar noch erleichtert — Thatsachen, welche das Fehlen des Hydrops ascites und der übrigen Stauungserscheinungen im Ursprungsgebiete der Pfortader, wie es bei der hypertrophischen Cirrhose in allen gründlich beobachteten Fällen constatirt wird und als diagnostisches Merkmal dieser Krankheit hervorgehoben worden ist, in einfachster Weise erklären. Aber diese Freiheit der Communication zwischen Pfortader und Lebervenen ist lediglich auf eine Erweiterung vorhandener, nicht auf eine Entwickelung neuer Gefässe zu beziehen. Eine solche kommt, mindestens von der Pfortader, den Capillaren oder der Lebervene aus bei der hypertrophischen Cirrhose überhaupt nicht vor. Ob im Zusammenhange mit der Arterie weitere Gefässentwickelungen stattfinden können, ähnliche etwa, wie sie bei der atrophischen Cirrhose in der bereits hervorgehobenen charakteristischen Verbreitungsart und oft in sehr grosser Menge gefunden werden, vermag ich nicht anzugeben, weil, wie ich schon erwähnt habe, in dem von mir untersuchten Falle von hypertrophischer Cirrhose nur eine Injection von der Pfortader aus vorgenommen worden und die Arterie uninjicirt geblieben war.

Von den in ihrer Gesammtheit bei der hypertrophischen Cirrhose wegsam bleibenden, vielfach selbst an Weite noch zunehmenden Capillargefässen und Centralvenen, und von den interacinösen Pfortaderzweigen aus erfolgt nun unverkennbar die Neubildung des Bindegewebes. Sie lässt sich an den Aussenwänden dieser Gefässe von ihren ersten Anfängen bis zu ihren höchsten Entwickelungsgraden deutlich constatiren und durch alle Stadien, von einer eben erst erkennbaren Spur des neuen Gewebes bis zur Ausbildung ansehnlicher Massen desselben auf's Beste verfolgen. Sehr gewöhnlich, und Anfangs wohl constant, befindet sich dieses neue Gewebe im Zustande der Infiltration mit lymphoiden Zellen, welche jedoch im Ganzen eine so unregelmässige Verbreitung zeigen, dass ihr Vorkommen keinen sicheren Schluss auf den Ort der Bindegewebsentwickelung zulässt. Wohl aber kann man in dem neoplastischen, von lymphoiden Elementen durch Auspinseln befreiten Bindegewebe verschiedene Altersstufen nach dem Verhältniss in der Grösse und Zahl der fixen Zellen zu der Menge der Fibrillen unterscheiden, und sich überzeugen, dass im Allgemeinen das neue Gewebe zwischen den Acinis weiter in der Entwickelung vorgeschritten ist, als innerhalb derselben. Jedenfalls ist die Menge des Bindegewebes in der Umgebung der Acini am grössten und innerhalb derselben ist sie wieder in den peripherischen Gegenden grösser, als in den mittleren, um in näherer Nachbarschaft der Centralvene von Neuem bedeutender zu werden.

Während die Bindegewebsentwickelung bei der hypertrophischen Cirrhose von den in der normalen Leber bereits vorhandenen Blutgefässen ausgeht, geschieht bei der atrophischen Cirrhose die Neubildung im unmittelbaren Anschluss an die zahlreichen, weiten und langgestreckten Capillaren, welche von der Arteria hepatica aus bequem zu injiciren sind und als letzte Ausläufer dieses Gefässes angesehen werden müssen. Durch sie gelangt die Injectionsmasse auch in das Innere der Acini, zu einer Zeit, wo die interlobulären Pfortaderzweige bereits theilweise oder ganz verschlossen sind. Sie dürften daher nicht allein die Ernährung der cirrhotischen Leber vermitteln, sondern auch die selbst bei vorgeschrittener Schrumpfung noch fortdauernde Gallenbildung ermöglichen[1]), zugleich aber auch, weil sie die Zufuhr von Blut aus der Arterie zu den Acinis gestatten, verhindern, dass eine Atrophie der Acini in Folge von Mangel an Arterienblut eintreten kann, wie sie freilich nach den Untersuchungen von Cohnheim und Litten[2]) als Folge des Verschlusses der Interlobularvenen eintreten müsste, wenn, wie in der normalen Leber, die Capillaren der Arterie auch bei der Cirrhose ihr Blut in diese Venen ergössen. Ich halte es daher für richtiger, den Untergang der Leberzellen bei der atrophischen Cirrhose nicht als eine Folge verringerter oder aufgehobener Zufuhr von Arterienblut aufzufassen, welche gar nicht existirt, sondern vielmehr an der älteren, mit den histologischen Befunden durchaus im Einklange stehenden Vorstellung festzuhalten, dass die Destruction der Acini

[1]) Vgl. Asp, Zur Anatomie und Physiologie der Leber. Sitzungsber. d. K. Sächs. Ges. d. Wiss., mathem.-phys. Cl. 1873. S. 482.

[2]) Dieses Archiv Bd. 67. S. 153.

durch eine, von der Peripherie gegen die Centra fortschreitende Bindegewebsentwickelung herbeigeführt wird, unter deren Druck die Leberzellen allmählich zu Grunde gehen. Allein diese Atrophie der Leberzellen ist sicherlich noch nicht ausreichend, um die Atrophie des ganzen Organs zu erklären. Wenn das Bindegewebe in demselben Maasse zunimmt, in welchem die Leberzellen untergehen, so wird die Grösse der Leber selbstverständlich unverändert bleiben, ja sie wird noch wachsen, wenn die Menge des neugebildeten Bindegewebes grösser ist, als die der untergehenden Zellen. Ein Beispiel für das thatsächliche Vorkommen dieses Verhältnisses bietet der Fall No. 3, in welchem trotz eines partiellen Unterganges der Acini die Leber ein Gewicht von 2520 Grm. besass, also stark vergrössert war. Nicht in dem Schwunde der Leberzellen ist die wesentliche Bedingung für die Atrophie der cirrhotischen Leber zu suchen, sondern in der narbigen Schrumpfung und Verdichtung des neoplastischen Gewebes; und das Ausbleiben einer Atrophie bei der hypertrophischen Cirrhose erklärt sich nicht aus einer dauernden Persistenz der Leberzellen, welche keineswegs bei ihr vorkommt, sondern schlechterdings aus dem Umstande, dass eine Schrumpfung des neugebildeten Bindegewebes in dieser Krankheit nicht eintritt.

Sowohl bei der hypertrophischen wie auch bei der atrophischen Cirrhose, ja höchst wahrscheinlich bei allen mit einer Bindegewebsentwickelung verbundenen Krankheiten der Leber finden sich anscheinend constant in dem neoplastischen Gewebe eigenthümliche, mit epithelialen Zellen ausgekleidete, röhrenförmige Gebilde, welche zuerst von E. Wagner[1]) bei der atrophischen Cirrhose und später von verschiedenen Beobachtern auch bei anderen Leberkrankheiten nachgewiesen worden sind, ohne gleichwohl bis jetzt eine übereinstimmende und befriedigende Erklärung gefunden zu haben.

Am eingehendsten werden sie von Zenker[2]) geschildert, der sie, ebenso wie vor ihm schon Waldeyer[3]) und Klebs[4]), bei der acuten Leberatrophie gefunden hat. Er beschreibt sie als „theils einzelne, theils in kleineren und grösseren Gruppen liegende,

[1]) Arch. d. Heilk. Jahrg. III. S. 462.
[2]) Deutsches Arch. f. klin. Med. Bd. 10. S. 185.
[3]) Dieses Archiv Bd. 43. S. 537.
[4]) Handb. d. path. Anat. Bd. 1. S. 419, 437

scharf begrenzte, cylindrische, gestreckt oder bogenförmig verlaufende, einfache oder stellenweise gablig getheilte und mit kurzen Sprossen versehene, hie und da auch netzförmig anastomosirende, bald wie abgeschnitten, bald anscheinend blind endigende Zellzüge, aus einer einfachen oder doppelten Reihe dicht gedrängter, gegen einander abgeplatteter, unregelmässig polygonaler, mattkörniger Zellen, zum Theil mit deutlichem Kern, zusammengesetzt; Drüsenschläuchen äusserst ähnlich, ohne dass jedoch eine umhüllende Membran nachweisbar wäre, und die Zellen selbst einigermaassen an Leberzellen erinnernd, aber beträchtlich kleiner als diese“.

Von den verschiedenen Autoren, welche diese Gebilde beschrieben haben, ist ihnen eine sehr differente Erklärung gegeben worden. Ihr Entdecker E. Wagner bezeichnet sie zwar als „gefässähnliche Bildungen“, glaubt aber aus verschiedenen Gründen annehmen zu müssen, dass sie zum grössten Theil keine Capillaren seien und schliesst aus dem von ihm beobachteten Uebergange derselben in Leberzellenschläuche [1]), dass sie aus diesen hervorgehen. Bestimmt hebt er hervor, dass sie mit inter- oder intraacinösen Gallengängen nie zusammenhängen, während Liebermeister [2]), welcher diese Bildungen ausser bei der Cirrhose auch bei der interstitiellen Bindegewebswucherung in Folge von Gallensteinen oder Neubildungen und bei der atrophischen Muskatnussleber gesehen hat, sie als „Kernreihen“ bezeichnet und grösstentheils als umgewandelte Gefässe deutet, auch ihren Zusammenhang mit Blutgefässen, die noch mit Blutkörperchen gefüllt waren, aufgefunden haben will. Spätere Beobachter haben andere Deutungen versucht. Waldeyer fand in einem Falle von acuter Leberatrophie,

[1]) Der Ausdruck „Leberzellenschlauch“ wird in verschiedenem Sinne gebraucht. E. Wagner (Arch. d. Heilk. Jahrg. I. S. 255) versteht darunter eine die Reihen der Leberzellen umschliessende, einzelne runde Kerne enthaltende structurlose Membran, deren Existenz bekanntlich auch von Beale (On some points of the anatomy of the liver p. 40) behauptet worden ist. Klebs dagegen (Handb. der path. Anat. I. S. 419, 437) bezeichnet als Leberzellenschläuche die in gewissen Krankheiten der Leber besonders deutlich erkennbaren, mehrfachen, ein Lumen umschliessenden Leberzellenreihen, welche mit den Leberbalken, in deren Axe nach Bisiadecki die interlobulären Gallenwege (auch beim Menschen) verlaufen sollen, identisch sein dürften. Ich gebrauche den Ausdruck in diesem letzteren Sinne.

[2]) A. a. O. S. 38, 96, 140, 148.

dass an spärliche, hie und da gangartig verzweigte Reste von Leberzellen sich mitunter deutlich kleine Gallenkanälchen anschlossen, welche sich durch anscheinend blind endigende Seitensprossen verzweigten. Er ist geneigt, dieses Bild auf einen von den Gallenwegen aus geschehenden Wiederersatz des zu Grunde gegangenen Leberparenchyms zu beziehen, eine Auffassung, welcher Zenker sich mit einiger Reserve angeschlossen hat. Schon früher als Zenker hatte Klebs dagegen die Vermuthung ausgesprochen, dass es sich bei den fraglichen Gebilden um Reste des Drüsenparenchyms, um atrophische Leberzellenschläuche in seinem Sinne handele, jedoch zugleich die Möglichkeit zugegeben, dass bei ihrer Entwickelung auch eine Neubildung von den Gallengängen aus in Betracht kommen könne.

Von den Franzosen hat zuerst Cornil[1]) die Kanälchen beschrieben. Er unterscheidet bestimmt netzförmige Anordnungen derselben und gestreckt verlaufende, und deutet die netzförmigen als neugebildete Gallenkanäle, welche aus den normalen Gallengängen hervorgegangen sein sollen. Hanot[2]) sowie Charcot und Gombault[3]) haben sich der Beschreibung und Deutung Cornil's im Wesentlichen angeschlossen. Die letztgenannten Beobachter konnten eine Entwickelung gleicher Bildungen auch bei Meerschweinchen nach Unterbindung des Ductus choledochus und beim Menschen nach Verschluss der Gallenwege durch ein Concrement constatiren[4]). Kiener und Kelsch[5]) fanden die Kanälchen auch beim Adenom der Leber, bei der parenchymatösen und interstitiellen Hepatitis und beim Katarrh der Gallenwege. Sie lassen dieselben direct aus Leberzellenbalken hervorgehen und in die interlobulären Gallengänge münden, nehmen auch an, dass ein Theil von ihnen später bei Bestand bleibe, ein anderer aber bei fortschreitender Bindegewebsentwickelung untergehe. Friedländer[6]) dagegen, welcher sie ebenfalls als netzförmig zusammenhängende Bildungen be-

[1]) Arch. de physiol. norm. et path. 1874. p. 265 und Cornil et Ranvier, Manuel d'histol. pathol. III. p. 920.

[2]) A. a. O. S. 127, 154.

[3]) Arch. de physiol. norm. et path. 1876. p. 471.

[4]) A. a. O. S. 278.

[5]) Ebendaselbst S. 644, 773.

[6]) Epithelwucherung und Krebs. 1877. S. 46.

schreibt, deutete sie als Wucherungen, die aus den normalen Gallenkanälchen herauswachsen, während Brieger[1]), der sie noch bei vielen anderen chronischen Leberkrankheiten gesehen hat, zwar zugesteht, dass in einigen Fällen wohl echte, aus den normalen Gallenkanälen hervorgehende Neubildungen diese Kanälchen darstellen, dass aber, da ein Zusammenhang derselben mit Leberzellenreihen stets nachweisbar sei, die Bedingung für ihre Genese hauptsächlich in der Bindegewebswucherung liege, durch deren Druck die Leberzellen allmählich zur Atrophie gebracht und in die Epithelien der neuen Gallengänge umgewandelt würden; gleichwie auch der neueste Autor über diese Frage, Posner[2]) in Giessen glaubt, sie „mit einiger Sicherheit" aus Resten ursprünglicher Leberzellstränge ableiten zu können.

Ueber Genese, Verlauf und Bedeutung dieser Kanälchen konnte ich durch Untersuchung von einfachen Tinctionspräparaten nicht zu einem sicheren Ergebniss kommen[3]). Es gelang mir aber, dieselben bei einer Leber mit vorgeschrittener atrophischer Cirrhose vom Ductus hepaticus aus mit Injectionsmasse (Berliner Blau in Leim) sehr vollständig zu füllen und sie dadurch in ihrer Form und Verbreitung viel deutlicher zur Anschauung zu bringen, als dies an Tinctionspräparaten möglich ist.

Zunächst ergab sich, dass die Menge dieser Kanäle in dem neugebildeten Bindegewebe eine viel grössere ist, als man nach der Besichtigung von nicht injicirten Präparaten annehmen möchte. Am zahlreichsten und auch am weitesten sind sie in den breiten Bindegewebsstrassen, welche die Acini bei der Lebercirrhose einschliessen; aber auch im Innern der Acini kommen sie in freilich durchweg viel schmäleren Formen zur Beobachtung. Sie verlaufen zum Theil gestreckt oder ganz leicht geschwungen in oft sehr bedeutender, manchmal (bei 300facher Vergrösserung) weit über die Grenzen des Gesichtsfeldes hinausreichender Länge und fast ohne Veränderung ihres Breitendurchmessers. Andere, und zwar besonders viele, verlaufen in zahlreichen, oft ausserordentlich kurzen und

[1]) Dieses Archiv Bd. 75. S. 85.

[2]) Dieses Archiv Bd. 79. S. 369.

[3]) Die folgende Beschreibung der Kanälchen ist bereits in den Sitzungsberichten der Naturforschenden Gesellschaft zu Halle mitgetheilt worden nach einem am 28. Febr. d. J. von mir gehaltenen Vortrage.

dichten, zuweilen mehr langgezogenen Serpentinen, welchen sich hin und wieder eine unvollkommene Spirale anschliesst. Oder sie bilden vereinzelte, theils mehr, theils weniger convexe Bogen oder plötzliche Umbiegungen in abgerundeten Winkeln, deren Grösse oft nicht über 10—15 Grad hinausgeht. Sowohl die gestreckten wie auch die gewundenen Kanäle theilen sich nicht eben selten dichotomisch, jedoch behält jedes von den aus dieser Theilung hervorgehenden Kanälchen auch nach derselben noch beinahe die Weite des ursprünglichen Kanals, so dass also die Verjüngung der Lumina des ganzen Systems nur sehr langsam erfolgt. Aber auch Seitenzweige geben die Kanäle ab, welche etwas geringeren Durchmessers sind, als sie selbst. Blinde, kolbige Enden oder blind endigende Seitensprossen kommen, obschon sie mehrfach von anderen Beobachtern (Liebermeister, Waldeyer, Klebs, Zenker) beschrieben worden sind, nicht vor. Es handelt sich dabei vielmehr um quere oder schräge Präparationsdurchschnitte von Kanälchen, oder um kurze, mit ihrer Convexität nach oben gerichtete Windungen, wodurch am nicht injicirten Präparat der Eindruck eines abgerundeten Kanalanhanges hervorgerufen werden kann. Gestreckte und gewundene Kanälchen liegen zuweilen so nahe bei einander und sind so vielfach um und durch einander geschlungen, dass man an einen Haufen zahlreicher kleiner Schlangen erinnert wird. Oder die Windungen sind so dicht, und das zwischen ihnen befindliche Gewebe ist so spärlich, dass eine gewisse Aehnlichkeit mit einem Glomerulus der Niere nicht zu verkennen ist. Anastomosen dieser Kanäle unter einander scheinen nicht vorzukommen. Auch die dichtesten Verschlingungen derselben haben immer nur die Anordnung eines verworrenen Knäuels, niemals den Bau eines Maschennetzes.

In der grössten Strecke ihres Verlaufs besitzen die Kanälchen eine Weite von etwa 0,020 Mm. Sie entspringen aus spärlichen, aber erheblich weiteren Kanälen, den normalen interacinösen Gallengängen, nehmen dann vermöge fortgesetzter dichotomischer Theilung an Zahl bedeutend zu und lösen sich endlich in eine Menge feinerer, ebenfalls noch sich dichotomisch ramificirender Kanälchen auf, welche zum Theil in näherer Umgebung der Acini, zum Theil innerhalb derselben verlaufen. Die Weite dieser feinsten Kanälchen, welche zuweilen den Acinus in seiner ganzen Ausdehnung durchsetzen, zuweilen nicht über seine Randzone hinausgehen, ist sehr gering, erreicht häufig kaum 0,005—0,007 Mm. Sie erinnern betreffs ihrer Vertheilung zwischen den Leberzellenbalken einigermaassen an Gallencapillaren. Dennoch kann ich mich nicht entschliessen, sie als solche aufzufassen, weil sie von den in ihrer nächsten Nachbarschaft liegenden Leberzellen noch durch ein zwar zartes, aber doch deutlich erkennbares fibrilläres Bindegewebe getrennt sind. Dichtere Anhäufungen faserigen Bindegewebes von freilich immer nur sehr grosser Schmalheit bilden die nächsten Umhüllungen der weiteren Kanäle, an denen man auch hie und da Contouren, wie von einer Tunica propria erkennt, welche zu isoliren mir jedoch nicht gelungen ist.

Auf den Innenwandungen der Kanälchen erkennt man ein deutliches Epithel, welches nur an den feinsten nicht wahrzunehmen ist. Dasselbe ist deutlicher und genauer an Tinctionspräparaten zu unterscheiden, als an Injectionspräparaten, weil es durch den Druck der Injectionsflüssigkeit oft von den Wandungen gelöst und in das Innere des Kanalrohres verschoben, zuweilen auch auf weitere Strecken fortgeschwemmt wird. Es besteht in den weiteren Kanälen aus einer einfachen Lage deutlicher Cylinderzellen, in den engeren aus mehr kubischen Zellen, welche runde Kerne und ein oft nur sehr spärliches und fein granulirtes Protoplasma besitzen. Mit Pikrocarmin färben diese Kerne sich schnell und intensiv roth, während das sie umgebende Zellprotoplasma ungefärbt bleibt. In Kanälchen von noch geringerer Weite sind die Epithelien sehr klein, namentlich äusserst niedrig und es kann den Anschein haben, als würden die Lumina derselben zuweilen durch eine einfache Reihe flacher, kernloser epithelialer Elemente vollständig erfüllt.

Atrophische Leberzellenschläuche mit deutlichem Lumen findet man häufig in unmittelbarer Nähe der Kanälchen, und am nicht injicirten Präparat scheint es zuweilen, als bestünden anastomotische Verbindungen zwischen jenen und diesen, wie sie gleichfalls bis in die neueste Zeit vielfach beschrieben worden sind. Thatsächlich aber kommen dieselben nicht vor, denn die Injectionsmasse gelangt aus den Kanälchen nicht in die Lumina der Leberzellenschläuche. Gleicher Weise beruhen auch die am nicht injicirten Präparat häufig auftretenden Bilder von zahlreichen scheinbaren Anastomosen der Kanälchen und die daraus resultirenden Ansichten von netzförmigen Verbindungen derselben unter einander auf Täuschungen, welche in den vielen gegenseitigen Verschlingungen und Kreuzungen der Kanäle begründet sind und am Injectionspräparat leicht in ihrem wahren Verhalten erkannt werden. Ebenso wenig wie Anastomosen der Kanälchen unter einander oder mit Leberzellenschläuchen, kommen fadenartig endigende Ausläufer an ihnen vor, wenn schon man am einfachen Tinctionspräparat derartige Formen manchmal zu sehen glaubt. Gleichwie die bereits erwähnten, von mehreren Autoren beschriebenen kolbigen Endigungen, ergeben sie sich am Injectionspräparat als Kanälchen, die in andere Schnittebenen übergehen. Die feinsten Kanälchen, namentlich alle, in denen ein Epithel nicht mehr zu erkennen ist, sind übrigens am nicht injicirten Präparat gar nicht zu unterscheiden.

Die Kanälchen sind keine atrophische Leberzellenschläuche und gehen auch nicht aus Leberzellenschläuchen hervor. Dies ergiebt sich namentlich daraus, dass sie mit denselben nicht in anastomotischer Verbindung stehen und dass ihre Längenausdehnung von ihrem Ursprunge aus den normalen interacinösen Gallenkanälchen an bis zu ihrer Endigung in den Acinis eine weit bedeutendere ist, als die der Leberzellenschläuche; ferner aus ihrer dichotomischen Ramification und der Beschaffenheit ihrer Epithelien, welche mit atrophischen Leberzellen keine Aehnlichkeit haben.

Die Leberzellenschläuche gehen vielmehr unter dem Druck des neoplastischen Bindegewebes allmählich zu Grunde, indem ihre Zellen kernlos werden, sich mehr und mehr verkleinern und schliesslich nur noch in dürftigen, theils vereinzelten, theils in kleinen Haufen bei einander liegenden Exemplaren zu unterscheiden sind. Zu den neu sich bildenden Kanälchen haben sie weder genetisch noch functionell eine erkennbare Beziehung.

Das Lumen der feinsten unter diesen Kanälchen zeigt oft eine etwas undeutliche, leicht verwaschene Begrenzung, so dass es den Anschein hat, als sei die dasselbe umschliessende Wand noch sehr locker und als verlaufe der Kanal in einer noch nicht vollständig consolidirten Umgebung. Aber schon die etwas weiteren Kanälchen, und in noch höherem Grade die von mittlerem oder noch bedeutenderem Caliber, besitzen ungemein regelmässige, scharfe Ränder und legen dadurch sowie durch ihr massenhaftes Vorkommen im stark geschrumpften Bindegewebe bei der atrophischen Cirrhose immerhin die Vermuthung nahe, dass ihre Persistenz eine dauernde sei.

Ihre Verbindung mit den grossen Gallengängen, sowie andererseits das Eintreten ihrer Endverzweigungen in die Acini, sind Thatsachen, welche keinen Zweifel an ihrer Bedeutung als Excretionswege aufkommen lassen und zu ihrer Bezeichnung als neugebildete „Gallenkanäle“ eine ausreichende Berechtigung geben. (Vgl. zu dieser Beschreibung Fig. 3.)

Neuerdings habe ich ihr Vorkommen in dem schwieligen Gewebe der Schnürleber ebenfalls durch Injection in den Ductus hepaticus nachweisen können und halte mich überzeugt, dass ein Gleiches in allen Formen von Bindegewebsneubildung in der Leber möglich sein wird.

Hanot[1]) und namentlich Charcot und Gombault[2]) haben in dem Umstande, dass sie diese neugebildeten Gallenkanäle bei der hypertrophischen Cirrhose in besonders grosser Menge zu sehen glaubten, einen Grund zu der Annahme gefunden, dass diese Krankheit von Reizungen der Gallenwege ausgehe, und die letztgenannten Forscher haben dieselbe sogar mit den durch Gallenstauung bedingten Bindegewebsneubildungen der Leber zu einer Groupe des cirrhoses d'origine biliaire zusammengefasst. Seit wir wissen, dass diese Kanälchen bei den verschiedensten Formen der fibrösen Hepatitis vorkommen und nachdem ich durch Injection derselben den Nachweis geliefert habe, dass sie sich bei der atrophischen Cirrhose äusserst massenhaft entwickeln, entbehren die Vermuthungen der französischen Autoren jeder sachlichen Grundlage. Im Gegensatz zu Charcot und Gombault habe ich in dieser Abhandlung versucht, die Neubildung bei der hypertrophischen Cirrhose von den normalen Capillaren der Leber, den Centralvenen und den interacinösen Pfortaderzweigen abzuleiten, kann aber mit ihnen auch darin nicht übereinstimmen, dass sie[3]) die atrophische Cirrhose auf die Pfortader zurückführen und demgemäss als Cirrhose d'origine veineuse bezeichnen, indem ich vielmehr, wie ich ebenfalls des Weiteren begründet habe, der Meinung bin, dass der Ursprung dieser Erkrankung in den Leberzellen und weiterhin in den interacinösen Arterienzweigen und den aus ihnen hervorsprossenden weiten und langgestreckten Capillargefässen gesucht werden muss.

[1]) A. a. O. S. 70.
[2]) A. a. O. S. 460.
[3]) A. a. O. S. 476.

Die hypertrophische und die atrophische Cirrhose sind demnach zwei durchaus verschiedene, weder genetisch noch anatomisch mit einander verwandte Krankheiten. Während bei der ersteren die Bindegewebsentwickelung von Blutgefässen ausgeht, welche zum normalen Bestande der Leber gehören, entsteht sie bei der letzteren aus Gefässverzweigungen, die sich erst in Folge eines Entzündungsreizes aus den interacinösen Endästchen der Leberarterie ausbilden und als capilläre Ausläufer derselben aufzufassen sind. Der zu dieser Gefäss- und Bindegewebsneubildung führende Entzündungsreiz wird ausgeübt durch die bereits vor dem Beginn der cirrhotischen Erkrankung constant in den Randzonen der Acini fettig oder körnig degenerirenden und demnächst nekrotisch zerfallenden Zellen. Er ist also dem Reize durch einen Fremdkörper analog und die Entzündung stimmt überein mit den Vorgängen bei der demarkirenden Induration. Aehnlich dem Verhalten des bei derartigen Prozessen entstehenden Bindegewebes schrumpft auch das bei der atrophischen Cirrhose sich entwickelnde Bindegewebe und bildet deformirende Narben, als deren Folgen die Granulationen der Leber aufzufassen sind. Bei der hypertrophischen Cirrhose hingegen vermindert sich das Volumen des neoplastischen Bindegewebes nicht, sondern bleibt vielmehr, falls es nicht etwa fortdauernd an Masse zunimmt, bis zum Ende der Krankheit unverändert. Die Bindegewebsneubildung bei der atrophischen Cirrhose kann demgemäss als eine entzündliche, die bei der hypertrophischen Cirrhose als eine elephantiastische bezeichnet werden. Die atrophische Cirrhose beginnt mit einem Stadium der Hypertrophie, welche die Folge der Anhäufung des die Acini umschliessenden, nicht, oder nur wenig in ihre Substanz eindringenden Bindegewebes ist. Schon durch den Druck, welchen dieses noch nicht sklerotische Bindegewebe auf die Capillaren in den Randzonen der Acini und auf die interlobulären Pfortaderzweige ausübt, wird die Communication zwischen Pfortader und Lebervenen erschwert und ein mässiger Grad von Stauung im Ursprungsgebiet der ersteren herbeigeführt, der selbstverständlich mit der fortschreitenden Schrumpfung des Bindegewebes noch zunehmen muss und schliesslich einen completen Abschluss des Pfortaderblutes von den Lebercapillaren herbeiführen kann. Dann werden die Capillaren der Acini allein durch das Blut der Leberarterie gespeist, welche nunmehr nicht nur die Function des nutritiven Gefässes besorgt, sondern auch die Rolle des functionellen, d. h. die Gallenabsonderung vermittelnden Gefässes übernimmt. Bei der hypertrophischen Cirrhose hingegen bleibt die Gefässverbindung zwischen Pfortader und Lebervene während des ganzen Verlaufes der Krankheit vollkommen oder fast vollkommen frei, und Stauungserscheinungen im Ursprungsgebiete der Pfortader kommen daher nicht, oder doch nur in sehr geringem Maasse (Milztumor), zur Entwickelung.

Die hypertrophische Cirrhose ist nicht durchweg unilobulär und die atrophische nicht regelmässig multilobulär. Die letztere ist auch keineswegs blos interlobulär, sondern vielmehr, ihre allerersten Anfänge abgerechnet, theilweise intralobulär; wohl aber meistens capsulär und nur in einzelnen seltenen Fällen, selbst noch in ihren späteren Stadien, insulär.

Das Vorkommen neugebildeter Gallengänge ist weder für die hypertrophische, noch für die atrophische Cirrhose charakteristisch, denn dieselben finden sich in annähernd gleicher Menge sowohl bei dieser, wie auch bei jener, ja höchst wahrscheinlich bei allen mit Bindegewebshyperplasie verbundenen Krankheiten der Leber. Sie stehen zu den allmählich mehr und mehr atrophirenden und schliesslich spurlos untergehenden Leberzellenschläuchen genetisch in keiner Beziehung und anastomosiren auch nicht mit ihnen, sondern bilden sich vielmehr neu in dem neoplastischen Bindegewebe, gleichzeitig mit diesem, lassen sich von den grossen Ausführungsgängen der Leber aus mit Injectionsmasse füllen, und müssen als echte, insonderheit auch einen Icterus verhütende oder beschränkende Excretionswege für die Galle aufgefasst werden. Sie anastomosiren nicht unter einander und bilden keine Netze, bestehen vielmehr aus zahlreichen, häufig knäuelartig gelagerten und mannichfach verschlungenen Ramificationen.

Erklärung der Abbildungen.

Tafel XI.

Fig. 1. Cirrhosis hypertrophica. (Fall 1.) Pfortader blau injicirt. Neugebildetes Bindegewebe in der Umgebung und im Inneren der Acini, welche letztere vielfach durch dasselbe zerklüftet sind. Capillargefässe im Ganzen erweitert, innerhalb der Reste der Acini durch Bindegewebe von den noch vorhandenen kleinen Leberzellenhaufen getrennt, ausserhalb derselben bereits frei im Bindegewebe verlaufend und zu kleinen interacinösen Pfortaderästchen geworden. Vergr. 40.

Fig. 2. Atrophische Cirrhose, erstes (hypertrophisches) Stadium. Cirrhosis capsularis unilobularis. (Fall 3.) Die Acini vollständig erhalten und von Bindegewebszügen umgeben, welche sie einhüllen, ohne auch nur in ihre Randzone einzudringen. Leichte Formveränderungen der Acini, bedingt durch die comprimirenden Wirkungen Seitens des Bindegewebes, welche auch zu einer Verengerung der interacinösen Capillargefässe, besonders an den Rändern der Acini, geführt haben. Deshalb schwache Füllung dieser Gefässe von der (blau injicirten) Pfortader aus, deren interlobuläre Zweige übrigens auch schon etwas enger und spärlicher geworden sind. Vergr. 40.

Fig. 3. Neugebildete Gallenkanälchen aus einer sehr verkleinerten Leber mit atrophischer Cirrhose. Die Gallenkanälchen vom Ductus hepaticus aus injicirt. Sie verlaufen theils gestreckt, theils gewunden und schlingen sich vielfach durch einander. In ihrem Verlauf geben sie ziemlich zahlreiche Seitenzweige ab oder theilen sich dichotomisch, bilden aber keine Anastomosen unter einander. Vergr. 100.

XXI.

Ueber senile Osteomalacie und Knochenresorption im Allgemeinen.

Von Dr. Hugo Ribbert,

I. Assistenten am pathologischen Institute zu Bonn.

(Hierzu Taf. XII.)

Die zur allgemeinen Atrophie des Skeletsystems führenden Knochenerkrankungen zerfallen im Wesentlichen in zwei Gruppen. Die erste bilden die beiden Formen der Osteomalacie, die puerperale, fast immer am Becken beginnende, und die nicht puerperale, die von der Wirbelsäule und dem Thorax den Anfang nimmt und auf das ganze Skelet, selbst auf den Schädel, übergreifen kann. Die zweite Gruppe wird repräsentirt durch die senile Atrophie. Während bei dieser einfacher Knochenschwund ohne osteoide Einschmelzung und ein Oel- oder Gallertmark vorhanden ist, sind für jene das Auftreten osteoider Zonen und bestimmte Markveränderungen charakteristisch.

Cornil und Ranvier[1]) sprechen zwar ausserdem von einer

[1]) Manuel d'histologie pathologique. Paris 1869. p. 388.

senilen Osteomalacie, dürften aber, da sie für dieselbe den Mangel an osteoider Einschmelzung anführen, nur die senile Atrophie im Sinne haben.

Hier am Niederrhein haben wir nun ausserordentlich häufig eine senile Knochenerkrankung, die alle Characteristica der echten Osteomalacie aufweist, dieselbe osteoide Einschmelzung und entsprechende Markveränderungen. Bei weitaus den meisten Leichen über 50 bis 60, ja schon bei solchen über 40 Jahre treffen wir eine auffallende Weichheit des Knochensystems, zunächst des Sternums, der Rippen und Wirbelkörper. Bei jüngeren Individuen macht es bekanntlich Mühe, mit einem starken Messer in die genannten Knochen einzudringen. Bei Leichen des angeführten Alters gelingt es schon unter geringem Druck, das Messer tief einzustossen. In hochgradigen Fällen lässt sich der Knochen geradezu schneiden. Die Rippen knicken bei schwachem Druck wie Pappe ein. Neben dem eindringenden Messer quillt ein der Milzpulpa ähnliches dunkelblaurothes Mark reichlich hervor. Auch die Beckenknochen sind gewöhnlich in gleicher Weise verändert.

Die Erscheinungen stimmen zu der Vorstellung einer Annahme osteomalacischer Erkrankung, und die mikroskopische Untersuchung bestätigt dieselbe. Bricht man aus einem frischen Knochen einige Bälkchen aus, reinigt sie von anhängendem Markgewebe und färbt sie mit ammoniakalischer Carminlösung so, dass sie in ihr 5 bis 10 Minuten, danach in angesäuertem Wasser kurze Zeit verweilen, so constatirt man auch hier das Vorhandensein eines roth gefärbten Saumes, vielfach nur sehr schmal und nur für starke Vergrösserung deutlich erkennbar, in anderen Fällen schon für schwache Linsen übersichtlich. Nicht jedes Bälkchen allerdings ist immer und überall mit der Zone osteoider Substanz versehen. Bevorzugt sind besonders die bogenförmigen Winkelstellen (Fig. 1). Hier ist gewöhnlich der breiteste Saum vorhanden. Aber auch da, wo der Knochen rundliche Oeffnungen umgiebt, pflegen dieselben von einer rothen Zone umsäumt zu sein. Langgestreckte, gerade verlaufende Bälkchen besitzen die osteoide Substanz oft nur an einer Seite, bisweilen ringsum, oft gar nicht. Alles das wechselt je nach dem Grade der Erkrankung. Immer ist die Carminzone in scharfer Linie gegen den Markraum abgesetzt. Gegen die centralen kalkhaltigen Partien verläuft die Grenze nicht so gleichmässig. Sie zieht sich zwar im Allgemeinen parallel der Grenze gegen den Markraum hin, aber sie erscheint vielfach ausgeschweift, ohne dass es aber zu den von Rindfleisch[1]) und Anderen beschriebenen ausgeprägten lacunären Bildungen käme. Ganz die gleichen Verhältnisse finden sich an den Knochenbälkchen in der Markhöhle der Röhrenknochen und in den spongiösen Epiphysen. Auch die Rinde dieser Knochen ist in hochgradigen Fällen für die Säge weit leichter zu durchdringen, als normal.

So liegen die Verhältnisse in der Regel bei den von mir untersuchten Fällen. Es liegen mir aber Knochen vor, die sich der echten Osteomalacie noch mehr nähern, als die übrigen. Sie entstammen der Leiche einer über 60jährigen Frau, die im Leben keinerlei Symptome von Osteomalacie geboten hatte. Das Messer drang ganz auffallend leicht in die erwähnten Skeletbestandtheile ein und dementsprechend gestaltete sich auch der mikroskopische Befund (Fig. 2). Die osteoide Zone ist bedeutend breiter als in den übrigen Fällen und mit wenigen Ausnahmen überall vorhanden, so dass sie sämmtliche Knochenbälkchen als Scheide umgiebt. Hier mehr als sonst verläuft die Grenzlinie gegen den Knochen unregelmässig, aber gewöhnlich ebenfalls ohne Lacunen. Manche feinere Bälkchen bestehen nur aus osteoider Substanz.

Was die histologische Beschaffenheit der rothen Schicht angeht, so erscheint sie bei oberflächlicher Betrachtung homogen. Bei genauerer Beobachtung sieht man jedoch, dass sie von einem feinen längsverlaufenden Liniensystem durchsetzt ist. Sie enthält ausserdem Knochenkörperchen. Dieselben sind aber zum Theil nur kleine spindelige dunkle Elemente mit Andeutungen von Ausläufern, zum Theil nur als feine Linien, parallel dem Längsverlauf des rothen Saumes, erkennbar.

Wichtig für die Erklärung des ganzen Prozesses ist der Umstand, dass die bequeme Behandlung der Knochen mit dem Messer nicht nur auf dem Vorhandensein von kalkfreier Grundsubstanz beruht, sondern wesentlich darauf, dass die Knochen sehr rareficirt sind. Man überzeugt sich leicht davon an macerirten Objecten, am besten am macerirten Sternum. Dasselbe setzt sich zusammen aus zwei periostalen Knochenflächen, zwischen denen ein Maschenwerk

[1]) Pathologische Gewebelehre. 5. Aufl. S. 554.

von Knochenbälkchen ausgespannt ist. Wie man sich nun leicht überzeugt, sind die Bestandtheile dieses Maschenwerkes bei dem senilen Sternum ausserordentlich viel dünner, als bei dem normalen, so dass es ohne Schwierigkeit gelingt, durch geringen Druck auf die Flächen des Sternums das feinmaschige Netzwerk zu zerquetschen, eine Procedur, die an einem jüngeren Sternum nur schwer gelingt.

Bei diesem letzteren steht das Innere des Knochens mit dem Periost in Verbindung durch feine Kanälchen, in deren Centrum Blutgefässe verlaufen. Diese Communicationen sind bei der senilen Osteomalacie stets erweitert und mit Markgewebe ausgefüllt. Die Blutgefässe sind strotzend gefüllt. Dementsprechend ist selbstredend das zwischenliegende Knochengewebe verdünnt und meist osteoid eingerahmt. Das Periost ist unter senilen Verhältnissen dicker und dichter gewebt als normal.

Betreffs der makroskopischen Verhältnisse des Knochenmarkes wurde hervorgehoben, dass das Mark des Sternums und der Wirbelkörper eine pulpöse dunkelblaurothe Masse darstellt. Die mikroskopischen Verhältnisse sind folgende. Die normalerweise vorhandenen Fettzellen sind wenig oder nicht vermindert. Die Markzellen dagegen liegen dichtgedrängt und zwischen ihnen sehr zahlreich ausserhalb der Gefässe liegende rothe Blutkörperchen, sowie Uebergangs- und Zerfallsformen der letzteren. Das Mark als Ganzes ist weniger cohärent, lässt sich leichter zerzupfen, die Markzellen werden leichter isolirt, als normal. Das mikroskopische Bild einer zerzupften Markpartie wird nächst den Markzellen vorzugsweise bestimmt durch die grosse Menge rother Blutkörperchen und deren erwähnte Abkömmlinge. Bemerkenswerth ist auch das in Markzellen vielfach anzutreffende Endproduct des Zerfalls rother Blutzellen, ein körniges hellgelbes Pigment. Alle Blutgefässe sind ferner strotzend gefüllt, wie man sich am besten überzeugt an Schnitten von Präparaten, die zunächst in Müller'scher Flüssigkeit, dann in Alkohol aufbewahrt wurden.

Gesondert bespreche ich hier das Verhalten des Markes in jenem hochgradigen Falle. Der Schwund von Knochengewebe ist hier stellenweise so weit gegangen, dass kleine bis kirschkerngrosse Cysten entstanden sind. Das Mark ist zwar makroskopisch auch vorwiegend pulpös, aber von mehr blasser Farbe. Aber es ist weit reicher an Fettzellen als in den übrigen Fällen, so dass zwischen ihnen nur schmale Gewebsstreifen übrig bleiben. In diesen liegen nicht sehr reichliche Markzellen, dagegen zahlreiche rothe Blutkörperchen und auffallend viel Pigment. Dieses, in unregelmässigen Häufchen angeordnet, giebt oft dem ganzen Gewebe einen gelben Farbenton. Die Blutgefässe enthalten nicht aussergewöhnlich viel Blut. Die pulpöse Beschaffenheit verdankt das Mark in diesem Falle wohl wesentlich den rothen Blutkörperchen ausserhalb der Gefässe und dem Pigmente. In dem die kleinen Cysten ausfüllenden Marke trifft man vielfach die oben erwähnten ganz osteoiden Knochenbälkchen, die hier ihrem Zerfall entgegengehen. Sie verlieren nehmlich immer mehr ihre Starrheit, erhalten ein fibrilläres Aussehen und schliesslich werden sie so weich, dass sie in der Untersuchungsflüssigkeit flottiren. Später lösen sich dann einzelne Fibrillen ab und zerfallen molecular (Fig. 5).

Das Mark der Röhrenknochen ist für alle Untersuchungen auf Osteomalacie das wichtigste. Es weicht am weitesten von dem fötalen und jugendlichen Mark ab und lässt als reines Fettmark Veränderungen seiner Structur am leichtesten übersehen. In unseren Fällen verhält es sich nun folgendermaassen. Schneidet man eine Diaphyse der Länge nach auf, so bietet die Schnittfläche des Markes ein buntgeflecktes Aussehen. Die Grundfarbe ist auch hier die des gewöhnlichen Fettmarkes. Aber in dieses eingestreut, oft in ganzer Breite auf Strecken von mehreren Centimetern, oft nur als kleine umschriebene Heerde, sind dunkelroth gefärbte Stellen. Dieser Farbe entspricht eine breiige, an pulpöse Beschaffenheit erinnernde Consistenz. Das Mark der Epiphysen ist im Wesentlichen gleich beschaffen wie das des Sternums. Doch liegen in ihm zerstreut unregelmässige Partien von Fettmark, wie das auch, nachträglich bemerkt, zuweilen im Sternum und den Wirbelkörpern der Fall ist.

Jenen rothen Partien der Diaphyse entspricht nun mikroskopisch eine starke Füllung der Blutgefässe und reichliche Extravasation rother Blutkörperchen. Die Fettzellen sind verkleinert und vielfach erheblich vermindert. Dagegen erscheinen die Markzellen sehr bedeutend vermehrt, enthalten einen und mehr Kerne, zuweilen auch gelbes Pigment, und beherrschen durch ihre Menge gegenüber den schwindenden Fettzellen das ganze Gesichtsfeld. Das gelbe Mark ist histologisch aus dicht gedrängten Fettzellen zusammengesetzt, zwischen denen nur spärliche Markzellen Platz finden. In den Epiphysen sind dieselben Verhältnisse, wie im Sternum.

Wie verhalten sich nun alle diese Beobachtungen zu den für die echte Osteomalacie bekannten? Die makroskopischen Erscheinungen gebieten sofort, die geschilderte senile Erkrankung von der gewöhnlichen Altersatrophie zu trennen. Das für diese charakteristische Fett- oder gewöhnliche Gallertmark ist sehr verschieden von dem geschilderten pulpösen. Das wesentlichste Merkmal der echten Osteomalacie, die osteoide Knochensubstanz haben wir für die senile Veränderung beschrieben. Zwar stelle ich für die Altersatrophie auf Grund weiter unten folgender Auseinandersetzungen das Vorhandensein eines osteoiden Saumes nicht ganz in Abrede, aber nicht in der Existenz überhaupt, sondern in der Breite, in der er vorhanden ist, liegt das Charakteristische der Osteomalacie. Und das ist gewiss, dass wir bei der Atrophie die osteoide Zone immer nur vereinzelt und nur angedeutet vorfinden.

Was das Mark angeht, so betonte Virchow[1]) zuerst, dass es bei der Osteomalacie sich dem fötalen sehr nähert, durch Production reichlicher junger Markzellen und Schwund des Fettes. Doch ist das nur da der Fall, wo der Prozess fortschreitet, wo er dagegen zum Stillstand gekommen ist, findet sich blasses gallertiges Mark. Rindfleisch[2]) erkennt die Regelmässigkeit eines derartigen Befundes nicht an, er bestreitet für gewöhnlich die Proliferation der Markzellen und fand dieselbe nur in einem Falle. Mommsen[3]) andererseits traf sowohl fettreiches und zellarmes, als z. B. im Humerus, sehr zellreiches Mark an, und makroskopisch unterscheidet er dem entsprechend zwischen gelbem und rothem Mark. Diese beiden Arten sind aber in den meisten Fällen von Osteomalacie vorhanden und ich habe sie oben besonders für die Röhrenknochen beschrieben. Die Proliferation der Markzellen habe ich ebenfalls als wesentlich charakteristisch für das rothe Mark angezeigt und damit ein sicheres Criterium für osteomalacische Erkrankung beigebracht. Andererseits aber findet sich mein oft erwähnter hochgradiger Fall in Uebereinstimmung mit den Beobachtungen von Rindfleisch, der nur einmal rothes zellreiches Mark antraf. Als

[1]) Cellularpathologie S. 529.

[2]) a. a. O.

[3]) Beiträge zur Kenntniss der Osteomalacie. Dieses Archiv Bd. 69. S. 479.

zur Osteomalacie gehörig wird ferner immer eine Hyperämie des rothen pulpösen Markes angeführt und ich habe wiederholt für meine senile Erkrankung eine strotzende Füllung der Blutgefässe hervorgehoben. Den von Mommsen für das gelbe Mark geschilderten Reichthum an Pigment erwähnte ich ebenso einige Male.

Die Riesenzellen muss ich noch erwähnen. Sie werden gewöhnlich als Eigenthümlichkeit der Osteomalacie aufgeführt, wurden aber auch schon vermisst. Ich finde sie nun nicht reichlicher, als sie normalerweise vorhanden sind und kann daher kein Gewicht auf dieselben legen.

Aber trotzdem werden wir auf Grund aller geschilderten Verhältnisse, der makroskopischen Veränderung und des mikroskopischen Befundes am Knochen und Mark nicht umhin können, die mit diesen Eigenthümlichkeiten ausgestattete senile Erkrankung als der Osteomalacie verwandt anzusehen und als Osteomalacia senilis zu bezeichnen.

Ich will nun näher auf die Bedeutung der mit Carmin sich färbenden Zone eingehen. Die Annahme, dass der osteomalacische Prozess bedingt sei durch eine Entkalkung des Knochens durch eine überschüssige freie Säure dürfte wohl heute ziemlich allgemein verlassen sein. Gelang es doch nur ausnahmsweise eine derartige Säure, und zwar dachte man meist an Milchsäure, im Harn nachzuweisen und die Existenz einer solchen im osteomalacischen Knochenmark ist durchaus nicht constant.

Die Unwahrscheinlichkeit der Entkalkung durch eine freie Säure führte nun zu verschiedenen anderen Erklärungen. Einmal erwähnt Cohnheim in seiner allgemeinen Pathologie, dass er die Carminzone betrachtet als neugebildete und dem alten Knochen aufgelagerte Substanz. Eine derartige Anschauung ist aber nicht wohl haltbar. Dazu stimmt in keiner Weise die allseitige erhebliche Erweiterung der Markräume, die den Knochen schliesslich in einen dünnhäutigen Schlauch umzuwandeln im Stande ist. Um diese Erklärung auch nur annähernd möglich zu machen, müsste man annehmen, dass gleichzeitig an einer Stelle Knochen resorbirt wird, während an der anderen neue Grundsubstanz auf ihn aufgelagert wird. Zu einer Knochenresorption in diesem Sinne ist aber nach den bisher gegebenen Beschreibungen und nach meinen Beobachtungen verschwindend wenig Raum. Denn ich finde in meinem hochgradigen Falle kaum jemals Knochenbälkchen, die nicht ringsum von osteoider Substanz umgeben wären. Dass die Existenz zahlreicher gänzlich kalkfreier Bälkchen und der vielfache Zerfall derselben zu einem Appositionsvorgang nicht passt, ist klar. Es pflegt ferner neugebildete Knochengrundsubstanz, wie es z. B. bei der Rachitis der Fall ist, stets gut ausgebildete Knochenkörperchen zu enthalten im Gegensatz zu den oben beschriebenen Formen, die nur als degenerirte aufgefasst werden können. Nach alle Diesem scheint mir die Annahme einer Neubildung der osteoiden Zone unhaltbar. Ueber den etwaigen Einwurf, dass eine Resorption der Knochen unter Bildung kalkfreier Grundsubstanz ohne Analogie und deshalb unwahrscheinlich sei, handele ich noch unten ausführlicher.

Der letzte Autor über Osteomalacie, Mommsen [1]), vertritt eine andere Ansicht. Auch er widerspricht der Bedeutung der Carminschicht als durch Entkalkung entstanden. Aus seinen Auseinandersetzungen vermag ich dagegen nicht zu entnehmen, für was er sie denn hält. Er betont nur, dass er zwar manches Bälkchen mit dem rothen Saum bekleidet findet, wenn auch nicht in der gewöhnlich abgebildeten Breite, aber zugleich, dass sie sehr vielen Knochenbälkchen gänzlich fehlt. Jedenfalls stellt er in Abrede, dass die Resorption des Knochengewebes bei der Osteomalacie so vor sich geht, dass zunächst eine Decalcination und erst dann eine Auflösung der Grundsubstanz eintritt. Die Resorption selbst lässt er durch Einwirkung von Riesenzellen erfolgen, wodurch aber für die Auffassung des Auflösungsprozesses selbst nicht viel gewonnen ist. Um das beschriebene mikroskopische Verhalten der Knochen zu erklären, stellt sich Mommsen die Osteomalacie als eine complicirte Ernährungsstörung vor, die zu einer Erweichung des Knochens führen soll. Wie das Letztere möglich ist, kann ich aus seinen Angaben nicht entnehmen. Einigen anderen Punkten der Mommsen'schen Arbeit begegne ich noch, bemerke nur hier zunächst, dass ich an der Vorstellung einer primären Decalcination durchaus festhalte. Wie Mommsen erachte ich eine Ernährungsstörung des Knochens für das Grundlegende und Primäre. Aus einer solchen Störung muss aber resultiren eine chemische Umsetzung in der Grundsubstanz des Knochens, wie das ja die erheblich verminderte

[1]) a. a. O.

leimgebende Eigenschaft osteomalacischer Knochen beweist. Diese chemische Veränderung andererseits muss zur Folge haben eine Lockerung, ja völlige Scheidung der Kalksalze von der chemisch mit ihnen verbundenen Grundsubstanz. Und ich sehe in der That innerhalb der noch nicht entkalkten Knochenpartien vielfach, besonders an der Grenze gegen die osteoide Zone, eine äusserst feinkörnige Ausscheidung, die auf Säurezusatz verschwindet. Was aber am normalen Knochen nur stärkeren überschüssigen Säuren möglich ist, nehmlich eine Lösung der Kalksalze mit voraufgehender Trennung derselben von der Grundsubstanz, kann jetzt als für die gewöhnlichen Körperflüssigkeiten möglich gedacht werden. Denn in diesen sind normalerweise, wenn auch nur in Spuren, verschiedene Säuren vorhanden. Auch kann man ja, mit Rindfleisch, an die Kohlensäure des Blutes denken, wenn es auch sehr fraglich ist, ob dieselbe die Kalksalze zu lösen vermag. Diese ganze Vorstellung erklärt genügend die osteoide Schicht und bedarf nicht die unwahrscheinliche Annahme einer freien Säure.

Mommsen beschäftigt sich, meiner Ansicht nach, viel zu sehr mit dem entkalkten Knochen. Eine Anschauung über die Natur der mit Carmin sich färbenden Schicht kann man aber nur an nicht entkalkten Knochenbälkchen gewinnen. Wenn der Autor Knochenbälkchen gefunden, die sich intensiv mit Carmin färben, sich beliebig biegen und schneiden lassen und ferner gesehen hätte, dass diese Bälkchen sich continuirlich in die Carminzone kalkhaltiger Knochenspangen fortsetzen, würde er kaum an der osteoiden Natur des rothen Saumes gezweifelt haben. Mommsen legt zu viel Gewicht auf die histologische Structur des entkalkten Knochens und sucht aus ihr zu beweisen, dass es sich um eine Entkalkung nicht handeln könne, da künstlich entkalkter Knochen ganz anders aussähe. Gewiss ist das der Fall und es wäre merkwürdig, wenn es sich nicht so verhielte. Denn einmal recurrirt er selbst auf eine Ernährungsstörung des Knochens und es ist doch wohl anzunehmen, dass diese eine Veränderung des histologischen Verhaltens der Knochengrundsubstanz bedingt. Und es ist doch ferner ein wesentlicher Unterschied, ob man lebenden Knochen seiner Kalksalze beraubt, oder todten. Denn ersterer wird nach der Decalcination noch verschiedene Veränderungen eingehen, während letzterer das eben nicht thut. Ferner muss man bedenken, dass mit der Entkalkung des Knochens der Zerstörungsprozess sein Ende nicht erreicht hat, dass vielmehr eine Auflösung der Knochengrundsubstanz nachfolgt, wie ich das oben beschrieben habe. Und es ist sehr wohl denkbar, dass diese Auflösung beginnt mit einer Entfernung des die feinsten Knochenfibrillen verkittenden Materials. Daraus würde sich erklären die äusserst feinstreifige, an das infantile Knochengewebe erinnernde Natur des osteomalacischen Knochens, wie sie Mommsen beschreibt. Wenn der Autor ferner angiebt, dass auch nach völliger Entkalkung noch die Möglichkeit vorhanden sei, durch Carminfärbung und die histologische Structur die vor der Entkalkung vorhandene Trennung zu erkennen, so kann ich das zwar bestätigen, finde es aber nach dem Gesagten nicht auffallend. Und ausserdem scheint mir diese Möglichkeit hauptsächlich durch das Verhalten der Knochenkörperchen bedingt, die in der künstlich entkalkten Partie gegenüber denen der osteoiden Zone noch ihre normale Structur im Wesentlichen beibehalten haben.

Noch muss ich hier die lacunäre Grenze der rothen Schicht gegen den kalkhaltigen Knochen besprechen, die Rindfleisch in prägnanter Weise vorhanden sein lässt. Ich habe sie, wie hervorgehoben, gewöhnlich vermisst und auch Mommsen sieht in den Lacunen keinen wesentlichen Befund. Während nun Rindfleisch jene Buchten ausgefüllt sein lässt mit osteoider Masse, weist jener Riesenzellen in ihnen ihren Platz an. Diese Vorstellung schliesst aber eine räumliche Unmöglichkeit ein. Denn wenn man auch mit dem Autor annehmen will, dass die osteoide Schicht nicht durch Decalcination fertigen Knochens entstanden ist, so erscheint es doch klar, dass die rothe Zone sich nicht nur am optischen Rande der Knochenbälkchen finden kann, sondern dass sie die letzteren in grösserer oder geringerer Ausdehnung umgiebt. Wie es damit vereinbar sein soll, einmal, dass die osteoide Schicht immer tiefer im Niveau liegen und zweitens, dass in den Lacunen Riesenzellen sich finden sollen, ist durchaus unverständlich. Ich sehe daher in jenen Punkten nichts weiter, als durch locale Verhältnisse bedingten Ausdruck verschieden weiten Vordringens des Resorptionsprozesses.

Diese Beobachtungen über die Resorption des Knochengewebes bei osteomalacischer Erkrankung führten mich nun weiter dahin, zu untersuchen, ob nicht auch bei sonstigen Resorptionsvorgängen am Knochengewebe ähnliche Verhältnisse beständen. Bis jetzt wurde etwas Derartiges nicht nachgewiesen. Ziemlich allgemein verbreitet ist im Gegentheil die Ansicht, dass bei jeder sonstigen Knochenresorption in keinem Stadium osteoides Gewebe entsteht und aus dem Fehlen solcher kalkfreien Grundsubstanz hat man auf die Carminzone bei der Osteomalacie geschlossen und ihr aus Mangel an Analogie die Bedeutung entkalkten Knochens abgesprochen. Man ist bisher immer gewöhnt, den Resorptionsvorgang am Knochen auf die ihrem Wesen nach durchaus unklare Wirkung von Riesenzellen zurückzuführen. Dass dieselben bei der Knochenauflösung eine Rolle spielen, will ich zwar keinen Augenblick in Abrede stellen, nur läugne ich, dass dieselben so wirken, dass gleichzeitig Knochengrundsubstanz und Kalksalze resorbirt werden. Ich muss vielmehr aus den unten folgenden Beobachtungen den Schluss ziehen, dass alle Resorptionsvorgänge am Knochensystem so vor sich gehen, dass erst nach primärer Entkalkung die Grundsubstanz der Zerstörung anheimfällt. Ich stütze mich dabei auf die einheitlichen Resultate der Untersuchungen von Resorptionsvorgängen aller Art am Knochen. Wenn allgemeine Beobachtungen hierüber bis jetzt nicht vorliegen, so hat das seinen Grund in der geringen Breite der osteoiden Zone, die vielfach nur mit starker Vergrösserung erkennbar ist. Daraus geht andererseits hervor, dass bei allen diesen Resorptionsvorgängen die Decalcination und die Auflösung der Grundsubstanz fast gleichen Schritt hält. Doch wird dadurch im Wesentlichen nichts an der Thatsache geändert, dass erst nach primärer Entkalkung auch die osteoide Substanz aufgelöst wird. Zur Auffindung der entkalkten Schicht benutzte ich auch hier das Carmin. Alles, was ich über die histologische Beschaffenheit der osteoiden Zone bei der Osteomalacie sagte, gilt auch hier. Bevor ich zur Beschreibung der pathologischen Verhältnisse schreite, schicke ich einige Bemerkungen voraus über die normale Resorption. Dieselbe geht nach jetzt wieder restituirter allgemeiner Anschauung unter Apposition und Resorption vor sich. Bei der letzteren spielen nach den Angaben aller Autoren die Riesenzellen eine wesentliche Rolle. Von osteoider Einschmelzung ist bis jetzt nichts bekannt geworden. Ich habe mich jedoch von dem Vorhandensein einer solchen überzeugt. Zwar gelingt es nur schwer, sich dieselbe zur Anschauung zu bringen, weil gerade hier der rothe Saum sehr schmal ist. Aber ein Object scheint mir dazu besonders geeignet. Es ist das der Schädel Neugeborener oder Kinder aus den ersten Monaten. Wenn man von der Aussenseite der Tubera parietalia, von Orten also, wo nach unseren Anschauungen Appositionsvorgänge stattfinden, Flächenschnitte entnimmt, wird man vergebens nach einer Zone osteoider Substanz suchen. Schnitte dagegen von der Schädelinnenfläche, auf welcher beständig Resorptionsvorgänge sich abspielen, lassen den schmalen rothen Saum vielfach erkennen. Der Resorption unter normalen Verhältnissen steht am nächsten die bei den Exostoses cartilagineae stattfindenden Auflösungsprozesse, da diese Geschwülste ganz nach normalem Typus der Knochenentwickelung wachsen. Eine von mir untersuchte Exostose war so gebaut, dass unter ihrem Knorpelüberzug ein ziemlich dichtes Knochengerüst existirte, während die Knochenspangen gegen das Centrum an Menge immer mehr abnahmen und schliesslich nur noch wenige in dem überwiegenden Markgewebe vorhanden waren, eine Anordnung, die zeigte, dass der aus dem überziehenden Knorpel ganz nach Analogie des normalen Wachsthumsprozesses hervorgegangene Knochen allmählich wieder resorbirt wird. Und es war, dieser Vorstellung entsprechend, nicht schwierig, Knochenbälkchen mit deutlichem osteoidem Mantel zu isoliren. Eine andere kleinere Exostose gab gleiche Resultate.

Auch bei entzündlichen Vorgängen am Knochen gelang mir der Nachweis der rothen Zone. Diese Prozesse sind zwar nicht immer geeignet zur Beobachtung des osteoiden Saumes. Derselbe ist gewöhnlich nur äusserst schmal und man muss mit einiger Geduld suchen, um klare Bilder zu erhalten. Es erklärt sich dies wohl aus der Ueberlegung, dass ja die meisten derartigen Prozesse chronisch verlaufen, die mit ihnen einhergehende Resorption daher langsam sich vollzieht und nicht überall hochgradig ist. Aber gänzlich vermisst habe ich den rothen Saum in keinem Falle. Findet man ihn an einer Stelle nicht, so darf man daraus schliessen, dass hier gerade keine Resorptionsvorgänge Statt hatten. Hat man ein cariöses Gelenk vor sich, so nimmt man am besten Knochenbälkchen daher, wo üppiges Granulationsgewebe den Knochen durchsetzt. Einem so der Zerstörung anheimfallenden Calcaneus ist das Präparat entnommen, von dem die Figur 3 einen Theil darstellt. Aber auch da, wo die Bildung Howship'scher Lacunen stattfindet, überzeugte ich mich vielfach von dem Vorhandensein eines osteoiden Saums. Der Rand der Lacunen wird, ganz wie ich das in Figur 4 für ein gleich zu erwähnendes Präparat gezeichnet habe, von einem sehr feinen Saum umgeben.

Ich habe ferner syphilitische Prozesse einer Untersuchung unterworfen und erwähne hier eine Tibia, die aussen eine circumscripte periostale Verdickung und innerhalb der Markhöhle eine von eitrig durchsetztem Knochenmark umgebene gummöse Neubildung aufwies. Aus der Umgebung dieser letzteren entnommene Knochenbälkchen besassen den rothen osteoiden Saum.

Sehr geeignet endlich zum Studium der Resorptionsvorgänge fand ich Knochen, die durch maligne Tumoren zerstört wurden. Hier ist der Saum gewöhnlich leicht zu erkennen, wohl deshalb, weil diese Geschwülste den Knochen rascher und ausgiebiger auflösen, als das bei den meisten sonstigen Resorptionsvorgängen der Fall ist. Knochenpartikelchen, der angefressenen Fläche der Knochen entnommen, gaben immer gute Resultate. So habe ich in Figur 4 die Abbildung eines lacunär vor sich gehenden Einschmelzungsprozesses gegeben, wie er sich an Knochenbälkchen aus einem Unterkiefer darstellte, der durch ein Sarcom zerstört war.

Die mitgetheilten Thatsachen dürften zur Begründung der Anschauung genügen, dass Resorptionsvorgänge am Knochen immer so verlaufen, dass zunächst in einer, oft nur äusserst feinen Zone eine Entkalkung des Knochens und erst dann eine Auflösung der Grundsubstanz stattfindet. Ein derartiger Resorptionsprozess war bis jetzt nur für die Osteomalacie angenommen. Die von mir beschriebene und als besondere Form aufgeführte Osteomalacia senilis bildet, was die Breite des osteoiden Saumes angeht, ein Mittelglied zwischen der echten Osteomalacie und den übrigen Resorptionsvorgängen.

Erklärung der Abbildungen.

Tafel XII.

Fig. 1. Knochenbälkchen aus einem senil osteomalacischen Sternum. Die rothen Säume bedeuten eine osteoide Zone. Vergr. 50.

Fig. 2. Knochenbälkchen aus einem hochgradig senil osteomalacischen Sternum. Vergr. 50.

Fig. 3. Knochenbälkchen aus dem Calcaneus, bei Caries des Fussgelenks. Vergr. 50.

Fig. 4. Knochenbälkchen aus einem durch ein Sarcom zerstörten Unterkiefer, die Lacunen durch rothe Säume eingefasst. Vergr. 300.

Fig. 5. Entkalkte und zerfallende Knochenbälkchen aus einem hochgradig senil osteomalacischen Wirbelkörper. Nur bei a a noch kalkhaltige Partien. Vergr. 50.

XXII.

Beitrag zur Lehre von der basilaren Impression des Schädels.

Von Dr. Paul Grawitz,
Assistenten am pathologischen Institute zu Berlin.

(Hierzu Taf. XIII.)

In seinem Werke über die Ureinwohner Deutschlands, über ihre Rasseneigenthümlichkeiten und ihre Schädelformen geht Virchow in erschöpfender Weise auf die Besprechung einer Schädeldifformität ein, welche seit langer Zeit unter dem Namen der plastischen Deformation oder der basilaren Impression von anthropologischer wie von pathologischer Seite Gegenstand der Erörterung gewesen ist [1]). Die Veränderung des Schädelgrundes besteht, wie der Name sagt, in einer Art von Eindrückung der Umgebung des Hinterhauptsloches gegen den Schädelraum, wodurch zunächst eine Erniedrigung des Schädels, und in Fällen starker Ausbildung, bei welcher eine Elevation des ganzen Tribasilarbeins eintritt, eine sehr erhebliche Difformität bedingt wird, die in ihrem Extrem zu der sogenannten Molenform führt. Die erste Zusammenstellung der bekannten Fälle findet sich ebenfalls bei Virchow [2]) gelegentlich der Erörterung der Cretinenschädel und anderer krankhafter Wachsthumsstörungen der Kopfknochen aufgeführt, und auch in der neuen Abhandlung ist das erste Resultat der Untersuchung, dass die genannte Veränderung, wenngleich sie an den Schädeln einzelner Küstendistricte, z. B. den friesischen Marschen, Holland und dem Gebiet um Bremen mit auffallender Häufigkeit vorkommt, dennoch als eine pathologische Erscheinung anzusehen ist. Diese Auffassung geht denn auch durch die ganze, nicht unbedeutende Literatur hindurch, welche in dem

[1]) R. Virchow, Beiträge zur physischen Anthropologie der Deutschen mit besonderer Berücksichtigung der Friesen. Berlin, G. Vogt, 1876. S. 317.
[2]) Gesammelte Abhandlungen S. 972.

Eingangs citirten Werke angeführt ist; und ich gebe nur einen Ueberblick des dort Mitgetheilten, indem ich die Hauptargumente reproducire, welche als Erklärung für die eigenthümliche Abweichung von den älteren Autoren angegeben worden sind. Portal und nach ihm Lobstein suchten die Ursache in einer allgemeinen Atrophie der Knochen, wie sie das höhere Lebensalter mit sich bringt, in einer Verdünnung und daraus folgenden grösseren Nachgiebigkeit der Schädelbasis gegen die drückende Last des Kopfes. Die einfache Aufzählung mehrerer gleichartiger Fälle, welche sich bei Individuen im mittleren Lebensalter fanden, reicht aus, diese Erklärung wenigstens in der beregten Allgemeinheit zu widerlegen. Ebensowenig wie das Alter haben sich diejenigen Krankheiten, welche als Ursache beschuldigt worden sind, als constante oder auch nur häufige Ereignisse während der Entwickelung jener Veränderung erweisen lassen. Weder die Osteomalacie, welche Lucae, Berg und Retzius in zwei Fällen dieser Art fanden, hat sich später als Ursache bestätigt, noch ist die Annahme Ackermann's, welche in der Cretinenfrage lange Zeit maassgebend schien, dass die Rachitis das zu Grunde liegende Hauptleiden sei, in irgend einem ferneren Falle nachgewiesen worden. Alle Gründe, welche Ackermann[1]) namentlich aus der tellurischen Beschaffenheit der Cretinenthäler anführt, um den Cretinismus als einen hohen Grad der Rachitis nachzuweisen, haben späteren Untersuchungen gegenüber nicht Stand gehalten; die eigenthümliche Difformität des Cretinenschädels ist seit lange von Virchow[2]) auf ihren wahren Grund, eine frühzeitige Verknöcherung der Spheno-Occipitalfuge, zurückgeführt worden. Selbst in ihren extremen Graden erzeugt die Rachitis keine Schädelimpression, und ebenso wenig hat die Vermuthung Rokitansky's, welcher den Hydrocephalus als Ausgangspunkt betrachtete, in dem Beobachtungsmaterial Virchow's irgend eine Stütze gefunden.

Der Versuch, für alle Fälle eine gemeinsame Ursache, etwa eine dyskrasische Allgemeinkrankheit zu supponiren, ist damit als gescheitert zu betrachten, und eine Förderung der Erkenntniss nur von der genauen Untersuchung vieler Einzelfälle zu erwarten. Dieser

[1]) J. F. Ackermann, Ueber die Cretinen, eine besondere Menschenart in den Alpen. Gotha 1790.

[2]) Gesammelte Abhandlungen S. 995.

von Virchow vorgezeichnete Weg soll nun in der vorliegenden kleinen Abhandlung eingeschlagen werden, und zwar um so mehr, als er selbst auf eine Anzahl nothwendiger Daten aufmerksam macht, welche theils bei der Beschreibung früherer Fälle vernachlässigt wurden, theils aus Mangel an irgend welchen Notizen aus der Lebens- und Leidensgeschichte der Individuen überhaupt nicht berücksichtigt werden konnten. Ausser den vier Fällen der pathologisch-anatomischen Sammlung unseres Institutes, welche Virchow[1]) in seinem Buche kurz erwähnt, ohne auf Maasse oder Interpretation näher einzugehen, ist es mir, nachdem ich einmal auf diesen Punkt aufmerksam geworden, gelungen, bei vier Sectionen[2]) analoge Veränderungen aufzufinden, deren Entstehungsursache ich mit möglichster Berücksichtigung aller Befunde zu ermitteln suchen werde.

Ueber die Kriterien, welche dabei maassgebend sein sollen, schicke ich noch Folgendes vorauf: Auf Grund der blossen anatomischen Betrachtung gelang es Virchow, zwei Formen der basilaren Schädelimpression zu unterscheiden, je nachdem der Druck, welcher von der Wirbelsäule gegen den Schädelgrund wirkt, mehr den vorderen oder mehr den hinteren Theil des um das Hinterhauptsloch gelagerten Knochenringes trifft. Im ersten Falle wirkt der Druck, welcher gegen den Gelenkhöcker gerichtet ist, häufiger nach hinten hin, d. h. er wirkt bei aufgerichteter Stellung des Kopfes. „Nicht selten flachen sich dabei die Gelenkhöcker ab, und wenn gleichzeitig die Gruben hinter ihnen mit Knochenmasse erfüllt werden, oder wenn gar noch ausgedehntere rauhe Knochenmassen im Umfange erscheinen, so macht es den Eindruck, als wäre weiche Knochensubstanz gradezu weggedrückt und seitlich ausgewichen“ . . . „Wird der Eindruck stärker, so tritt eine doppelte Veränderung ein. Einerseits neigen sich die Gelenkhöcker, welche übrigens in der Mehrzahl der Schädel weit nach vorn gestellt sind, mehr nach innen (medialwärts), so dass das Hinterhauptsloch in seinem vorderen Abschnitt dadurch verengert wird. An-

[1]) Beiträge zur physischen Anthropologie der Deutschen etc. S. 339 u. 341.

[2]) Nach der Entfernung des Gehirns lässt sich eine Elevation des Clivus sowie eine Verengerung des Hinterhauptsloches ohne Weiteres erkennen; die Anchylosen des Atlas, welche nicht so selten bei Lebzeiten unerkannt bleiben, sind gleichfalls ohne Schwierigkeit durch Zufühlen mit dem Finger und gleichzeitiges Bewegen des Schädelgrundes zu constatiren.

dererseits wird der ganze Ring des Hinterhauptsloches aufwärts gedrängt, so dass sich besonders nach hinten und aussen von den Gelenkhöckern, im Zusammenhange mit den hinteren condyloidealen Gruben eine tiefe laterale Furche bildet, gegen welche sich die Wölbung der Cerebellargruben von hinten und den Seiten her einsenkt. Die Apophysis selbst nimmt an dieser Bewegung Antheil, jedoch in geringerem Grade. Dagegen findet öfters eine stärkere Biegung an der Stelle statt, wo die frühere Knorpelfuge zwischen dem Bogenstücke und dem occipitalen Wirbelkörper (der Apophysis basilaris) liegt, und es entsteht dadurch eine stärkere Entwickelung des Tuberculum jugulare seu anonymum." Wesentlich anders gestaltet sich das Verhältniss im zweiten Falle, wo die hauptsächliche Druckrichtung vor die Gelenkhöcker fällt. „Alsdann wirkt der Druck der vorderen Theile des Atlas und noch mehr der des Zahnfortsatzes vom Epistropheus unmittelbar gegen die Apophysis basilaris und zwar zunächst auf den hintersten Theil derselben bis etwa zum Tuberculum pharyngeum hin. Hier entsteht zunächst keine Biegung, sondern eine wirkliche Usur oder Druckatrophie. Es bildet sich nach und nach eine Grube, und zwar auf Kosten der corticalen Knochensubstanz; später wird daraus eine tiefe Aushöhlung, welche so weit in den Knochen vorrücken kann, dass zuletzt von der dicken Masse der Apophysis nur noch ein Knochenblatt von der Stärke eines Papierblattes übrig bleibt. Spät erst wölbt sich diese Stelle wirklich gegen den Schädelraum empor, die Fläche des Clivus erhebt sich, und der ganze Clivus nimmt mehr und mehr die Form eines flachen fast horizontal gestellten Gewölbes an."

In Bezug auf die Entstehungsgeschichte gewährt die anatomische Eintheilung in sofern einen Anhaltepunkt, als die Fälle der vorderen Impression vorwiegend der senilen, die der hintern vorwiegend der infantilen Periode des Knochenwachsthums angehören. Als maassgebendes Unterscheidungsmerkmal zwischen den senilen und den frühzeitig erworbenen, vielleicht angeborenen Difformitäten gilt namentlich für solche Fälle, bei welchen die Verhältnisse zusammengesetzt liegen, die Erfahrung, dass im höheren Alter, wenn die Synchondrosen verknöchert sind, keine wesentlichen Verschiebungen in der Lage der einzelnen Knochen zu einander mehr vorkommen, während diese Verschiebungen grade bei den Störungen während der Entwickelungsperiode die Regel bilden. Dieser Maassstab erheischt zwar, wie Virchow hervorhebt, eine vorsichtige Handhabung; er ist aber von der allergrössten Bedeutung, namentlich, wenn ausser ihm die Frage nach der Zeitdauer der Erkrankung noch durch zuverlässige anamnestische Angaben unterstützt wird. Ausser diesen Kriterien werde ich mit möglichster Genauigkeit an den Schädeln solche Abweichungen von der normalen Form in's Auge fassen, welche unter den jedesmal gegebenen Druckverhältnissen eine Erklärung für die abnorme Impression zulassen. Die Möglichkeiten sind damit auf ein sehr kleines Gebiet eingeengt. Einmal kommen pathologische Erkrankungen der Knochen und Gelenkflächen in Frage, die Caries und Arthritis deformans (vgl. die Literatur der Torticolles und Virchow l. c. S. 344) zum anderen eigentliche Entwickelungsstörungen am Knochenwachsthum, die sogenannten Bildungshemmungen. Die Prozesse erster Art sind bekannt, ich komme in der Casuistik auf sie zurück. Unter den letzteren steht im Vordergrunde der Betrachtung die vorzeitige Verknöcherung, welche im Verein mit einer compensatorischen Wachsthumsvermehrung an den offen gebliebenen Synchondrosen oder Nähten die Ursache der meisten uns bekannten Schädeldifformitäten darstellt. Zwei der später zu beschreibenden Fälle werden zeigen, dass durch die Wirkung dieser beiden Factoren ganz erhebliche Grade auch der vorliegenden sogenannten Impression der Schädelbasis hervorgebracht werden können. Neben der frühzeitigen Verknöcherung kommt aber noch eine andere Art der Wachsthumshemmung vor, welche bisher entweder gar nicht oder nur sehr wenig beachtet wird, deren Wesen darin besteht, dass ohne Verknöcherung das Wachsthum entweder ganz aufhört, oder doch soweit zurückbleibt, dass die Knochen nach ihrer Grösse einer sehr viel früheren Periode der Entwickelung anzugehören scheinen. Virchow schreibt in seiner Entwickelung des Schädelgrundes S. 80, bei Erörterung der Formenunterschiede der Rassenschädel: „Es dürfte daher kaum etwas Anderes übrig bleiben, als anzunehmen, dass das Wachsthum der einzelnen Schädelknochen ein typisch verschiedenes ist und dass auch da, wo keine Synostose eintritt, das Wachsthum ein frühzeitiges Ende finden kann. Dies ist ja der Fall bei unsern Zwergen, bei denen an den Gelenkenden gewöhnlich sehr grosse Knorpelmassen unverbraucht liegen bleiben, bei denen also das vorhandene Material nicht etwa zu früh verknöchert, sondern im

Gegentheil die Verknöcherung in dasselbe nicht regelmässig fortschreitet." Diese Art der verzögerten oder ganz erloschenen Knochenbildung habe ich an einer früheren Stelle in diesem Archiv[1]) an einer Reihe von Neugeborenen für den Y-förmigen Knorpel des Beckens mikroskopisch nachgewiesen, und habe daselbst gezeigt, dass die angeborene Verrenkung des Hüftgelenks in nicht weniger als acht Fällen, welche mir zur Untersuchung vorlagen, grade auf dieser Hemmungsbildung beruhte, und nicht, wie man vermuthet hatte, in einer prämaturen Synostose zu suchen sei. Ich will nicht behaupten, dass die beregte Hemmung in der Ossification in ähnlicher Weise wie einst die von Martin gefundene vorzeitige Verknöcherung der Synchondrosis sacro-iliaca von ganz durchschlagender Bedeutung für die Pathologie des Schädels sei, ich hoffe aber zu zeigen, dass die Analogie der Knochenveränderung an den Schädeln in einigen Fällen eine so überraschende mit der jener Becken ist, dass die einfache congenitale Bildungshemmung wohl eine Rolle in der Lehre der basilaren Impression beanspruchen darf. In diese Gruppe gehören:

Fall No. I (vgl. Fig. 1, 2, 3, 4): Frau Buthke geborene Schulz, 65 Jahre alte Kürschnerswittwe, wurde am 2. September 1878 mit den Erscheinungen einer sehr weit vorgeschrittenen Lungenschwindsucht in die Charité aufgenommen. Es war bei ihr eine sehr entstellende Schiefheit des Gesichtes auffallend, welche angeblich seit der Geburt, jedenfalls aber so lange die Erinnerung der Patientin zurückreicht, bestanden haben soll, und ausserdem bemerkte man eine Verkrüppelung der linken Ohrmuschel mit völligem Verschluss des äusseren Gehörganges. Die Person war auf dem linken Ohre taub, sonst wurden keine Symptome, welche auf eine krankhafte Function des Gehirns deuteten, wahrgenommen. Schon nach 3 Tagen erlag die Frau ihrem Leiden, die Section am 7. Sept. ergab umfängliche Zerstörungen in beiden Lungenspitzen, tuberculöse Darmgeschwüre, Tuberkel in Milz, Leber und Nieren. Das Gesicht bot einen geradezu abschreckenden Anblick dar; der Kopf stark auf die linke Seite gebogen (Caput obstipum), der Ober- wie Unterkiefer völlig zahnlos, das Kinn ungewöhnlich weit vorstehend, die Haut faltig und schlaff, das ganze Gesicht links niedriger und mehr zurücktretend wie rechts, die Augen gleichfalls asymmetrisch, ihre Conjunctiven verdickt und durch dichteste Vascularisation geröthet. Die rechte Ohrmuschel war wohlgebildet, die linke klein, der Helix der letzteren sehr gross, nach vorn stehend, der Antihelix und die kahnförmige Grube fehlen, der Lobulus ist in ein vorderes Zäpfchen und einen unteren Lappen gespalten. Der linke Sternocleidomastoideus bildet einen dicken vorspringenden Wulst, zwischen ihm und dem Unterkieferast liegt eine tiefe

[1]) P. Grawitz, Ueber die Ursachen der angeborenen Hüftgelenkverrenkungen. Dieses Archiv Bd. LXXIV. S. 1.

Incisur, der Muskel selbst ist von ebenso hellrother Farbe wie der der anderen Seite. Die Stelle des Gehörganges links völlig eben, die Haut, welche darüber hinzieht, lässt keine Spur einer Vertiefung erkennen. Das Gehirn äusserlich betrachtet ist symmetrisch, die einzige Abweichung vom Normalen bietet der Gehörnerv der linken Seite, welcher viel dünner als der rechte und völlig grau durchscheinend ist. Mikroskopisch findet man auch bei ihm Nervenmark, vielleicht weniger als rechts, jedenfalls keine Körnchenkugeln oder ähnliche Producte der Degeneration. Das Gehirn ist behufs weiterer Untersuchungen aufbewahrt worden, der macerirte Schädel zeigt folgende Abweichungen: Der Kopf ist in der Vorderansicht (Fig. 1) niedrig, die ganze linke Hälfte von Stirn und Gesicht tritt etwas gegen die rechte zurück, auf der genannten Seite macht es den Eindruck, als sei der Schädel von oben nach unten und im geringeren Grade von vorn nach hinten zusammengedrückt. Sämmtliche Knochen sind graciler, das Jochbein, wenngleich eben so lang als rechts, doch weniger stark hervorspringend, die Stirnnaht ist erhalten; wenn man ihren durch kurze, feine Zacken leicht unregelmässigen Verlauf von der Scheitelhöhe zur Nasenwurzel verfolgt und die Medianlinie der Nase, des Ober- und Unterkiefers hinzu denkt, so erhält man eine Curve, deren schwache Convexität in der Höhe des Jochbeins am weitesten nach rechts liegt, während sich der unterste Theil am stärksten nach links wendet. Die Stirn ist niedrig, die Augenbrauenwülste stark entwickelt, weniger die Tubera, die Augenhöhlen rechts 35, links 34 hoch, die Breite beträgt beiderseits 39; die sehr breite Nasenwurzel misst 29 Mm., der Jochbeinfortsatz des Oberkiefers rechts 23, links 19½ dick, die ganze Höhe des Oberkiefers an symmetrischen Stellen gemessen rechts 48, links 42½. Die Nasenöffnung ist in der rechten Hälfte breiter, in der linken schmaler und etwas tiefer gegen den Zahnrand ausgebogen, der Alveolenfortsatz niedrig, statt der Zähne eine abgerundete rauhe poröse Kante darbietend, in der nur links die defecte Alveole des Dens caninus noch erkennbar ist. Der Unterkiefer ist am stärksten von der Ungleichheit betroffen, er misst in der Mittellinie 29, dann folgen beiderseits einige Zahnalveolen in dem defecten Processus alveolaris, unmittelbar dahinter misst der Horizontalast rechts 27, links 19, seine Länge beträgt beiderseits 79, unter sehr stumpfen Winkeln setzt sich daran rechts der sehr kräftige, 67 Mm. hohe, regelmässig gebaute Ramus perpendicularis an, während links ein dünnes, 50 Mm. hohes Rudiment existirt, dessen Gelenkfortsatz statt eines breiten Knopfes eine stumpfe nur wenig überknorpelte Spitze besitzt. Die Seitenansicht rechts lässt die prognathe Stellung des Unterkiefers noch deutlicher erkennen, die Kranznaht im oberen Theile mässig gezackt, verläuft weiter abwärts fast gradlinig. Die Sphenofrontalnaht 17 Mm. breit, die Sphenoparietalnaht 11, die Sphenotemporalnaht ebenfalls offen, grösste Länge der Schläfenschuppe 61, ihre Höhe 46, der Warzenfortsatz kräftig, äusseres Gehörloch 14 hoch, 8 breit, die Zitzennaht offen, Hinterhaupt wenig vorspringend flach, die Lambdanaht offen, sehr grob und unregelmässig gezackt. Links (Fig. 2) ist die Kranznaht ebenso wie rechts, alle Knochen zierlicher, die Schläfenschuppe flacher (Fig. 3 und 4), der Warzenfortsatz dünner. Die Sphenofrontalnaht 15, die Sphenoparietalnaht 14 breit, grösste Länge der Schläfenschuppe 57, Höhe 43. Hinter der sehr kleinen Gelenkgrube des Unterkiefers und vor dem Warzenfortsatz liegt hier eine etwas eingedrückte Knochenebene, welche eine Reihe von kleinsten Gefässlöchern, aber keine Spur einer Ohröffnung erkennen lässt. Diese Löcher führen zu grossen Cellulae mastoideae, welche den Platz des äusseren Gehörganges einnehmen. Das Mittelohr ist sehr klein, es communicirt durch eine Tuba mit dem Rachenraum, ein Trommelfell nicht mehr nachweisbar. Von den Gehörknöchelchen ist der Steigbügel ganz normal, der Amboss ziemlich regelmässig, der Hammer sitzt ihm auf als kleines, nur mit der Loupe deutlicher erkennbares Rudiment durch knöcherne Verwachsung mit ihm verbunden. Die Schnecke und Bogengänge normal, der innere Gehörgang nicht verschlossen, mündet in ein weites Loch [1]). Vom vorderen Umfang der Schläfenschuppe bis zur Spitze des Warzenfortsatzes beträgt die Entfernung links 42 gegen 50 der anderen Seite, von der Spitze des Warzenfortsatzes in der Horizontalebene zum hinteren Rande der Pars mastoides dagegen findet fast eine Ausgleichung statt, da 39 der linken Seite gegen 35 der rechten stehen, Zitzen- und Lambdanaht ebenso wie rechts. Die Unteransicht ist am besten geeignet, die Asymmetrie zwischen rechter und linker Schädelhälfte erkennen zu lassen, da die Mittellinie hier eine sehr deutliche Krümmung mit der Convexität nach rechts beschreibt. Die Grundfläche zeigt einen tiefen Eindruck, namentlich der Gelenkhöcker und der Apophysis basilaris des Grundbeins. Die Warzenfortsätze überragen die Ebene der Gelenkhöcker in maximo um 14 Mm., die der Apophysis basilaris um 20. Das Grundbein ist dünn und sehr breit, seine untere Fläche liegt ungefähr in der Horizontalebene, die Länge bis zu der noch erkennbaren Keilbeinfuge 25, die Breite ebenda 21, die Breite vor den Gelenkhöckern 42, der Knochen enthält eine grosse Anzahl feinster Gefässlöcher, sonst ist er fest und glatt. Beide Gelenkhöcker sehr niedrig, der rechte mit einer, der linke mit zwei Facetten, beide sind so gegen die Mittellinie vorgedrängt, dass sie das Hinterhauptsloch auf $17\frac{1}{2}$ Mm. verengen, die hintere Fläche des rechten geht unmerklich in die Ebene der Squama über, statt eines Foramen condyloideum posterius finden sich mehrere kleinere Gefässlöcher. Der hintere Umfang des Hinterhauptsloches enthält rechts eine deutliche, links eine sehr flache Rinne zur Aufnahme des Atlas, links wird das Hinterhauptsloch hinter dem Gelenkhöcker noch einmal durch eine vorspringende Knochenleiste verengt, auf welcher man eine kleine überknorpelte Fläche zur Aufnahme eines abnormen Atlasfortsatzes unterscheidet. Die rinnenförmigen Eindrücke beider Seiten erreichen sich nicht, sondern werden in der Mittellinie durch einen vorspringenden kleinen Höcker der Squama getrennt; der Atlas zeigt ebenda einen 5 bis 7 Mm. weiten Defect im hinteren Bogen. Der Querfortsatz ist rechts dürftig und dünn wie der ganze Knochen, aber regelmässig gebildet, links besteht eine Verdickung am hinteren Umfang des Intervertebralloches, welche mit einer theilweise knorpeligen Oberfläche in eine entsprechende Vertiefung hineinpasst, die lateral vom linken Gelenkhöcker und von diesem durch eine 6 Mm. breite Brücke, durch welche das Foramen condyloideum post. sin. hindurchgeht, getrennt liegt. Am stärksten eingedrückt ist der seitlich vom rechten Gelenkhöcker liegende Theil der Basis, nächst dem die Apophysis, dann der linke Ge-

[1]) Die Details dieser von Trautmann angestellten Untersuchung wird derselbe im Archiv f. Ohrenheilkunde ausführlich mittheilen.

lenkhöcker; die Nähte sämmtlich offen, auch die zwischen den Gelenktheilen des Hinterhaupts und den Warzentheilen gelegenen, bis auf den niedrigen Processus paracondyloideus der linken Seite, auf welchem der Querfortsatz des Atlas aufliegt. Das Hinterhauptsloch ist 32 Mm. lang, zwischen den Gelenkhöckern 17, hinter denselben an einem engen Ausschnitt 32, dicht dahinter, wo die erwähnte Knochenplatte einspringt 26. Der Atlas sehr flach, namentlich rechts, sein Ring regelmässig und weit, so dass er nicht nur den Raum des Hinterhauptsloches nirgends beschränkt, sondern den vorderen Rand des letzteren um mehrere Millimeter überragt. Die Gelenkfläche für den Zahnfortsatz etwas links neben der Mittellinie; die Apophysis basilaris wird weder vom Atlas noch vom Epistropheus direct berührt. Der zweite, dritte und vierte Halswirbel sind völlig zu einem Stück verschmolzen, das rechts drei, links nur zwei Gelenkfortsätze besitzt, derjenige des zweiten und dritten scheint vollkommen zu einem vereinigt zu sein. Der Zahnfortsatz nach links verbogen, die Unterfläche des vierten Wirbelkörpers ebenfalls, so dass das Stück eine deutliche Skoliose nach rechts zeigt, Spuren einer Caries sind weder an Körpern noch an den verwachsenen Fortsätzen wahrnehmbar. Nach Abnahme des Schädeldaches erscheinen die Schädelgruben symmetrisch, in den beiden vorderen und mittleren sind die Juga cerebralia sehr scharf ausgeprägt, das Felsenbein allein ist links kleiner und in allen Richtungen zierlicher, seine Länge dagegen ist von der der anderen Seite nicht unterschieden. Zwischen den Felsenbeinspitzen ist der Clivus 28½ Mm. breit (ca. 10 Mm. mehr als ein normaler), die Fläche des Clivus geht anfangs (20 Mm.) sehr steil abwärts, dabei ist sie rauh, die Sattellehne unregelmässig, an der früheren Knorpelfuge eine stecknadelkopfgrosse Exostose. Das unterste 15 Mm. lange Stück ist stumpfwinklig dagegen umgebogen, und sehr auffallend in den Schädelraum hineingedrängt, die Löcher für den Hypoglossus beiderseits einfach, sehr eng.

Der basilare Eindruck an dem beschriebenen Schädel erreicht, wie man sieht, einen ungewöhnlich hohen Grad, die Gesammthöhe ist kaum grösser als die Auricularhöhe, und es liegt hier der Fall einer ausgesprochenen Kyphose im eigentlichen Grundbeinwirbel vor, der basilaren Kyphose[1]), welche nicht zu verwechseln ist mit der sphenobasilaren, die z. B. bei den Cretinenschädeln vorkommt und mit prognather Gesichtsbildung vergesellschaftet ist; (Virchow, gesammelte Abhandlungen Seite 979). Am meisten verändert ist augenscheinlich die Partie um die Gelenkhöcker, die Knochen sind an den Stellen der früheren Synchondrosen gegen einander verschoben. Obwohl der Atlas subluxirt ist, so findet doch nirgends ein directer Druck seines vordern Ringes oder des Epistropheus statt, welcher etwa die Elevation des Grundbeins als das Resultat einer Usur erscheinen lassen könnte.

[1]) Virchow, Entwickelung des Schädelgrundes. S. 75.

Alle Beobachter stimmen nun darin überein, dass Fälle dieser Art durchaus den Eindruck machen, als sei in früher Entwickelungszeit die weiche knorpelige Bandmasse der Basilarfugen wie durch einen ungewöhnlichen Druck des Kopfes auf die Wirbelsäule in den Schädelraum hinaufgedrängt worden. Bei dieser Vorstellung fehlt es nur an einer genügenden Erklärung für den abnormen Druck oder für jene krankhafte Weichheit und Nachgiebigkeit der Schädelgrundfläche, welche auch bei gewöhnlicher Schwere des Kopfes die Möglichkeit einer solchen Einbiegung gewähren könnte. Schon oben wurde gesagt, wie als Ursache für das Zustandekommen von Rokitansky eine abnorme Schwere durch Hydrocephalus, von Lucae u. A. die Osteomalacie und von Ackermann die Rachitis angezogen worden sind, und es lässt sich nicht verkennen, dass die Osteomalacie wenigstens die Verhältnisse in befriedigender Weise erklären würde, wenn wir nur an dem Skelett, ja auch nur an dem Schädel selber, irgend welche anderen Symptome dieser allgemeinen Krankheit auffinden könnten. Aber nichts derart liegt vor, die Rachitis ist nach den Ausführungen Virchow's ein für alle Mal aus dem Spiele zu lassen, weil sie selbst in ihren extremen Graden erfahrungsgemäss keine basilaren Impressionen hervorbringt, und so bleibt, wie mir scheint, kein einziger anderweit constatirter Krankheitsprozess übrig, welcher zu einer so abnormen Nachgiebigkeit eines wachsenden Knorpels führen könnte, als diejenige Ossificationsverzögerung, deren Details von mir (l. c.) an den Beckenknorpeln bei angeborener Hüftverrenkung nachgewiesen worden sind. Von allen dort beschriebenen Fällen war es vornehmlich der zweite, der am wenigsten sonstige Bildungsstörungen aufzuweisen hatte, welcher an dem Becken eines mit doppelter Hüftgelenkverrenkung geborenen Kindes, das 21 Tage nach der Geburt gestorben war, eine so auffallende Nachgiebigkeit der erkrankten Zwischenknorpel zeigte, dass der Beckeneingang eine ausgezeichnet bisquitförmige Gestalt angenommen hatte, bei welcher der Y-förmige Knorpel den beiderseitigen Vorsprüngen entsprach. Sei es, dass der Druck der Schenkelköpfe allein diese Einbiegung veranlasst hatte, sei es, dass der Druck der Muskeln sie darin unterstützte, das Ergebniss war eine Querverengung des Beckens, welche in ihrer weitern Ausbildung direct zu denjenigen Formen führen musste, welche sonst nur an den Becken Osteomalacischer bekannt sind. Derartig veränderte Becken, bei welchen man ohne Hüftgelenkverrenkung diese Eindrückung findet, sind von den Gynäkologen unter dem Namen der pseudo-osteomalacischen Becken beschrieben worden, ein Ausdruck, welcher anzeigt, dass keine Osteomalacie im eigentlichen Sinne vorliegt, sondern ein übrigens nicht genauer definirter vielfach mit Rachitis verwechselter Prozess, welcher in seinem Ablauf ähnliche Verbiegungen zur Folge hat, wie die osteomalacische Erkrankung selbst.

So sehr schon diese Verhältnisse am Becken im Einzelnen mit vielen der in der Literatur beschriebener Elevationen des Schädelgrundes übereinstimmen, so ist die Analogie mit dem Gesagten noch nicht erschöpft. Die Hüftgelenke bei angeborener Luxation ergaben eine vollständige Unabhängigkeit ihres eigenen Wachsthums von dem ihrer zugehörigen Schenkelköpfe. Betraf die Wachsthumshemmung beide gleichzeitig, so blieben sie in normaler Lage zu einander, betraf die Erkrankung die Y-förmige Beckenfuge allein, während der Intermediärknorpel des Oberschenkels ungestört wucherte, und der Kopf sich vergrösserte, so sahen wir ihn aus seiner Pfanne hinausgleiten, es entstand eine Luxation. (Der Raum der Pfanne enthielt dabei gelegentlich mehr Fettgewebe als unter normalen Verhältnissen, ein Befund, der früher als die Ursache der Verrenkung gedeutet, ein Analogon in vielen anderen Fällen der Pathologie findet, wo Gewebe unter abnorm ungünstige Ernährungsbedingungen versetzt sind, und demnach umgekehrt als die Folge der Wachsthumshemmung, der Luxation gelten muss.) Auch in Bezug auf diesen Punkt gleichen sich Hinterhauptsgelenk und Pfanne des Beckens. An der Constituirung beider betheiligt sich eine Anzahl, drei resp. vier einzelner durch Knorpelstücke unter sich verbundener Knochen, welche mit einem anderen in eine Gelenkverbindung treten. Führt die verminderte Ossification zu einer absolut kleinen Anlage des Hinterhauptsloches oder bleibt die Grösse des letzteren wenigstens relativ zurück hinter dem Wachsthum des Atlas, so rückt derselbe entweder theilweise oder in der ganzen Circumferenz über die Grenzen des Hinterhauptsloches hinaus, und es entsteht im Atlanto-Occipitalgelenk eine auf Bildungshemmung beruhende angeborene Luxation. Wird umgekehrt das Hinterhauptsloch durch mangelhafte Knorpelanlage so abnorm weit, dass ein Atlas von normaler Grösse in seinem Bogen weit enger bleibt, und hinten nicht mit dem Schuppentheil in Contact kommt, so muss auch unter diesen Verhältnissen eine Luxation zu Stande kommen (vgl. Fig. 5). Finden wir also bei einem Schädel die genannten Veränderungen, und ausser denselben andere Abweichungen, namentlich solche von entzündlichem Ursprunge, wie sie Virchow (l. c. S. 332 u. f.) anführt, so werden wir nicht anstehen, die ersten für die primären, die letzteren für secundäre, mehr unwesentliche Erscheinungen anzusehen, welche wiederum in der Pathologie der Beckenverrenkungen und an andern Orten mehr ihre Parallelen haben. Für den vorliegenden Schädel würden wir also eine verzögerte Ossification und damit eine krankhafte Nachgiebigkeit der Basilarfugen als das Primäre, das allmähliche, durch den Druck eines normal schweren Kopfes bedingte, Aufwärtsrücken des Atlas und seine dabei stattfindende Verschiebung als das Secundäre, die Usuren des Atlas, seine Verdickungen am linken Querfortsatze, die Bildung eines kleinen Processus paracondyloideus an der Basis linkerseits, die supracartilaginäre Exostose am Clivus als das Tertiäre in der Reihenfolge der Entwickelung betrachten. Für diese Auffassung finden wir ausser den voraufgeschickten Gründen positive Veränderungen anderer Art, welche uns einen deutlichen Fingerzeig auch für die basilare Impression geben. Das Individuum liess eine Schiefheit der Gesichtsbildung erkennen, welche an keiner Stelle auf eine vorzeitige Nahtverknöcherung zurückgeführt werden konnte, sondern sich auf eine mehr in der Dünnheit als in Längeunterschieden hervortretende Verkümmerung der linken Seite darthat. Der Defect des Gehörloches gehört im strengsten Sinne in das Gebiet der Bildungshemmungen, da er den Gehörgang, sowie die äussere Ohrmuschel in einem Zustande zeigt, welcher beiden Theilen in einer frühen Entwickelungszeit normalerweise zukommt[1]). Das Centrum der Abnormität liegt im Schläfenbein und im Unterkiefer, dieselbe lässt sich in zusammenhängender Weise von diesem Centrum aus allmählich schwächer werdend nach vorn und hinten verfolgen, und als ihre letzte Ausstrahlung in der ersten Richtung ist die Atrophie des Gesichts, in der andern die unvollständige Ausbildung des hintern

[1]) Vergleiche hierüber v. Baer, Entwickelungsgeschichte der Thiere. 1828. Bd. II. S. 313. — v. Troeltsch, Handbuch der Ohrenheilkunde. Sechste Auflage. — Kölliker, Entwickelungsgeschichte des Menschen u. der höheren Thiere. Zweite Auflage. S. 753.

Atlasringes anzusehen. Wir haben somit an beiden Endpunkten, am Gesicht und dem Atlas unzweifelhafte Hemmungsbildungen und nichts scheint daher erlaubter, als die dazwischenliegenden schon ihrer Form nach auf Entwickelungsstörungen deutenden Difformitäten am Grundbein ebenfalls als das Resultat einer Hemmungsbildung hinzustellen. Der Atlas würde dieser Erklärung nach nicht durch seine Subluxation die Elevation des Grundbeins verursacht haben, sondern beide Erscheinungen würden gleichzeitig durch eine Bildungshemmung hervorgerufen sein, welche einseitig Körper und Seitentheile des Hinterhauptswirbels betroffen hat, während der mit jenen articulirende Atlas analog den Schenkelköpfen ungehindert über die Grenzen des Hinterhauptsloches fortgewachsen ist. Die Verschmelzung der Halswirbel, welche seit der Geburt die schiefe Stellung des Kopfes hauptsächlich bedingt hat, ist für den Gang der Störungen von untergeordneter Bedeutung, ich lasse es dahingestellt, ob auch sie auf eine primäre Hemmung zurück zu beziehen ist, oder ob das Uebergewicht, welches die noch knorpelige Wirbelsäule durch die Schiefheit des Kopfes an der linken Seite traf, hier secundär eine Verschmelzung der Knorpel und später der Knochen hervorgebracht hat.

An diesen Fall schliesst sich zunächst No. 10605 der Sammlung des pathologischen Instituts[1]) an, von welcher zwar die Halswirbelsäule, aber nicht mehr das Schädeldach vorhanden ist.

Der Schädel stammt, wie ich der Beschreibung Virchow's (l. c. S. 243) entnehme, von einem an einer Brustkrankheit gestorbenen noch jungen Manne, der ausser Unbeweglichkeit des Kopfes keine krankhaften Symptome, namentlich keine des Gehirns und Rückenmarks dargeboten haben soll. In der Vorderansicht fällt neben einer beträchtlichen Breite des Gesichts, Abstand der Jochbögen 135, eine grosse Breite des Unterkiefers auf, dessen Winkel 116 Mm. Entfernung ergeben. Die Ausbildung beider Hälften ist symmetrisch, die Nasenwurzel 25 breit, die Länge der Nasenbeine 24, die Höhe der Nasenöffnung 30, ihre Breite 26. Die Nähte in den Augenhöhlen, an der Nasenwurzel und den Jochbeinfortsätzen deutlich erhalten. In der Seitenansicht tritt die von Virchow in seinen Arbeiten mehrfach betonte Rückwärtsbiegung des Gesichts deutlich in die Erscheinung; die Nähte sind offen, leider gestatten vielfache Verletzungen des Schädels keine vollständige Angabe der Maasse, beide Gehörgänge sind platt, der Warzenfortsatz rechts stärker als links. An der Basis besteht ein so eminenter Grad von Impression der

[1]) In der angefügten Tabelle fehlen die Maasse dieses leider sehr defecten Präparates, die Abb. 5 stellt die Unteransicht desselben dar.

Apophysis basilaris, dass die Ebene des Hinterhauptsloches fast senkrecht steht; der Atlas ist bis auf einen kleinen Spalt am hintern Umfange völlig mit dem Foramen magnum verwachsen, namentlich links im Querfortsatz sowie im Gelenktheil ausserordentlich niedrig, rechts ist der Querfortsatz stärker und an einer ganz analogen Stelle, wie am vorigen Schädel beschrieben, mit der Grundfläche verwachsen. Die Gelenktheile des Hinterhaupts sind an der Stelle der Condylen selbst von Papierdünne, so dass von den eigentlichen Höckern nicht die Spur übrig geblieben ist und die Dicke inclusive der Gelenkfortsätze des Atlas rechts im Mittel 14, links 9 Mm. beträgt; die Ebene der Warzenfortsätze überragt den rechten Gelenkfortsatz des Atlas im Mittel um 10, den linken um 17 Mm. Das Hinterhauptsloch, das durch den hinteren Atlasbogen etwas eingeengt wird, hat eine unregelmässig bisquitförmige Gestalt, seine grösste Länge beträgt 30, seine Breite in der vorderen zwischen den Gelenkhöckern liegenden Hälfte 19, hinter denselben 35, die Länge des Hinterhauptskörpers 26, seine Breite an der früheren Fuge 26, vor den Foramina condyloidea ant. 33. Die Entfernung der Processus mastoides an der Spitze 106, an der Basis 135, vom vorderen Rand des Hinterhaupts zum Kinn ist merkwürdigerweise die Entfernung grösser als diejenige vom hinteren Umfang, die erstere beträgt 137, die zweite 134. Die Lamina interna der Flügelfortsätze ist etwas nach vorn und zur Seite verschoben, ihre Entfernung vom hinteren Rande des Hinterhauptsloches beträgt 68, vom Vorderrande 65 Mm. Der Körper des Basilarwirbels ist an seiner Keilbeinfuge sehr dick und kräftig, 11 Mm. dick, nach den Gelenktheilen wird er ausserordentlich dünn, von innen betrachtet liegt seine Ebene beinahe horizontal, die Apophysis steht nur wenig unter dem Niveau des inneren Gehörganges, die Sattellehne, stark nach vorn geneigt, von der ganzen 34 Mm. betragenden Länge des Clivus kommen auf das Keilbein 13; an der Fuge unregelmässige kleine Knochenhöcker. Ausser der vorher beschriebenen Verschiebung und Verwachsung des Atlas ist an der Wirbelsäule eine Lordose im Halstheil auffallend; am meisten verbogen erscheint der Epistropheus, der schon für sich allein betrachtet eine Lordose zeigt, sein grosser, vorn überknorpelter Zahnfortsatz ist nach hinten gebogen, er articulirt mit dem Atlas und hat die Apophysis basilaris an einer Stelle so usurirt, dass er mit seiner hinteren Partie gegen die Schädelhöhle vorragt. Sein Dornfortsatz hat am hinteren Umfange des Atlas und des Foramen magnum eine deutliche Facette gebildet.

Dieser Fall gleicht dem vorigen in mehreren Beziehungen; der Eindruck ist bei Weitem stärker ausgeprägt, vornehmlich an denjenigen Stellen, welche den Knorpelfugen während der Wachsthumsperiode entsprechen. Auch hier ist von Osteomalacie keine Andeutung zu finden, da an der Verdünnung nicht einmal das ganze Grundbein theilnimmt, sondern nur der durch den Druck des Atlas getroffene unterste Abschnitt. Wir würden also wiederum zu einem Vergleich mit den sogenannten pseudo-osteomalacischen Verkrümmungen geführt werden, und da dieselben hier sicher zur Zeit der Entwickelung sich ausgebildet haben, so ist einige Wahrscheinlichkeit vorhanden, dass auch hier die oben erwähnten Hemmungen in der Knorpelbildung und Ossification zu Grunde gelegen haben. Die Verwachsung des Atlas bei vollkommener Beweglichkeit des zweiten Wirbels lässt auch hier die Luxation nur als Begleiterin der Knochenverschiebungen erscheinen, da bei primärer Verrenkung oder primärer Anchylose Spuren der abgelaufenen Entzündungen am Zahnfortsatz, dem Epistropheus und an den andern Wirbeln, bemerkbar sein müssten. Auch hier sind alle Nahtverbindungen offen, das Hinterhauptsloch vorne eng, und der Atlas so gross, dass er die Circumferenz desselben bis auf eine kleine Stelle gleichmässig überragt. Ein positiver Beweis, welcher die Impression in einer Reihe mit andern wohlbeglaubigten Hemmungen an demselben Fall erscheinen liesse, kann nicht erbracht werden.

No. 3568. Es ist der Schädel eines 50—60jährigen Weibes, welches bei Lebzeiten zwar gestottert haben, sonst aber gesund gewesen sein soll. Der Schädel ist ziemlich gross und schwer, die Knochen kräftig entwickelt, namentlich am Schädeldach von mindestens normaler Dicke, die Stirn ist sehr niedrig, zurücktretend, Tubera flach, Stirnnaht verstrichen, Nasenwurzel 26 Mm. breit, beide Augenhöhlen symmetrisch, 34 hoch, 37 breit, die Nase niedrig, schmal, der Oberkiefer in seinem Alveolarfortsatz sehr defect, ausser dem linken Eckzahn nur cariöse und leere Alveolen. In der Seitenansicht tritt die abnorme Niedrigkeit bei grosser Länge und auch die Rückwärtsbiegung des Gesichtes in frappantester Weise zu Tage. Die Sphenofrontal- und Sphenoparietalnaht grösstentheils verwachsen, die Ala magna beiderseits 30 Mm. breit, die Sphenotemporalnaht offen, die Länge der Schläfenschuppe jederseits 62, die Warzenfortsätze kurz, sehr dick, Warzennähte rechts grösstentheils offen, links verwachsen, die Kranznähte von der Fontanelle an jederseits etwa 30 Mm. völlig verwischt, dann bis zur Temporallinie deutlich erkennbar, von da abwärts wiederum obliterirt, die Pfeilnaht nur noch spurenweise erkennbar, die Lambdanaht am Winkel fein gezahnt, nach abwärts undeutlich. An der Basis ist der Eindruck am Grundbein von ähnlicher Stärke als an dem vorigen Falle, die Auricularhöhe, 112, übertrifft die Gesammthöhe um 19 Mm., der Oberkiefer ist wiederum dem Hinterhauptsloche stark genähert, die Ebene des letzteren liegt mehr in der verticalen als in der horizontalen Ebene des Schädels. Von seinem vorderen Umfange zum Alveolarfortsatz misst man 107, von dem hinteren Umfange nur 117, während die Länge des Foramen m. 33 beträgt. In der Tiefe des Eindrucks[1]) ist der Atlas mit der Grundfläche verwachsen, sein hinterer Bogen bildet ringsum die Grenze des Foramen magnum, die Partes condyloideae sind beiderseits papierdünn, vielfach defect, hinter dem Atlas und seitlich von ihm hoch in den Schädelraum hinaufgebogen. Der vordere Ring des Atlas ist abgebrochen, an der

[1]) Vgl. die Abbildung des Cretinenschädels von Ackermann, l. c.

unteren Fläche der Apophysis basilaris sieht man zu seiner Aufnahme eine tiefe Rinne, hinter welcher der Clivus eine normale Dicke besitzt, derselbe misst bis zum Rostrum 32, bis zur Fuge 26, seine Breite daselbst 20, an der breitesten Stelle 39. Die eigentliche Fläche des Hinterhauptsloches wird demnach durch den Atlas bestimmt, dessen untere Gelenkfortsätze sich bis auf 16 Mm. nähern, hinter ihnen beträgt die Weite 27, der Atlas selbst ist dünn, in maximo 72 breit, von regelmässiger Form, seine hinteren Bögen nur an zwei rechts und links von der Medianlinie liegenden kurzen Abschnitten verwachsen, sonst frei. Von innen betrachtet sind alle drei Schädelhöhlen sehr flach, die mittleren ausserdem kurz, die Breitenmaasse sehr gross, die Ebene des Clivus liegt wenig unter der der Felsenbeinpyramiden, hinter der Stelle der Gelenkhöcker, von welchen nicht die Spur sichtbar geblieben, fällt die Ebene des eingedrückten Knochenblattes senkrecht gegen die Schädelgrube ab, der Sulcus für das Torcular liegt unmittelbar am hinteren Umfange des Foramen magnum.

Das Resumé dürfte bei der grossen Aehnlichkeit, welche dieser Schädel in allen wesentlichen Punkten mit dem vorigen bietet, mit dem dort Gesagten gleichlauten. Es sei noch besonders hervorgehoben, dass die im Allgemeinen erhebliche Dicke des Schädels den Verdacht auf eine zu Knochenweichheit disponirende Allgemeinkrankheit noch weniger aufkommen lässt als dort, und dass hier für die Raumbeengung des Schädels durch die Impression in unverkennbarer Weise durch ein starkes Wachsen der Knochen in der Breite eine ausreichende Compensation geschaffen ist.

Ist es nun schon schwer, eine Erklärung von einem alten Präparate, von welchem nichts als der Schädel vorliegt, zu geben, so ist die Beurtheilung der in der Literatur mitgetheilten Fälle noch um Vieles misslicher. Von den Fällen, welche Friedlowsky[1]) beschreibt, gleicht No. 3 und 4, soweit die Abbildungen erkennen lassen, meinem ersten Falle in vielen Beziehungen, namentlich was die Subluxation und die defecte Bildung des Atlas selbst anlangt. In dem vierten Falle hebt Friedlowsky ausdrücklich hervor, dass eine ausgezeichnete Elevation des Schädelgrundes vorhanden gewesen sei, da sich die Beschreibung aber auf das Hinterhauptsloch und dessen Umgebung beschränkt, so lässt sich über die Natur der Impression nichts Genaues ermitteln.

So bemerkenswerth auch in meinem ersten Falle die defecte Bildung des Atlas[2]) für die Deutung der umliegenden Störungen

[1]) Wiener medicinische Jahrbücher Bd. 15. S. 242.

[2]) J. Hyrtl, Lehrbuch der Anatomie des Menschen. Achte Auflage. S. 292. giebt an, dass dieser Defect zu den sehr grossen Seltenheiten gehört.

sein mag, so wenig scheint doch seine Anwesenheit mit der basilaren Impression nothwendig verknüpft zu sein. Zur Erläuterung dient ein kürzlich von mir secirter Fall (Fig. 5), welcher ein Kind mit Spina bifida betrifft, das 2 Tage nach der Geburt in Folge einer Zerreissung des Sackes an Arachnitis cerebrospinalis zu Grunde gegangen war.

Die Spaltung betraf lediglich das Kreuzbein, die Hirnhäute bildeten einen taubeneigrossen Sack, an dessen Innenfläche die Stränge der Cauda equina verwachsen waren. Aeusserlich war das Kind sonst wohlgebildet, es trug keine Spuren rachitischer Störung an sich. Wegen des häufigeren Zusammentreffens gleichartiger Hemmungsbildungen wurden die Hüftgelenke untersucht, sie erwiesen sich intact, dagegen war am Hinterhauptsloch ein tiefer Einschnitt an dessen hinterem Umfange bemerkbar, welcher der Gestalt des Loches die typische Form eines Kartenherzens verlieh; die genauere Präparation ergiebt, dass die Knorpelfuge zwischen Squama und Seitentheilen in normaler Breite vorhanden ist, dass dagegen der knorpelige Rand, mit welchem sich die Schuppe unter normalen Verhältnissen an der Bildung des Loches betheiligt, vollkommen fehlt. Der hintere Ring des Atlas ist statt durch Knorpel durch einen membranösen Strang von beinahe 1 Cm. Länge geschlossen, der Clivus in diesem Falle ist steil [1]), die Fugen der Gelenktheile scheinen an der Störung gänzlich unbetheiligt. Das Schädeldach ist dünn und vielfach durch innere Absorption fast durchscheinend. (Craniotabes in Folge schwacher hydrocephalischer Grössenzunahme des Gehirns.) An anderen Entwickelungshemmungen fand sich eine abnorm grosse Thymusdrüse, am Ileum ein wahres Divertikel.

Einer zweiten ätiologischen Gruppe gehört der Fall 9 von 1871 an [2]).

Der Kopf gehört einem Individuum im mittleren Lebensalter, dessen rechter Musculus sternocleidomastoideus fibrös entartet war; das Gesicht zeigt in der Vorderansicht kleine Abweichungen, welche namentlich durch eine abnorme Auswärtsstellung des rechten Unterkieferastes bei bedeutender Länge seines aufsteigenden Astes auffällig werden. Die Differenz zwischen beiden beträgt 5 Mm., die einzelnen Knochen des Gesichts differiren um geringe Maasse zu Gunsten der rechten Seite, der Kopf erscheint wie der im ersten Falle auf der linken Seite leicht von oben nach unten und von vorn nach hinten zusammengedrückt. Der Oberkiefer ist rechts 45, links 41 hoch, das Jochbein rechts 25, links 23½ dick, die Nasenwurzel 31 Mm. breit, die linke Augenhöhle nach unten und aussen etwas stärker ausgeweitet als rechts, ebenso die linke Hälfte der Apertura pyriformis. In der Seitenansicht erscheint der Kiefer orthognath, die Stirn hoch, die Scheitelwölbung gleichmässig, die Kranznähte mit sehr kleinen Zacken verschwinden von der

[1]) Nach dem von Virchow ermittelten Gesetze über die Stellung des Grundbeins in den verschiedenen Lebensaltern sollte dasselbe der Horizontalebene ziemlich nahe kommen; die steile Lage entspricht dagegen dem Verhältnisse in früherer Fötalzeit. Entw. d. Schädelgrundes.

[2]) Virchow, l. c. 339. Seine Unteransicht stellt Fig. 7 dar.

Temporallinie ab bis auf Spuren, die Pfeilnaht und Lambdanaht sehr feinzackig, vollkommen erhalten; Schuppen- und Keilbeinnähte rechts deutlicher als links, der grosse Keilbeinflügel beiderseits 33 breit, die Länge der Schläfenschuppe beiderseits 74, Warzenfortsätze stark ausgebildet. In der Hinteransicht ist eine deutliche Asymmetrie bemerkbar, da die ganze Gegend um den rechten Parietalhöcker stärker gewölbt ist, als links, während hier die Schläfenpartie mehr vorgetrieben ist. An der Grundfläche ist der Eindruck in diesem Falle um so auffallender, als die sehr starken Warzenfortsätze namentlich die seitlichen Begrenzungen des Hinterhauptsloches um 23 bis 28 Mm. überragen. Die Coronae sind etwas abgeplattet, gross, auf der rechten Seite ist das hintere Foramen condyloides mit Knochenmasse ausgefüllt, das Niveau der Gelenkfläche liegt um mehrere Millimeter tiefer als links. Das Hinterhauptsloch enthält in seinem hinteren Umfang noch eine dritte, überknorpelte, kleinere Facette, es misst 33 in der Länge, zwischen den Condylen 18, hinter denselben 27; das Grundbein ist stark entwickelt, Länge bis zum Rostrum 29, bis zur Fuge 21, Breite daselbst 20, grösste Breite 39, der Clivus ist steil.

Von der Asymmetrie beider Kopfhälften, welche an der Grundfläche grosse Aehnlichkeit mit Fall No. 1 hat, abgesehen, wird der Eindruck bei der Ansicht von unten her beherrscht durch ein enormes Missverhältniss, zwischen der grössten Breite 160 Mm., und dem geringen Abstande der Warzenfortsätze (an der Spitze 91), und vor allem der Processus styloides (65 Mm.). Es geht daraus hervor, dass die Basis enorm schmal, d. h. die laterale Entfernung des Hinterhauptsloches vom Warzenfortsatze beiderseits ausserordentlich klein ist (25 Mm. gegenüber 34 eines normalen Schädels, dessen grösste Breite nur 139 beträgt, gegen 160 des vorliegenden). Diese mangelhafte Ausbildung der Seitentheile lässt sich nun mit Leichtigkeit auf den nach unsern Erfahrungen einzig möglichen Factor zurückführen, nehmlich auf eine prämature Synostose an demjenigen Theil der Zitzennaht, welche den Warzentheil des Schläfenbeins mit den Seitentheilen des Hinterhaupts verbindet. Von allen Nähten in der Basis ist dieser Theil der einzige, welcher vollkommen verwachsen und verstrichen ist. Ferner bemerken wir an dem Falle nichts von den früher erwähnten Verschiebungen der einzelnen Abschnitte des Tribasilarbeins gegen einander, keine Elevation des Grundbeins, keine Rückwärtsbiegung des Gesichtes als Symptom einer occipitalen Kyphose, sondern eine pathologische Schmalheit der Grundfläche und eine excessive compensatorische Entwickelung derjenigen Durchmesser, welche zu den verwachsenen Nähten senkrecht stehen. Wir müssten im strengen Sinne deshalb weniger von einer Impression der Grundfläche gegen den Schädelraum als von einer abnormen Entwickelung der Schläfentheile unter das Niveau der verkümmerten Basis sprechen.

Ich schliesse an diesen höchst bemerkenswerthen, und wie mir scheint in seinem ganzen Zusammenhange so reinen und übersichtlichen Fall einen anderen, bei welchem ein ähnlicher Effect durch prämature Synostose anderer Nähte zu Stande gekommen ist.

Anna Pasewald, 22 Jahre alt, litt an Epilepsie. In einem Anfalle stürzte sie von einem Backofen auf die Erde, sie fiel dabei auf den Bauch, wurde in die Charité gebracht, und verstarb kurze Zeit darauf. Die am 12. Januar 1880 von mir gemachte Section wies eine Ruptur der Leber nach mit profuser Blutung in die Bauchhöhle, ausserdem bestand Gravidität im fünften Monat, der Tod war durch Pneumonie eingetreten. Das Schädeldach war von fast runder Gestalt an der Sägefläche, sehr schwer und dick, beide Tafeln, namentlich die innere, hyperostotisch, die reichliche Diploë sehr bluthaltig. Von der Seite betrachtet war die Form so abweichend, dass jeder unbefangene Beobachter auf den ersten Blick Stirn und Hinterhaupt mit einander verwechselte; der macerirte Kopf zeigt eine totale Synostose beider Kranznähte und der Pfeilnaht, die Stirn ist sehr breit und steigt steil zur höchsten Stelle des Scheitels an; nur an der Innenfläche erkennt man, dass die vordere Fontanelle etwa 25 Mm. vor der Scheitelhöhe zu suchen ist. Darnach misst die Pfeilnaht etwa 78, sie fällt zuerst allmählich dann steiler gegen die Hinterhauptsspitze ab; die letztere ist sehr hoch, der Winkel gross, die Lambdanaht mit grossen, unregelmässigen Zacken und Schaltknochen versehen, überall offen. Leider konnte das Gesicht nicht für die Sammlung gewonnen werden, und die Maasse sind in Folge dessen nur lückenhaft zu geben. An der Basis stehen die Processes mastoidei, welche sehr schwach entwickelt sind, in gleicher Höhe mit den höchsten Kanten der Coronae, die Impression hat also keinen ähnlich hohen Grad erreicht, als in den früheren Fällen, der Clivus ist kaum flacher, der rechte Gelenkhöcker hat zwei Facetten, die Grube an seinem hinteren Umfange ist, wie beim vorigen Falle, mit rauher Knochenmasse ausgefüllt. Das Hinterhauptsloch misst in der Länge 34, in der Breite 32, sein hinterer Rand ist stark aufgeworfen. Die grösste Breite beträgt 138, der Mastoidealdurchmesser an der Basis 118, an der Spitze 95. Dies Verhältniss würde ungefähr der Norm entsprechen, und wir würden die Compensation, welche freilich nur unvollständig zu nennen ist, ähnlich wie in dem vorigen Falle in dem Schläfenbeindurchmesser zu suchen haben, dessen Breite 137, der grössten Breite nur um 1 Mm. nachsteht. Auch bei der Betrachtung von innen, bei welcher übrigens noch deutlicher als von aussen sämmtliche Nähte an der Basis als offen erkannt werden, bestätigt sich das ausgesprochene Urtheil. Während die hinteren Schädelgruben nehmlich ganz glatt und gleichmässig, kaum eine Spur eines Hirneindruckes erkennen lässt, ist die mittlere in auffallender Weise ausgearbeitet, man sieht an ihr tiefe Juga cerebralia, die durch hohe scharfe Leisten getrennt sind, tiefe Furchen für die Meningea media, hier und da spitzige kleine Exostosen; ein ähnliches Verhalten wiesen die vorderen Schädelgruben nach, welche durch die Abnormität der Stirn sehr eng waren.

Wir würden demnach auch hier als Ursache für die sogenannte Impression an der Grundfläche einen vorzeitigen Nahtverschluss haben, diesmal aber im Schädeldache, also an weit entfernter Stelle. Die Compensation desselben ist von der Basis, besonders aber vom Schläfenbein erfolgt, während sich der Grundbeinkörper passiv bei dem Ergänzungswachsthum verhalten hat.

Die beiden letzten Fälle dienen als Beispiele für eine ätiologisch dritte Gruppe, welche Virchow als vordere Impression bezeichnet hat.

Der erste, No. 58 b, vom Jahre 1868[1]) stammt von einem 31jährigen Manne, dessen rechter Musculus sternocleidomastoideus fibrös degenerirt und stark retrahirt war, dessen Wirbelsäule im Halstheil ohne irgend eine Verwachsung eine Curve mit der Concavität nach rechts bildet. Dieser Schädel zeigt ausgeprägter als irgend ein anderer eine Schiefheit des Gesichts, welche im Gegensatz zu den bisher beschriebenen die rechte Hälfte und mehr das Obergesicht als den Unterkiefer betrifft. In der Vorderansicht bildet die erhaltene Stirnnaht mit dem übrigen Theil der Mittellinie eine leichte nach rechts offene Curve. Beide Augenhöhlen eng, die linke auffallend höher und bei allgemeiner Kleinheit doch von normaler Gestalt, während die rechte tiefer liegend, niedrig, breit, wie nach dem Jochbein zu nach aussen gedrückt erscheint. Der obere Rand der Augenhöhle ist rechts um 3½ Mm. weiter von der Kranznaht entfernt als links, die Höhe der Orbita rechts 32, links 33, die Breite rechts 39, links 38, die Nasenwurzel 24, die Nasenhöhe 53, die Nasenöffnung median 35, die rechte Hälfte der Apertur etwas schmaler und tiefer als links, die Höhe des Oberkiefers rechts 40, links 45, dagegen ist der Unterkiefer, der übrigens lückenlos mit Zähnen besetzt ist, an seinem rechten Horizontalast um 5 Mm. niedriger als der linke, der rechte aufsteigende Ast geht in rechtem Winkel, der linke in sehr stumpfem ab, der erste misst 58, der zweite 67, der Kronenfortsatz erhebt sich rechts um 31, links 41 über die Alveole des Weisheitszahnes. In der Seitenansicht sind die Jochbeine, die Schläfenschuppen und Warzenfortsätze von ungefähr symmetrischer Ausbildung, dagegen fällt sofort eine Asymmetrie in beiden, ohnehin schmalen Keilbeinflügeln auf, welche an der Spitze rechts 6, links 10, in der Mitte rechts 15, links 21 und unten rechts 14, links 24 beträgt. Die Schläfenschuppe ist beiderseits von gleicher Breite, die Kranznähte mit feinen Zacken offen, ebenso die Schläfen-, Lambda- und Mastoidealnähte, nur die Pfeilnaht in ihrer hinteren Hälfte verstrichen. Auf der Unteransicht werden die Gelenkhöcker rechts etwa 4 Mm., links 2 Mm. von der Ebene der Warzenfortsätze überragt. Die Gelenkhöcker sind nach hinten abgeflacht, ihre Knorpelebene von einem flachen, unregelmässig rauhen Knochenwall umgeben, welcher die sehr engen hinteren Foramina condyloidea überragt; dicht hinter den Höckern, an der grössten Ausbuchtung des Hinterhauptsloches, ist der Rand des letzteren jederseits in eine flache, kurze Rinne verwandelt. Am vorderen Umfange bemerkt man vor den Ge-

[1]) Virchow, Beiträge zur physischen Anthropologie etc. S. 339.

lenkhöckern an der Apophysis basilaris unregelmässige rauhe Knochenwucherungen, welche die Mittellinie frei lassen, die Apophysis von gewöhnlicher Dicke bis zum Rostrum 27, Breite daselbst 20, vor den Gelenkhöckern 32, Foramen magnum 35 lang, 31½ breit. Die Spitze des rechten Warzenfortsatzes vom Rand des Hinterhauptsloches 49, links 31, die Nähte zwischen den Partes condyloideae und den Warzenfortsätzen offen. Von innen betrachtet erscheint der Clivus steil und alle drei Schädelgruben ziemlich symmetrisch, die Kleinheit der rechten Ala magna fällt nicht so stark in die Augen, als von aussen, auf der rechten Hälfte sind die Cerebellargruben deutlicher ausgeprägt und tiefer als links, die Ala parva dünner und weiter geschweift auf der rechten als auf der linken Seite. Der Epistropheus ist mit seinem Zahn nach links verbogen, alle übrigen Halswirbel stehen normal, ihre Gelenkfortsätze auf der rechten Seite sind etwas niedriger als links.

Dieser Schädel bietet für die Auffassung seiner Abnormitäten deshalb eine grosse Schwierigkeit, weil keine der Störungen bestimmt als angeboren, oder als später erworben bezeichnet werden kann. Die Asymmetrie in der Ausbildung der grossen und kleinen Keilbeinflügel, die Schmalheit der linken Hälfte der Schädelbasis gegen die rechte (Stenokrotaphie Virchow's) ist offenbar nicht durch vorzeitige Verwachsungen bedingt, denn alle Nähte sind offen, es hat vielmehr ein vorzeitiger Wachsthumsstillstand stattgefunden. Dieser kann das Primärleiden darstellen, er kann die schiefe Stellung der Schädelgrundfläche und damit die Degeneration des Sternocleidomastoideus verursacht haben. Umgekehrt ist aber die Möglichkeit nicht auszuschliessen, dass die letztere Abnormität primär bestand, und durch abnormen Zug des Kopfes nach rechts auf die Ausbildung der genannten Knochen in früher Entwickelungszeit hemmend einwirkte. Für die letztere Eventualität spricht vielleicht die Grösse des rechten Warzenfortsatzes und die stärkere Wachsthumsenergie im Bereich der benachbarten Naht im Vergleich zu der der linken Seite. So viel ist aber mit Bestimmtheit ersichtlich, dass am Grundbein und den Seitentheilen keine Verschiebungen eingetreten sind, sondern dass die Veränderungen dieser Abschnitte zum Theil auf Usuren, zum Theil auf entzündliche Reizungen um die eigentlichen Gelenkflächen herum zurückzuführen sind.

Frau Glück, 45 Jahre alt, propädeutische Klinik, wurde von mir am 22. November 1879 obducirt. Der Hauptkrankheitsheerd befand sich im Gehirn, woselbst ausser einer alten hämorrhagischen Pachymeningitis mehrere derbe, glasig graue, mit der Pia zusammenhängende Geschwulstknoten aufgefunden wurden, welche aus Rundzellen mit derber, feinfaseriger Intercellularsubstanz bestanden, und hie und da kleinere Abschnitte von regressiver Metamorphose darboten. Obgleich die mikroskopische Untersuchung nicht mit voller Sicherheit die Diagnose auf eine syphilitische Neubildung rechtfertigte, so erschien diese Deutung doch als die wahrscheinlichste, da schon bei Lebzeiten der Verdacht auf eine derartige Geschwulst bestanden hatte, und das Vorhandensein eines syphilitischen Grundleidens an der Leiche durch Narben des weichen Gaumens und eine charakteristische glatte Atrophie des Zungengrundes bestätigt wurde. Am Schädelgrunde fiel eine starke Verengerung des Hinterhauptsloches auf, welche durch den weit in dasselbe vorspringenden Zahn des anchylotischen zweiten Halswirbels hervorgebracht wurde. Besondere Symptome sollen durch diese Verengerung nicht hervorgerufen sein, die schiefe Stellung des Kopfes, welche demnächst constatirt ward, war klinischerseits nicht weiter beachtet worden, angeblich soll die Entstellung schon lange bestanden haben. Am macerirten Schädel springt zunächst in die Augen eine enorme Differenz zwischen der Dicke, Festigkeit und Schwere des Schädeldaches gegenüber den Knochen der Basis und des Gesichts; das in der Höhe der Tubera abgesägte Dach wiegt 460, der übrige Schädel sammt den mit ihm verwachsenen obersten fünf Halswirbeln nur 350 Grm. Beide Tafeln, namentlich die innere, sind stark hyperostotisch, überall reichliche Diploë vorhanden, die übrigen Knochen sind ausserordentlich dünn, der harte Gaumen sowie die Orbitaltheile des Oberkiefers, das Siebbein und mehrere Stellen an Stirn- und Keilbein gradezu in papierdünne Knochenplättchen verwandelt. In der Vorderansicht erscheint die Stirn ziemlich hoch, glatt, ohne Naht, das Gesicht klein, von dem sehr atrophischen Unterkiefer abgesehen symmetrisch, die Augenhöhlen weit, die Nase etwas nach links gerichtet, der Alveolarfortsatz des Oberkiefers enthält nur noch fünf leidlich erhaltene Zähne, einige Wurzelreste, rechts gar keine Alveolen mehr, ebenso defect ist der Unterkiefer, welcher links einen annähernd normalen, rechts einen sehr dünnen Gelenkfortsatz trägt, und beiderseits nach vorn subluxirt ist. Rechts ist der aufsteigende Ast um ein Weniges länger als links. In der Seitenansicht scheinen beide Hälften symmetrisch, die Kranznähte in den oberen Theilen feinzackig, unterhalb der Schläfenlinie verstrichen, ebenso die Sphenoparietal- und Sphenofrontalnähte. Die Schuppennaht, die Mastoidealnähte, sowie der grössere Theil der Lambdanaht nur hie und da noch erkennbar, auch die Pfeilnaht bis auf einen vorderen und hinteren Rest verwischt. An der Basis ist der Atlas nach links gedreht, der Epistropheus nach rechts, beide Wirbel sind unter einander und mit der Basis knöchern verwachsen, der Atlas mit den Gelenkfortsätzen rechts zu einem sehr dicken, links zu einem dünnen Knochenstück verschmolzen, jederseits besteht ein Processus paracondyloideus [1]). Die neugebildeten Knochenmassen bestehen aus poröser, sehr gefässreicher, compacter Substanz; der Zahnfortsatz ist durch eben solche Masse mit dem vorderen Ringe des Atlas verschmolzen; die hinteren Foramina condyloidea eng, die vorderen weit, das Grundbein dick, der Clivus ziemlich steil, die Gelenktheile ebenfalls dick, aber ohne bemerkbare Elevation, die Warzenfortsätze klein, eine Impression an der Basis nur in den seitlichen Partien und vorn erkennbar.

[1]) Vergleiche hierüber Uhde, Schiefstellung des Kopfes durch Processus paracondyloideus bedingt. Langenbeck's Archiv Bd. VIII. S. 28. Abbildung, Tafel I.

Dieser letzte Fall dürfte wohl ohne Beanstandung auf eine syphilitische Caries bezogen werden, er bestätigt die seit lange von Virchow gemachte Erfahrung, dass Entzündungen an den Gelenktheilen in späterer Lebenszeit keine wesentlichen Dislocationen der einzelnen Knochen mehr hervorzubringen pflegen. Der geringe Grad von basilarer Impression ist lediglich auf Usur in der Umgebung der cariös zerstörten Gelenkfortsätze zu deuten.

So mag denn die mitgetheilte Casuistik dazu dienen, um zunächst die Lehre Virchow's zu illustriren, dass die sogenannte basilare Impression keine ätiologische Einheit darstellt, sondern in jedem Falle mit möglichster Berücksichtigung der Krankengeschichte und aller Detailveränderungen auf die jedesmal zu Grunde liegende Localerkrankung der Schädelknochen zu untersuchen ist. Vielleicht trägt sie dazu bei, bei der Beobachtung späterer Fälle, namentlich bei Kindern die Aufmerksamkeit auf die von mir beschriebenen und als Hemmungsbildung charakterisirten Erkrankungen in den Knorpelfugen zu richten, und damit den Fällen der sogenannten pseudoosteomalacischen Einbiegungen und Knochenkrümmungen eine anatomische Grundlage zu schaffen.

Für die ethnologische Craniologie endlich wird die genannte Schädeldifformität, obgleich sie immer als ein pathologisches Phänomen anzusehen ist, erst dann eine grössere Bedeutung gewinnen, wenn sich eine einzelne der verschiedenen Entstehungsursachen, namentlich die vorzeitige Verknöcherung oder die mangelhafte Ossification der Knorpelfugen als einen regelmässigen oder sehr häufigen Befund an Schädeln bestimmter Länder oder Districte herausstellen sollte.

Ich lasse zum Schluss eine tabellarische Zusammenstellung folgen, welche nach dem Muster einer Tabelle in dem vielfach genannten Werke Virchow's angelegt ist, und am besten Vergleiche der einzelnen Schädel unter einander ermöglicht, namentlich wird durch den Vergleich zwischen der ganzen Höhe und der Ohrhöhe leicht ein Bild von der Tiefe der basilaren Impression gewonnen werden.

	Frau Buthke geb. Schultz.	No. 3568.	Frau Glück.	Anna Pasewald.	58 b. 1868.	9 a. 1871.
Grösster Horizontalumfang	519	537	491	471	515	538
Grösster Querumfang (Gehörgang über Fontanelle)	312	312	320	334	321	354
Sagittalumfang des Stirnbeins	121	133	110	90?	116	134
Länge der Pfeilnaht	120	123	125	92?	122	115
Sagittalumfang der Hinterhauptsschuppe	114	128	105	109	111	119
Grösste Höhe	118	93	127	131	129	126
Auriculare Höhe	117	112	96	109	110	115
Vom hinteren Rande des Foramen magnum bis zur grossen Fontanelle	144	126	144	153	140	134
Vom vorderen Rande des Foramen magnum bis zur grossen Fontanelle	117	95	124	136	130	127
Vom vorderen Rande des Foramen magnnm bis zur hinteren Fontanelle	97	93	117	108	112	119
Vom äusseren Gehörgang bis zur Glabella	r. 111 l. —	113	111	121	r. u. l. 117	r. 126 l. 126
Vom äusseren Gehörgang bis zur Scheitelwölbung	115	113	129	131	127	123
Vom äusseren Gehörgang bis zur Spitze der Hinterhauptsschuppe	115	122	113	117	114	117
Vom äusseren Gehörgang bis zur Hinterhauptswölbung	108	106	93	92	112	87
Grösste Länge	180	186	160	—	175	176
Von der Glabella bis zur Hinterhauptswölbung	178	184	158	157	174	179
Directe Stirnlänge (Nasenwurzel bis zur grossen Fontanelle)	105	117	99	—	116	116
Directe Scheitelbeinlänge	111	113	110	78?	121	105
Directe Länge der Hinterhauptsschuppe	91	92	92	93	120	88
Vom äusseren Gehörgang bis zur Nasenwurzel	106	112	105	—	109	117
Vom äusseren Gehörgang bis zum Nasenstachel	112	114	99	—	105	113
Vom äusseren Gehörgang bis zum Alveolarrand des Oberkiefers	113	113?	96	—	165	112
Vom äusseren Gehörgang bis zum Kinn	133	—	111	—	r. 121 l. 140	r. 130 l. 138
Vom Hinterhauptsloch bis zur Nasenwurzel	99	96	96	—	98	102
Vom Hinterhauptsloch bis zum Nasenstachel	112	115	91	—	89	97
Vom Hinterhauptsloch bis zum Alveolarrande des Oberkiefers	112	116	86	—	89	94
Vom Hinterhauptsloch bis zum Kinn	121	—	103	—	107	117

Länge der Sutura sphenoparietalis rechts	11	—	17	—	6½	20
Länge der Sutura sphenoparietalis links	14	—	—	—	10	19
Breite der Ala temporalis des Keilbeins rechts	25	—	25	—	15	32
Breite der Ala temporalis des Keilbeins links	25½	—	26?	—	21	33
Länge des Foramen magnum occipitale	33	35	32	34	35	33
Breite des Foramen magnum occipitale	27	—	28	32	31½	27
Grösste Breite	143	158	143	138	148	160
Temporaldurchmesser (Keilbeinflügel — Schläfenschuppe)	109—142	111—147	106—136	— 137	118—135	126—159
Parietaldurchmesser (Tubera parietalia)	139	148	139	131	141	148
Auriculardurchmesser (äussere Gehörgänge)	113	116	100	110	111	94
Mastoidealdurchmesser Basis	129	133	117	118	127½	122
Mastoidealdurchmesser Spitze	114	97	97	95	107	91
Höhe des Gesichts (Nasenwurzel bis zum Kinn)	98	—	110	—	126	126
Höhe des Obergesichts bis Alveolarrand	70	67	64	—	74	76
Höhe der Augenhöhle	r. 35 l. 34	34	r. 38 l. 37	—	r. 32 l. 33	r. 37 l. 36
Breite derselben	r. 39 l. 39	37	r. 38 l. 39½	—	r. 39 l. 38	r. 44 l. 45
Jugaldurchmesser	108 r. 60 l. 48	112	123	123	131	138
Jochbeinhöhe	r. 23 l. 19½	24	r. 20 l. 19	—	23	24
Höhe der Nase	52	55	48½	—	53	54
Breite der Nasenwurzel	29	25½	20	—	25	29
Breite der knöchernen Nase oben	15	17	11	—	11	19
Breite der knöchernen Nase Mitte	14	15	10	—	10	14
Breite der knöchernen Nase unten	18	17	16	—	16	20
Länge der Nasenbeine	26½	17	24	—	27	30
Höhe der Nasenöffnung	31½	31	29 median r. 36 l. 34	—	34	34
Breite derselben	24	25	23	—	24	24
Höhe des oberen Alveolarfortsatzes	r. 20 l. 16	12	14	—	22	24
Horizontalumfang desselben	r. 62 l. 66	136	103	—	119	122
Länge des harten Gaumens	54	55	42	—	49	52
Breite des harten Gaumens	38	37	36	—	33	36
Höhe des Unterkiefers median	29?	—	19?	—	30	33
Länge des Kieferastes	r. 70 l. 50	—	r. 53 l. 42	—	r. 58 l. 67	r. 62 l. 59
Entfernung der Kieferwinkel	89	—	90	—	106	102

Erklärung der Abbildungen.

Tafel XIII.

Fig. 1. $\frac{1}{3}$ nat. Gr. Frau Buthke. Vorderansicht des Schädels mit angeborener Schiefheit des Gesichts, Asymmetrie der Unterkiefer, persistirender Frontalnaht.

Fig. 2. $\frac{1}{3}$ nat. Gr. Derselbe in der Seitenansicht. Angeborner knöcherner Verschluss des linken äusseren Gehörgangs.

Fig. 3. $\frac{1}{3}$ nat. Gr. Derselbe in der Ansicht von unten. Asymmetrie beider Hälften, Wölbung der rechten Temporalgegend. Basilarer Eindruck, Abflachung der Gelenkhöcker, Processus paracondyloideus links. Rinne an beiden Seiten des Hinterhauptsloches, Verengerung desselben.

Fig. 4. $\frac{1}{2}$ nat. Gr. Subluxation des Atlas. Defect im hinteren Atlasbogen. Articulation des linken Gelenktheils mit dem Proc. paracondyloideus. Ungleichheit am Schläfenbein und den Gelenkgruben des Unterkiefers.

Fig. 5. $\frac{1}{3}$ nat. Gr. Schädel eines Kindes mit Spina bifida sacralis. Fehlen des Knorpels, mit welchem sich die Hinterhauptsschuppe an der Bildung des For. magnum betheiligt. Verhältnissmässig sehr kleiner Atlas mit Knorpeldefect im hinteren Bogen.

Fig. 6. $\frac{1}{2}$ nat. Gr. Schädel No. 10605 der Sammlung des Berliner pathologischen Instituts. Sehr starke Elevation des Grundbeins. Occipitale Kyphose. Die Ebene des Atlas fast senkrecht, Synostose desselben mit der Basis; kleiner Processus paracondyloideus rechts.

Fig. 7. $\frac{1}{3}$ nat. Gr. Stenose der Schädelbasis, compensatorisches Breiten- und Tiefenwachsthum der Schläfengegend, deren Warzenfortsätze die Ebene der Gelenkhöcker um ein Beträchtliches überragen. (Caput obstipum.) Man vergleiche durch directe Messung die Abstände der Processus mastoides einerseits und die Breitendurchmesser andererseits mit der in gleichem Maassstabe aufgenommenen Abb. No. 3.

XXIII.

Ueber diffuse leukämische Infiltration der Nieren.

(Aus dem pathologischen Institut zu Strassburg.)

Von Dr. H. Stilling.

Unter der grossen Anzahl leukämischer Affectionen, die seit Virchow's Entdeckung jener merkwürdigen Krankheit bekannt wurden, finden sich häufig Veränderungen der Nieren verzeichnet, welche den heute in fast allen Organen des Körpers beobachteten mehr oder weniger circumscripten leukämischen Infiltrationen oder den allbekannten leukämischen Tumoren an die Seite zu stellen sind.

Dagegen scheinen grossartigere diffuse Infiltrationen des gesammten interstitiellen Gewebes, wie wir sie von der Leber kennen, und für welche wir in dem bekannten Falle v. Recklinghausen's ein vortreffliches Paradigma besitzen, bisher nur äusserst selten zur Beobachtung gekommen zu sein.

Ponfick[1]) erwähnt einmal im Vorübergehen eines Falles von lienaler Leukämie, in welchem er eine erhebliche Schwellung der Nierenrinde nicht durch sichtbare Heerde, sondern durch eine diffuse kleinzellige Infiltration in dem interstitiellen Gewebe und den Glomerulis bedingt fand.

Ausführlicher beschäftigen sich Ollivier und Ranvier mit der in Rede stehenden Erkrankung[2]).

In den beiden Fällen, welche der Schilderung dieser Autoren zu Grunde liegen, handelte es sich um eine ausgedehnte Durchsprengung des interstitiellen Gewebes mit weissen Blutkörperchen; um eine — nach der den genannten Herren eigenthümlichen Auffassung — hochgradige Erweiterung der Capillaren, um pralle Anfüllung derselben mit farblosen Zellen und um zahlreiche Hämorrhagien der letzteren in das Parenchym der Nieren. Das Bild wird noch complicirt durch Veränderungen der Harnkanälchen, deren

[1]) Dieses Archiv Bd. 56.

[2]) In ihren Nouvelles observations pour servir à l'histoire de la Leucocythémie. Arch. de Physiol.

Epithelium in grosser Ausdehnung der fettigen Degeneration anheimgefallen war. Auch das Vorkommen colloider Cylinder wurde festgestellt; in dem ersten der mitgetheiten Fälle war während des Lebens leichte Albuminurie vorhanden gewesen. —

Einen bemerkenswerthen, mit den angeführten in mancher Beziehung übereinstimmenden Fall von diffuser leukämischer Infiltration beider Nieren hatte ich kürzlich Gelegenheit zu beobachten. Derselbe gewährte ein besonderes Interesse durch den Umstand, dass der sehr ausgesprochenen Affection der Nieren gegenüber die auf Leukämie deutenden Veränderungen aller anderen Organe fast gänzlich in den Hintergrund traten. Ein ähnlicher Fall, welchen Herr Professor v. Recklinghausen mir mitzutheilen die Güte hatte, führte zu der richtigen Erkenntniss des vorliegenden Prozesses.

Im October vorigen Jahres wurde ich von Herrn Prof. Wieger ersucht die Section eines in seiner Praxis verstorbenen 13 Monate alten Kindes vorzunehmen. Dasselbe stammte aus einer phthisischen Familie; ein um wenige Monate älteres Brüderchen war vor einiger Zeit an acuter Miliartuberculose zu Grunde gegangen.

Wie mir mitgetheilt wurde hatte das Kind während des Lebens keinerlei Symptome dargeboten, welche die Aerzte berechtigen konnten ein bestimmtes Leiden zu supponiren. Es sollte Nachts immer sehr unruhig gewesen sein und viel geschrieen haben. Von der Umgebung wurde als besonders auffallend bezeichnet, dass es stets eine ausserordentlich blasse, wachsgelbe Hautfarbe gezeigt habe und dass die geringste Verletzung hinreichend gewesen sei, um eine Blutung in dem subcutanen Gewebe hervorzurufen.

In der letzten Zeit nahm der Appetit des Kindes, welcher als früher normal geschildert wurde, ab, die Unruhe mehrte sich, das Kind starb ohne dass man zu einer Diagnose gekommen wäre. — Eine Untersuchung des Blutes ist niemals vorgenommen worden; auch wurde der Urin auf abnorme Beimengungen nicht geprüft, da keine besondere Veranlassung dazu vorzuliegen schien.

Sectionsbefund.

Mässig gut ernährter Körper von sehr blasser Farbe. Zahlreiche kleine Ecchymosen in der Brust- und Bauchhaut sowie an den Oberschenkeln und Oberarmen. Todtenflecke auf dem Rücken.

Schädeldach normal. Dura mater blass, auf der Innenfläche derselben, ungefähr dem Bereiche der zweiten rechten Stirnwindung entsprechend, ein frischer blutiger Belag. Das Gewebe der Dura sonst unverändert, von neugebildeten Membranen ist an derselben keine Spur zu bemerken. Im Sin. longitud. ein spärliches Blutgerinnsel von auffallend heller Färbung. — An der Pia mater nichts Besonderes. Gefässe der Basis normal, fast vollkommen blutleer.

Gehirnsubstanz etwas weich, ausserordentlich blass, auf dem Schnitt treten nur wenig hellrothe Blutpunkte zu Tage; das Gehirn bietet im Uebrigen normale Verhältnisse.

Wenige Tropfen hellgelben Fluidums in der Bauchhöhle. Darm ziemlich eng zusammengezogen. Mesenterialdrüsen gross, auf dem Schnitt von blasser Färbung, nirgends irgendwelche Einlagerungen.

Wenig Flüssigkeit im Herzbeutel. Brüchige, grauröthliche Blutgerinnsel und geringe Quantitäten hellrothen, flüssigen Blutes im Herzen und den grossen Gefässstämmen. Klappenapparat völlig normal. Herzmusculatur sehr blass, im linken Ventrikel evidente netzförmige Zeichnungen fettiger Degeneration.

Die Thymus bietet nichts besonders Auffallendes. Die Follikel der Rachenschleimhaut, der Zunge und des Oesophagus sowie die Tonsillen ziemlich gross. Sämmtliche Schleimhäute des oberen Theiles des Digestionstractus, ferner die Schleimhaut der Respirationsorgane von sehr blasser Färbung, aber sonst normal. Bronchialdrüsen gross. Leichtes Oedem beider Lungen; in beiden Unterlappen zerstreute bronchopneumonische Heerde. In den feineren Bronchien dieser Partien croupöse Gerinnsel. — In der übrigen Lungensubstanz nichts von Knötchen oder besonderen Heerden.

Milz ziemlich stark vergrössert, 7,5 Mm. lang, 3,3 Cm. breit, 2 Cm. dick. Das Organ ist durchaus von blassröthlicher Farbe, die Follikel ziemlich undeutlich. Die Consistenz gering; an der Kapsel keine Verdickungen. — Die Nebennieren ohne Veränderungen.

Beide Nieren überall gleichmässig und ausserordentlich vergrössert, fast den Dimensionen des Organs bei Erwachsenen gleichkommend. Die linke wiegt 112 Grm., die rechte 108.

	L.	R.
Höhe =	9,8	9,5 Cm.
Breite =	5	5,2 -
Dicke =	3,2	3 -

Die Oberfläche derselben bietet ein völlig marmorirtes Ansehen dar indem in das ungemein blasse, grau-gelbliche Gewebe zahlreiche kleine Ecchymosen eingestreut sind, welche jedoch, wie der Durchschnitt ergiebt, nicht über die äusseren Schichten hinausreichen. Auf dem Schnitt zeigt sich weiterhin, dass das Verhältniss zwischen den Dimensionen der Rinden- und Marksubstanz nicht wesentlich gestört ist; die Papillen erscheinen jedoch in Anbetracht der Grösse des ganzen Organs ziemlich klein. An allen Stellen ist das Gewebe von gleichmässig gelblich-grauer Färbung und sehr undurchsichtig. Irgendwelche besondere Heerdbildungen — Infarcte z. B. — sind nirgends wahrzunehmen.

Die Schleimhaut des Nierenbeckens ist blass; einige Ecchymosen in derselben.

Im Duodenum etwas gallig gefärbter Schleim; Duct. choled. permeabel. Die Schleimhaut des gesammten Digestionstractus sehr blass, zeigt bis zu den oberen Partien des Ileum keine weiteren Veränderungen. Dagegen erscheinen in den unteren Partien des Darmes sowohl die solitären wie auch die agminirten Follikel sehr entwickelt. Namentlich in dem letzten Abschnitt des Ileum sind die Peyer'schen Plaques ausserordentlich gross und bieten ein fast reticulirtes Ansehen dar. Auch die Follikel des Dickdarms sind von beträchtlicher Grösse.

Die Leber ist gross, ziemlich schwer, die acinöse Zeichnung undeutlich. Hier und da sieht man weissliche Züge, wie es scheint den Verästelungen der Pfortaderstämmchen folgend, das Organ durchsetzen. An einzelnen Stellen finden sich miliare weisse Heerdchen in dem Gewebe. — In der Harnblase wenige Cubiccentimeter klaren Urins. Die Schleimhaut der Blase ohne Veränderungen.

Die Glandul. lymph. cervicales, axillares und inguinales bieten ein den Mesenterialdrüsen gleiches Verhalten. Sie sind ziemlich gross, sehr blass, ohne irgendwelche Einlagerungen.

Veränderungen an dem Marke des Brustbeins und der Rippen waren nicht nachzuweisen. Auch der Durchschnitt des Schädels zeigte nichts Abnormes. Von der Untersuchung des übrigen Knochensystems wurde Abstand genommen.

Die ausserordentlich auffallende Vergrösserung der Nieren war, wie die genauere Untersuchung lehrte, durch eine dichte Infiltration des interstitiellen Gewebes mit farblosen Blutkörperchen bedingt worden.

Der Hauptantheil an der Volumszunahme des Organs fällt der Affection der Rinde zu; die Marksubstanz erscheint in geringerem Grade betroffen. Auf Querschnitten der letzteren lässt sich leicht feststellen, dass das Gewebe in der Spitze der Nierenpyramiden ohne wichtigere Veränderungen ist. An den Harnkanälchen sind irgendwelche pathologische Affectionen nicht zu erkennen; das Stroma, welches die Lücken zwischen denselben ausfüllt, erscheint weder besonders breit, noch auffallend reich an zelligen Elementen. Die grösseren und kleineren Gefässe dieses Abschnittes sind keineswegs erweitert; sie enthalten jedoch sämmtlich eine grosse Anzahl farbloser Blutzellen. —

Die pathologische Veränderung beginnt in der Grenzschicht der Marksubstanz. Hier findet sich eine anfänglich wenig bedeutende, gegen die Basis der Pyramiden und gegen die Rinde rasch zunehmende, ungemein dichte Infiltration des interstitiellen Gewebes mit rundlichen Zellen von den bekannten Eigenschaften der weissen Blutkörperchen.

Diese Einlagerung in das Nierenstroma hat der charakteristischen Anordnung der absondernden Kanälchen und Gefässe der Drüse keinerlei Abbruch gethan. Nirgends findet sich eine Partie, in welcher die eigentliche Nierensubstanz verdrängt worden wäre; die Infiltration ist überall eine völlig gleichmässige. Es scheint demnach, als wenn an Stelle der geringfügigen Zwischensubstanz, welche Harnkanälchen und Gefässe unter normalen Verhältnissen verbindet, ein breites, der adenoiden Substanz ähnliches Zwischengewebe getreten wäre.

In sämmtlichen Abschnitten der Harnkanälchen ist das Epithelium wohl erhalten und ohne jede wahrnehmbare Veränderung. Etwaige Abschnürungen der Kanälchen sind nirgends aufzufinden, irgend welche Abscheidungen in das Lumen derselben fehlen durchaus.

Auch die Glomeruli zeigen ein völlig normales Verhalten. An den Gefässen kann ebenfalls mit Ausnahme der grossen Anzahl der in denselben angehäuften farblosen Zellen nichts Pathologisches aufgefunden werden.

Es erübrigt noch zu bemerken, dass die bereits erwähnten zahlreichen kleinen Hämorrhagien fast völlig auf die äusseren Schichten der Rindensubstanz beschränkt sind; das Blut ist in dem interstitiellen Gewebe um die Harnkanälchen gelegen. —

Ich glaube behaupten zu können, dass die soeben geschilderte Veränderung leukämischer und nicht — wie Jemand vielleicht einwerfen möchte — entzündlicher Natur ist. Als Beweis lässt sich Folgendes anführen.

Erstens ergiebt die genaue anatomische Untersuchung des erkrankten Organs genug Momente, welche der Annahme einer entzündlichen Erkrankung widersprechen; so vor Allem die vollkommene Integrität der epithelialen Auskleidung der Harnkanälchen, der Mangel jeglicher Veränderungen an den Glomerulis, das Fehlen besonderer pathologischer Producte, der Cylinder.

Es ist nicht schwer einzusehen, dass der vorliegende Fall deshalb ein bei Weitem reineres Bild der diffusen leukämischen Infiltration des Nierengewebes darbietet, als diejenigen, welche Ollivier und Ranvier geschildert haben. Freilich soll dies nicht in dem Sinne gesagt sein, als ob der Beschreibung jener Autoren eine entzündliche Affection zu Grunde gelegen hätte. Unstreitig lassen sich die Veränderungen des eigentlichen Nierengewebes in diesen Fällen auf das längere Bestehen der Infiltration zurückführen. Sehen wir doch auch die zelligen Elemente der Leber in Folge ähnlicher Zustände regressive Metamorphosen erleiden. — Ein weiteres Moment, welches aus der Beschreibung der Nierenaffection an dieser Stelle hervorgehoben zu werden verdient, ist dies, dass eine so ausserordentliche Anhäufung von Rundzellen — wäre sie entzündlichen Charakters — irgendwo zu einer Einschmelzung des Gewebes hätte führen müssen. Doch selbst der genauen mikroskopischen Durchforschung des Organs war es nicht möglich eine Stelle aufzufinden, an der eine abscessähnliche Veränderung gegeben gewesen wäre. —

Ein zweiter wichtiger Anhaltspunkt für die Auffassung der geschilderten Nierenaffection als leukämische wird durch die Untersuchung der übrigen Organe gewonnen.

Vor Allem zeigten bereits bei der makroskopischen Besichtigung die in dem Cadaver befindlichen Blutgerinnsel jene allbekannten eigenthümlichen Charaktere, welche an denselben bei leukämischen Zuständen gefunden werden, und die feinere Untersuchung stellte ohne Schwierigkeit klar, dass dies besondere Verhalten auf einer ausserordentlichen Vermehrung der farblosen Blutkörperchen beruhte.

Es ist gewiss ein übles Ding auf Grund der Untersuchung der Blutgerinnsel einer Leiche das relative Mengenverhältniss der farbigen und farblosen Zellen bestimmen zu wollen. Aber im Hinblick auf den Umstand, dass selbst in den am intensivsten roth tingirten Partien der Gerinnsel die Anzahl der weissen Blutkörperchen in dem vorliegenden Falle die der rothen um ein Beträchtliches überwog, wird wohl der Schluss, dass wir es mit einer nicht unbedeutenden Vermehrung der ersteren zu thun hatten, kaum gewagt erscheinen.

Gefärbte kernhaltige Zellen habe ich nicht beobachtet; auch jene oft beschriebenen Krystalle waren nicht aufzufinden.

Im Verlaufe der weiteren Untersuchung verdient die immerhin nicht unbeträchtliche Vergrösserung der Milz, sowie die evidente Schwellung der Lymphdrüsen und lymphatischen Follikel besonders betont zu werden.

Während die hyperplastischen Lymphdrüsen keine mittheilungswürdigen Verhältnisse erkennen liessen, erschien das Resultat, welches die Untersuchung der Milz ergab, als ein etwas Eigenthümliches. Auf Durchschnitten des frischen und kleiner Stückchen des in Osmiumsäure erhärteten Organs stellte sich heraus, dass eine weit verbreitete fettige Degeneration des Gewebes Platz gegriffen hatte, welche sich auf die eigentliche Milzpulpa beschränkt und die Substanz der Follikel gänzlich verschont zu haben scheint. Das Fett ist in Gestalt feiner Tröpfchen in den Zellen eingeschlossen; doch wird dasselbe auch in dem interstitiellen Gewebe und in der Wandung der mittleren Blutgefässe vorgefunden.

In dem Parenchym des Organs zerstreut werden ferner eigenthümliche, grosse Zellen mit dunkel körnigem Protoplasma wahrgenommen, welche mit den Gebilden, die einige Schriftsteller aus der Typhusmilz beschrieben haben, übereinzustimmen scheinen. Ich bin leider nicht in der Lage genauere Mittheilungen über diese Zellen machen zu können. Das Protoplasma derselben war so ausserordentlich hinfällig, dass es trotz aller bei der Erhärtung des Organs angewandten Vorsicht nicht gelang, diese Bildungen zu conserviren. —

Für die Beurtheilung der besprochenen Nierenaffection fällt schliesslich noch der Umstand besonders in's Gewicht, dass die Leber der Sitz einer analogen Erkrankung geworden war. Hier ist das die Pfortaderverästelungen begleitende Bindegewebe in ähnlicher Weise von Rundzellen durchsetzt, wie ich es oben von dem Stroma der Nieren beschrieben habe. Jedoch herrscht einestheils die Form der Infiltration nicht allein — es finden sich hie und da in dem Parenchym der Drüse auch kleine Lymphome — anderntheils ist auch das eigentliche Lebergewebe nicht so völlig verschont geblieben, wie dies bei der Drüsensubstanz der Nieren der Fall gewesen ist. Die lymphoiden Zellen dringen an manchen Orten in die peripherischen Partien der Acini ein, schnüren Theile von Leberzellenbalken ab und bringen atrophische Zellenreihen hervor, wie sie von anderen interstitiellen Erkrankungen des Leberparenchyms her hinlänglich bekannt sind.

Die Capillaren des Organs habe ich nirgends erweitert gefunden; sie enthielten zahlreiche farblose Blutkörperchen. —

Nach alledem wird man wohl geneigt sein zuzugeben, dass in dem abgehandelten Falle eine etwas eigenthümliche Erscheinungsform der Leukämie vorhanden war. Trotz der hier so ausserordentlich in den Vordergrund tretenden Affection der Nieren wird man wohl schwerlich der Anschauung Raum gewähren wollen, dass in der Erkrankung dieses Organs die eigentliche Ursache der Blutveränderung zu suchen sei. Und so könnte dieser Umstand vielleicht auch darauf hindeuten, dass bei der Würdigung ähnlicher Krankheitsbilder der Ausgangspunkt des Leidens nicht mit der Sicherheit aus dem gerade vorwiegend betroffenen Organ erschlossen werden sollte, wie es bei der Beurtheilung von Fällen myelogener Leukämie zu verschiedenen Malen geschehen zu sein scheint.

XXIV.

Ueber das Vorkommen des sogenannten Bence Jones'schen Eiweisskörpers im normalen Knochenmark.

Von Dr. Richard Fleischer in Erlangen.

In seiner Arbeit über parenchymatöse Entzündung[1]) theilt Virchow mit, dass er bei ausgesprochener Osteomalacie die Knochen von einer weichen, zitternden Gallerte erfüllt fand, welche an wenigen Stellen hellgelb und klar, an anderen und namentlich da, wo der Prozess noch in der Ausbildung begriffen war, dunkelroth erschien. Diese Gallerte reagirte auf frischen Durchschnitten stark alkalisch. Ein Theil der weniger mit Blut getränkten Gallertmasse wurde mit destillirtem Wasser geschüttelt, dann filtrirt. Das klare, neutrale Filtrat trübte sich beim Kochen sehr stark, nach Zusatz von Essigsäure wurde die Trübung flockig. Die Flocken lösten sich bei weiterem Kochen, sodass die Flüssigkeit noch etwas opalescirend blieb. Ferrocyankalium erzeugte darin starke Trübung. Salpetersäure trübte die ursprüngliche Lösung, beim Kochen schieden sich Flocken aus. Sublimat gab eine flockige Trübung, ebenso das Millon'sche Reagens, beim Kochen mit demselben schied sich ein dunkelrothes Gerinnsel ab. Alkohol gab eine Fällung. Concentrirte Essigsäure in minimo zugesetzt, erzeugte starke, im Ueberschuss des Reagens lösliche Trübung. Goss man in die essigsaure Lösung reine Salpetersäure, so entstand eine flockige Trübung, die sich beim Erwärmen löste, beim Erkalten wieder hervortrat, beim Erwärmen wieder löstę u. s. w. In dem zuletzt angegebenen Verhalten zeigt jene Substanz, wie Virchow hervorhebt, eine grosse Aehnlichkeit mit dem Eiweisskörper, welchen Bence Jones[2]) in dem Harn eines an Osteomalacie leidenden Mannes beobachtet und als Albumindeutoxydhydrat bezeichnet hat. Der betreffende Harn war trüb und coagulirte beim Kochen; Salpetersäure machte ihn

[1]) Dieses Archiv Bd. IV. Hft. 2.

[2]) Lancet 1847. Med. chirurg. Transact. 1850. XXXIII.

eher klarer, nach 1—1½ Stunden trüb und gelblich; allmählich erstarrte das Ganze zu einer glänzenden Masse, welche sich beim Kochen jedesmal löste, beim Erkalten erstarrte. Bence Jones rechnete jene Substanz den Eiweissstoffen zu; seiner Analyse nach ist sie mit dem Tritoxyprotein Mulder's identisch. — Sollte es sich bei diesem Körper wirklich um das Oxydationsproduct einer albuminoiden Substanz handeln, so würde nach dem mit aller Reserve ausgesprochenen Urtheil von Virchow ein weiterer Rückschluss auf die Natur des Vorganges (bei der Osteomalacie) in den Knochen als einen wirklichen Verbrennungsprozess gemacht werden müssen.

Das Auffinden dieses eigenthümlichen Eiweisskörpers im pathologischen Knochenmark beanspruchte lebhaftes Interesse, und veranlasste Herr Professor Virchow deswegen meinen Bruder, Dr. Moritz Fleischer, Untersuchungen darüber anzustellen, ob derselbe auch im normalen thierischen und menschlichen Knochenmark nachweisbar sei. Dieselben sind seiner Zeit im chemischen Laboratorium des pathologischen Instituts in Berlin unter Professor Liebreich begonnen, in Folge äusserer Verhältnisse nicht vollständig zu Ende geführt worden.

Ich habe jene Arbeit wieder aufgenommen und in den letzten Jahren eine grössere Anzahl von Untersuchungen des menschlichen und thierischen Knochenmarkes ausgeführt und will ich nach einer Besprechung dessen, was seit dem Erscheinen von Virchow's Abhandlung über den Bence Jones'schen Eiweisskörper bekannt geworden ist, über die von uns Beiden gewonnenen Resultate an dieser Stelle referiren.

O. Langsdorf und J. Mommsen[1]) haben in einem Fall von ausgesprochener Osteomalacie sowohl den Harn als auch das Knochenmark auf die Anwesenheit jenes Körpers geprüft. Der saure Harn wurde beim Kochen trübe, auf Zusatz von Salpetersäure hellte er sich zum Theil auf. Beim Erkalten nahm die Trübung wieder zu. Kalt mit Salpetersäure versetzt zeigt er mässige Trübung, dann gekocht ein ansehnliches Sediment. Mit Essigsäure gekocht starke, im Uberschuss des Reagens nicht lösliche Trübung. Essigsäure und Ferrocyankalium geben einen Niederschlag. Die

[1]) Beiträge zur Kenntniss der Osteomalacie. Dieses Archiv Bd. 69. Hft. 3 u. 4.

Verfasser glauben aus diesen Reactionen auf die Anwesenheit des Eiweisskörpers von Bence Jones (in geringer Menge) schliessen zu können. Meiner Ansicht nach liegt dazu kein Grund vor. Die erhaltenen Reactionen können ganz gut auf die Gegenwart von phosphorsauren Erden (die geringe Menge Phosphorsäure, welche die Verfasser im Harn gefunden haben, spricht nicht dagegen), harnsaure Salze, Mucin und gewöhnliches Eiweiss bezogen werden.

Die Untersuchung des Knochenmarkes wurde von den Verfassern in der Weise vorgenommen, dass eine geringe Menge desselben mit destillirtem Wasser geschüttelt und dann filtrirt wurde. Das röthliche Filtrat war neutral. Beim Kochen entstand eine starke Trübung, welche bei Essigsäurezusatz flockig wurde und sich im Ueberschuss der Säure völlig löste. Essigsäure in der Kälte zugesetzt gab keine, Essigsäure und Ferrocyankalium starke Trübung. In der essigsauren Lösung und in dem neutralen Filtrat erzeugte Salpetersäure eine stärkere Trübung, welche beim Kochen nur scheinbar verschwand. Die Flüssigkeit wurde klarer, aber beim Erkalten schieden sich bräunlich rothe Flocken aus. Auf Grund jener Beobachtungen glauben Langsdorf und Mommsen nicht in der Lage zu sein, in ihrem Fall die Existenz eines besonderen Eiweisskörpers im Knochenmark behaupten zu können. Auch dieser Annahme kann ich mich nicht anschliessen. Wenn die Verfasser beim Kochen ihres mit Essigsäure versetzten röthlichen Filtrats mit Salpetersäure die Flüssigkeit nur scheinbar klarer werden und röthliche Flocken sich ausscheiden sahen, so beweist das nur, dass gewöhnliches Eiweiss (von Verunreinigung mit Blut herrührend) zugegen war, und dafür sprechen auch die anderen Eiweissreactionen. Dieses musste erst entfernt werden, um jene charakteristische Eiweissreaction (mit Salpetersäure) hervortreten zu lassen, welche in dem von Virchow beschriebenen Fall, in welchem jedenfalls die fragliche Substanz in sehr reicher Menge (und nur in geringem Grade mit gewöhnlichem Eiweiss gemengt) vorhanden war, constatirt wurde.

In neuerer Zeit hat Adamkiewicz[1]) auf Grund seiner Beobachtungen über die Eigenschaften des Peptons das Albumindeutoxydhydrat von Bence Jones für Pepton erklärt. Pepton wird, wie Adamkiewicz hervorhebt, durch alle diejenigen Reagentien, welche

[1]) Beitrag zur Lehre vom Pepton. Dieses Archiv Bd. 75. S. 144.

unverändertes Eiweiss fällen, selbst durch Salpetersäure aus seinen Lösungen niedergeschlagen, so lange letztere kalt sind. Wie diese Niederschläge nur in der Kälte entstehen, so vergehen sie wiederum schnell in der Wärme. Die Wirksamkeit der verschiedenen Reagentien ist von der Concentration der Peptonlösungen abhängig. Kaltes Wasser und Salpetersäure erfordern die concentrirtesten, Ferrocyankalium und Essigsäure nur diluirte Lösungen; Essigsäure und Chlornatrium stehen in der Mitte. Die Niederschläge sind im Ueberschuss von Salpetersäure löslich. Die eben angeführten Reactionen stimmen mit jenen für den uns interessirenden Eiweisskörper angegebenen gut überein, so dass die Behauptung, dass letzterer wirklich Pepton ist, nicht ohne Weiteres von der Hand zu weisen ist. Stellen wir uns auf den Boden der sogenannten Milchsäuretheorie, welche die Ursachen der Osteomalacie in rein chemischen Vorgängen, besonders der Bildung freier Milchsäure, sucht, und berücksichtigen wir zugleich die Ansicht, dass Pepsin in den verschiedenen Geweben und Organen sich finden soll, so wird das Vorkommen von Pepton gerade im Knochenmark leicht verständlich. Die Bedingungen für die Bildung derselben: freie Säure, Pepsin und Eiweiss, sind in diesem Fall gegeben. Andererseits ist die Annahme von dem Vorkommen freier Milchsäure in dem osteomalacischen Mark noch sehr problematisch. In dem Fall von Virchow zeigte letzteres alkalische, in denjenigen von Langsdorf und Mommsen neutrale Reaction.

Jene beiden Autoren konnten im frischen osteomalacischen Knochenmark weder freie Milchsäure, noch dieselbe an Kalk gebunden auffinden. Um so mehr ist es zu bedauern, dass die Untersuchung auf jenen peptonähnlichen Eiweisskörper keine genauere war. Jedenfalls wäre es wichtig, die behauptete Identität desselben mit Pepton im osteomalacischen Knochenmark sicher festzustellen. Leider ist es mir trotz mannichfacher Bemühungen nicht gelungen, letzteres zur genaueren Prüfung zu erhalten. Da jener Körper das von gewöhnlichem Eiweiss abweichende Verhalten zeigt, in der Kälte auf Zusatz von Salpetersäure auszufallen und sich beim Kochen ebenso wie in einem ganz geringen Ueberschuss von Essigsäure zu lösen, so kann er bei den allgemein üblichen Untersuchungsmethoden des Harns auf Eiweiss leicht übersehen werden. Ich habe eine grössere Anzahl normaler und pathologischer (Eiweiss enthaltender) Harne auf die Gegenwart desselben untersucht, jedesmal mit negativem Erfolg.

Das gleiche Resultat hatten Untersuchungen des Harns von 3 Frauen[1]), welche an ausgesprochener Osteomalacie des Beckens litten. In keinem der Fälle war jener Eiweisskörper, ebenso wenig wie gewöhnliches Eiweiss nachweisbar.

Die von uns ausgeführten Untersuchungen beziehen sich auf Knochen von Menschen, die an acuten oder chronischen Krankheiten zu Grunde gegangen waren, und bei denen das Knochenmark normal war, nur ein Mal wurde leukämisches, ein anderes Mal exquisit rothes Knochenmark (von einem nicht leukämischen Kranken herrührend) verarbeitet; fernerhin auf das Knochenmark von Rindern (Ochsen) und Pferden. — Der Gang der Arbeit war folgender.

Das den Knochen frisch entnommene Mark wurde mit destillirtem Wasser zu einem Brei angerührt, längere Zeit stehen gelassen und durch ein Leinentuch colirt. Das Filtrat reagirte in den meisten Fällen neutral oder schwach alkalisch, nur in einigen wenigen schwach sauer. Dasselbe wurde mit oder ohne Essigsäurezusatz längere Zeit gekocht, dann durch einen Scheidetrichter aus der heissen Flüssigkeit der grösste Theil des Fettes entfernt. Nach weiterer Erwärmung wurde es filtrirt, und durch nochmaliges Eindampfen möglichst von dem gewöhnlichen Eiweiss befreit. Schliesslich erhielt man ein klares Filtrat, welches in der Kälte einen weissen pulverigen Niederschlag fallen liess, der sich beim Erwärmen wieder vollständig löste, beim Erkalten wieder ausfiel u. s. w. Bei Zusatz von Salpetersäure in der Kälte entstand ein ähnlicher, aber stärkerer weisser Niederschlag, welcher ein gleiches Verhalten wie der obige zeigte und sich beim Zufügen von concentrirter Essigsäure auflöste. Im Ueberschuss von Salpetersäure war er nicht löslich. Ein Zusatz von Salpetersäure zur kochenden Lösung rief im ersten Moment ebenfalls einen Niederschlag hervor, der aber schnell wieder verschwand und sich erst beim Erkalten wieder zeigte. Dieselbe Wirkung hatte schwefelsaures Natron. Bei Essigsäurezusatz zu der kalten oder kochenden Lösung blieb dieselbe klar. Ferrocyankalium und Essigsäure gab einen Niederschlag,

[1]) Zwei jener Fälle kamen auf der gynäkologischen Klinik zur Beobachtung und stellte mir Herr Professor Zweifel das Material zur Verfügung.

ebenso das Millon'sche Reagens; beim Erwärmen mit letzterem wurde derselbe roth. Wurde die Flüssigkeit mit schwefelsaurem Kupfer und Kalilauge versetzt, so färbte sie sich stets blau-violett (Biuretreaction, Eiweiss), niemals gab sie die charakteristische Peptonreaction (rothe Färbung). Absoluter Alkohol erzeugte einen Niederschlag, welcher sich nur sehr langsam absetzte.

Ein Theil der von gewöhnlichem Eiweiss befreiten Lösung wurde kochend mit Salpetersäure versetzt. Der beim Erkalten sich gut absetzende Niederschlag wurde auf einem kleinen Filter gesammelt, auf Fliesspapier abgepresst, in heissem Wasser gelöst, wiederum in der Kälte mit schwefelsaurem Natron gefällt, mit absolutem Alkohol und dann mit Aether gewaschen und so von dem noch anhaftenden Fett befreit, über Schwefelsäure getrocknet und dann fein verrieben. Nach nochmaliger Behandlung mit Aether (um die letzten Spuren Fett zu entfernen), gab der jetzt reine Körper mit wenig Wasser eine Gallerte, in mehr Wasser löst er sich. Aus der Lösung wird er abgeschieden durch schwefelsaures Natron, Salpetersäure, Gerbsäure, Pikrinsäure, — nicht durch Essigsäure — wohl aber durch Essigsäure und Ferrocyankalium, und durch das Millon'sche Reagens. Mit schwefelsaurem Kupfer und Kali gab er stets die Eiweissreaction, niemals Peptonreaction. Bei Zusatz von absolutem Alkohol zu der wässrigen Lösung trübt sich derselbe nicht, erst nach längerem Stehen setzen sich langsam weisse Flocken ab, welche, auf einem Filter gesammelt, sich schwer in kaltem, leicht in heissem Wasser auflösen. Die wässrige Lösung dreht im geringen Grad die Polarisationsebene nach links.

Die eben angeführte Methode der Darstellung des Körpers ist häufig abgeändert worden. In einigen Fällen wurde das Knochenmark zuerst mit Aether extrahirt und der Rückstand in heissem Wasser gelöst, in anderen wurde der Körper nicht durch Salpetersäure und schwefelsaures Natron, sondern durch Alkohol abgeschieden und von Eiweiss und Fett befreit. Jedesmal lieferte das eingeschlagene Verfahren einen Körper, welcher die geschilderten Reactionen zeigte. Je häufiger aber derselbe zu seiner weiteren Reinigung gefällt und wieder gelöst worden war, desto mehr schien er sein Lösungsvermögen in heissem Wasser zu verlieren, so dass die Ausbeute, besonders aus menschlichem Knochenmark, von dem stets nur kleine Mengen zur Verarbeitung vorlagen, meist nur eine sehr geringe war. Am reichlichsten wurde der Körper im mageren, dickflüssigen Knochenmark von Rindern und Pferden aufgefunden, im fetten, festen Mark waren meist nur Spuren vorhanden. Im menschlichen Knochenmark fand sich derselbe immer in geringen Mengen vor; nur einmal fehlte er im exquisit rothen Knochenmark eines nicht leukämischen Mannes ganz.

Vergleichen wir die Eigenschaften dieses von uns im normalen Knochenmark aufgefundenen Körpers mit denjenigen der Peptone, so ist eine gewisse Uebereinstimmung nicht zu verkennen. Die Fällung in der Kälte durch Salpetersäure und die Auflösung in der Wärme ist auch für die letzteren charakteristisch. Dagegen ist Pepton in überschüssiger Salpetersäure löslich, unser Körper nicht.

Ferner giebt Adamkiewicz an, dass die Abscheidung des Peptons aus kaltem Wasser und durch Zusatz von Salpetersäure nur bei stärkerer Concentration vor sich geht. In unserem Fall handelte es sich stets um ganz geringe Mengen und heisse diluirte Lösungen, und trotzdem fiel aus denselben beim Erkalten und Zusatz von Salpetersäure jener Körper aus.

Wir haben dann nach der von Hofmeister[1]) angegebenen Methode (Kochen mit Bleioxydhydrat), Entbleiung durch H_2S, Fällung mit Tannin, Behandlung des Tanninniederschlags mit überschüssigem Barythydrat und Entfernung des Baryts durch Schwefelsäure) aus der wässrigen Lösung alle Eiweisskörper entfernt. Der noch bleibende Rückstand gab keine Reaction, weder auf Eiweiss noch Pepton, welch letzteres nach dem angeführten Verfahren rein erhalten werden soll. Wir glauben daher, dass unser Körper nicht mit dem Pepton vollständig identisch, sondern ein Uebergangsproduct zwischen Eiweiss und Pepton ist, jedenfalls aber letzterem näher steht als ersterem.

Von dem durch Virchow beschriebenen Körper weicht er nur darin ab, dass er durch Salpetersäure in der Kälte gefällt, auf weiteren Zusatz concentrirter Essigsäure wieder gelöst wird, während der erstere grade aus der essigsauren Lösung durch Salpetersäure niedergeschlagen wird. In unserem Falle handelte es sich aber, wie angegeben, stets um geringe Mengen, während jene im osteomalacischen Knochen gefundene Gallerte möglicher Weise ganz oder zum grössten Theil aus jenem Eiweisskörper bestand und ist

[1]) Hofmeister, Ueber ein Verfahren zur vollständigen Abscheidung des Eiweisses. Zeitschrift f. phys. Chemie. II. 294.

es nicht unwahrscheinlich, dass jenes abweichende Verhalten durch die verschiedene Concentration der Lösungen bedingt wurde, und wir es doch mit ein und demselben Körper zu thun haben. Zudem bezieht sich die Untersuchung von Virchow auf einen mit gewöhnlichem Eiweiss verunreinigten Körper, dessen Gegenwart auf die Reaction möglicherweise von Einfluss war, während von uns derselbe wie angeführt, stets entfernt worden ist. Die Annahme von Bence Jones, dass der Körper oxydirtes Eiweiss (daher der Name Albumindeutoxydhydrat) sei, welche sich darauf stützt, dass der Analyse nach derselbe mehr Sauerstoff enthält, als das gewöhnliche Eiweiss, ist kaum haltbar, da es einerseits sehr fraglich ist, ob Bence Jones einen vollständig reinen Körper zur Bestimmung verwendet hat, andererseits die älteren ihm zu Gebote stehenden Methoden der Elementaranalyse von Eiweisskörpern, neueren Beobachtungen zu Folge sehr mangelhafte waren.

XXV.

Ueber Knochenneubildung im Bindegewebe.

Von Dr. A. Fleischer aus Kiew.

(Aus dem pathologischen Institut zu Strassburg.)

(Hierzu Taf. XIV. Fig. 1—2.)

Die Frage, ob wahres Knochengewebe sich selbständig in anderen Geweben entwickeln kann, ohne mit präexistirendem Knochengewebe in unmittelbarem Zusammenhange zu stehen, ist noch eine streitige; daher dürften nachstehende Resultate meiner Untersuchungen am neugebildeten Knochen nicht ohne einiges Interesse sein.

Dank der Güte des Herrn Prof. v. Recklinghausen hatte ich Gelegenheit zwei Fälle von heterologer Knochenneubildung zu untersuchen. In dem einen Falle hatte sich der Knochen in der Sehne des Ileo-psoas, in dem anderen an der inneren Fläche der Dura mater gebildet.

Aus der Literatur sind mir zwei mikroskopische Untersuchungen von Knochenneubildungen bekannt, und zwar untersuchten Lenhossek[1]) eine Geschwulst der linken Kleinhirnhemisphäre und Ebstein[2]) eine solche im männlichen Gliede. Beide fanden bei der mikroskopischen Untersuchung wahres Knochengewebe.

Ferner hat Prof. Gruber[3]) den makroskopischen Befund in zwei Fällen von Knochenneubildung beschrieben; die eine hatte ihren Sitz im Ligam. carpi dorsale profundum und die andere bildete einen mit dem Ligam. sacro-tuberosum verwachsenen und in das Foramen ischiadicum majus frei hervorstehenden beweglichen Knochen.

I. Fall. Bei den anatomischen Uebungen im Strassburger Institute fand man bei einem erwachsenen Individuum beiderseits eine partielle Verknöcherung der Sehne des Ileo-psoas. In beiden Sehnen hatte der neugebildete Knochen eine leicht walzenförmige Gestalt mit einer geringen Längskrümmung und nach vorn gerichteter Convexität. Der Knochen war $5\frac{1}{2}$ Cm. lang, 6 Mm. breit und 3 Mm. dick; nach beiden Enden hin verschmälerte er sich allmählich und war von allen Seiten von hartem Sehnengewebe eingeschlossen. Die Sehne des Ileo-psoas an ihrer Anheftungsstelle am Trochanter minor war jedoch frei, und die Knochenneubildung begann erst $3\frac{1}{2}$ Cm. von der Anheftungsstelle entfernt, stand also mit dem Femur in keiner unmittelbaren Verbindung.

Die mikroskopische Untersuchung habe ich nur an der linkseitigen Neubildung vorgenommen. Auf dem Längsschnitt erwies es sich nun, dass der Knochen aus zwei Theilen bestand, einem grösseren und einem anderen in Form eines Anhängsels am unteren Ende des ersteren; beide Knochen standen mit einander durch eine schmale Schicht von Knorpelmasse in Verbindung. Bei der mikroskopischen Untersuchung zeigte es sich, dass die Neubildung aus deutlich ausgesprochenem Knochengewebe bestand, welches am meisten Aehnlichkeit mit dem Typus der spongiösen Knochen hatte. Wir hatten somit alle Bestandtheile des Knochengewebes: die Markhöhle, im Centrum des Knochenzapfens angefüllt von älterem Knochenmark mit einer grossen Anzahl Fettzellen und an der Peripherie von jüngerem Knochenmark, reich an Gefässen und indifferenten Zellen. Letztere waren an der Peripherie der Markhöhle in regelmässigen Reihen auf dem Knochen gelagert und unterschieden sich durch nichts von den Osteoblasten des normalen Knochengewebes. Ferner fanden sich Knochentrabekeln und Knochenkörperchen. Im Centrum des Knochenpunkts der Trabekel waren die Knochenkörperchen grösser, färbten sich besser, hatten eine sternförmige Gestalt und waren unregelmässig in der Grundsubstanz

[1]) Lenhossek, Grosses Osteom der linken Kleinhirnhemisphäre. Dieses Archiv Bd. 60. S. 1.

[2]) Ebstein, Knorpelähnliche und wahre Knochenbildung im männlichen Gliede eines Erwachsenen. Ibid. Bd. 49. S. 145.

[3]) Gruber, Ossificationen an ungewöhnlichen Orten. Ibid. Bd. 66. S. 471.

gelagert; letztere hatte an diesen Stellen keine regelmässige lamellöse Structur. Diese unregelmässig angeordneten Theile waren allerseits von regelmässig geordneten, lamellären Schichten von Knochengewebe eingeschlossen, welche letztere parallel der Markhöhle oder den Gefässen verliefen. Die Knochenkörperchen fanden sich an diesen Stellen in regelmässigen Reihen und unterschieden sich durch nichts von den Knochenkörperchen eines normalen Knochens.

Der neugebildete Knochen war von allen Seiten von dichtem faserigem Bindegewebe umgeben, welches nur an einer kleinen Stelle der Oberfläche der Neubildung sich vom Knochen scharf abgrenzte; an den übrigen Stellen ging der Knochen ohne scharfe Grenzen in das umgebende faserige Gewebe über. An jener scharf abgegrenzten Stelle waren die Bindegewebsfasern in regelmässigen Schichten parallel dem Knochen gelagert und erinnerten an das Periost eines normalen Knochens. An denjenigen Stellen hingegen, wo das Knochengewebe keine scharfen Grenzen besass, erfolgte das weitere Wachsthum der Neubildung nach folgendem Typus (Fig. 1):

Das dichte faserige Bindegewebe (a), arm an Zellen und Gefässen, liegt nicht unmittelbar dem Knochen an, sondern zwischen beiden befindet sich eine dünne zarte Bindegewebsschicht (b), reich an jungen Zellen und Gefässen (c). Die Intercellularsubstanz zwischen denjenigen Zellen, welche dem Knochen am nächsten anliegen, nimmt statt der zarten faserigen eine gleichmässige durchsichtige Structur an, ähnlich dem hyalinen Gewebe, welches zwischen den Zellen in Form grosser tropfenartiger Klumpen auftritt (d). Diejenigen Bindegewebszellen, welche von diesen Klumpen umgeben sind, nehmen eine sternförmige Form (k) an und erinnern an Knochenzellen. Nachher fliessen die durchsichtigen Klumpen mit einander zusammen, nehmen Kalk auf und es entsteht so Knochengewebe, in welchem die Zellen unregelmässig gelagert sind (f); die Klumpenbildung und Ossification geschieht in Form dünner Trabekeln und in Folge dessen bildet das junge Knochengewebe ein Flechtwerk mit weiten Maschen, in welchen die Gefässe und indifferenten Zellen liegen.

Ein solches junges Knochengewebe beschreibt Kassowitz[1]) bei der normalen Knochenbildung und nennt es geflechtartigen Knochen.

Schliesslich nehmen die indifferenten Zellen, welche von den Maschen der geflechtartigen Knochen eingeschlossen sind, die Form von Osteoblasten (h) an; diese lagern neues Knochengewebe schon lamellösen Charakters ab, und in Folge dessen nehmen die Knochenbalken an Dicke zu und die Markräume verkleinern sich. Gleichzeitig beginnt an einzelnen Stellen Resorption der Knochensubstanz und Bildung von Riesenzellen (R). Man muss jedoch annehmen, dass nicht der ganze geflechtartige Knochen resorbirt wird, denn im Centrum der Knochenpunkte des Trabekelsystems finden sich fast überall unregelmässig gelagerte Zellen und Knochenlamellen als Reste des geflechtartigen Knochens.

Somit ergiebt sich auf Grund des Gesagten, dass die Knochenbildung nicht durch einfache Kalkablagerung im unveränderten Bindegewebe geschieht, sondern dass im Gegentheil Gefässentwickelung und Zellenbildung vorausgehen und erst darauf Ossification des neugebildeten Gewebes erfolgt.

[1]) Kassowitz, Die normale Ossification und die Erkrankungen des Knochensystems bei Rachitis und hereditärer Syphilis. Med. Jahrbücher der kais. ärztl. Gesellsch. in Wien. 1879. II.—III. Bd.

Die dünne Schicht zwischen den beiden Hälften des Knochens erwies sich unter dem Mikroskop als wahres Knorpelgewebe mit grossen rundlichen Zellen und einer durchsichtigen leicht faserigen Intercellularsubstanz. Das Gewebe gab eine deutliche Knorpelreaction, d. h. die Intercellularsubstanz färbte sich gut mit Hämatoxylin, schlecht mit Carmin. In Fig. 2 ist zu sehen, wie das Knorpelgewebe sich in Knochengewebe verwandelt und gleichzeitig sieht man die Entwickelung der Markräume im Knorpel (f).

Hieraus kann man den Schluss ziehen, dass der Knochen wohl auch noch von dem Knorpel aus gewachsen ist, erinnert doch letzterer durch seine Lage an den Zwischenknorpel der langen Skeletknochen.

Die Knorpelbildung kann man, wie mir scheint, dem Umstande zuschreiben, dass die beiden Knochenstückchen bei den Bewegungen der Sehne gegen einander bewegt werden; in ähnlicher Weise wie bei den Pseudarthrosen und der pseudoligamentösen Heilung der Fracturen des Menschen Knorpelschichten gebildet werden. Auch Kassowitz weist auf diesen Umstand hin und sagt, dass bei der Callusbildung da, wo Fragmentstückchen gegen einander gerieben werden, mit Bestimmtheit Knorpelgewebe entsteht.

2. Fall. Die Geschwulst, $1\frac{1}{2}$ Cm. lang und 3 Mm. dick, lag an der Innenfläche der Dura mater linkerseits in der Gegend des Processus falciformis. Die mikroskopischen Schnitte boten das Bild des wahren Knochengewebes. Auch in diesem Falle konnte man die Entwickelung der Neubildung aus dem Bindegewebe verfolgen und constatiren, dass sie nicht auf dem Wege einfacher Metaplasie erfolgt, sondern dass Zellenvermehrung und dadurch Bildung eines zarten Bindegewebes vorausgegangen und erst letzteres im Knochengewebe umgewandelt war.

Auf Grund dieser beiden Fälle, sowie der schon erwähnten von Lenhossek und Ebstein können wir behaupten, dass wahrer Knochen sich im fibrösen Bindegewebe, ganz entfernt von den zu Knochen gehörigen Geweben, bilden kann, ohne jeglichen Zusammenhang mit präexistirendem Knochen.

Busch[1]) spricht sich dagegen in seiner Abhandlung „Die Osteoblastentheorie auf normalem und pathologischem Gebiet" dahin aus, dass sowohl unter normalen als auch pathologischen Verhältnissen Knochengewebe sich nur aus Osteoblasten entwickeln kann, keineswegs jedoch aus Bindegewebe, dass nur dort Knochen sich bildet, wohin Osteoblasten gelangen können. Busch hält also letztere für ebenso specifisch, wie Epithelzellen. Osteoblasten kön-

[1]) Busch, Deutsche Zeitschrift für Chirurgie. Bd. IX. S. 59—90.

nen sich aber nach ihm nur aus präexistirenden Osteoblasten bilden, keineswegs jedoch von beliebigen Zellen ausserhalb der normalen Anlage des Knochens erzeugt werden. Kassowitz dagegen beschreibt in seiner noch nicht vollständig publicirten Arbeit über Ossification, wie sich der Periostalknochen beim Embryo direct aus dem Bindegewebe und zwar in der Weise bildet, dass die Intercellularsubstanz des Bindegewebes in feinste Fibrillen zerfällt und zwischen diesen Fibrillen sich Kalk ablagert. Diese Veränderung des Bindegewebes erfolgt immer an denjenigen Stellen, welche die Mitte zwischen zwei benachbarten Gefässen einnehmen, also jedesmal von den letzteren am weitesten entfernt liegen, während die unmittelbare Umgebung der Gefässe durch Zellenneubildung zu Markgewebe wird, und erst später, wenn bereits jene aus dem Bindegewebe entstehenden Balken des geflechtartigen Knochens fertig sind, Osteoblasten herstellen. Letztere treten erst nachträglich auf, und dann beginnt die Knochenablagerung in parallelen Schichten. In Folge dessen ist Kassowitz der Ansicht, dass zur Knochenbildung die Gegenwart von Osteoblasten nicht absolut nothwendig ist, dass Knochen sich auch ohne dieselben bilden kann, dass lamellöser Knochen dagegen sich stets aus Osteoblasten entwickelt.

Diese Ansichten Kassowitz's können wir nun nach unseren Untersuchungen bestätigen. Nur hinsichtlich der ersten Metamorphose des Bindegewebes weichen wir von der Darstellung Kassowitz's ab: wir haben sowohl bei der Untersuchung unserer beiden Fälle, als auch bei unseren Untersuchungen über Callusbildung beobachtet, dass die Intercellularsubstanz bei der Herstellung der osteoiden Substanz vor der Kalkablagerung nicht immer aus feinen Fibrillen besteht, sondern dass sie vielmehr anfangs structurlos ist und in Gestalt von durchsichtigen hyalinen Klumpen auftritt, welche erst nachträglich eine zarte faserige Structur erhalten.

Zusatz des Herausgebers.

In meinem Buche über die krankhaften Geschwülste 1864—65. Bd. II. S. 90—105 glaubte ich eine so grosse Zahl von Fällen heteroplastischer Osteome beschrieben zu haben, dass ein Streit über die Existenz einer derartigen Ossification wohl kaum noch entstehen konnte. Virchow.

XXVI.

Ueber die Lehre vom Kaiserschnitt im Thalmud.

Von Dr. M. Rawitzki,
pract. Arzt in Czarnikau[1]).

Wenn ich, trotzdem bereits vielfach über diesen Gegenstand geschrieben und gestritten worden ist, es hier unternehme, auch meine Meinung über denselben verlauten zu lassen, so geschieht es aus dem Grunde, weil ich der Ueberzeugung bin, dass diese Frage bis jetzt keine befriedigende Lösung gefunden hat.

Bekanntlich herrschen Meinungsverschiedenheiten darüber, ob die Operation des Kaiserschnittes an Lebenden mit glücklichem Ausgang für Mutter und Kind bereits zur thalmudischen Zeit wirklich ausgeführt worden sei, oder nicht. Israels[2]) ist der Hauptvertreter ersterer Meinung, während Andere, unter ihnen besonders Spiegelberg[3]), Reich und Schröder[4]) der entgegengesetzten Ansicht huldigen. Bei Allen indess herrscht kein Zweifel darüber, dass unter „Joze Dophan" des Thalmund ein, vermittelst des Kaiserschnittes geborenes lebendes Kind mit glücklichem Ausgang für die Mutter zu verstehen ist; nur glauben die Einen, dass die betreffenden Stellen im Thalmud der Erfahrung ihr Dasein zu verdanken haben, während die Anderen sie als „das Product einer kühnen Phantasie" erachten, die für alle überhaupt als möglich zu denkenden Fälle Vorschriften ertheilen wollte.

Nun ich wage es zu behaupten, dass weder die Einen, noch die Anderen Recht haben. Denn, einen Gegenstand, der sehr häufig und an verschiedenen Stellen eines so umfangreichen und ernsten Werkes, wie es der Thalmud ist, vorkommt, blos als „das Product

[1]) Der Verfasser hat, auf Veranlassung der Red., diesen Artikel dem Dr. Steinschneider vorgelegt, von welchem zwei kurze Anmerkungen hinzugefügt sind.

[2]) Coll. gynaec. etc. Gron. 1845 und dieses Archiv Bd. XXXVI. S. 290. Vergl. Haeser, Geschichte der Medicin. Neueste Auflage.

[3]) Dieses Archiv Bd. XXXV. S. 365 u. 480.

[4]) Schröder, Lehrbuch der Geburtshülfe. § 254. Anhang.

einer kühnen Phantasie" zu erachten, heisst für einen, dem dieses Werk selbst zugänglich ist, gelinde gesagt, sehr leicht über die Sache hinweggehen. Ausserdem finden eingehende und ausführliche Erörterungen über „Joze Dophan" der Thiere im Thalmud statt, ob nehmlich ein solches als Erstgeborenes (welches bekanntlich dem Priester gehört) zu betrachten sei oder nicht; dieser Gegenstand wird oftmals im Tractat Bechoroth erwähnt; und das Alles sollte blos das Product einer kühnen Phantasie sein?! Betrachten wir andererseits die zweite der oben angeführten Ansichten, so habe ich sehr gewichtige und, wie ich glaube, entscheidende Gründe anzuführen, welche gegen dieselbe sprechen.

1) Joze Dophan heisst wörtlich ein durch die Wand gehender, oder aus der Wand herausgehender, das Wort Joze ist nehmlich Participium Activi, so dass in diesem Worte der Begriff der Activität in Bezug auf den Neugeborenen liegt; (bekanntlich haben ja die Alten beim Gebäracte dem Kinde eine bedeutende thätige Rolle zugeschrieben) einem vermittelst des Kaiserschnittes zur Welt beförderten Kinde aber dürfte wohl selbst von den Alten schwerlich eine active Rolle zuertheilt werden. Es würde daher, da die Mischnah in Bezug auf ihre Ausdrücke exact war, nicht das Participium Activi, sondern Passivi, also das Particip im Hophal (causatio) gebraucht angewandt werden, zumal da diese Form in der Bibel (1. Buch Mos. 38. 25) vorkommt; es müsste also ein solches Kind nicht Joze Dophan, sondern Muza Dophan heissen[1]).

2) Das Wort Dophan heisst nichts Anderes als „Wand" und kann es auch wohl mit Seite übersetzt werden, insofern als diese auch die Wand eines Gegenstandes bildet. Dass es aber hier, wie Israels[2]) meint, deshalb in dem Sinne Seite gebraucht sei, weil der Kaiserschnitt seitlich gemacht worden, ist mir durchaus unersichtlich, da wir ja sonst keine Nachricht darüber besitzen, dass der Kaiserschnitt an Lebenden damals ausgeführt worden ist; und an Todten dürfte es ja gleichgültig sein, ob die Operation an der Seite oder vorn gemacht wird. Ja, wie wir unten sehen werden, wird der an Verstorbenen auszuführende Kaiserschnitt im Thalmud

[1]) Auf dieses sprachliche Argument würde ich kein Gewicht legen, da ein herausgeholtes Kind auch in der 1. Form intransitiv als „herauskommendes" bezeichnet werden kann. Steinschneider.

[2]) a. a. O.

erwähnt; da wird aber ausdrücklich gesagt, man schneidet ihren Bauch auf; es wird also nicht das Wort Dophan gebraucht, und müsste es demnach auch hier nicht Joze Dophan, sondern Muza Beten, oder Muza Keres heissen.

3) Ueber die Geburt des Joze Dophan differiren die Meinungen der Gelehrten; die Einen stellen einen sochen Gebäract in Bezug auf die nachfolgende Wochenreinigung und die sonstigen religiösen Vorschriften, denen eine Wöchnerin unterworfen ist, dem normalen nicht gleich, während ein Gelehrter Namens Rabbi Simon[1]) dies wohl thut. Wenn aber unter Joze Dophan der Kaiserschnitt zu verstehen ist, dann ist, wenigstens bezüglich der Reinigungszeit, der ganze Streit illusorisch; denn das biblische Gesetz schreibt vor, dass die Wöchnerin 33 (wenn sie einen Knaben gebärt) oder 66 (falls das Neugeborene ein Mädchen ist) Tage unrein sei, dass sie während dieser Zeit Heiliges nicht berühre, in den Tempel nicht gehe und dass sie selbstverständlich wie jede Niddah den Coitus nicht vollziehe. Nun dürfte doch wohl schwerlich jemand behaupten wollen, dass eine Frau, die eine so schwere Operation überstanden hat, bei der so mangelhaften Wundbehandlung, welche vor beinahe zweitausend Jahren existirt hat, bereits nach 33 oder selbst 66 Tagen so weit hergestellt war, dass sie schon die oben genannten Dinge hätte verrichten können.

4) Im Tractat Niddah 41, a lautet eine Stelle: Es stellten die Gelehrten die Meinung auf, wenn eine Frau drei Tage lang an einem schweren Gebäracte leidet (während welcher Zeit Blutfluss stattfindet) und es ging dann das Kind durch die Wand (Joze Dophan), so ist sie in religiöser Beziehung einer normal Gebärenden nicht gleichzustellen u. s. w. Wenn nun unter Joze Dophan die Operation zu verstehen sein sollte, so ist nicht abzusehen, warum man eine solche Frau erst 3 Tage lang sich quälen lässt und dann erst, nachdem sie durch die Schmerzen und den Blutverlust sehr geschwächt ist, zur Operation schreitet; ja selbst heute bei unseren fortgeschrittenen Hülfsmitteln dürfte der Operateur von einer unter solchen Umständen unternommenen Operation fast gar keinen Erfolg erwarten.

5) In der Discussion der sub 4 angeführten Stelle des Thalmud ist die Rede davon, dass das Blut, welches im Wochenbett einer

[1]) Tractat Niddah 40. a.

auf diese Weise Entbundenen fliesst, unrein sei, dass diese Frau also als Niddah zu betrachten ist; darauf bemerkt ein Gelehrter, Namens Rabina, es muss angenommen werden, dass das Kind durch die Wand (Joze Dophan) und das nach der Entbindung fliessende Blut aus den Genitalien kommt, Rabbi Joseph dagegen sagt, es müsse vorausgesetzt werden, dass sowohl Kind, als auch nachfolgender Blutfluss aus der Wand kommt. Wenn aber Joze Dophan Kaiserschnitt ist, so ist es doch undenkbar, dass der Wochenfluss aus der Operationswunde und nicht aus den Genitalien komme, da ja die Operationswunde sich in einer viel höher gelegenen Ebene befindet, als die Genitalien.

6) Im Tractat Oholoth Abschnitt VII § 6 heisst es: Bei einer Schwergebärenden (wobei angenommen werden muss, dass die Geburt auf natürlichem Wege nicht zu Stande kommen kann) darf man die (noch lebende) Frucht im Mutterleibe zerstückeln und dieselbe stückweise entfernen, weil das Leben der Mutter höher angeschlagen werden muss, als das der Frucht; ist [1]) dagegen der grösste Theil der Frucht schon heraus, so darf man die Zerstückelung nicht vornehmen, weil das eine Leben keinen Vorzug hat vor dem anderen.

[1]) Zur Erklärung dieser Stelle muss bemerkt werden, dass man unter dem grössten Theil der Frucht den Kopf derselben versteht, und unter dem grössten Theil des Kopfes wiederum die Stirn (Tractat Niddah 29, a), unter dem grössten Theil der Frucht ist also hier der grösste Theil der Stirn zu verstehen (vergl. den Commentar des R. Simson aus Sens daselbst). Es muss also angenommen werden, dass hier eine Stirnlage vorliegt und die Stirn in der Schamspalte sich zeigt. Damit würde auch die Schwierigkeit des Geburtsverlaufes stimmen, weil nicht selten Beckenverengerung Schuld an dieser abnormen Stellung ist (vergl. Schröder, a. a. O. § 94). Da nun aber bei Stirnlagen am meisten der Austritt aus dem Beckenausgang erschwert ist, weil der Kopf mit seinem grössten Durchmesser den graden Durchmesser des Beckenausganges passiren muss, so ist es leicht erklärlich, warum der Thalmud die Frau sich noch in Lebensgefahr befinden lässt, trotzdem der grösste Theil der Frucht, d. h. über die Hälfte der Stirn, schon entwickelt ist. Wenn nun die Geburt ferner nicht vorwärts gehen konnte, so blieb, da damals die Zangenextraction noch nicht bekannt war, natürlich nichts Anderes übrig, als die Zerstückelung der Frucht oder der Tod der Mutter. Das geht jedenfalls aus dieser Stelle mit Evidenz hervor, dass die Embryotomie bereits der Mischnah bekannt war. Uebrigens wird diese Stelle im Tractat Synhedrin 72, b auch erwähnt und dort heisst es ausdrücklich, wenn der Kopf heraus ist, darf man nichts vornehmen, ebenso lautet es in der Tossephtha zu Jebamoth am Schlusse des 9. Abschnittes: „wenn der Kopf heraus ist“.

Wenn nun die Ausführung des Kaiserschnittes an Lebenden damals bereits bekannt war, warum liess man nach der obigen Vorschrift Mutter und Kind sterben, ohne die Operation gemacht zu haben? man hätte ja dann die Chancen, beide am Leben zu erhalten.

7) Im Tractat Arachin 7,a lautet eine Stelle: „Es sagte Rabbi Nachman im Namen Samuels, wenn eine im Gebäract sich befindende Frau am Sabbath gestorben ist, so bringt man ein Messer, spaltet ihren Leib und nimmt von ihr das Kind heraus.“ Da haben wir also deutlich genannt den Kaiserschnitt, aber an einer Todten; wenn nun aber Joze Dophan Kaiserschnitt ist, warum thut Samuel so, als ob er den Ausdruck Joze Dophan gar nicht kennt; er hätte ja einfach sagen können: so bringt man ein Messer und macht aus dem Kinde einen Joze Dophan[1]). Denn wenn er auch damit sagen wollte, dass in diesem Falle, weil möglicherweise das Kind noch lebt, das Tragen eines Gegenstandes von einem Hause in's andere am Sabbath gestattet ist (was sonst nicht erlaubt war), so konnte er ja das Herbeiholen des Messers erwähnen.

8) Im Tractat Niddah 25,b ist in der Mischnah die Rede davon, dass, wenn der Fötus einer fehlgebärenden Frau gequetscht ist, so dass er die Form eines Sandals hat, die Frau den Gesetzen der Reinigung unterworfen ist; darauf stellt die Gemara S. 26,a, nachdem kurz vorher bemerkt worden ist, dass bei jedem Sandalfötus (wir wollen denselben der Kürze wegen so nennen) auch ein ausgetragenes lebendes Kind dabei ist, die Frage auf, weshalb im Tractat Keritoth 7,a vorgeschrieben wird, dass die Sandalfötusgeburt die Darbringung des üblichen Reinigungsopfers erfordert, da ja ohnedies schon wegen des mit dem Sandalfötus zugleich kommenden ausgetragenen Kindes das Reinigungsopfer dargebracht werden muss; hierauf wird die Antwort ertheilt, dass jene Vorschrift nöthig erachtet ist für den Fall, dass das ausgetragene lebende Kind durch die Wand kommt (Joze Dophan ist) und der Sandalfötus dann durch die gewöhnlichen Geburtswege. Wenn nun aber Joze Dophan Kaiserschnitt ist, dann ist ja dies gar nicht möglich, weil man selbstverständlich nach Herausnahme des lebenden Kindes mit der darauffolgenden Entfernung der Nachgeburt auch den Sandalfötus heraus-

[1]) Auch diese Bemerkung stösst auf sprachliches Bedenken, s. oben. St.

nimmt und nicht diesen nebst der Nachgeburt im Uterus zurücklässt, dass sie auf natürlichem Wege herauskommen.

9) Im Tractat Cholin 69, b lautet eine Stelle: „Wenn (beim Vieh) ein Drittel der Frucht durch die Wand ging (ein Drittel also Joze Dophan war) und zwei Drittel durch die Gebärmutter[1]), so erklärt Rabbi Huna das Neugeborene für nichtheilig (für keinen Erstling), Rabba dagegen für heilig. Wenn nun Joze Dophan Kaiserschnitt ist, so ist ja diese ganze Stelle ohne jeglichen Sinn; denn wenn man die Operation bereits so weit gemacht hat, dass man ein Drittel der Frucht herausgenommen hat (wenn überhaupt so gesprochen werden kann): wie sollten dann die zwei übrigen Drittel auf natürlichem Wege geboren werden?

10) Sehen wir uns die ältesten auf uns überkommenen Commentatoren des Thalmud an, so ist es vor Allen Raschi (Salomo Isaki, gest. 1105), der unsere Aufmerksamkeit in Anspruch nimmt. Dieser erklärt an der Hauptstelle (Niddah 40, a) das Wort Joze Dophan (in wörtlicher Uebersetzung): „Durch ein Medicament (סם) wurde ihr Leib (מעיה) geöffnet, und man nahm das Kind heraus und sie genas." Wie sich nun Raschi das gedacht hat, ist mir nicht klar; die Operation kann doch nicht durch ein Medicament bewerkstelligt werden und unter dem Worte „Sam" ist ja nichts Anderes zu verstehen; allerdings könnte man das Wort סם als corrumpirt für סכין (Messer) ansehen, dann würde die Operation deutlich be-

[1]) Es muss hier bemerkt werden, dass in der im Thalmud oftmals vorkommenden und in unserer Abhandlung häufig angeführten Phrase: das Neugeborene kam des Weges der Gebärmutter „Derech Rechem", nicht der Uterus, sondern die äusseren Geschlechtstheile gemeint seien. Denn nach Tractat Niddah 40, a liegt der Grund für die Meinung der Gelehrten, dass Joze Dophan einem Normalgebornen nicht gleichzustellen sei, in der Bibelstelle 3. Mos. 12, 2, die da lautet: „Wenn eine Frau Samen empfängt und gebärt ein Männliches u. s. w." (vergl. hierzu Gesenius, hebr. Handwörterbuch St. זרע); daraus wird der Schluss gezogen, dass die in der Bibel angegebenen Vorschriften sich nur auf eine solche Gebärende beziehen, welche ihr Kind aus demjenigen Orte gebärt, durch welchen sie den Samen empfängt, Joze Dophan ist dies aber nicht. Da nun aber die Conception durch den Coitus, also durch die Rima pudendi stattfindet, so ist klar, dass Derech Rechem im Gegensatz zu Joze Dophan die Rima pudendi gemeint ist, zumal da für letztere kein besonderer Ausdruck im Hebräischen und Thalmud existirt. Vergl. ferner den Ausspruch des Rabbi Jochanan im Namen des Rab. Simon ben Jochai in Tract. Niddah 41, b.

zeichnet sein; indess bemerkt Raschi zu der Stelle Cholin 69, b, die wir auch oben angeführt haben, Joze Dophan durch Medicament und Messer סם וסכין. Ferner wird im Tractat Cholin 38, b ebenfalls das Wort Joze Dophan beim Thiere erwähnt und hierbei bemerkt Raschi, dass man dasselbe auseinandergetrennt und das Junge herausgenommen hat; hier erklärt also dieser Commentator J. D. nur mit Kaiserschnitt und zwar sehr deutlich. Nach Allem dem muss man annehmen, dass Raschi unter Joze Dophan den Kaiserschnitt versteht, und legt Israels a. a. O. hierauf entschieden Werth. Indess muss ich, trotz aller Achtung, welche dem kritischen Geiste Raschi's sonst gebührt, hierin demselben die Competenz absprechen, da derselbe weder medicinische noch geburtshülfliche Kenntnisse genug besass[1]). Ausserdem dürfte es von grossem Interesse sein, zu sehen, wie ein Zeitgenosse Raschi's mit dessen Erklärung ebenfalls nicht zufrieden war; derselbe giebt dafür eine andere Erklärung, welche im ersten Augenblick abgeschmackt erscheint, bei näherer Ueberlegung aber verdient dieselbe ausserordentliche Beachtung und dürfte jedenfalls sich noch eher hören lassen, als die Raschi's. Es wundert mich daher, dass Israels, dem ja die Quellen zugänglich sind, dieselbe unerwähnt lässt. Es ist dies Rabbi J. Lewi, welcher zu dem im Tractat Keritoth 7, b erwähnten Joze Dophan in den Glossen (Tossaphoth) bemerkt, dass man unter demselben ein Neugeborenes zu verstehen hat, welches aus dem After zur Welt kam; allerdings wird gleich an Ort und Stelle im Tossaphoth diese Erklärung nicht gut geheissen; allein wir dürfen nicht vergessen, dass wenn ein sehr ausgebreiteter Riss im hinteren und oberen Theile der Vagina, wie er sich namentlich nach Stricturen, Atresien derselben ergiebt, stattgefunden hat, das Kind durch denselben durchtreten und hierauf durch einen Riss des Mastdarmes und Afters durchkommen kann (vergl. Kiwisch, Klin. Vorträge Bd. II. § 170). Es ist daher der gegen die Ansicht des Rabbi J. Lewi daselbst angeführte Grund nicht stichhaltig. Dagegen dürfte gegen diese Erklärung der Einwand zu erheben sein, dass man ein so geborenes Kind nicht durch die Wand kommend nennen dürfte, weil ja die Afteröffnung schon präformirt ist.

[1]) Auch Maimonides in seinem Mischnah-Commentar zu Niddah 40, a erklärt Joze Dophan mit Kaiserschnitt; indem er sich ausdrückt: „Es wurden ihre Lenden gespalten und es kam das Neugeborene heraus."

Nach dem Allem wird, wie ich hoffe, Jedermann überzeugt sein, dass unter Joze Dophan des Thalmud nicht Kaiserschnitt gemeint ist. Was ist es nun aber wirklich? darauf antworte ich: Es ist damit gemeint diejenige, allerdings selten, aber sicher vorkommende[1]) Form von Perinäalrissen, welche man mit dem Namen der Centralrupturen des Mittelfleisches belegt, wobei zunächst eine höher gelegene Partie der Vagina reisst und dieser höher gelegene Riss der Scheide sich den äusseren Geschlechtstheilen nicht mittheilt, sondern nur dem Damme, so dass das Kind durch letzteren bei unverletzter Scham- und Afteröffnung geboren wird. Es ist begreiflicherweise hier nicht der Ort, alle diejenigen Momente vorzuführen, welche bei der Aetiologie der Vaginalrupturen eine Rolle spielen, nur will ich hier die Verhältnisse erwähnen, welche das Zustandekommen gerade dieser Art von Dammrissen besonders begünstigen; es ist nehmlich eine breite, schlaffe Dammbildung und eine zu kleine nach vorn gelagerte Schamöffnung, welche zu dieser Anomalie disponiren[2]). Es wird nehmlich unter diesen Umständen der Damm von dem vordringenden Kopf kugelartig hervorgewölbt, während die Schamspalte sich nicht weiter öffnet; geht nun die Geburt weiter von Statten, so tritt eine Ruptur der Vagina ein, welche sich dem mittleren am meisten gezerrten Theile des Dammes mittheilt und es tritt der Kopf durch diese neugebildete Oeffnung hindurch, ohne dass die hintere Commissur der Scham und der Sphincter ani von dem Risse getroffen werden.

Gehen wir nun nach dieser meiner Erklärung des Joze Dophan alle die oben angeführten thalmudischen Stellen durch, so sehen wir, wie das Alles hierzu recht gut stimmt.

1) Das Wort Joze passt, weil hiernach das Neugeborene eine active Rolle spielt.

[1]) Vergl. Würtemb. med. Correspondenzbl. 1847. No. 19, wo Elsässer eine derartige Beobachtung erzählt; ferner Fr. H. G. Birnbaum, Ueber die Centralruptur d. Mittelfleisches etc. in der N. Zeitschr. f. Geburtsk. Bd. 32. S. 104.

[2]) Vergl. Kiwisch, Klinische Vorträge über specielle Pathologie und Therapie der Krankheiten des weiblichen Geschlechtes. Th. II. § 170, ferner K. Schröder, Lehrbuch der Geburtshülfe § 428, und Scanzoni, Lehrb. d. Krankheiten der weibl. Sexualorgane S. 502, ebenso E. G. Friedr. Berndt, Die Krankheiten der Wöchnerinnen § 324, 3, und Naegele, Lehrbuch der Geburtshülfe. 4. Auflage. § 729.

2) Das Wort Dophan stimmt, weil der Damm ja gar nicht besser im Thalmud bezeichnet werden kann, als mit Wand und gerade die Centralruptur ist hierfür recht passend, weil dabei ein ganz neuer Geburtsweg entsteht und man mit Recht sagen kann, das Kind kommt durch die Wand.

3) Der Streit zwischen Rabbi Simon und den Gelehrten ist demnach nicht mehr illusorisch, da ein solcher Dammriss wohl in 6 oder 12 Wochen geheilt sein kann.

4) Auch der Einwand, dass man die Frau nicht erst drei Tage lang sich quälen lassen müsste, bevor man zur Operation schreitet, fällt unter diesen Umständen fort.

5) Nach meiner Erklärung stimmt es recht gut, dass der Lochialfluss sowohl aus den Genitalien, als auch aus der durch den Joze Dophan neugebildeten Oeffnung kommt, da es nur darauf ankommt, ob der neugebildete Weg per primam heilt oder nicht.

6) Auch der oben sub 6 angeführte Einwand fällt fort, weil die Ausführung des Kaiserschnittes an Lebenden nicht bekannt war.

7) Ebenso fällt auch der oben sub 7 angeführte Einwand weg, weil Joze Dophan und Kaiserschnitt zwei verschiedene Dinge sind.

8) Es ist sehr gut denkbar, dass das ausgetragene lebende Kind durch die Centralruptur zur Welt gelangt, also ein Joze Dophan ist, und der nachkommende Sandalfötus seiner Kleinheit wegen durch die Schamspalte zu Tage gefördert wird, nachdem sich die Wände des neugebildeten Kanals nach Herausbeförderung des lebenden Kindes vermöge ihrer Elasticität an einander gelegt haben und somit wieder einen Verschluss desselben bilden, zumal da der Sandalfötus ja nicht steif und hart wie das lebendige Kind, sondern weich und schlaff ist.

9) Die Stelle Cholin 69, b, wo gesagt wird, dass ein Drittel der Frucht durch die Wand und zwei Drittel durch die Schamspalte gekommen sind, würde sich auf diese Weise dadurch erklären lassen, dass, nachdem der Kopf geboren war, aus der Centralruptur ein gewöhnlicher Dammriss wurde, indem der Riss sich nach vorn fortsetzte und die hintere Commissur der Schamspalte mit durchgerissen hat, so dass man mit Recht sagen konnte, dass der Rest durch die Schamspalte kam.

Und nun zum Schluss noch einige Worte. Mit dem Geiste, der den Thalmud durchzieht und der Eigenthümlichkeit seiner Deductionen von Kindheit an vertraut, glaube ich gerade auf dem Gebiete der thalmudischen Medicin beitragen zu können, dass so Manches, was dort dunkel erscheint, aufgehellt werde. Aus diesem Grunde habe ich mich entschlossen, obigen Aufsatz zu veröffentlichen, obwohl mir, in einer kleineren Provinzialstadt lebend, die Benutzung von Bibliotheken nicht zu Gebote steht, welche begreiflicherweise sehr geeignet ist, derartige Arbeiten zu erleichtern und vervollständigen. Wenn daher in obigem Aufsatze die einschlägliche Literatur nur stiefmütterlich behandelt ist, so bitte ich den Leser deswegen um gütige Nachsicht.

XXVII.

Kleinere Mittheilungen.

1.

Ist Cataract ohne Operation heilbar?

Von Prof. J. Hirschberg in Berlin.

Im 79. Bande dieses Archivs (Heft 3. S. 465 fgd., ausgegeben am 8. März 1880) findet sich eine Arbeit des Herrn Dr. W. B. Neftel in New York „über die galvanische Behandlung der Cataracta incipiens".

Dass man beginnenden Staar galvanisch behandeln könne, dass man bei einiger Vorsicht dadurch niemals einen Schaden anrichten, unter Umständen sogar bei besonders aufgeregter Gemüthsart des Patienten beruhigend wirken könne, — dies alles will ich sehr gern zugeben, da es sich von selbst versteht. Dagegen darf die bestimmte Behauptung des Herrn Dr. Neftel, dass er Cataracten durch galvanische Behandlung geheilt habe, im Interesse der Wissenschaft nicht durch Stillschweigen gewissermaassen approbirt werden. Herr Dr. Neftel sagt (l. c. S. 475): „so unterliegt die Thatsache keinem Zweifel, dass cataractöse Trübungen (sowohl der Linse, als der Kapsel — wie in den genannten Fällen) mittelst der geschilderten galvanischen Methode zum Verschwinden veranlasst werden können".

Was zu solchen Anschauungen Veranlassung giebt, ist den Ophthalmologen genügend bekannt; es sind eben diagnostische Irrthümer, indem eine neben den leichten Linsentrübungen bestehende Ursache der Sehstörung, z. B. ein rückbildungsfähiger Reizungsprozess im Augengrunde, übersehen worden ist. Auch die von Herrn Dr. Neftel verwerthete Thatsache, dass bei beginnender Linsentrübung in einer gewissen Periode des Leidens schwächere Convexbrillen als vorher zum Lesen benutzt werden, ist genügend bekannt und wiederholt auf den Ophthalmologencongressen besprochen worden; man ist schon der physikalischen Erklärung dieser Thatsache näher getreten; Herr Prof. v. Zehender z. B. hat nachgewiesen, dass der Brechungsindex der cataractösen Linsensubstanz höher ist als der der normalen.

Hätte Herr Dr. Neftel die schon öfters ausgesprochene Behauptung, dass Cataract durch Electricität heilbar sei, nur in ihrer Allgemeinheit wiederholt, so würden die Ophthalmologen sich begnügen können, ihre schon wiederholentlich ausgedrückten Bedenken zu reproduciren und auf die möglichen Fehlerquellen zu verweisen. Aber Herr Dr. Neftel führt 2 Fälle namentlich an.

„Frau M., eine 62 Jahre alte Dame ... consultirte zu verschiedenen Zeiten zwei der besten Ophthalmologen in New-York, die Herren Doctoren Agnew und (seinen Assistenten) Webster, welche die Diagnose von doppelseitiger Cataracta machten, die Operation aber bis zur vollständigen Reife des Staares abzuwarten anriethen. — — — Nach beendigter galvanischer Behandlung stellte sich die Patientin wieder dem Herrn Dr. Agnew zur Untersuchung vor, der nun nichts Abnormes weder in der Structur noch den Functionen der Augen finden konnte, wenigstens konnte gar keine Spur einer Trübung der Linse oder der Kapsel entdeckt werden."

„Der 2. Fall betrifft eine 65 Jahre alte Dame, die schon mehr als 2 Jahre an den Symptomen beiderseitiger Cataracten gelitten hat. Die Diagnose wurde von Herrn Dr. Knapp, einer gewiss competenten Autorität gestellt. — — — Nach 30 Behandlungen konnte sie feine Schrift lesen und am Ende der Behandlung glaubte sie ihr früheres Sehvermögen wieder völlig erreicht zu haben."

Den Lesern dieses Archivs wird es nicht entgangen sein, dass Herr Dr. Neftel nicht blos unterlassen hat, exacte d. h. numerische Angaben der Sehkraft für Fern und Nah vor und nach der Behandlung anzugeben; sondern auch sogar mit keiner Silbe des Augenspiegelbefundes gedenkt. Somit sind seine beiden Beobachtungen bedauerlicher Weise nicht durch thatsächliche Befunde gestützt, sondern nur durch Autoritäten. Aber diese Autoritäten — lehnen ihr Zeugniss ab.

Ich habe sofort, nachdem ich die betreffende Arbeit gelesen, an meinen Freund Prof. H. Knapp geschrieben und durch ihn auch Herrn Prof. Agnew befragen lassen. Prof. Knapp schrieb mir, dass er Herrn Neftel's Auffassung nicht theile. Von Prof. Agnew erhielt ich eine Nummer der New-Yorker Medical Gazette (Vol. VII No. 10, vom 6. März 1880) mit einem Artikel: The treatment and cure of Cataract by Electricity. Aus diesem Artikel will ich nur zwei Sätze wörtlich anführen: „To tell a patient that he has cataract and then treat him with electricity or any other therapeutic agent or device and on the removal of one or more of annoying symptoms to infer that he has been cured is unwise and not justified by the present state of our art. ... we venture to assert that true cataract has not yet been cured by electricity."

Dass die Arbeit von Agnew am 6. März, die von Neftel am 8. März gedruckt ist, scheint mir unerheblich. Offenbar war in New-York von diesem Gegenstand schon die Rede gewesen, ehe daselbst die in Berlin gedruckte Arbeit des Herrn Dr. Neftel vorlag. Denn die Einleitung zu Agnew's Artikel heisst folgendermaassen: It may be well to examine the probable ground for such alleged cures. Ebenso unerheblich scheint mir, dass Herr Dr. Agnew seine Polemik so allgemein gehalten und nicht die von Herrn Dr. Neftel angeführten Fälle speciell hervorgehoben hat.

Dafür können locale Gründe vorliegen, die sich unserer Beurtheilung entziehen und auch für unsere rein sachliche Erwägung gleichgültig sein müssen.

Somit muss ich die Angabe des Herrn Dr. Neftel, dass er Cataract durch galvanische Behandlung geheilt habe, für völlig unbewiesen halten.

2.

Eine mikroparasitäre Invasion der ganzen Gehirnrinde.

Von Dr. Hugo Ribbert,

I. Assistenten am pathologischen Institute zu Bonn.

(Hierzu Taf. X. Fig. 5.)

Am 3. August 1879 fand auf dem hiesigen städtischen Leichenhause die Section eines 64jährigen Mannes statt.

Die Organe der Brust und Bauchhöhle boten ausser einem nicht sehr hochgradigen Lungenemphysem und den gewöhnlichen senilen Veränderungen des Herzens und der Leber nichts Bemerkenswerthes.

Schädeldach und Dura ohne Abnormitäten. Durch die Pia durchscheinend, deutlicher nach Entfernung derselben, sah man auf der gesammten Oberfläche beider Grosshirnhemisphären, nicht auf der des Kleinhirns, eine eigenthümliche Zeichnung. Weisse Fleckchen, bis zu der Grösse eines Stecknadelkopfes und unregelmässig gewundene Figuren und Linien gaben der Gehirnoberfläche ein gesprenkeltes Aussehen. Dass es sich nicht um eine nur oberflächliche Veränderung handelte, lehrte ein Einschnitt in die graue Substanz, die sich von ähnlichen Linien durchsetzt erwies. Die geringe Consistenz des Gehirns liess es rathsam erscheinen, dasselbe erst nach der Härtung zu untersuchen.

Nach etwa vierzehntägiger Aufbewahrung in absolutem Alkohol kann man sich die auf der Oberfläche undeutlich gewordene Zeichnung durch Abtragung einer dünnen Schicht wieder zur Anschauung bringen. Man kann die graue Substanz nach und nach in ihrer ganzen Dicke abtragen, ohne dass die Bilder verschwinden. Auf senkrecht zur Gehirnoberfläche geführten Schnitten durchziehen dementsprechend weissliche Streifen die graue Substanz, heben sich dagegen in der weissen Substanz nicht mehr ab.

Nun bemerkt man ferner, dass auf den horizontalen Schnitten die weissen Figuren stets central ein dunkles Pünktchen besitzen und auf den Verticalschnitten sieht man inmitten der weissen Streifen eine feine graue Linie, die sich in die weisse Substanz weiter verfolgen lässt und hier häufig mit einem deutlichen Blutgefäss in Verbindung tritt. Die mikroskopische Untersuchung liefert ein entsprechendes Resultat, indem sich die Pünktchen und Linien als quer- resp. längsdurchschnittene Gefässe darstellen.

Das Merkwürdige ist nun, dass diese Gefässe voll von Mikroorganismen stecken. Bei schwächerer Vergrösserung hält man sie für Mikrococcen. Mit Immersion betrachtet weisen sie sich als kurz stäbchenförmig aus, etwa doppelt so lang wie breit. Die Stäbchen liegen ohne Kettenbildung neben einander. Sie finden sich nur innerhalb der Gefässe.

Die durch diese Invasion von Bakterien veranlasste und makroskopisch durch das weisse Aussehen charakterisirte Veränderung der umgebenden Hirnsubstanz, ist mikroskopisch nicht sehr auffallend. Bei schwacher Vergrösserung imponiren die weissen Partien nur als dunklere Stellen und bei starker Vergrösserung ist nur eine geringe Trübung, beginnender molecularer Zerfall erkennbar.

Auch in der angrenzenden weissen Substanz sind die Gefässe zum Theil mit den Stäbchen gefüllt. Dieselben unterscheiden sich als dunkel transparent von solchen, die noch Blut enthalten. Auch in der grauen Substanz finden sich mit Blut gefüllte Gefässe, aber ohne die geschilderte Veränderung der Umgebung.

In der weissen Substanz liegen ausserhalb der Gefässe ebenfalls keine Bakterien.

Auch in den feineren Gefässverzweigungen der Gehirnbasis werden die Stäbchen angetroffen, theils mit Blut vermischt, theils das Lumen ganz ausfüllend.

Als weiterer Befund neben den angegebenen Verhältnissen sind noch zahlreiche apoplectische Cysten zu erwähnen, welche mit Ausschluss der grauen Substanz das ganze Grosshirn durchsetzen. Die linke Hemisphäre enthält die grössten und zahlreichsten Cysten, die der rechten sind kleiner und weniger zahlreich. Ihre Grösse wechselt von der eines Stecknadelkopfes bis zu der einer mässigen Haselnuss. Die Wandung ist glatt und derb, der Inhalt eine gelbliche durch zarte fibrinöse Flocken leicht getrübte Flüssigkeit, aus der sich an den tiefsten Stellen eine braunrothe fibrinös-flockige Masse abgeschieden hat. Die Cysten finden sich, aber nur bis zu Erbsengrösse, sehr zahlreich besonders im linken Thalamus opticus, weniger zahlreich im rechten, und noch seltener im Pons, gar nicht im Kleinhirn.

Ueber den Krankheitsverlauf wurde Folgendes eruirt: Der früher längere Zeit an Emphysem behandelte Mann bekam etwa acht Tage vor seinem Tode einen apoplectischen Anfall, in Folge dessen er auf der rechten Körperhälfte gelähmt wurde und beträchtliche Seh- und Gehörstörungen davontrug. In früherer Zeit sollen derartige Schlaganfälle nie dagewesen sein, wenigstens nach Aussage der Verwandten, da von klinischer Seite nichts bekannt war. Nach jenem letzten Anfall war der Kranke nur selten im Stande, auf Fragen vernünftig zu antworten, er delirirte fast beständig, machte Fluchtversuche etc. Doch hatte er noch bis zu seinem Tode ab und zu lichte Momente.

Ob diese psychischen Störungen in Zusammenhang zu bringen sind mit der geschilderten mikroparasitären Einwanderung in das Gehirn, ist nicht zu entscheiden. Auch die Invasion selbst ist ätiologisch unklar. Aber das geht aus den beschriebenen Verhältnissen zur Genüge hervor und ich betone es nochmals, dass an eine Fäulnisserscheinung nicht zu denken ist. Dagegen spricht einmal der Allgemeinzustand der Leiche, der stärkere Verwesungserscheinungen nicht aufwies, dagegen ferner der Umstand, dass die Bakterien nur innerhalb der Gefässe angetroffen wurden. Auch die obgleich unerheblichen Veränderungen des Gehirns in der Umgebung der Blutgefässe können wohl nur am lebenden Gehirn entstanden sein.

So unklar der Fall demnach ist, so erscheint er doch nicht ohne Interesse und kann besonders in jetziger Zeit Anspruch auf Beachtung erheben.

3.

Fibrom des Herzens.

Von Richard Zander in Königsberg i. Pr.

(Hierzu Taf. XIV. Fig. 3.)

Aus dem Besitz des verstorbenen Professor A. Wagner gelangte vor längerer Zeit an das hiesige pathologische Institut ein Präparat, welches eine umfangreiche fibröse Geschwulstbildung im Herzmuskel darstellt.

Einen ähnlichen Fall bildet Albers im Atlas der pathologischen Anatomie III. Tafel 10 ab. Das Herz wurde in der Leiche einer Brustwassersüchtigen gefunden, bei welcher man nur gelinde Symptome einer Hypertrophie beobachtet hatte. Der etwa taubeneigrosse Tumor sitzt vollständig in der Herzmusculatur. Einen anderen Fall von Fibroid im Herzfleisch beschreibt Luschka in diesem Archiv VIII. S. 343. Er fand bei der Obduction eines sechsjährigen Knaben, der einem Laryngotrachealcroup erlegen war, eine Geschwulst von dem Umfange eines kleineren Hühnereies (Länge 4,3 Cm., grösste Breite 3,8 Cm.) in der Wand des linken Ventrikels, fast überall von Musculatur umgeben und scharf gegen sie abgegrenzt. Der Tumor hatte während des Lebens keine Symptome gemacht. Ein dritter Fall von fibröser Neubildung im Herzen ist von Kottmeier im 23. Bande von diesem Archiv S. 434 mitgetheilt. Das Präparat stammt von einem 47jährigen Manne her, der von Jugend auf an Herzklopfen gelitten hatte. Vom Septum atriorum des linken Herzens entsprang in der Gegend des Foramen ovale eine birnförmige Geschwulst mit schmalem Stiel, die mit ihrem dicken Ende durch das Ostium venosum in den linken Ventrikel hinein hing. Dieser wahre Herzpolyp war etwa 2 Zoll 6 Linien lang und in der grössten Ausdehnung 1 Zoll 9 Linien breit, 1 Zoll 2 Linien dick. Ausserdem sollen nach Förster noch Herzfibrome beschrieben sein bei Billard, Krankheiten der Neugeborenen, S. 568; Arch. f. phys. Heilk. 1856. IV. S. 17 (?); Wilks: Med. Times a. Gaz. No. 358. 1857; Melot, Bull. d. l. soc. d'Anat. 1832. T. VII. p. 49.

Da, wie aus dieser Zusammenstellung ersichtlich ist, in der Literatur bisher nur sehr wenige Fälle von Herzfibrom beschrieben worden sind, niemals aber eins von so bedeutender Grösse wie das in der hiesigen Sammlung, so veranlasste mich Herr Professor E. Neumann zu einer genaueren Untersuchung desselben, über deren Ergebniss ich das Folgende berichte. Ich schicke zunächst einige Angaben über den Krankheitsverlauf und den Sectionsbefund, so wie sie in den dem Sammlungskataloge beigefügten Notizen enthalten sind, voraus:

Das Präparat stammt von einer 36jährigen Frau her, welche im December 1844 wegen eines Abscesses im linken äusseren Ohr in das Danziger Stadtlazareth aufgenommen wurde. Sie befand sich, abgesehen von diesem Leiden, vollkommen wohl, so dass eine Untersuchung der inneren Organe nicht vorgenommen wurde. Nach 14 Tagen traten hydropische Erscheinungen auf, und da erst wurde die Patientin genauer untersucht. Die Auscultation und Percussion der Lungen ergab normale Verhältnisse; ebenso bot die Percussion des Herzens nichts Abnormes dar.

Bei der Auscultation aber wurde ein systolisches Geräusch gehört, das seine grösste Intensität über den Pulmonalklappen zeigte. Die Leber war ziemlich bedeutend vergrössert, ausserdem bestand ein mässiger Grad von Ascites. Der Urin war frei von Eiweiss. Genauere Angaben fehlen in dem vorgefundenen Journale, jedenfalls scheint aber sicher, dass lange Zeit hindurch die Veränderung am Herzen nur sehr unbedeutende Erscheinungen veranlasst hat. Später wurde der Urin eiweisshaltig, allgemeiner Hydrops trat auf, Kopfschmerz, Schwindel, Erbrechen und hartnäckige Durchfälle stellten sich ein und die Kranke starb unter diesen Symptomen sechs Monate nach ihrer Aufnahme in das Hospital.

Die Section wurde 21 Stunden nach dem Tode vorgenommen. Der Körper war überall stark ödematös angeschwollen. Im Sinus longitudinalis war wenig dünnflüssiges Blut, der Serumgehalt in den Seitenventrikeln war vermehrt. Die Schleimhaut des Kehlkopfs und der Trachea zeigte sich stark injicirt. Jede Pleurahöhle enthielt etwa 1 Pfund seröser Flüssigkeit. Beide Lungen waren mit Blut überfüllt und ödematös. In dem Herzbeutel war ein reichlicher seröser Erguss. Das Herz war äusserlich von ziemlich normaler Grösse, der rechte Ventrikel erschien vergrössert, fühlte sich fest und höckerig an und zeigte statt der gewöhnlichen Muskelfarbe ein gelbweisses Aussehen. In der Bauchhöhle befand sich eine sehr bedeutende Flüssigkeitsmenge. Die Leber war vergrössert und fettig degenerirt. Die Nieren waren sehr blass. In den übrigen Organen fand sich keine Anomalie.

Eine nähere Besichtigung des Herzens ergiebt folgenden interessanten Befund.

Das Herz ist, wie schon gesagt, von etwa normaler Grösse. Die Spitze desselben wird von dem rechten Ventrikel gebildet, welcher an seiner vorderen Wand eine kugelige, grosshöckerige Hervorbuckelung zeigt. Wie sich nach Eröffnung des Herzens zeigt, wird diese Deformität bedingt durch eine derbe Geschwulstmasse von dem Umfang eines grossen Apfels, die in dem Septum ventriculorum ihren hauptsächlichsten Sitz hat, und von hier aus auf die hintere Wand und die Herzspitze übergreift, wo sie sich direct bis an's Pericardium hin erstreckt, ohne von Musculatur bedeckt zu sein.

In den linken Ventrikel hinein ist das Septum nur ganz schwach convex hineingewölbt. Macht man darauf einen Einschnitt, so sieht man, dass unter einer Muskellage von 1 bis 5 Mm. Dicke die Geschwulstmasse beginnt. Hauptsächlich aber hat sich das Neoplasma auf Kosten des rechten Ventrikels ausgebildet. Es reicht etwa bis zur Höhe der Atrioventriculargrenze und hat den Ventrikel so eingeengt, dass die Höhle desselben kaum 2,5 Cm. nach unten zu von der Atrioventriculargrenze sich erstreckt. Die Dicke des von der Geschwulst eingenommenen Septums beträgt 4,9 Cm., seine Länge 5,7 Cm. (von der Herzspitze nach der Basis gemessen), sein Durchmesser von der Vorderfläche des Herzens nach der Hinterfläche 5,9 Cm.

In der Höhe des Atrioventricularostiums durchbricht die Neubildung die Musculatur des Septums und bildet einen etwa eiförmigen Lappen von der Grösse eines Enteneies, mit glatter Oberfläche, der frei in den Ventrikel hineinragt und den Conus arteriosus bis etwa 1 Cm. unterhalb der Semilunarklappen fast vollständig ausfüllt. Es erstreckt sich vom Ostium venosum nach dem Ostium arteriosum zu in einer Ausdehnung von 4,5 Cm., die Breite beträgt 3,3 Cm., die Höhe 2,8 Cm.

An seiner Basis gliedern sich zwei kleinere Tumoren ab, durch eine tiefe, schmale Furche von ihm getrennt, aber in demselben Niveau liegend, von denen der eine, welcher vorne rechts sitzt, etwa die Grösse einer Bohne hat (er ist 2,35 Cm. lang, 1,8 Cm. breit und 0,7 Cm. hoch), während der andere von hinten und links her sich als dünne Platte an den grösseren Tumor anlegt. Das Endocardium zwischen der Basis des Tumors und den Semilunarklappen der Arteria pulmonalis ist schwielig verdickt. Die Semilunarklappen sind zart und klein und ganz normal, die Arteria pulmonalis ist verengt (die Peripherie ihres Lumens beträgt 6,5 Cm.).

Nach oben zu drängt die Geschwulst gegen die vordere Ventrikelwand und hat sie bis auf 1 bis 1,5 Mm. verdünnt, die Innenfläche derselben ist hier glatt, da die Trabekel abgeplattet und die Furchen verstrichen sind. Rechts wölbt sich der Tumor gegen die vordere Klappe der Tricuspidalis, die normale Beschaffenheit zeigt. Die innere Klappe und der angrenzende Theil der hinteren Klappe sind durch den Tumor nach innen gedrängt, ihre Papillarmuskeln und Chordae tendineae sind mit demselben verschmolzen und nicht mehr kenntlich. Das Ostium venosum ist durch die Tumoren so eingeengt, dass es nur für eine ziemlich dünne Sonde durchgängig ist.

Der rechte Vorhof ist weit. In seiner seitlichen Wand sitzt eine halbkugelige, etwas ovale Geschwulst von etwa Zweimarkstückgrösse, die sich von dem Herzohr bis gegen die Einmündung der oberen Hohlvene hinzieht. Ihre Dicke beträgt 1,1 Cm., ihre Länge an der Basis 2,3 Cm., ihre Breite an der Oberfläche 3,1 Cm., an der Basis 3,4 Cm. Der Tumor durchsetzt nicht völlig die Wand, sondern ist durch eine dünne, makroskopisch erkennbare Muskelschicht von dem Pericardium getrennt. Seine Oberfläche ist bis auf einige Defecte, von denen es zweifelhaft ist, ob sie nicht arteficiell sind, von glattem Endocardium überzogen. In der Umgebung der Geschwulst ist dasselbe schwielig degenerirt. — Nach dem Sectionsprotocoll soll das rechte Herzohr sehr verdickt und Sitz einer Muskelentzündung mit eitrigem Exsudat und Ecchymosen gewesen sein. An dem Spirituspräparate lässt sich jetzt nichts davon nachweisen.

Der linke Ventrikel zeigt nichts Abnormes. Seine Wand ist 8 Mm. dick.

Der linke Vorhof und die Aorta sind enge (Peripherie des Aortenostiums 5,9 Cm.). Mitral- und Aortenklappen sind normal. Auf einem Durchschnitte durch die grosse im Septum ventriculorum sitzende und es durchbrechende Geschwulstmasse sieht man, dass sie aus einem derben, harten, ziemlich trockenen faserigen Gewebe besteht. An der Peripherie finden sich lamellöse Ablagerungen, die eine knochenharte Consistenz zeigen.

Makroskopisch dasselbe Aussehen zeigt der kleine Tumor im Atrium dextrum.

Bei der mikroskopischen Untersuchung der Neubildung fand sich ein sehr zell- und gefässarmes, aus Faserbündeln zusammengesetztes Gewebe, ein echtes Fibrom, an einigen Stellen jedoch häufen sich die Zellen, die den Charakter von Spindelzellen zeigen, so zusammen, dass sich die Structur des Gewebes der eines Spindelzellensarcoms nähert. An der Peripherie des im Septum liegenden Theiles der Geschwulst finden sich hin und wieder einzelne Muskelfasern eingesprengt, an denen noch die Querstreifung deutlich erkennbar ist, und feine Bälkchen, die Knochenstructur zeigen.

Der Tumor im rechten Vorhof ist ein derbes Fibrom.

Erklärung der Abbildung.

Taf. XIV. Fig. 3.

Sp Herzspitze. a a Höckerige Hervorbuckelung der Herzwand durch den im Septum ventriculorum sitzenden Tumor. a Die Geschwulst, welche die Wand des Septums durchbricht und in den rechten Ventrikel hineinragt. R Die emporgeklappte Wand des rechten Ventrikels mit den abgeplatteten Trabekeln. P Arteria pulmonalis. S Semilunarklappen.

4.

Ueber die Kur der Brightschen Krankheit.

Mittheilung an die medicinische Gesellschaft von Ligurien.

Von Prof. E. de Renzi in Genua.

In der medicinischen Klinik von Genua, die ich die Ehre habe zu leiten, sind während des Schuljahres 1877—1878 mehrere an Brightscher Krankheit Leidende aufgenommen worden. Bei 6 von ihnen ist es möglich gewesen, die Quantität des Urins und des Albumens, die anderen Hauptphänomene und den Einfluss der verschiedenen Kurmethoden festzustellen. Für eine bestimmte Zahl von Tagen wurde eine bestimmte Kurmethode befolgt, dann wandte man sich in einer darauf folgenden Zahl von Tagen zu anderen Mitteln. Und so auf eine ganz vergleichende Weise war man im Stande, die Wirksamkeit der verschiedenen Kurarten zu studiren. — Einige der angewandten Mittel sind in der That neu, und daher verdient das Studium der erfolgten Effecte ein ganz besonderes Interesse.

Ein solches Studium zeigt sich um so nützlicher, als die gegenwärtig angewandte Kur der Brightschen Krankheit, wenn sie auch sehr oft dazu dient, den Zustand des Kranken zu bessern und den krankhaften Vorgang aufzuhalten, doch in den meisten Fällen keineswegs zureichend ist, um eine vollkommene Genesung zu erlangen. Aus der genauen Prüfung der synoptischen Tafeln habe ich einige Schlüsse ziehen können und ich habe mich beeilt, sie den Zuhörern meiner Vorlesungen mitzutheilen.

In den letzten Monaten habe ich Gelegenheit gehabt, vier andere Fälle der Krankheit zu behandeln und in allen vieren habe ich Fuchsin verordnet. — Jedoch wurde der eine dieser Kranken von mir nicht wieder gesehen und ich kann daher die Wirkung der Kur nicht angeben. Bei dem zweiten Kranken in Chiamari, welchen Dr. Bruno behandelte, wurde auf gleiche Weise Fuchsin angerathen; da aber den Kranken eine schwere Kraftlosigkeit überfiel, so hielt ich es für geeignet, den Gebrauch des Mittels auszusetzen. Ich habe diesen Kranken nur ein einziges Mal gesehen, die anderen Male wurde ich blos durch Briefe und zwar unter Vermittelung des trefflichen Dr. Bruno befragt. Daher weiss ich nicht mit Gewissheit anzugeben, ob die grosse Abnahme der Kräfte eine Wirkung des Mittels oder eine natürliche Erscheinung der Krankheit war. Ich bin jedoch dieser letzteren Ansicht geneigt, da ich bei allen anderen Kranken, denen ich den Gebrauch von

Fuchsin verordnete, nie habe bemerken können, dass sich ungewöhnliche und neue Erscheinungen von Schwäche gezeigt hätten. Uebrigens darf ich in diesem Falle nicht mit Gewissheit den Verdacht ausschliessen, dass eine schlechte Zubereitung des Heilmittels stattgefunden habe, da es sich gerade um eine neue therapeutische Substanz handelte, welche eine nicht unbedeutende Dose von Arsenik enthalten kann.

In den letzten Monaten ist in meiner Klinik ein anderer, an der Brightschen Krankheit Leidender behandelt worden. Das Fuchsin ist gänzlich unwirksam geblieben, indem es auch nicht die geringste Verminderung des Albumins im Urin hervorrief. Andererseits hatte sich bei diesem Kranken, obgleich das Blutplasma eine starke Färbung durch das Fuchsin gezeigt hatte, der Urin niemals roth gefärbt. Es ist also zweifellos, dass manchmal wegen der Veränderungen der Niere das Fuchsin von diesem Organ nicht ausgeschieden werden kann. In diesen Fällen hilft es gegen die Albuminurie nicht.

Bei dem vierten Kranken endlich, welcher sich gegenwärtig in der Klinik befindet, hat das Fuchsin sehr geholfen, da es grösstentheils und fast gänzlich die Wassersucht beseitigte und sehr bedeutende Verminderung des Albumins hervorbrachte. Dieser Fall ist um so bemerkenswerther, als der Kranke in den ersten 7 Tagen nach der, so zu sagen, classischen Methode behandelt wurde, durch welche nicht der mindeste Erfolg herbeigeführt ward. Statt dessen machte sich die Besserung des allgemeinen Zustandes, die Verminderung des Albumins im Urin und das Verschwinden der Wassersucht fast schon am ersten Tage bemerkbar, wo der Kranke mit Fuchsin behandelt wurde. Diese Veränderung findet sich in Beziehung auf die Albuminurie durch eine bestimmte Formel ausgesprochen: eine 60 Mm. hohe Säule von Urin gab einen 50 Mm. hohen Niederschlag von Albumin, als der Kranke den Gebrauch des Fuchsins begann. Nach 21 Tagen war der Niederschlag des Albumins blos 6 Mm. auf 60 Mm. des Urins.

So bestätigt also die Geschichte dieses Kranken, der sich, wie ich wiederhole, noch fortwährend in meiner Klinik befindet, vollkommen folgende Schlüsse, die ich zu Ende des Schuljahres 1877—1878 am Schlusse der Vorlesungen in einer Rede ausgesprochen habe:

1. Wenn die chronische Brightsche Krankheit ganz ohne Behandlung gelassen wird, so lässt sie im Allgemeinen keine Besserung erkennen; man muss sie also durchaus aus der Kategorie jener Krankheiten ausschliessen, die manchmal eine freiwillige Genesung geben. In den ersten Tagen nach ihrem Eintritt in die Klinik oder wenn man die Cur ausdrücklich unterbricht, zeigen die Kranken eine grössere Menge von Albumin. Diese Regel hat jedoch einige Ausnahmen, die man bis jetzt nicht gut erklären kann. Besonders bei der Kranken Katharina Pelaro war das Verhältniss zwischen dem Mangel einer Behandlung und der Vermehrung des Albumins im Urin einleuchtend.

2. Fuchsin, welches seit Kurzem zur Kur der Brightschen Krankheit genommen ward, bringt eine bemerkbare Verminderung des Albumins hervor. In der Klinik habe ich es unter zwei Formen angewendet: aufgelöst in Wasser oder mit einem gleichgültigen Extract vermischt, in Pillen von 2½ Centigr. Da jedoch das zu starke Colorit der Fuchsinlösung in Wasser etwas Widerwillen hervorruft, so

fand ich, dass die Pillenform vorzuziehen ist, und an diese habe ich mich in den letzten ärztlichen Verordnungen gehalten.

3. Die tägliche Dosis von Fuchsin kann viel grösser sein, als die bis jetzt für die Cur der Brightschen Krankheit verordnete. Gewöhnlich habe ich mit einer kleinen Dosis von 0,05 begonnen, um sie bis auf 0,25 in 24 Stunden zu erhöhen. Ich habe nie eine beträchtliche physiologische Wirkung des Fuchsins auf die vornehmsten Verrichtungen des Organismus beobachtet. Gemäss der Dosis des Fuchsins beginnt der Urin bald oder spät eine röthliche Färbung anzunehmen, die sich die Curzeit hindurch erhält. Im Allgemeinen erlangt der Urin dieses Colorit 5 Tage, nachdem der Gebrauch aufgehört hat.

5. In der Brightschen Krankheit zeigt der Urin sehr oft Schleim. Fuchsin wird gegen diese Complication sehr nützlich sein, da es nach Kurzem den Schleim im Urin vollständig verschwinden macht.

6. Die Schleimhaut der Verdauungswege färbt sich heftig durch Fuchsin. Auch das Blutplasma zeigt eine beträchtliche Färbung. In der That hat man in zwei Fällen, nehmlich bei Maria Molinari und bei Theresa Gabella (während nur die letztere Gebrauch von Fuchsin machte), die Menge des Hämoglobins und den chromometrischen Grad mit dem Instrument von Bizzozero untersucht. Folgende sind die erlangten Resultate:

	Citometrischer Grad	Hämoglobin	Chromometrischer Grad
Maria Molinari	160	68,7	175
Theresa Gabella	115	95,7	112

Es ist bei diesem Falle einleuchtend, dass der chromometrische Grad einer Menge der färbenden Substanz im Blutplasma entspricht, welche das Verhältniss des Hämoglobins beträchtlich übertrifft. Daher ist das offenbar kräftigere Colorit nicht der Vermehrung des Hämoglobins zuzuschreiben, sondern vielmehr der Auflösung des Fuchsins im Blute.

7. Wenn Fuchsin nicht in den Urin übergeht, so ist dies ein Zeichen einer nicht zulässigen organischen Störung; in diesem Falle nützt es nicht gegen die Albuminurie.

8. Die Ruhe des Kranken im Bette ist ein sehr wirksames Mittel, um die Albuminurie in der Brightschen Krankheit zu vermindern. Bei dem Kranken Vittorio Rossi brachte die vollkommene Ruhe im Bett, verbunden mit Milchdiät, die grösste Verminderung des Albumins im Urin hervor. Ich habe mich mehrmals überzeugen können, dass starke ungewöhnliche Bewegung der Person einen überaus gefährlichen Einfluss in der Brightschen Krankheit bewirkte.

9. Apomorphin wird im Allgemeinen wohl ertragen, und ich habe es sogar in grösseren Dosen als gewöhnlich (täglich 5 bis 6 Centigr.) verordnet, ohne dadurch die mindeste Störung zu verursachen. In einem Falle hat dieses Mittel den Zustand des Kranken wesentlich gebessert.

Inhalts-Verzeichniss

zu Bd. XLI—LXXX des Archivs.

(Das Inhalts-Verzeichniss zu Bd. I—XL befindet sich in Bd. XLI S. 545—591).

I. Namen der Verfasser von Original-Aufsätzen.

A.

B.

C.

D.

E.

F.

G.

H.

I.

J.

K.

L.

M.

N.

O.

P.

Q.

R.

S.

T.

Z.

II. Namen der Verfasser von Werken oder Aufsätzen, welche übersetzt, besprochen oder auszugsweise mitgetheilt sind.

III. Sach-Register.

A.

B.

D.

E.

G.

L.

M.

N.

O

P.

Q.

R.

T.

U.

W.

X.

Z.

1.

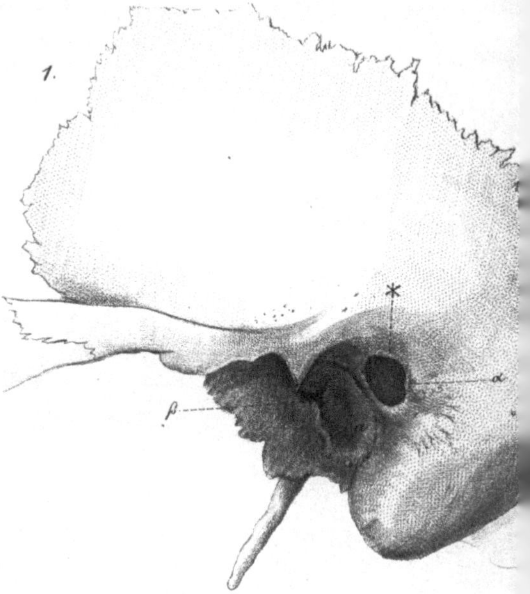

3.

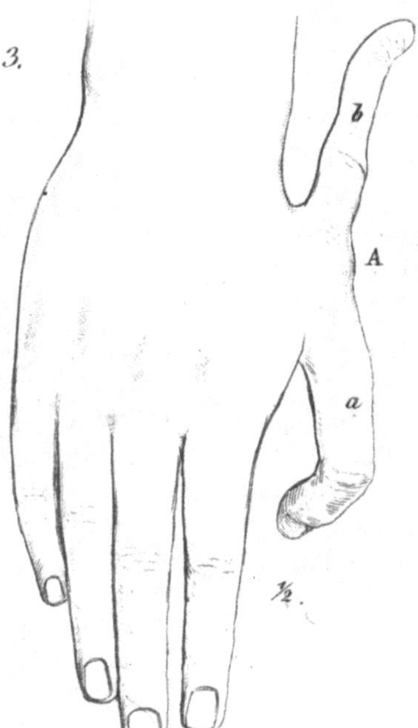

Karpowicz Fig. 1-3, Arndt Fig. 4-8 del.

Taf. I.

2.

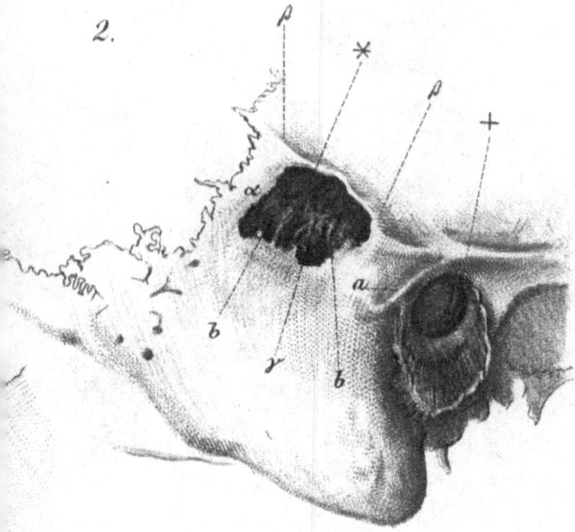

4.

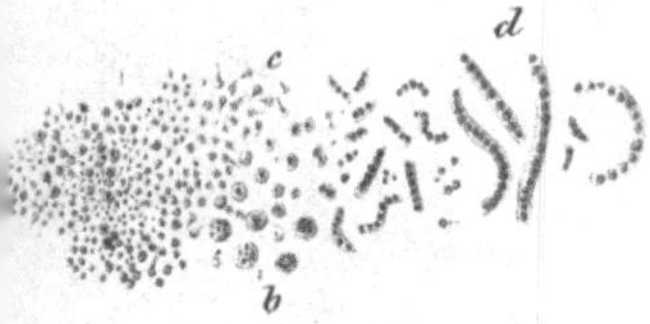

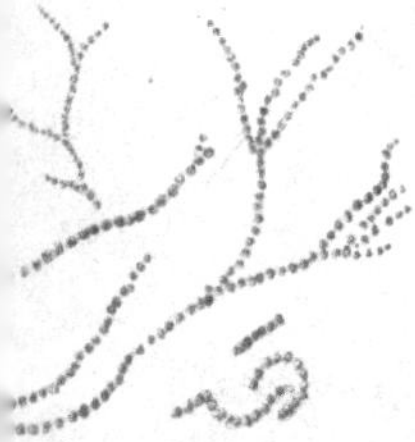

6.

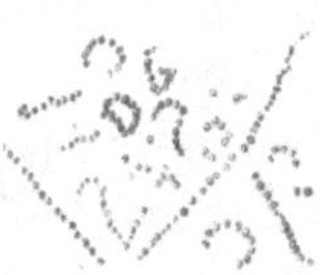

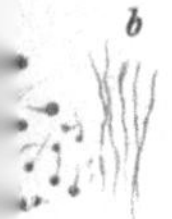

8.

W. Grohmann sc.

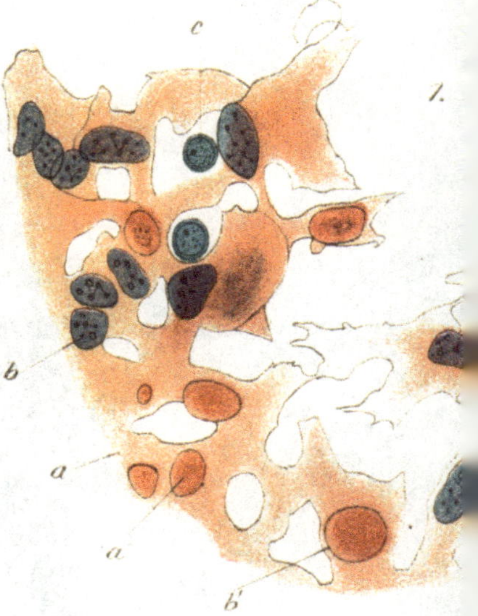

3.

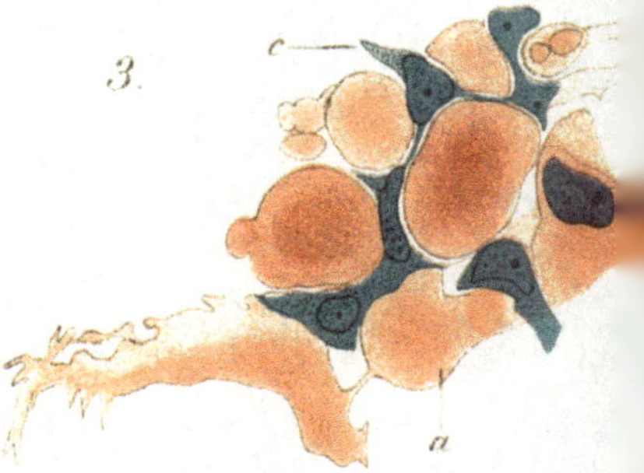

4.

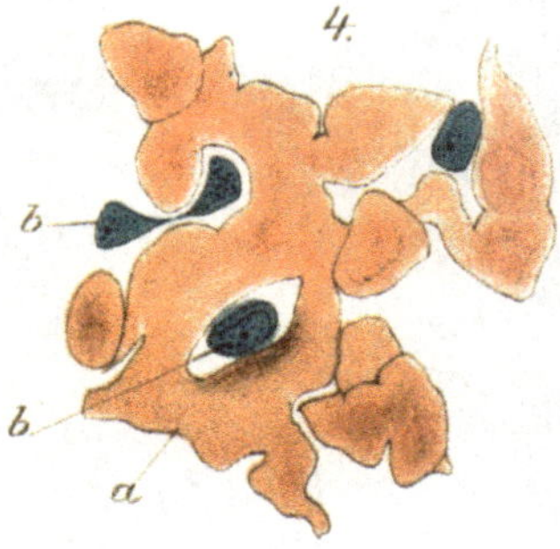

Eberth ad nat. Del.

Taf. II

2.

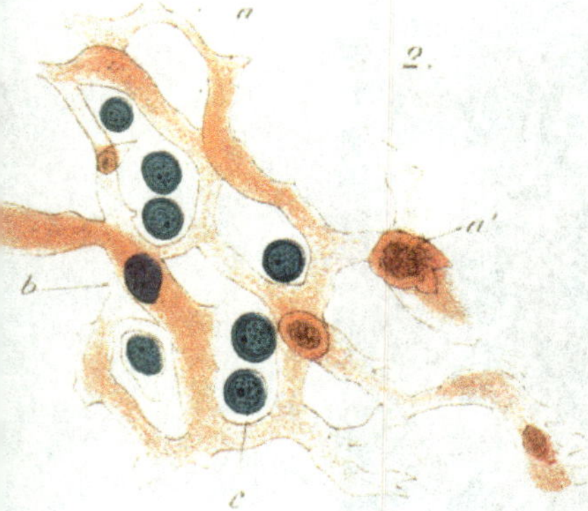

6

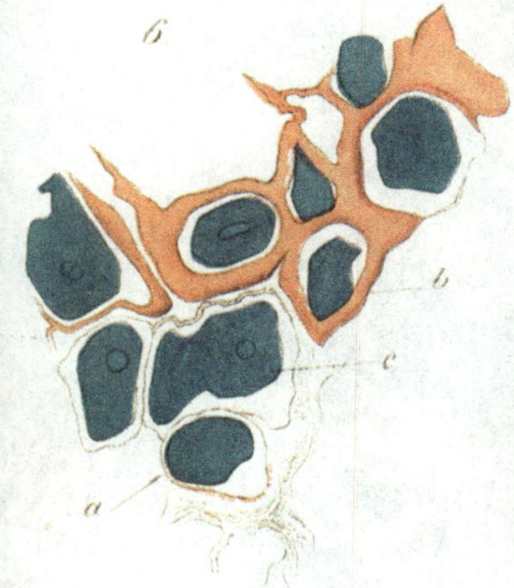

5 A.

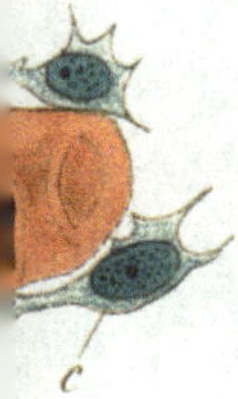

5 B.

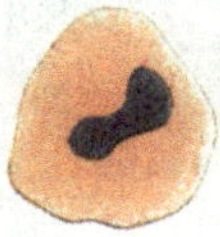

5 C.

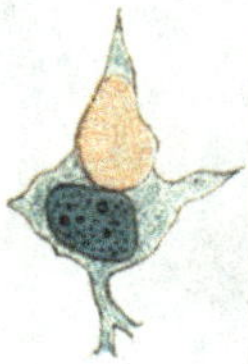

Alb. Schütze Chromolith. Berlin.

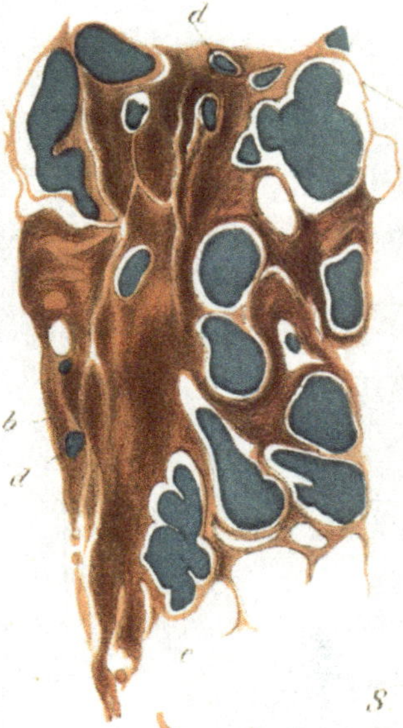

7.

8.

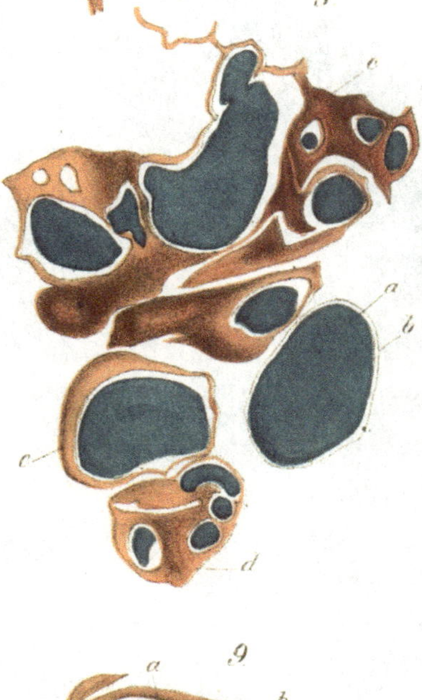

9.

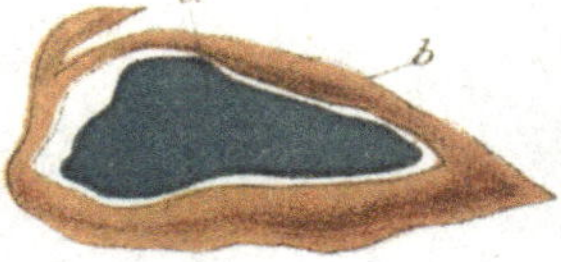

Eberth ad nat. del.

Taf. III.

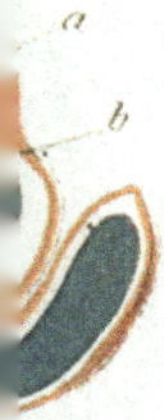

12.

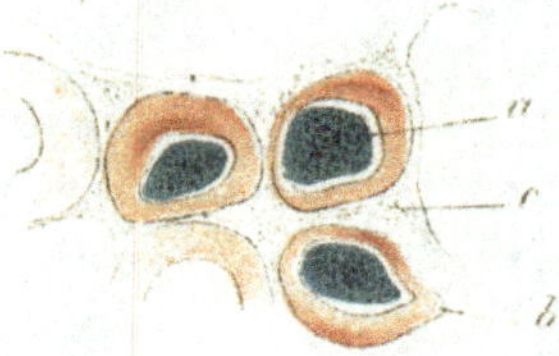

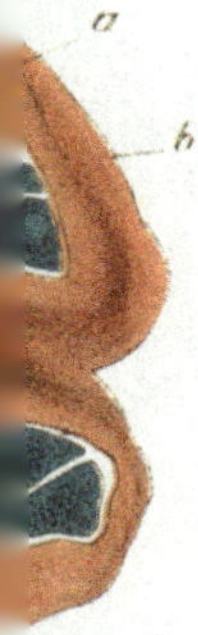

13.

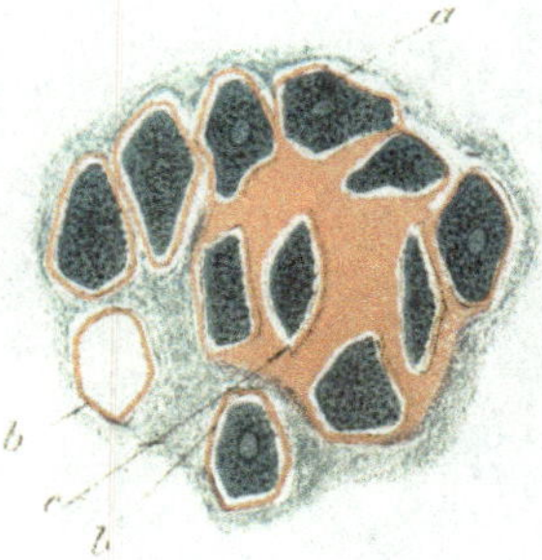

14.

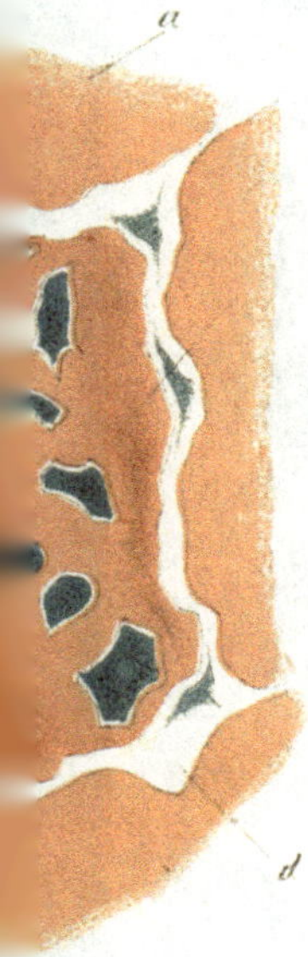

15

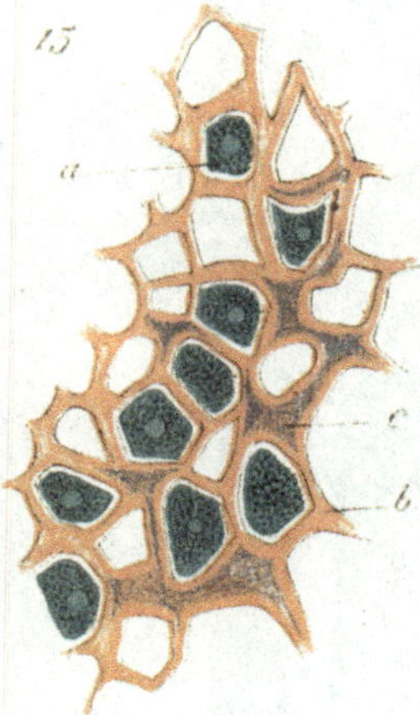

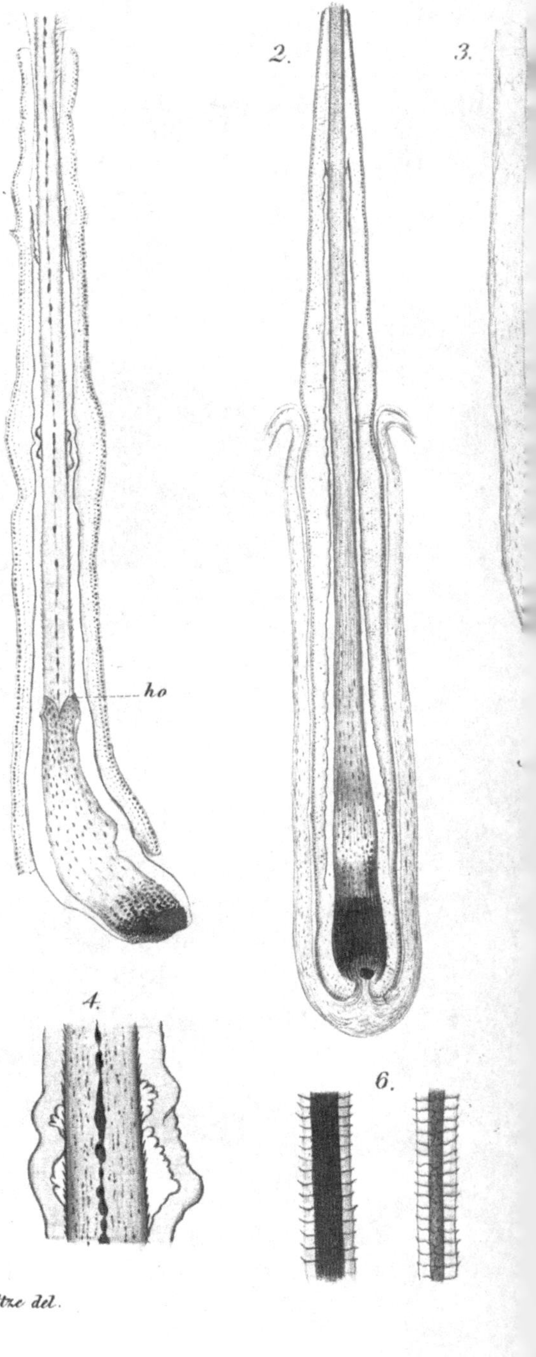

H. Schultze del.

Taf. IV.

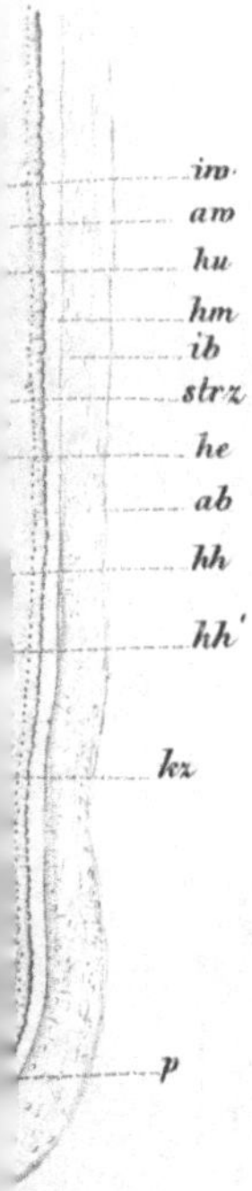

1. B.

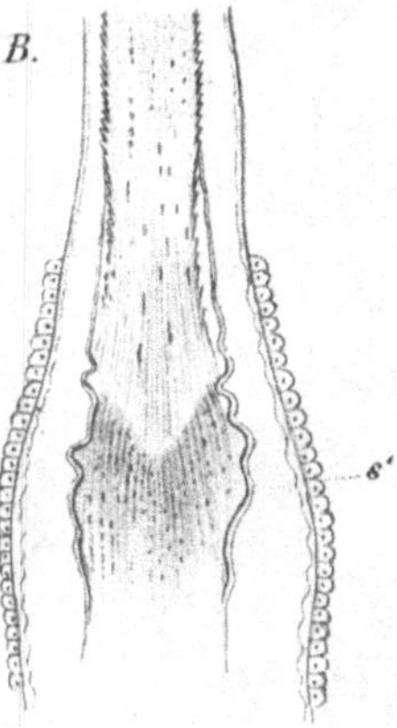

8.

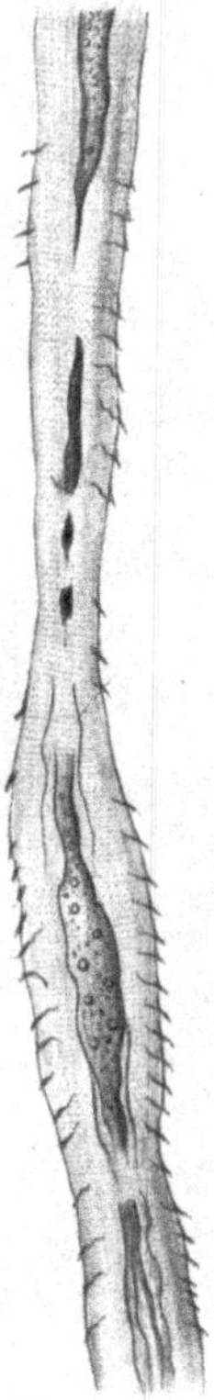

9.

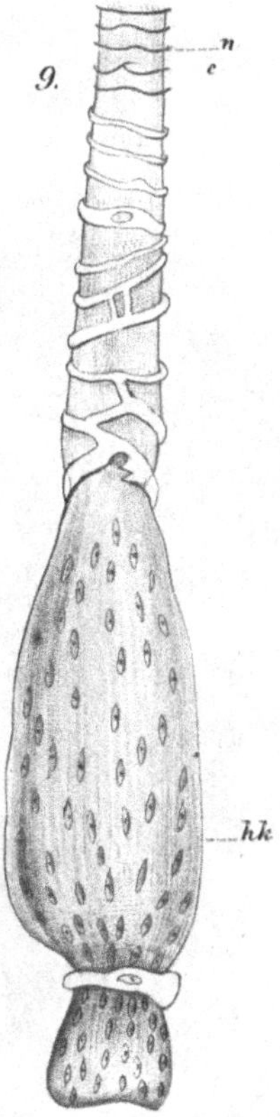

7.

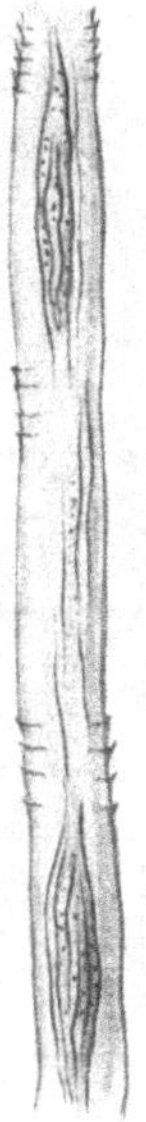

W. Grohmann sc.

10.

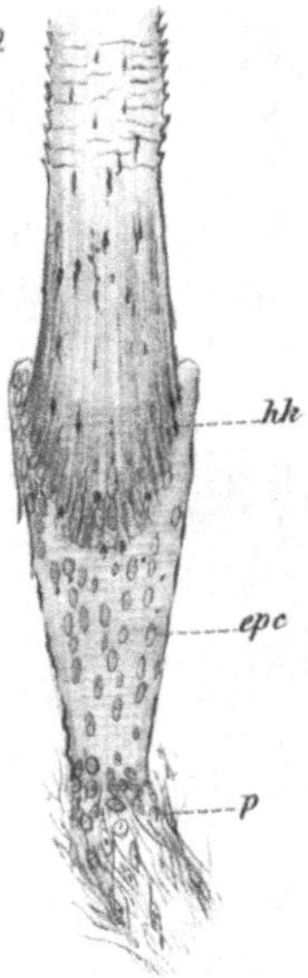

11.

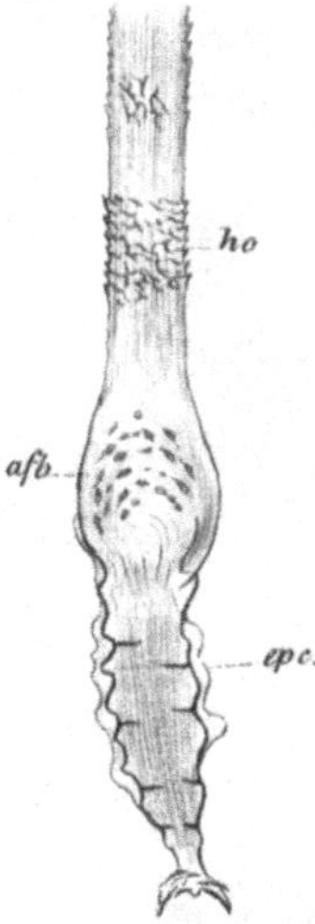

12.

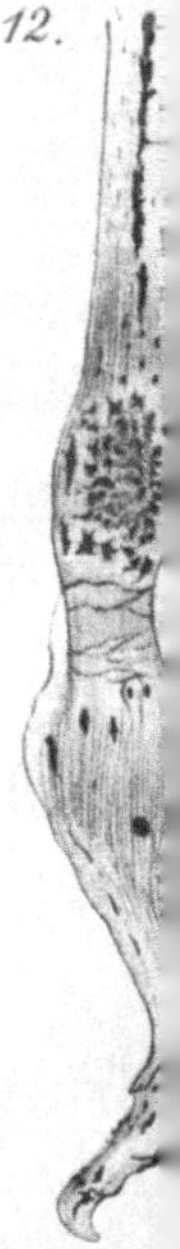

15.

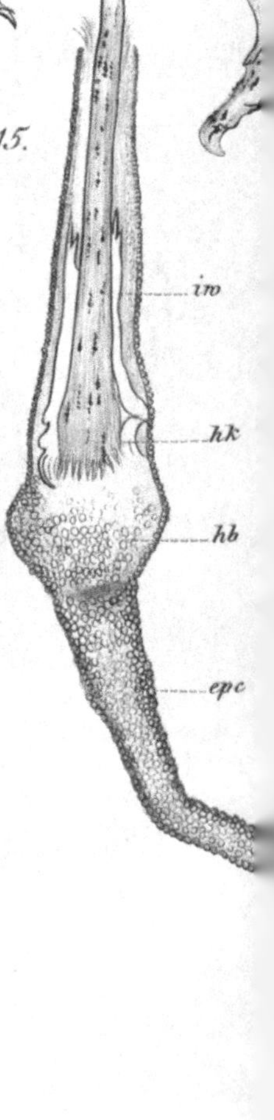

16.

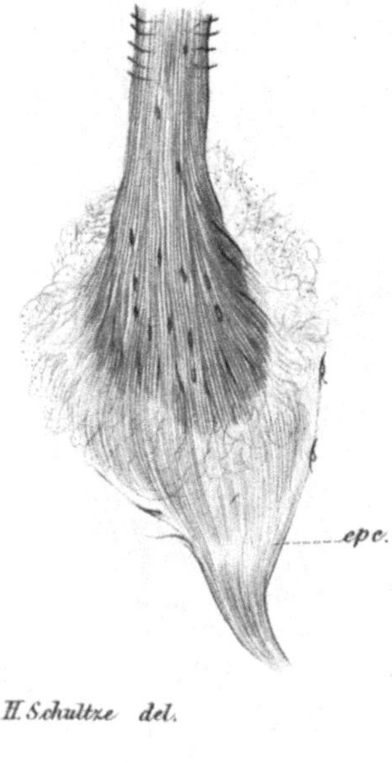

H. Schultze del.

Taf. V.

13.

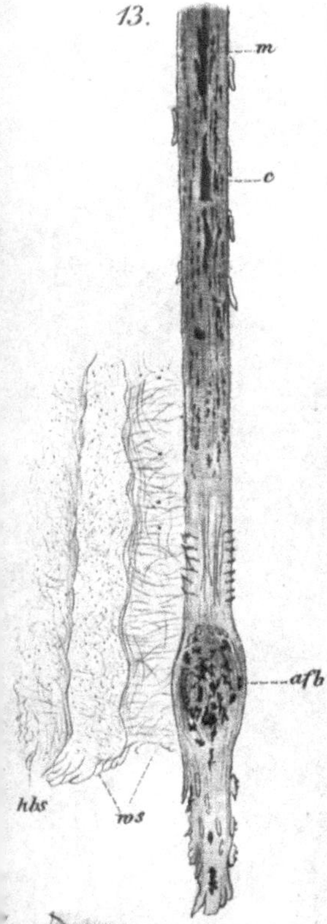

14.

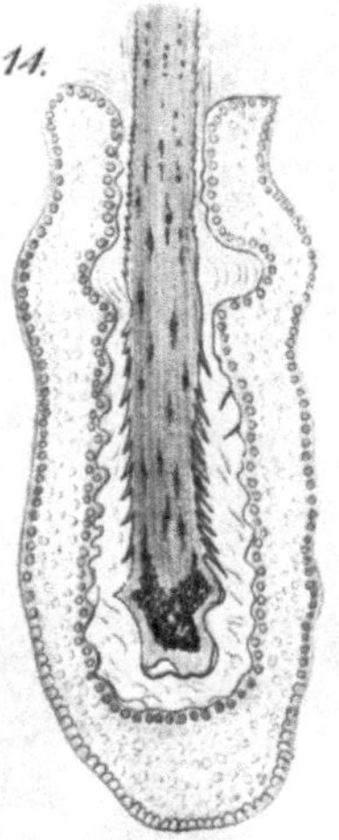

18.

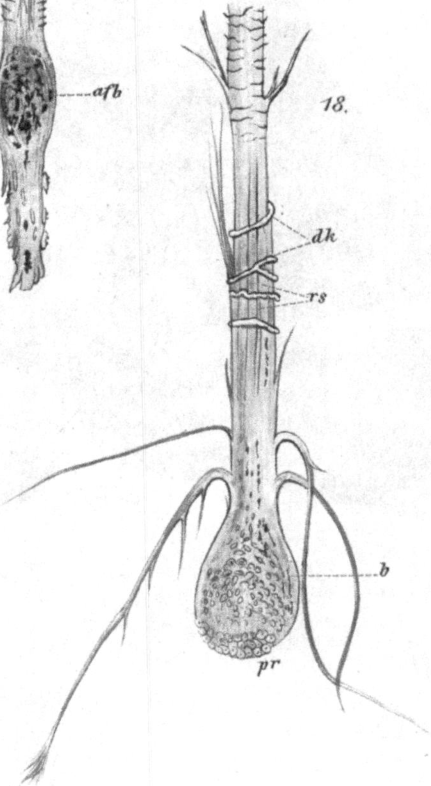

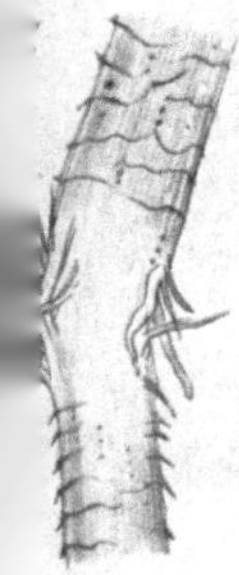

W. Grohmann sc.

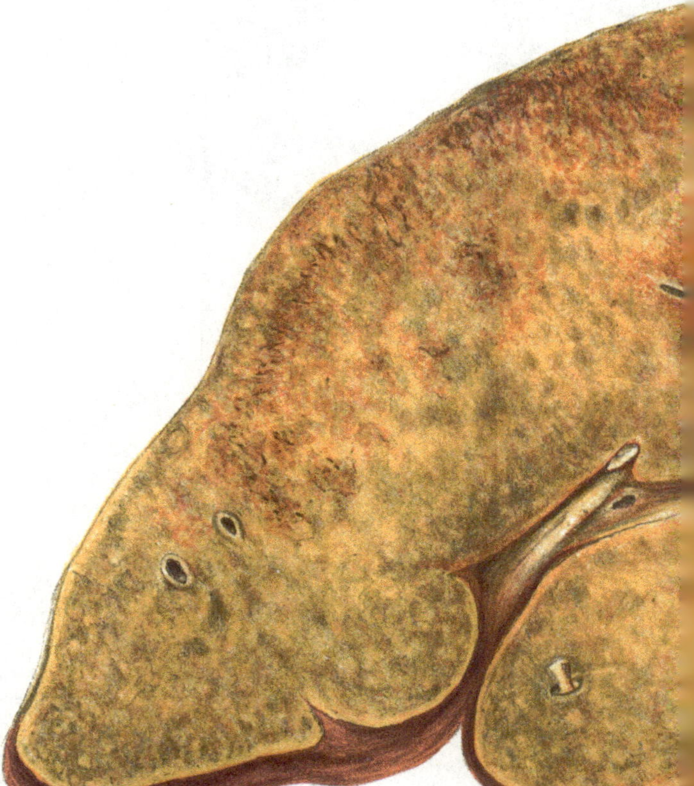

W. Grohmann del.

Taf VI.

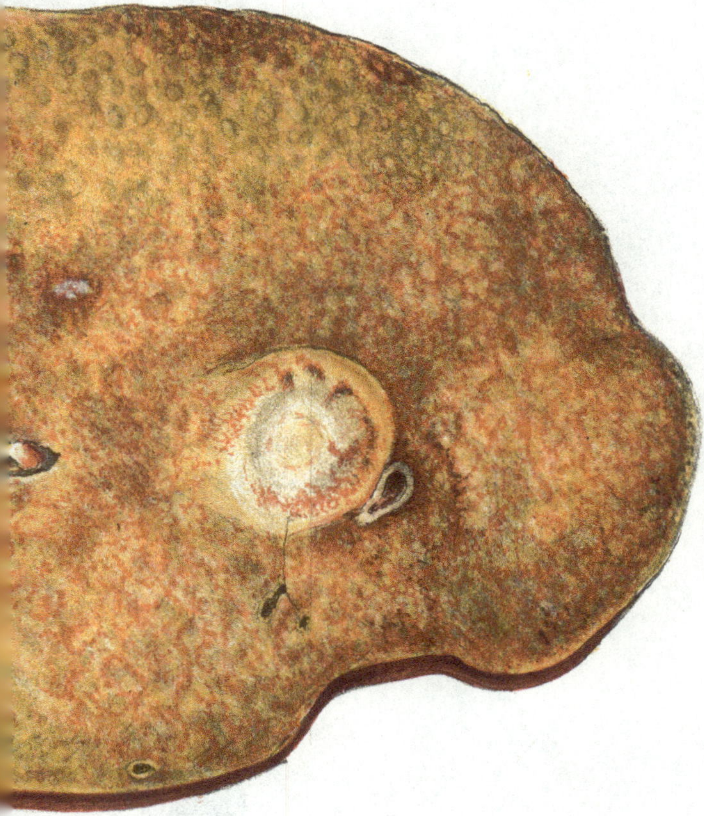

Chromolith v. A. Schütze Berlin.

1

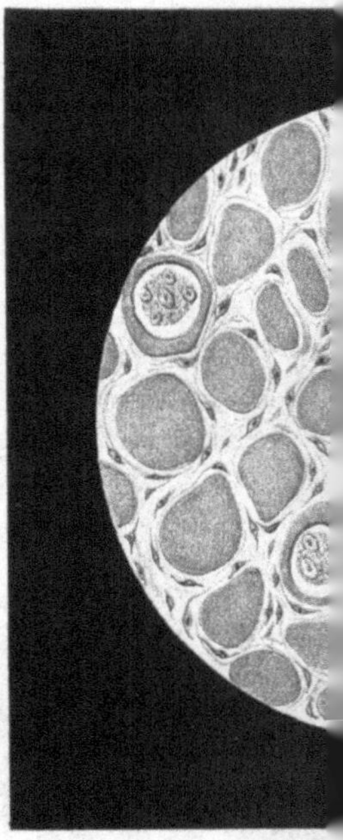

2

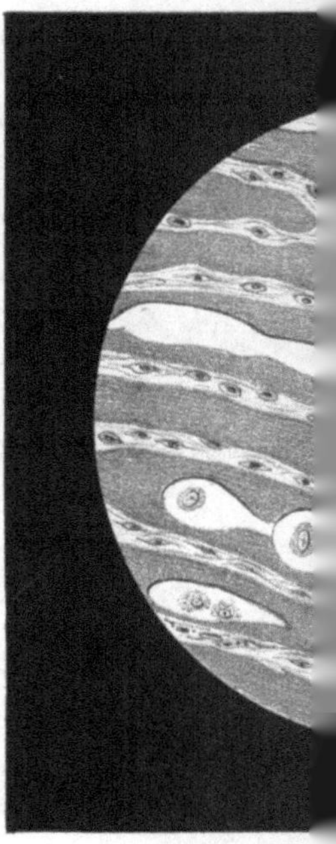

W. Grohmann del.

Taf. VII.

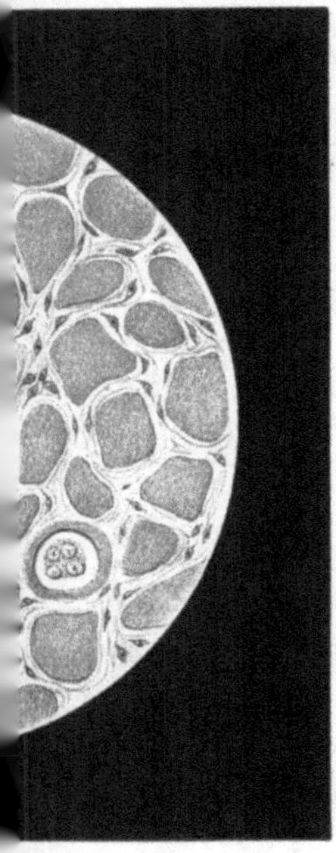

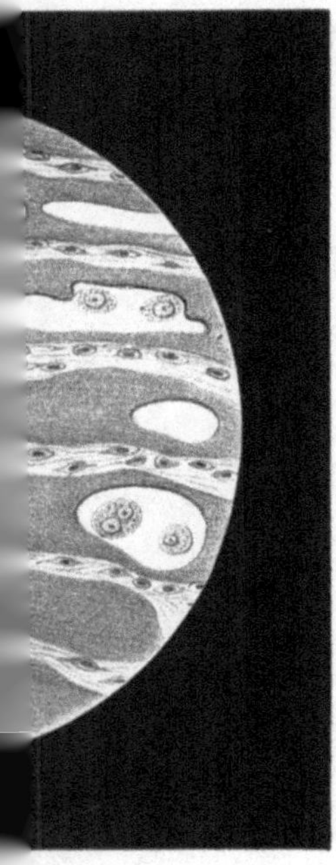

...hütze Lith. Inst. Berlin.

1.

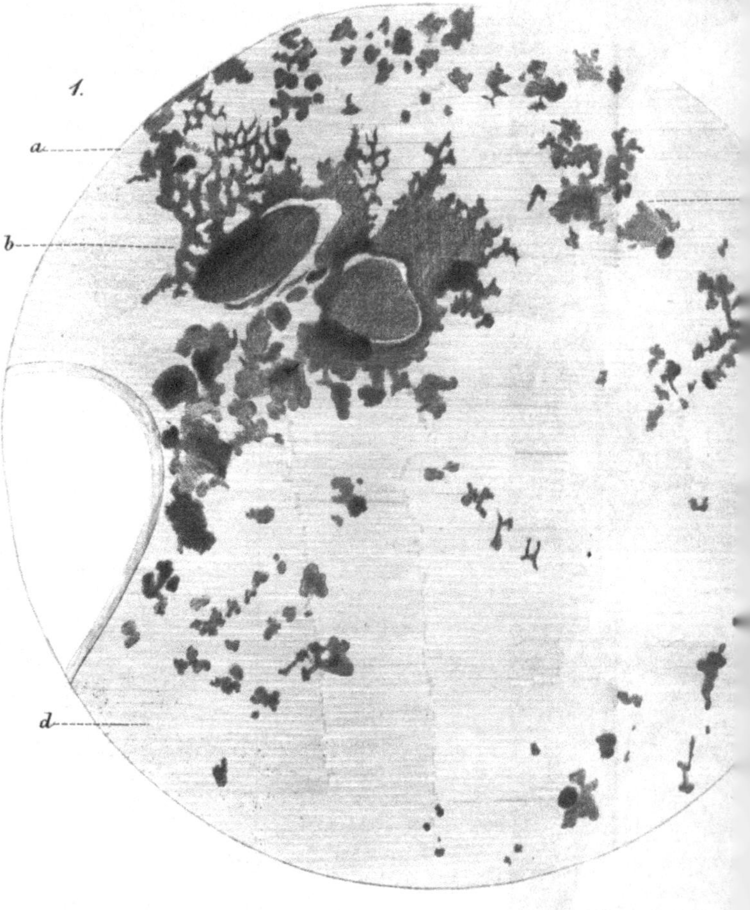

4.

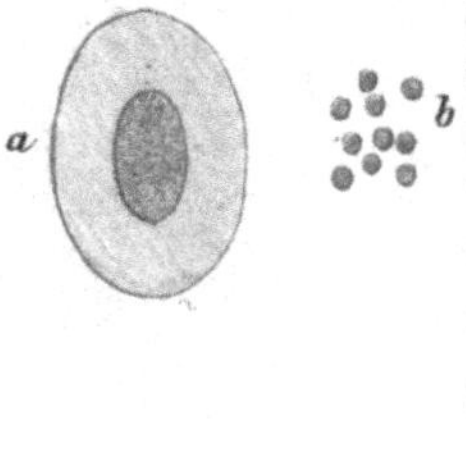

Eberth ad nat. del.

2.

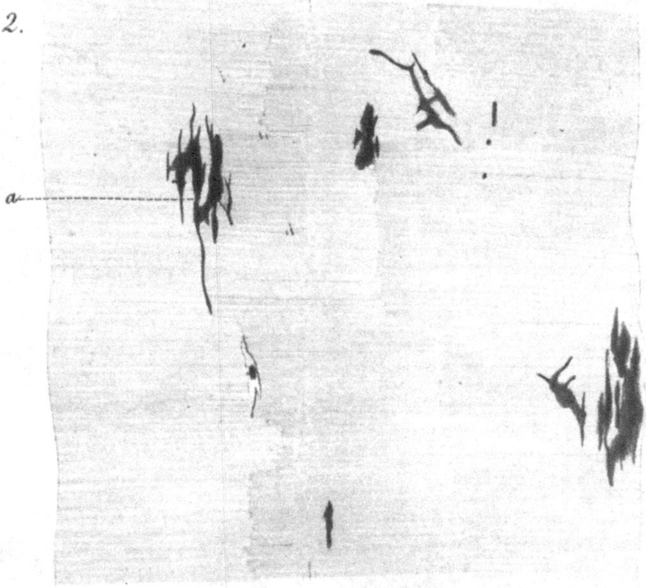

3.

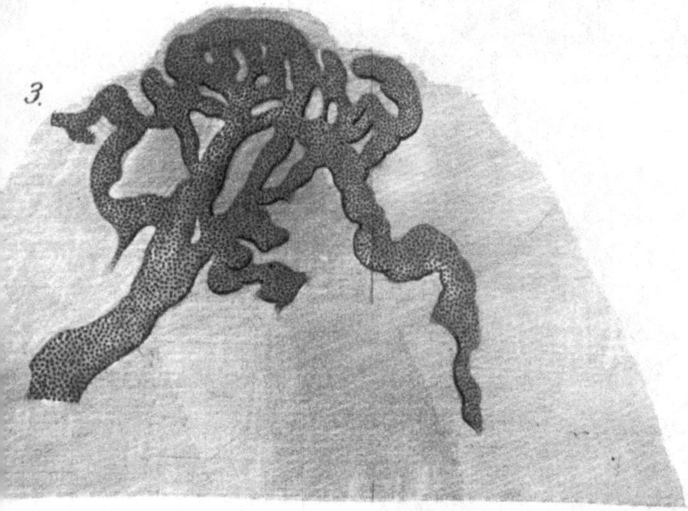

W. Grohmann sc.

1.

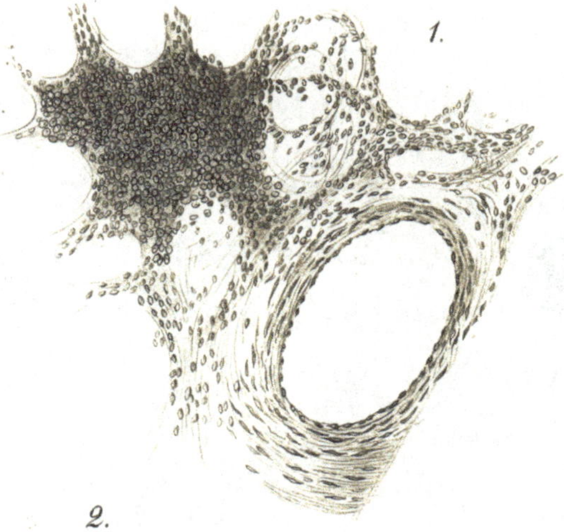

2.

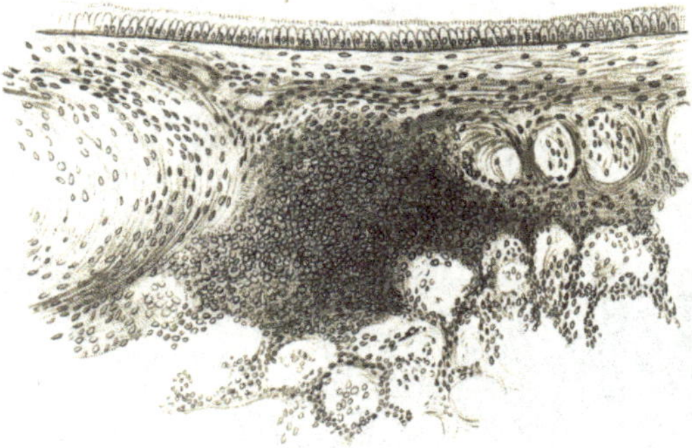

3.

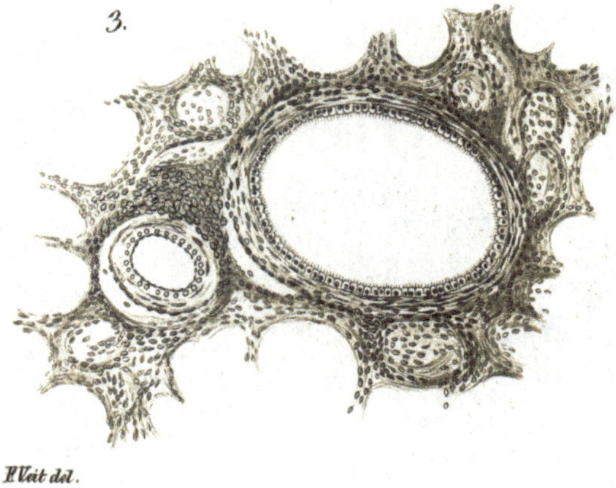

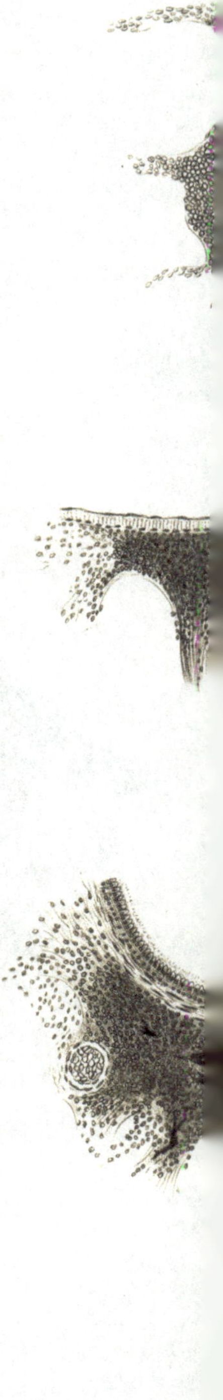

F. Veit del.

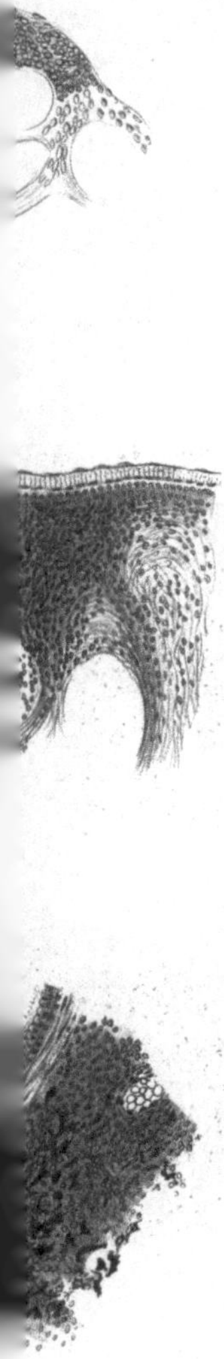

7.

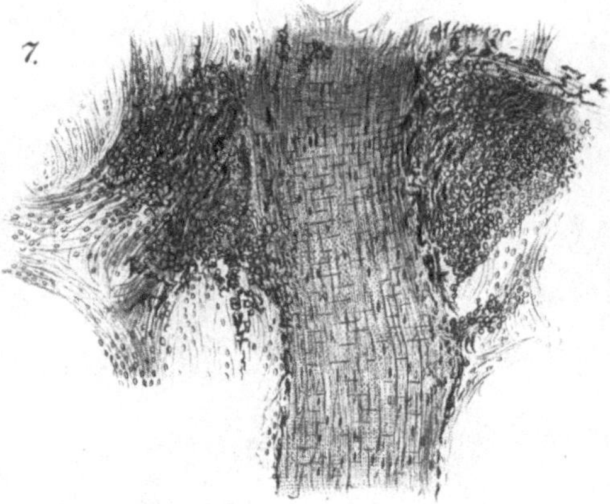

8.

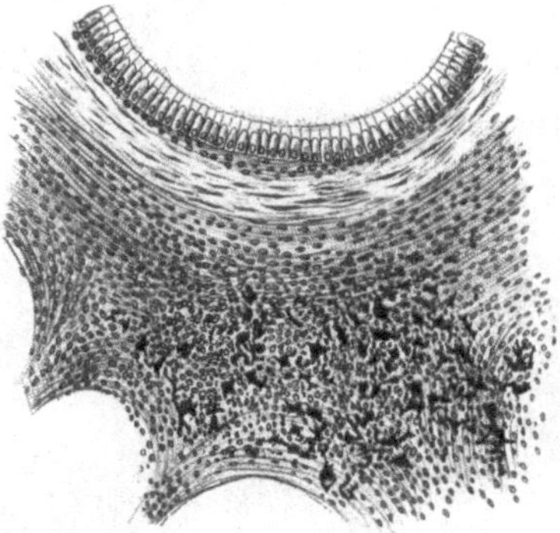

9.

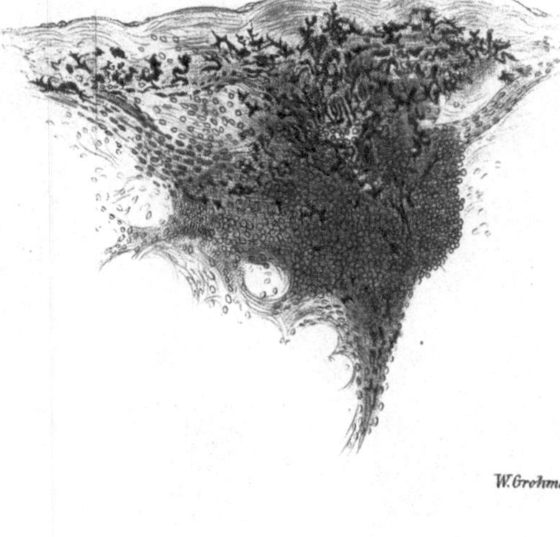

W. Grohmann sc.

1.

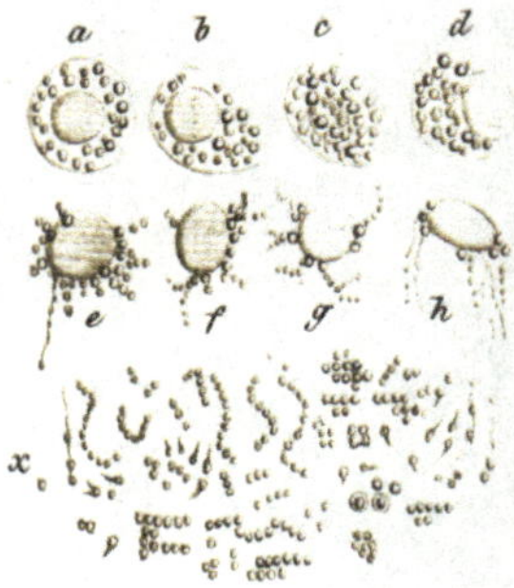

3.

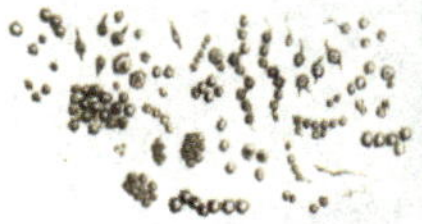

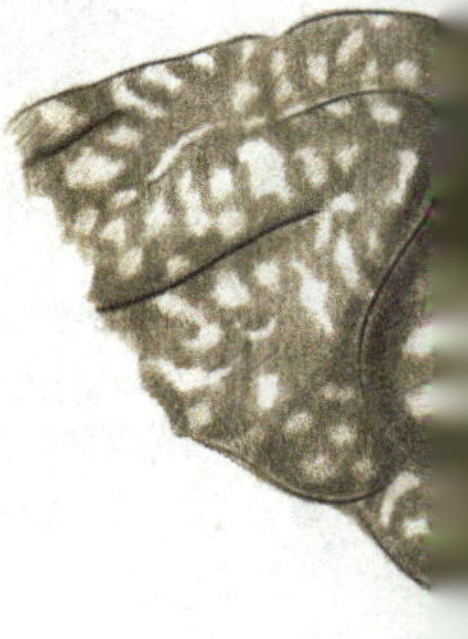

Arndt del.

Taf. X.

2.

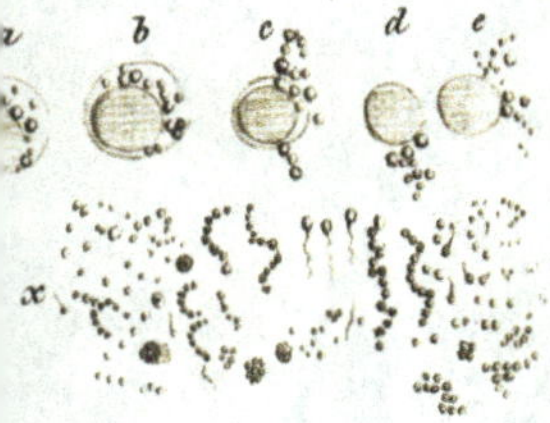

4.

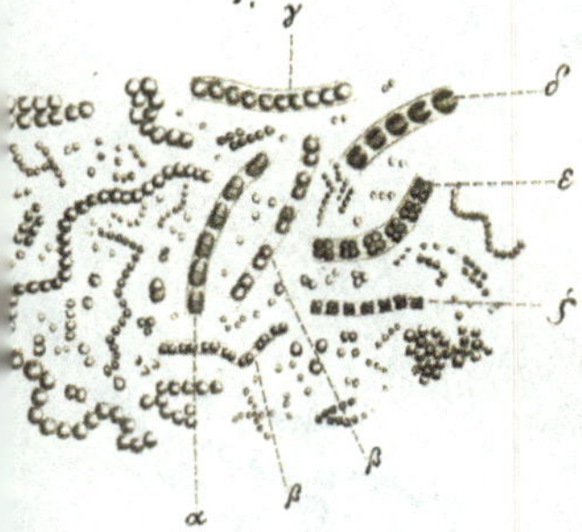

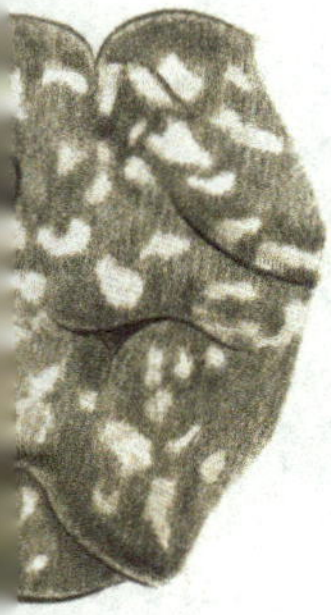

W. Grohmann sc.

1.

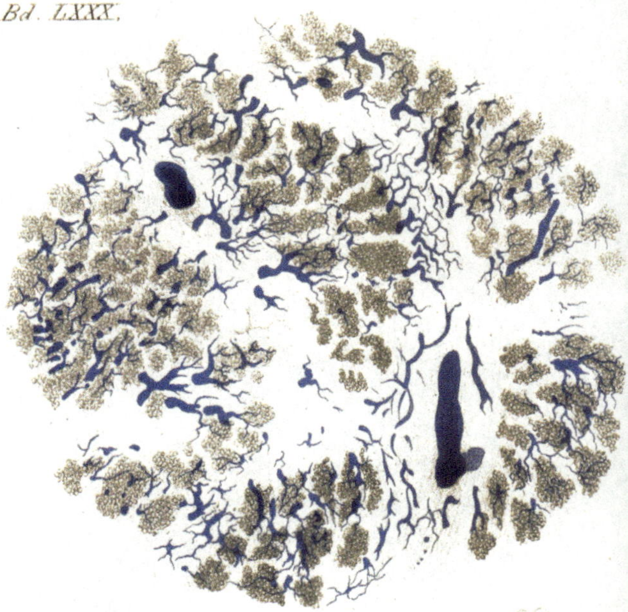

3.

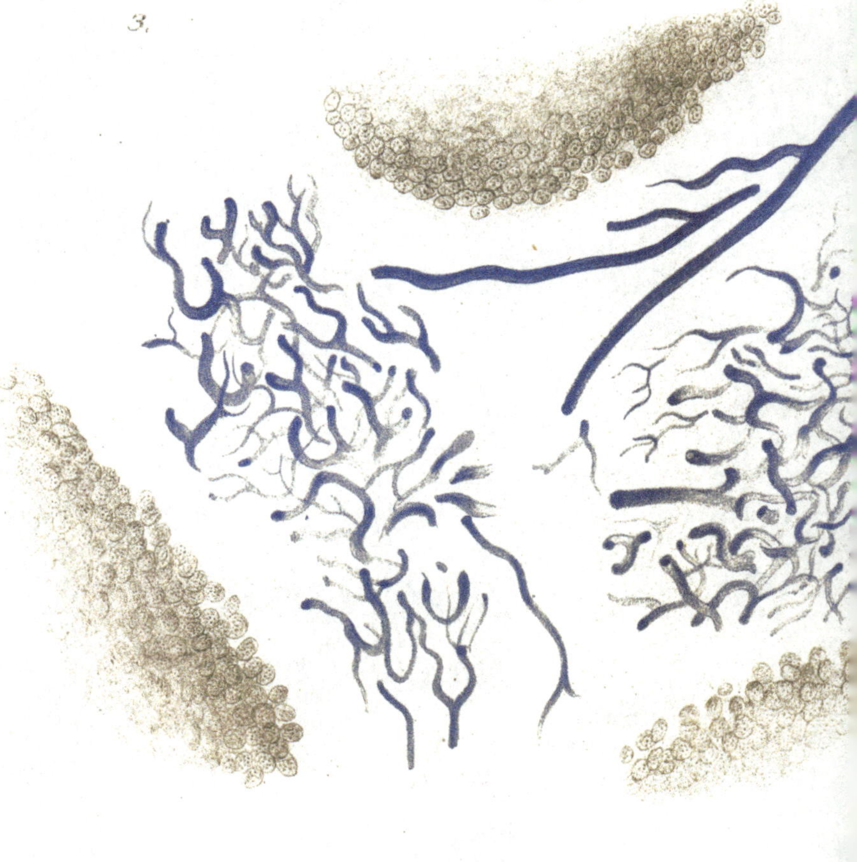

Taf. XI.

2.

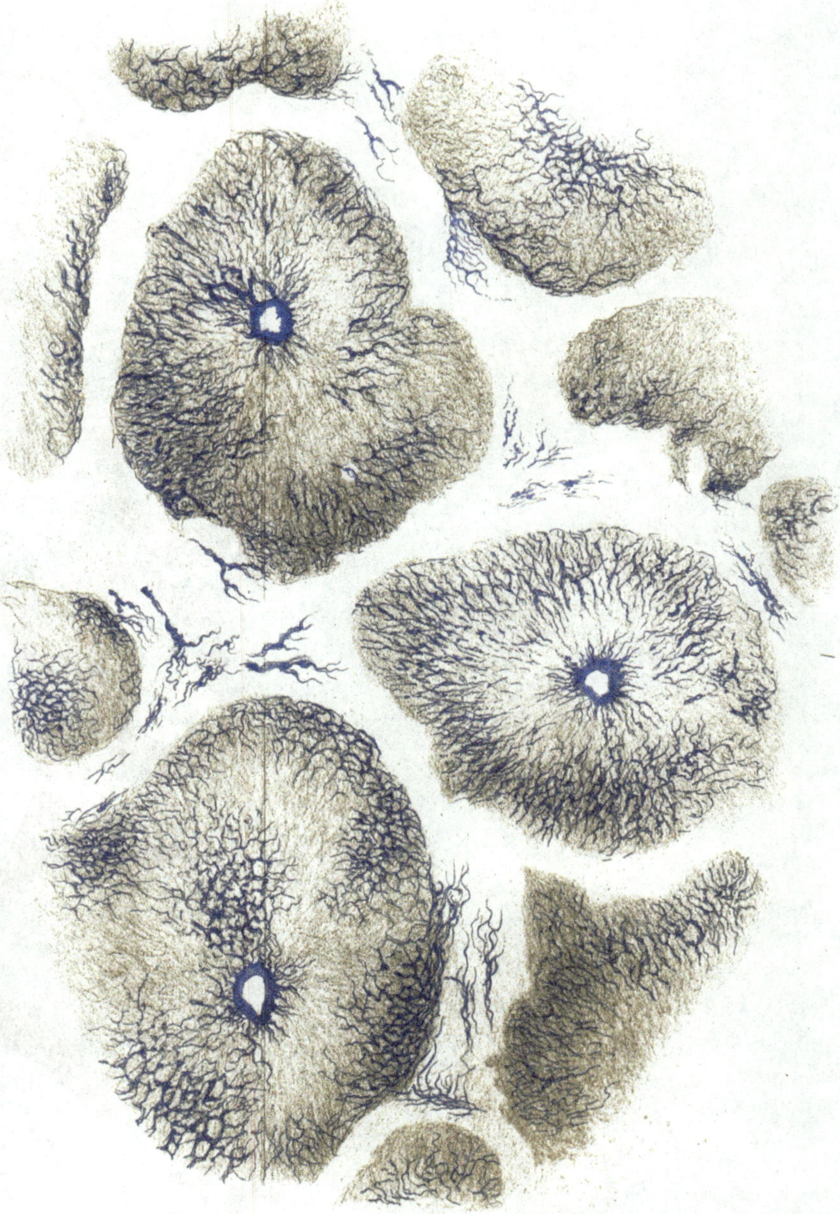

Alb. Schütze Lith. Inst. Berlin.

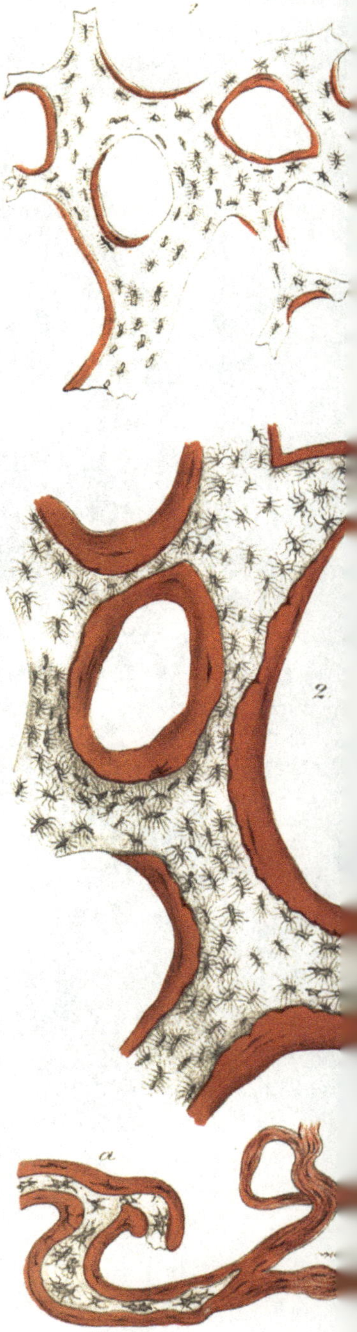
1
2.
a

3

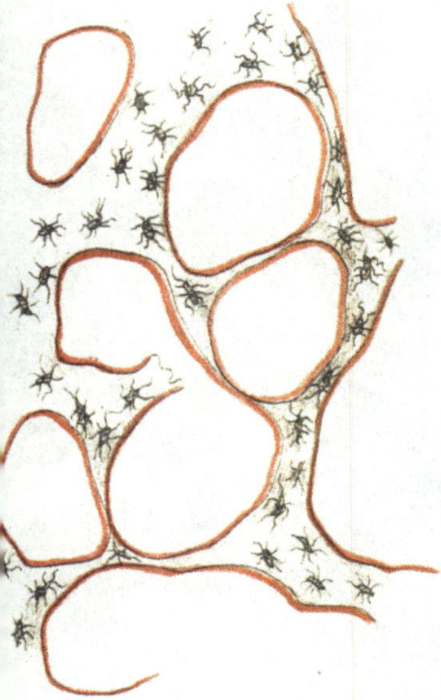

4

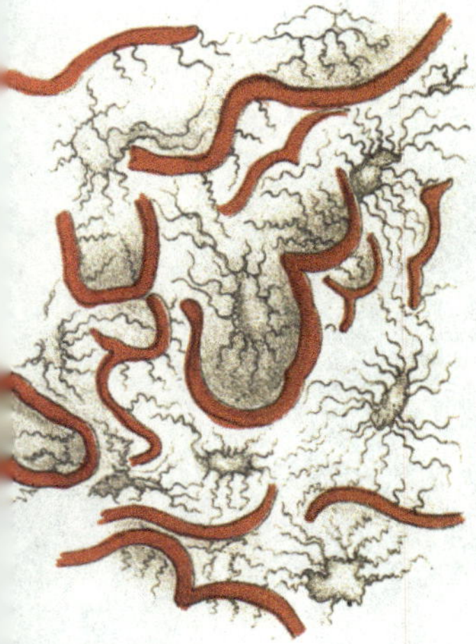

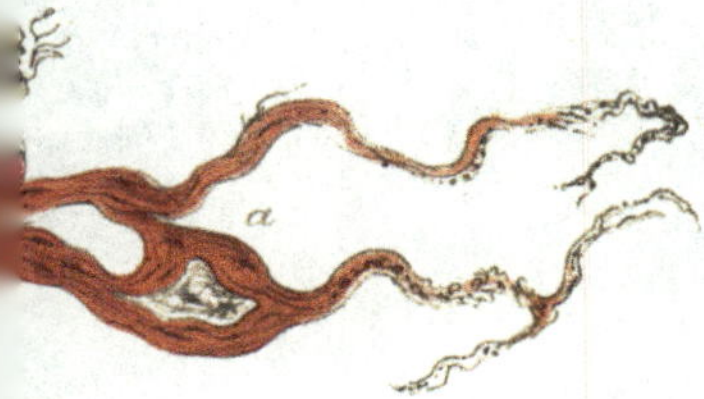

Schütze Lith. Inst. Berlin.

2.

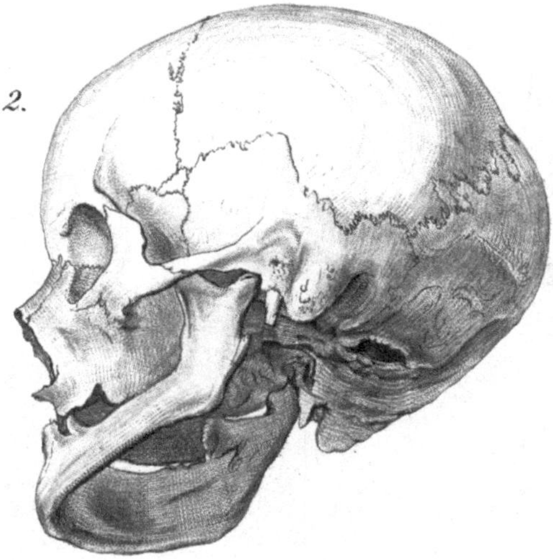

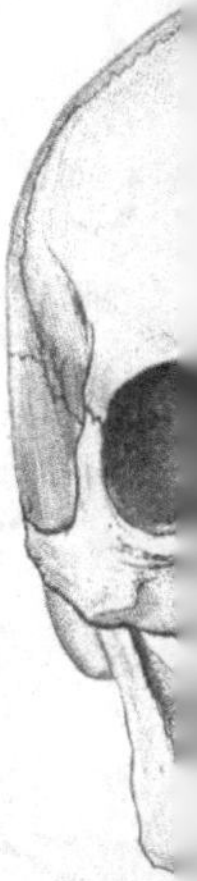

5.

4.

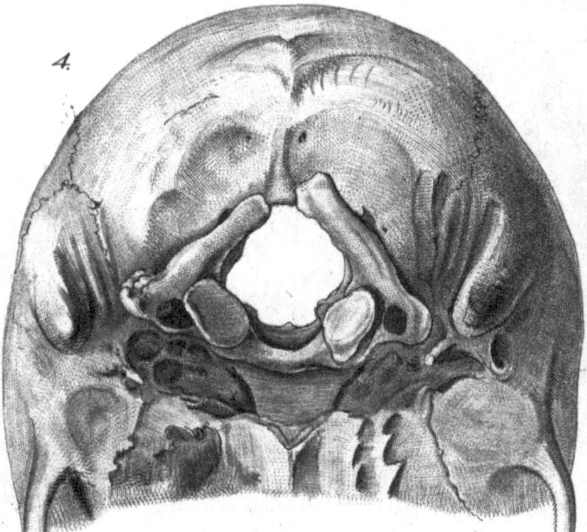

7.

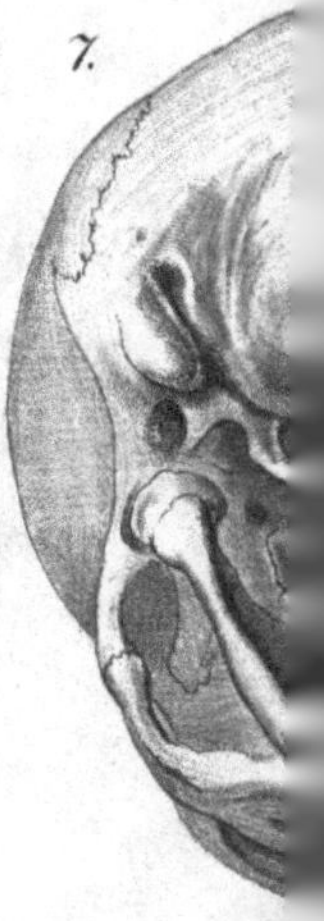

E. Byrich del.

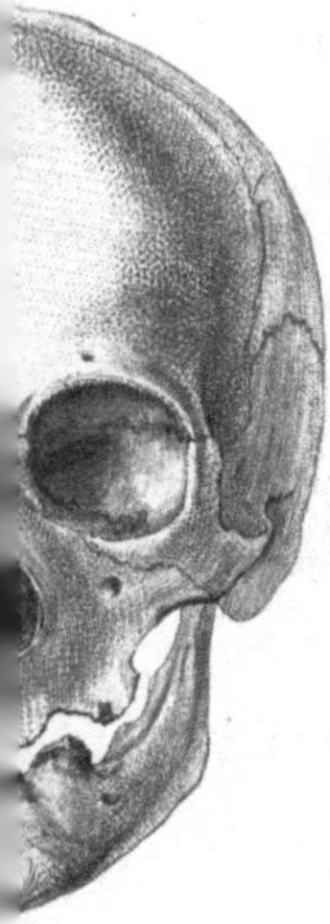

3

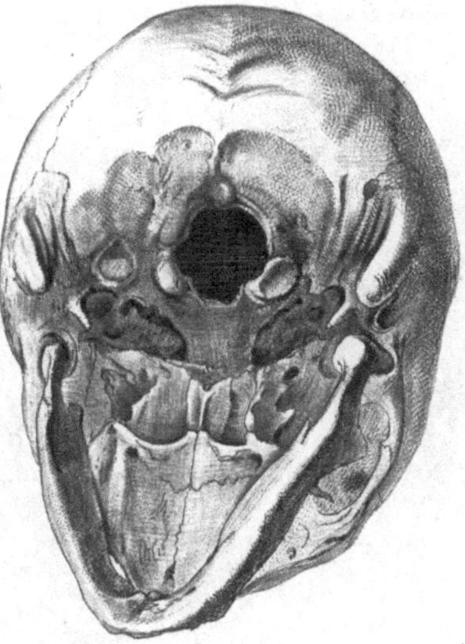

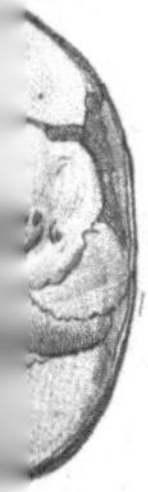

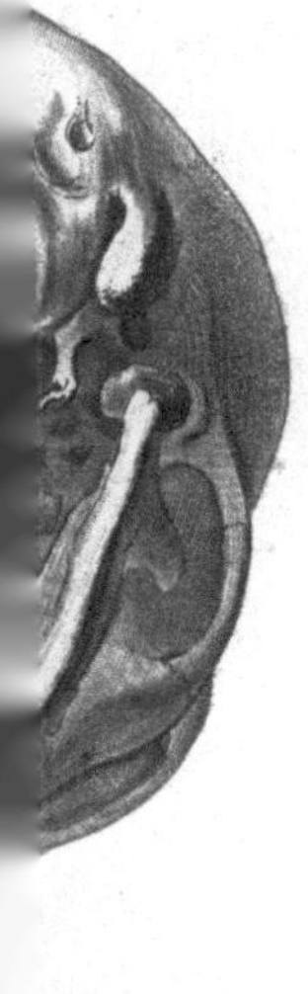

6.

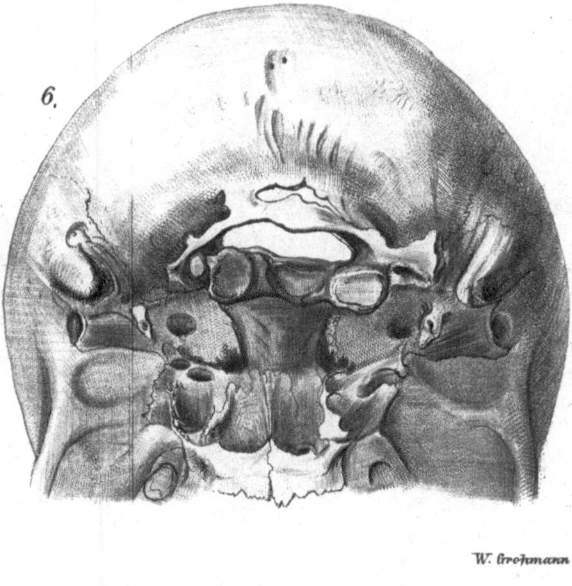

W. Grohmann sc.

1.

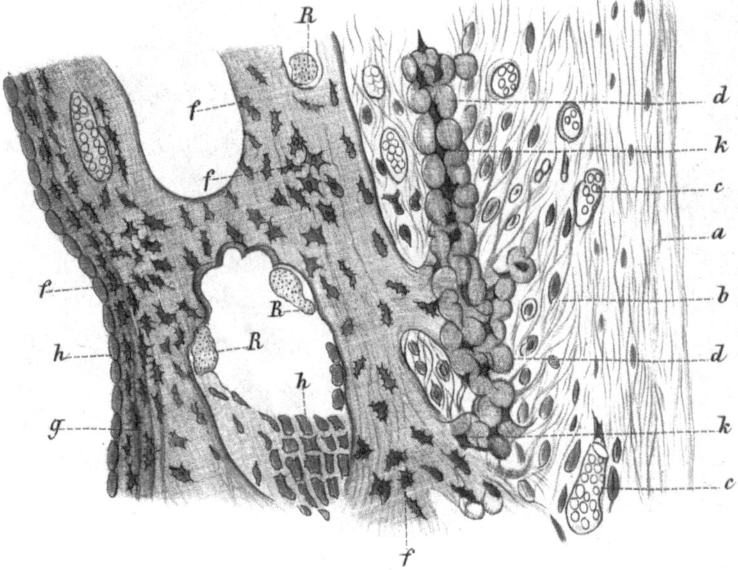

2

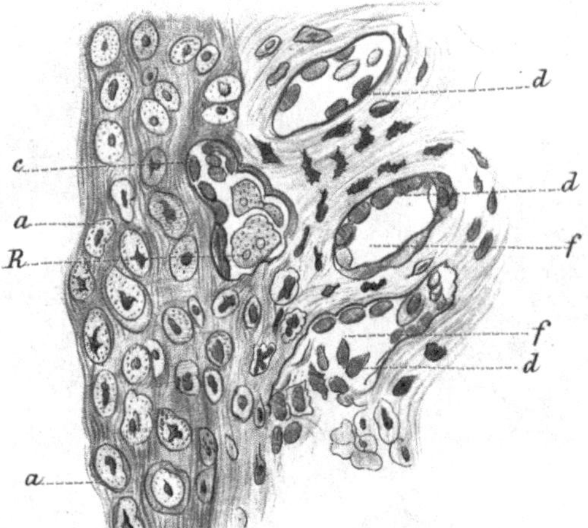

3.

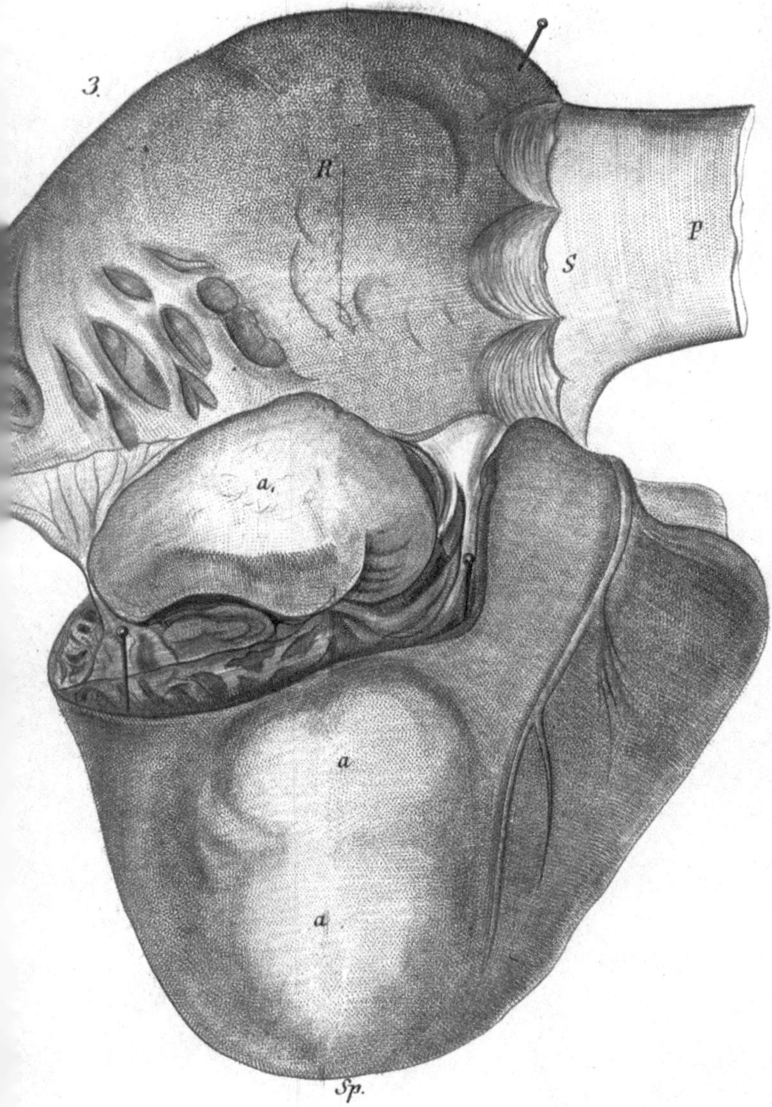

W. Grohmann sc.

MIX
Papier | Fördert gute Waldnutzung
FSC® C083411

Kolibri 360 GmbH
Ferdinand-Jühlke-Straße 7
99095 Erfurt, Deutschland
produktsicherheit@kolibri360.de